MENOPAUSA
Alimentação Saudável

Editores

Wilson Maça Yuki Arie

Angela Maggio da Fonseca

Vicente Renato Bagnoli

José Maria Soares Júnior

Maria de Fátima Nunes Marucci

Edmund Chada Baracat

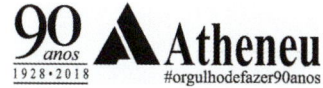

EDITORA ATHENEU

> São Paulo — Rua Jesuíno Pascoal, 30
> Tel.: (11) 2858-8750
> Fax: (11) 2858-8766
> E-mail: atheneu@atheneu.com.br
>
> Rio de Janeiro — Rua Bambina, 74
> Tel.: (21)3094-1295
> Fax: (21)3094-1284
> E-mail: atheneu@atheneu.com.br
>
> Belo Horizonte — Rua Domingos Vieira, 319 — conj. 1.104

PRODUÇÃO EDITORIAL/CAPA: Equipe Atheneu
PROJETO GRÁFICO/DIAGRAMAÇÃO: Triall Composição Editorial Ltda.

CIP-Brasil. Catalogação na Publicação
Sindicato Nacional dos Editores de Livros, RJ

M517

Menopausa : alimentação saudável / Wilson Maça Yuki Arie ... [et. al.] - 1. ed. - Rio de Janeiro : Atheneu, 2018.
   il.

Inclui bibliografia
ISBN 978-85-388-0866-4

1. Menopausa - Obras populares. 2. Menopausa - Tratamento alternativo - Obras populares. I. Título.

18-47806　　　　　　　　　　　　　　　　CDD: 612.665
　　　　　　　　　　　　　　　　　　　　CDU: 618.173

ARIE W. M. Y.; FONSECA A. M. DA; BAGNOLI V. R.; JÚNIOR J. M. S.; MARUCCI M. DE F. N.; BARACAT E. C.

Menopausa – Alimentação Saudável

© *EDITORA ATHENEU*
São Paulo, Rio de Janeiro, Belo Horizonte, 2018

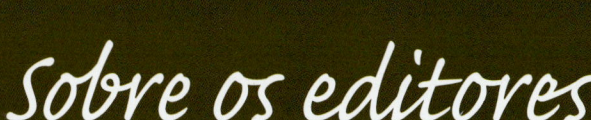

Sobre os editores

Wilson Maça Yuki Arie
Doutor pela Disciplina de Ginecologia do Departamento de Obstetrícia e Ginecologia da Faculdade de Medicina da Universidade de São Paulo (FMUSP).

Angela Maggio da Fonseca
Professora-associada e Livre-docente da Disciplina de Ginecologia do Departamento de Obstetrícia e Ginecologia da Faculdade de Medicina da Universidade de São Paulo (FMUSP).

Vicente Renato Bagnoli
Professor-associado e Livre-docente da Disciplina de Ginecologia do Departamento de Obstetrícia e Ginecologia da Faculdade de Medicina da Universidade de São Paulo (FMUSP).

José Maria Soares Júnior
Professor-associado e Livre-docente da Disciplina de Ginecologia do Departamento de Obstetrícia e Ginecologia da Faculdade de Medicina da Universidade de São Paulo (FMUSP). Vice-Chefe do Departamento de Obstetrícia e Ginecologia.

Maria de Fátima Nunes Marucci
Nutricionista, Mestre, Doutora e Livre-docente em Nutrição em Saúde Pública da Faculdade de Saúde Pública da Universidade de São Paulo (FSP-USP).

Edmund Chada Baracat
Professor Titular da Disciplina de Ginecologia do Departamento de Obstetrícia e Ginecologia da Faculdade de Medicina da Universidade de São Paulo (FMUSP).

Sobre os colaboradores

Ana Lucia Cavalcanti
Doutora pela Disciplina de Ginecologia do Departamento de Obstetrícia e Ginecologia da Faculdade de Medicina da Universidade de São Paulo (FMUSP).

Efraim Poveda Terceros
Médico Colaborador da Divisão de Clínica Ginecológica do Hospital das Clínicas da Faculdade de Medicina da Universidade de São Paulo (HC-FMUSP).

Erika Mendonça das Neves
Mestre pela Disciplina de Ginecologia do Departamento de Obstetrícia e Ginecologia da Faculdade de Medicina da Universidade de São Paulo (FMUSP).

Fábio Bagnoli
Doutor em Medicina (Tocoginecologia) pelo Departamento de Obstetrícia e Ginecologia da Santa Casa de Misericórdia de São Paulo (SCMSP).

Georges Fassolas
Médico Colaborador da Divisão de Clínica Ginecológica do Hospital das Clínicas da Faculdade de Medicina da Universidade de São Paulo (HC-FMUSP).

Josefina Odete Polak Massabki
Doutora pela Disciplina de Ginecologia do Departamento de Obstetrícia e Ginecologia da Faculdade de Medicina da Universidade de São Paulo (FMUSP).

Joserita Serrano de Assis
Doutora pela Disciplina de Ginecologia do Departamento de Obstetrícia e Ginecologia da Faculdade de Medicina da Universidade de São Paulo (FMUSP).

Jucilene Salles da Paixão Silva
Doutora pela Disciplina de Ginecologia do Departamento de Obstetrícia e Ginecologia da Faculdade de Medicina da Universidade de São Paulo (FMUSP).

Juliana Antunes Valente Rodrigues Arie
Médica pela Faculdade de Medicina da Universidade de São Paulo (FMUSP). Especialista em Ginecologia e Obstetrícia pela Federação Brasileira das Sociedades de Ginecologia e Obstetrícia (FEBRASGO).

Maria Herminia Alegre Arie
Doutora pela Disciplina de Ginecologia do Departamento de Obstetrícia e Ginecologia da Faculdade de Medicina da Universidade de São Paulo (FMUSP).

Marilene Alícia Souza
Doutora pela Disciplina de Ginecologia do Departamento de Obstetrícia e Ginecologia da Faculdade de Medicina da Universidade de São Paulo (FMUSP).

Patrícia Miyuki Arie Fassolas
Médica pela Faculdade de Medicina da Universidade de São Paulo (FMUSP). Especialista em Ginecologia e Obstetrícia pela Federação Brasileira das Sociedades de Ginecologia e Obstetrícia (FEBRASGO).

Paulo Augusto de Almeida Junqueira
Doutor pela Disciplina de Ginecologia do Departamento de Obstetrícia e Ginecologia da Faculdade de Medicina da Universidade de São Paulo (FMUSP).

Pérsio Yvon Adri Cezarino
Mestre pela Disciplina de Ginecologia do Departamento de Obstetrícia e Ginecologia da Faculdade de Medicina da Universidade de São Paulo (FMUSP).

Ricardo Shinji Arie
Médico pela Faculdade de Medicina da Universidade de São Paulo (FMUSP). Especialização em Retina e Vítreo pelo Departamento de Oftalmologia do Hospital das Clínicas da Faculdade de Medicina da Universidade de São Paulo (HC-FMUSP). Médico Assistente do Departamento de Oftalmologia do HC-FMUSP.

Agradecimentos

*Agradecimento especial à Valdeci Orsi
Digitação, revisão técnica e figuras.*

Prefácio

O livro *Menopausa – Alimentação Saudável* é o resultado de um estudo desenvolvido na Divisão de Clínica Ginecológica do Hospital das Clínicas na Disciplina de Ginecologia do Departamento de Obstetrícia e Ginecologia da Faculdade de Medicina da Universidade de São Paulo e no Serviço de Nutrição em Saúde Pública da Faculdade de Saúde Pública da Universidade de São Paulo.

As fases biológicas da evolução feminina compreendem a infância; a puberdade, quando ocorrem mudanças que transformam a criança em mulher capaz de reproduzir; a menacme (idade reprodutora); o climatério, que corresponde ao período de vida da mulher compreendido entre o final da fase reprodutora até a senilidade, varia em geral dos 40 aos 65 anos segundo a Organização Mundial de Saúde. Nesse período, ocorre a menopausa, definida como a interrupção permanente da menstruação e reconhecida após 12 meses consecutivos de amenorreia.

Dados demográficos do Instituto Brasileiro de Geografia e Estatística mostram aumento crescente da população feminina, de tal maneira que estima-se nas próximas décadas que o número de mulheres no período do climatério será similar ao número de mulheres mais jovens.

As estratégias empregadas na prevenção da saúde no climatério são inúmeras e consistem em cuidados gerais representados por alimentação saudável, atividade física e, quando necessário, utilização de cuidados terapêuticos.

Neste livro, elaborado pela Divisão de Clínica Ginecológica (Setor de Climatério) do Hospital das Clínicas e Serviço de Nutrição em Saúde Pública da Universidade de São Paulo, apresentamos a "história" da alimentação desde tempos remotos chegando aos tempos atuais, esperando proporcionar melhor qualidade de vida para a mulher na menopausa.

Agradecemos aos esforços de todos os profissionais que trabalharam para a obtenção dos dados relatados.

Os editores

Sumário

Capítulo 1   Estilo de Vida: Alimentos 1
                     Angela Maggio da Fonseca
                     Vicente Renato Bagnoli
                     Wilson Maça Yuki Arie
                     Edmund Chada Baracat

Capítulo 2   O Ser Humano e os Alimentos 7
                     Vicente Renato Bagnoli
                     Angela Maggio da Fonseca
                     Wilson Maça Yuki Arie
                     Edmund Chada Baracat

Capítulo 3   Aspectos Relevantes na História dos Alimentos 23
                     Patrícia Miyuki Arie Fassolas
                     Wilson Maça Yuki Arie
                     Georges Fassolas
                     Marilene Alícia Souza

Capítulo 4   Processamento dos Alimentos 75
                     Juliana Antunes Valente Rodrigues Arie
                     Vicente Renato Bagnoli
                     Fábio Bagnoli
                     Pérsio Yvon Adri Cezarino

Capítulo 5   Digestão dos Alimentos 91
                     Georges Fassolas
                     Erika Mendonça das Neves
                     Maria Herminia Alegre Arie
                     Efraim Poveda Terceros

Capítulo 6	Energia e os Alimentos	103

Vicente Renato Bagnoli
Ricardo Shinji Arie
José Maria Soares Júnior
Jucilene Salles da Paixão Silva

Capítulo 7	Proteínas e os Alimentos	133

Patrícia Miyuki Arie Fassolas
Angela Maggio da Fonseca
Josefina Odete Polak Massabki
Paulo Augusto de Almeida Junqueira

Capítulo 8	Minerais e os Alimentos	147

Ricardo Shinji Arie
Wilson Maça Yuki Arie
Juliana Antunes Valente Rodrigues Arie
Ana Lucia Cavalcanti

Capítulo 9	Importância das Vitaminas	215

Angela Maggio da Fonseca
Georges Fassolas
José Maria Soares Júnior
Joserita Serrano de Assis

Capítulo 10	Alimentação Saudável	293

Maria de Fátima Nunes Marucci

Capítulo 11	Recomendações Dietéticas na Fase do Climatério	299

Maria de Fátima Nunes Marucci

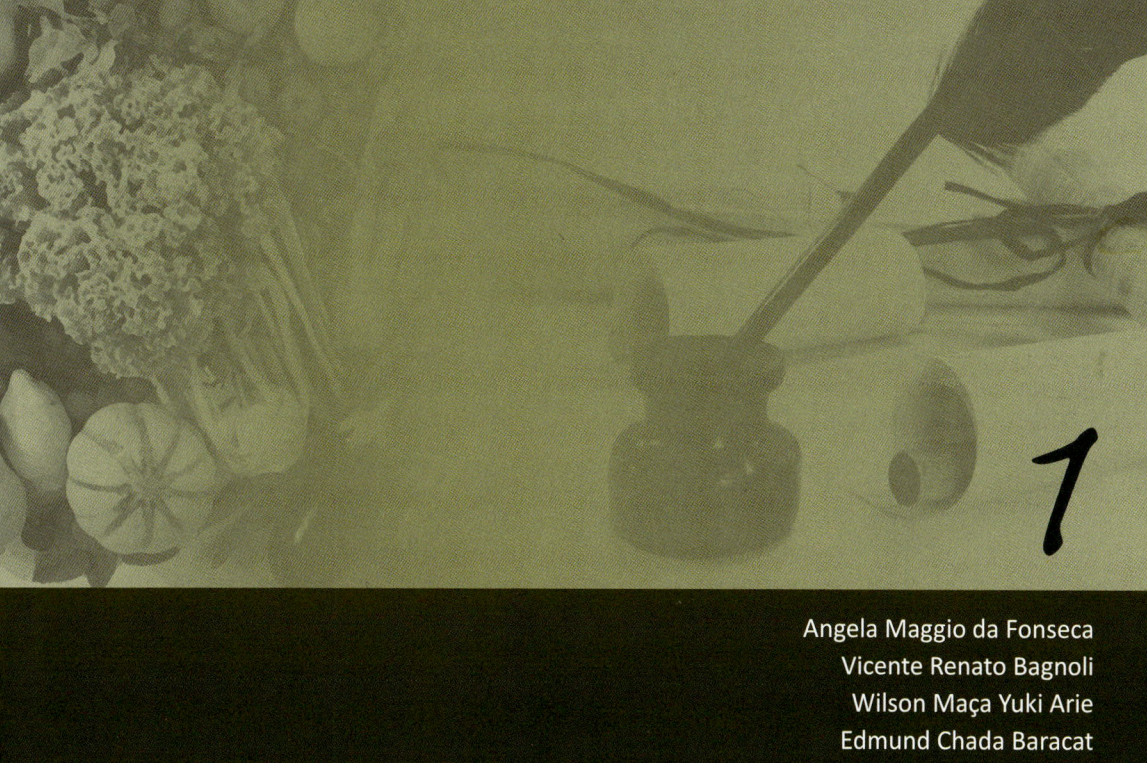

1

Angela Maggio da Fonseca
Vicente Renato Bagnoli
Wilson Maçá Yuki Arie
Edmund Chada Baracat

Estilo de Vida: Alimentos

Em Sociologia, o termo estilo de vida (*lifestyle*) é usado para descrever o modo como uma pessoa vive. O termo foi cunhado pelo psiquiatra austríaco Alfred Adler (1870-1937), em 1929, mas foi a partir de 1961 que seu sentido mais amplo começou a ser utilizado e hoje o estilo de vida denomina um conjunto de comportamentos e o autossentimento do que eles representam. Portanto, define-se como estilo de vida o conjunto de comportamentos característicos que faz sentido para todos e para a própria pessoa em determinado período de tempo e em determinado local, como relações sociais, consumo, entretenimento e moda. Os comportamentos e práticas dentro de estilos de vida são uma mistura de hábitos, apego às regras sociais e racionalidade das ações. Um estilo de vida reflete as atitudes de um indivíduo, seus valores e sua visão do mundo, sendo, pois, um meio de poduzir um autossentimento e de criar símbolos culturais que ressoem com a identidade pessoal. Nem todos os aspectos são inteiramente voluntários; o ambiente em torno de sistemas sociais e técnicos pode restringir as escolhas de estilos de vida disponíveis para o indivíduo e os símbolos que ele é capaz de projetar para os outros e para si mesmo (Bergdoldolt, 1999; Anonymous, 2010; Matraca e cols., 2011).

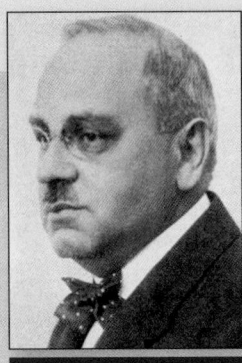

Alfred Adler

(1870-1937)

Psiquiatra austríaco que trabalhou com Sigmund Freud, realizando pesquisas no campo da Psicanálise. Desligou-se dele por considerar o fator sexual superestimado por Freud. Adler é o fundador da psicologia do desenvolvimento individual. Segundo sua teoria, o meio social e a preocupação contínua do indivíduo em alcançar objetivos preestabelecidos são os determinantes básicos do comportamento humano, o que inclui a sede de poder e de notoriedade; os complexos de inferioridade, provocados pelo conflito com o envolvimento social, podem traduzir-se numa dinâmica patológica (psicose, neurose), que deve ser tratada de um ponto de vista psicoterapêutico. Além disso, se ocupou da orientação da criança como método preventivo na psicologia médica. Com o apoio do governo austríaco, abriu centros de orientação infantil em escolas de Viena, Berlim e Munique. Entrevistas públicas de orientação familiar, seguidas de discussões, disseminaram seus métodos e teorias, especialmente entre educadores. Em 1930, seus esforços para divulgar sua doutrina de interesse social diante do totalitarismo europeu marcaram-no mais como pregador do que como cientista.

Retirado de https://en.wikipedia.org/wiki/Alfred_Adler#/media/File:Alfred_Adler_(1870-1937)_Austrian_psychiatrist.jpg

A doença vascular aterosclerótica é a principal causa de morte em homens e mulheres nos EUA, responsável por cerca de metade de todas as mortes e causando considerável morbidade, sendo o diabetes melito tipo 2 um importante fator de risco para a doença vascular aterosclerótica. Dados epidemiológicos indicam que a doença vascular aterosclerótica e o diabetes melito tipo 2 compartilham os mesmos fatores de risco e são largamente preveníveis. Os achados do "Nurses' Health Study" sugerem que 74% dos casos de doença vascular aterosclerótica, 82% dos casos de doença coronariana e 91% dos casos de diabetes melito podem ser prevenidos pela abstenção do tabagismo, prática regular de atividade física, manutenção de peso saudável, consumo de alimentos saudáveis e moderação na ingestão de álcool (Hu e cols., 2004; Bassuk & Manson, 2008).

Segundo o famoso médico e nutricionista pernambucano Nelson de Castro Chaves, por volta de 400 a.C., Hipócrates, o pai da medicina, considerava a atividade física e a alimentação os fatores preponderantes para a saúde, pois "preservam-na e suplementam a medicina, que altera o corpo, mudando do estado adoentado para o normal" (Chaves, 1978; Vasconcelos, 2001).

A dieta e os hábitos alimentares têm desempenhado papel fundamental na manutenção da saúde da humanidade. Alimentação não saudável, obesidade e deficiências alimentares podem causar diversas doenças. No entanto, um componente também importante no estilo de vida se relaciona à atividade física. As pessoas sedentárias sentem-se pior do que aquelas que se exercitam regularmente. Os benefícios dos exercícios podem ser demonstrados em muitos órgãos do corpo. Os efeitos dos exercícios mais estudados são na redução da

The Nurses' Health Study e seus principais organizadores

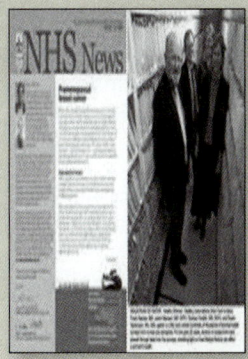

(1976-1989)

O Nurses' Health Study foi iniciado em 1976 sob a direção do médico americano Frank Speizer, e o Nurses' Health Study II, iniciado em 1989, sob a direção de Walter Willet, são os estudos epidemiológicos de longa duração para colher dados de saúde de mulheres mais idosas. Os estudos seguiram 121.700 enfermeiras registradas desde meados da década de 1970 para anotar os fatores de risco para câncer e doença cardiovascular. Os estudos estão entre as maiores investigações sobre fatores de risco para as principais doenças crônicas da mulher. Clínicos, epidemiologistas e estatísticos participam dos estudos. Organizações participantes incluem importantes instituições, como Harvard, Massachussetts, Brigham etc.

Retirado de <em.wikipedia.org/wiki/Nurses'_Health_Study>

morbidade e mortalidade cardiovascular, mas efeitos positivos também se verificam sobre o sistema osteomuscular, risco de câncer de mama, humor e cognição. Em muitos casos, uma resposta dose-dependente é evidente, e mesmo atividades leves ou moderadas, realizadas poucas vezes na semana, podem causar resultados significativos (De Lorenzi e cols., 2005; Dubonov-Raz e cols., 2007; Pines, 2009).

A maioria dos adultos está se tornando cada vez mais pesada e a prevalência da obesidade está aumentando de modo mais acentuado nas mulheres climatéricas. Não está claro se a transição menopausal é a causa do ganho de peso, mas sabe-se que a carência fisiológica de estrogênios pode causar alterações na distribuição da gordura com aumento do risco de síndrome metabólica, diabetes e doenças cardiovasculares. A prevenção e tratamento da obesidade na população em geral, com ênfase nas mulheres climatéricas, é simples na teoria, porém incrivelmente difícil na prática: comer menos e se exercitar mais. Exercitar-se mais, segundo trabalhos recentes, é mais importante que perder peso, daí a importante recomendação de exercícios regulares, ao menos 30 minutos por pelo menos cinco vezes por semana, junto à dieta balanceada. Infelizmente não existe uma "receita mágica" (droga) que consiga tratamento por período prolongado, e todas as dietas, independente de sua composição, não serão seguidas por período prolongado; nada substitui o estilo de vida saudável. (De Lorenzi e cols., 2005; Dubnov-Raz e cols., 2007; Cummings e cols., 2009.)

O climatério está associado ao declínio natural de estrogênio, e sua carência aumenta a massa de gordura visceral e diminui a densidade da massa óssea, da massa e força muscular. Alguns fatores biológicos, como o estresse oxidativo, inflamação, deficiência de estrogênios

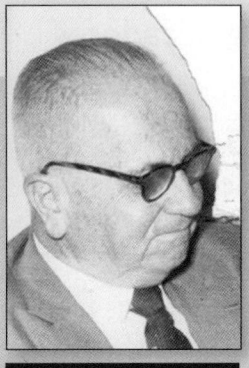

Nelson Ferreira de Castro Chaves

Formado em Medicina pela Faculdade Nacional de Medicina do Rio de Janeiro, o pernambucano Nelson Chaves foi professor da Faculdade de Medicina da Universidade do Recife nas disciplinas de Terapêutica e Fisiologia. Fundou o *Instituto de Nutrição* da então Universidade do Recife, sendo seu primeiro diretor.

Retirado de <http://www.onordeste.com/administrador/personalidades/imagemPersonalidade/ddb94e72e3f3b7247d8664347a062d68967.jpg>

(1906-1982)

e de outros hormônios, são preditores desses fenômenos. Dentre os fatores modificáveis, a baixa atividade física e a ingestão precária de proteínas contribuem, de modo especial, para a distribuição visceral das gorduras, osteopenia, sarcopenia e diminuição da força em mulheres menopausadas, de maneira muito mais evidente que nos homens e, mesmo assim, a melhor solução para ambos os sexos é incrementar a atividade física e seguir uma alimentação adequada (Vartiainen e cols., 1994; De Lorenzi e cols., 2005; Maltais e cols., 2009; Hunter e cols., 2010).

Alguns estudos sugerem que o estilo de vida da mulher pode influenciar a idade em que ocorre a menopausa. A relação entre o tabagismo e a idade da menopausa natural tem sido bastante estudada; alguns trabalhos indicam que o hábito de fumar está relacionado com menopausa mais precoce.

Estudos sobre a atividade física e a dieta na idade em que a menopausa natural ocorre apontam para menopausa mais precoce entre as mulheres malnutridas ou com baixo índice de massa corporal, (IMC < 18,5 kg/m^2) enquanto em mulheres com sobrepeso (IMC $\geq$ 25 e < 30 kg/m^2) ou obesas (IMC $\geq$ 30 kg/m^2) a menopausa ocorre mais tardiamente. No entanto, outros estudos mostraram que tal correlação não existe. Os poucos trabalhos prospectivos que investigaram os efeitos das gorduras e proteínas na dieta mostraram resultados inconclusivos (Jick & Potter, 1977; Willet e cols., 1983; Dorjgochoo e cols., 2008; Massabik e cols., 2003).

Existem evidências epidemiológicas indicando que o excesso calórico está relacionado positivamente com aumento de doenças crônicas. Esses achados indicam que, possivelmente, a alteração do estilo de vida, com mudanças nos regimes dietéticos, e a prática de atividades físicas sejam úteis como medidas preventivas ou terapêuticas dessas doenças, sobretudo no climatério. No entanto, as recomendações nas mudanças do estilo de vida podem ser uma tarefa complexa e precisam ser antes de tudo saudáveis e baseadas nas melhores evidências possíveis, preferentemente em estudos randomizados e controlados e, na falta destes, em trabalhos observacionais bem desenhados (Pasinetti & Eberstein, 2008; Kuller, 2010; Zheng e cols., 2010).

Significativa proporção de mulheres sofre de sintomas durante o climatério, e estrogênios quase sempre são prescritos para aliviar esses sintomas. No entanto, embora a eficácia dos estrogênios seja comprovada, muitas mulheres se recusam ou interrompem o tratamento devido a efeitos colaterais, como sangramento genital, dor mamária ou temores sobre o aumento do risco de câncer de mama e outras condições associadas à terapia estrogênica. Muitas dessas mulheres recorrem às atividades físicas, como ioga, natação, caminhadas, corridas, danças e outras, e também a dietas hipocalóricas e especiais; além disso, utilizam suplementos alimentares, como soja e outros alimentos para o alívio de seus sintomas, procurando, assim, evitar a utilização de hormônios (Guthrie e cols., 1996; Ettinger e cols., 1999; MacLennan e cols., 2001; Hulley e cols., 2002; Writing Group for Women Health Initiative Investigators, 2002; Cardini e cols., 2010).

Mudanças no estilo de vida são fundamentais no trato de populações com tendência ou já com aumento de peso, sobretudo em mulheres no climatério, pois, em trabalhos randomizados e controlados, assim como em trabalhos observacionais, dieta e exercícios físicos reduziram o risco de diabetes melito tipo 2, de doença cardiovascular e diminuição da mortalidade nessas mulheres (Heilbronn e cols., 2001; Hu e cols., 2004; Tziomalos e cols., 2010).

Neste livro, vamos estudar e analisar as histórias dos alimentos, como ciência biológica, e da atividade física, como tratamento em saúde em seus diferentes aspectos relevantes.

Leituras recomendadas

1. Lifestyle – Wikipedia, the free encyclopedia. [Internet] [Acesso em 20 set 2015]. Disponível em: http://en.wikipedia.org/wiki/Lifestyle
2. Bassuk SS, Manson JE. Lifestyle and risk of cardiovascular disease and type 2 diabetes in women: a review of the epidemiologic evidence. Am J Lifestyle Med. 2008;2:191-213.
3. Bergdolt K. History of medicine and concepts of health. Croat Med J. 1999;40(2):119-22.
4. Cardini F, Lesi G, Lombardo F, van der Sluijs C; MSCG – Menopause Survey Collaborative Group. The use of complementary and alternative medicine by women experiencing menopaysal symptoms in Bologna. BMC Womens Health. 2010;10:7. DOI: 10.1186/1472-6874-10-7.
5. Chaves N. História da nutrição e da alimentação. In: Chaves N. Nutrição básica e aplicada. Rio de Janeiro: Guanabara Koogan, 1978. p.8-22.
6. Cummings SR, Tice JA, Bauer S, Browner WS, Cuzick J, Ziv E, et al. Prevention of breast cancer in postmenopausal women: approaches to estimating and reducing risk. J Natl Cancer Inst. 2009;101(6):384-98.
7. De Lorenzi DR, Basso E, Fagundes PO, Saciloto B. Prevalência de sobrepeso e obesidade no climatério. Rev Bras Ginecol Obstet. 2005;27(8):479-84.
8. Dorjgochoo T, Kallianpur A, Gao Yt, Cai H, Yang G, Li H, et al. Dietary and lifestyle predictors of age at natural menopause and reproductive span in the Shanghai Women's Health Study. Menopause. 2008;15(5):924-33.
9. Dubnov-Raz G, Pines A, Barry EM. Diet and lifestyle in managing postmenopausal obesity. Climateric. 2007;10(Suppl 2):38-41.

10. Ettinger B, Pressman A, Silver P. Effect of age on reasons for initiation and discontinuation of hormone replacement therapy. Menopause. 1999;6(4):282-9.
11. Guthrie JR, Dennerstein L, Hopper JL, Burger HG. Hot flushes, menstrual status, and hormone levels in a population-based sample of midlife women. Obstet Gynecol. 1996;88(3):437-42.
12. Heilbronn LK, Noakes M, Clifton PM. Energy restriction and weight loss on very-low-fat diets reduce C-reactive protein concentrations in obese, healthy women. Arterioscler Thromb Vasc Biol. 2001;21(6):968-70.
13. Hu FB, Willett WC, Li T, Stampfer MJ, Colditz GA, Manson JE. Adiposity as compared with physical activity in predicting mortality among women. N Engl J Med. 2004;351(26):2694-703.
14. Hulley S, Furberg C, Barrett-Connor E, Cauley J, Grady D, Haskell W, et al. Noncardiovascular disease outcomes during 6.8 years of hormone therapy: heart and estrogen/progestin replacement study follow-up (HERS II). J Am Med Assoc. 2002;288(1):58-66.
15. Hunter GR, Chandler-Laney PC, Brock DW, Lara-Castro C, Fernandez JR, Gower BA. Fat distribution, aerobic fitness, blood lipids, and insulin sensitivity in African-American and European-American women. Obesity (Silver Spring). 2010;18(2):274-81.
16. Jick H, Potter J. Relation between smoking and age of natural menopause. Report from the Boston Collaborative Drug Surveillance Program, Boston University Medical Center. Lancet. 1977;1(8026):1354-5.
17. Kuller LH. Cardiovascular disease is preventable among women. Expert Rev Cardiovasc Ther. 2010;8(2):175-87.
18. MacLennan A, Lester S, Moore V. Oral estrogen replacement therapy versus placebo for hot flushes: a systematic review. Climacteric. 2001;4(1):58-74.
19. Maltais ML, Desroches J, Dionne IJ. Changes in muscle mass and strength after menopause. J Musculoskel Neuronal Interact. 2009;9(4):186-97.
20. Massabki JOP, Fonseca AM, Cardoso EV, Bagnoli VR, Pinotti JA. Avaliação de parâmetros clínicos e laboratoriais em mulheres menopausadas fumantes e não fumantes com terapia de reposição hormonal (TRH). Rev Ginec Obstet. 2003;14(4):157-60.
21. Matraca MV, Wimmer G, Araújo-Jorge TC. Dialogia do riso: um novo conceito que introduz alegria para a promoção da saúde apoiando-se no diálogo, no riso, na alegria e na arte da palhaçaria. Cien Saude Colet. 2011;16(10):4127-38.
22. Pasinetti GM, Eberstein JA. Metabolic syndrome and the role of dietary lifestyles in Alzheimer's disease. J Neurochem. 2008;106(4):1503-14.
23. Pines A. Lifestyle and diet in postmenopausal women. Climateric. 2009;12(S1):62-5.
24. Tziomalos K, Dimitroula HV, Katsiki N, Savopoulos C, Hatzitolios AI. Effects of lifestyle measures, anti-obesity agents, and bariatric surgery on serological markers of inflammation in obese patients. Mediators Inflamm. 2010;2010:364957.
25. Vartiainen E, Puska P, Pekkanen J, Tuomilehto J, Jousilahti P. Changes in risk factors explain changes in mortality from ischaemic heart disease in Finland. Brit Med J. 1994;309(6946):23-7.
26. Vasconcelos FAG. Um perfil de Nelson Chaves e da sua contribuição à nutrição em saúde pública no Brasil. Cad Saude Publica. 2001;17(6):1505-18.
27. Willett W, Stampfer MJ, Bain C, Lipnick R, Speizer FE, Rosner B, et al. Cigarette smoking, relative weight, and menopause. Am J Epidemiol. 1983;117(6):651-8.
28. Writing Group for the Women's Health Initiative Investigators. Risks and benefits of estrogen plus progestin in healthy postmenopausal women: principal results from the Women's Health Initiative randomized controlled trial. J Am Med Assoc. 2002;288:321-33.
29. Zheng H, Nugent C, McCullagh P, Huang Y, Zhang S, Burns W, et al. Smart self management: assistive technology to support people with chronic disease. J Telemed Telecare. 2010;16(4):224-7.

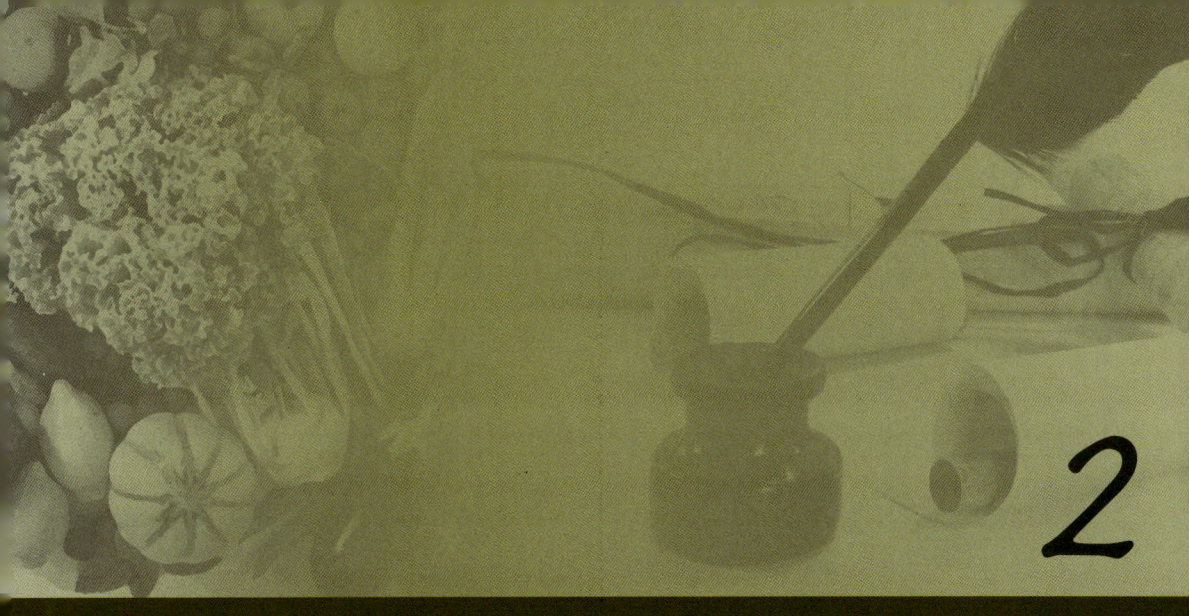

2

Vicente Renato Bagnoli
Angela Maggio da Fonseca
Wilson Maça Yuki Arie
Edmund Chada Baracat

O Ser Humano e os Alimentos

> "History does not really accommodate itself to those exact dates and places that we learned at school"
> Singer, 1950.

O ser humano para sobreviver deve consumir alimentos em quantidades que supram as necessidades de energia e nutrientes essenciais para o corpo. Através dos tempos, desde o início da humanidade até o início das ciências biológicas e químicas, entre 200 a 300 anos atrás, a nutrição consistia meramente de um instinto dirigido biologicamente para adquirir os nutrientes e, às vezes, os alimentos eram utilizados como uma forma primitiva de medicina dietética.

A evolução do homem

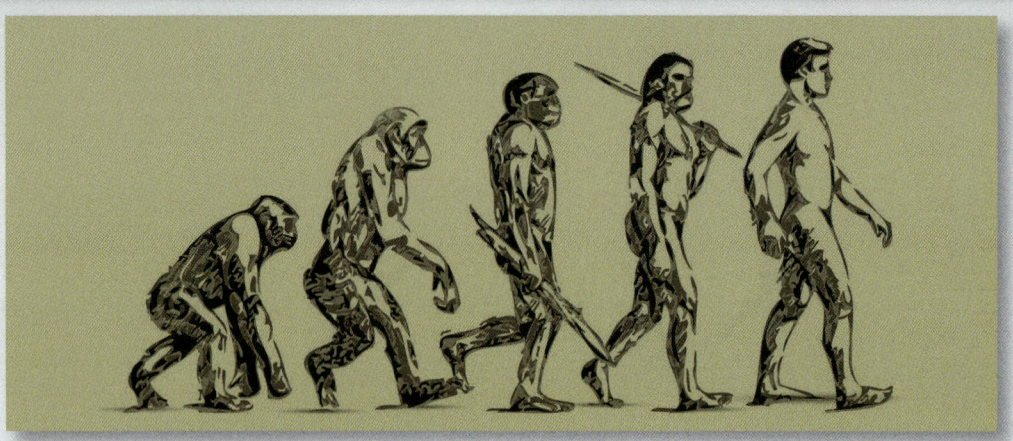

A origem nos Australopithecus que habitavam o continente africano, no período entre 4,2 e 1 milhão de anos atrás, foi há cerca de 2,5 e 1,6 milhão de anos, quando apareceram as duas primeiras espécies atribuídas ao gênero Homo: *Homo habilis* e *Homo rudolfensis*, ambos tinham dentadura mais delicada e face mais plana do que os Australopithecos; são os inventores da primeira técnica de talhar a pedra. Coabitando com eles, a partir de 1,9 milhão de anos, assinala-se a presença dos *Homo ergaster* e *Homo erectus*, ainda na África Oriental. Com uma silhueta ereta, tão semelhantes que, por vezes, são agrupados na mesma espécie *Homo erectus*. Os *erectus* e os *ergaster* são os primeiros a dominar o fogo, adquirem uma bipedia semelhante à nossa, libertando-se da vida exclusivamente arborícola, aprendem a produzir instrumentos de pedra (bifaces), com os quais podem mais facilmente esquartejar a caça, e constroem as primeiras habitações resistentes ao frio e à intempérie. Esses homens primitivos foram os primeiros a deixar o continente africano. Através do Oriente Médio, instalam-se na Europa e Ásia sem, contudo, deixar de habitar o continente de origem. Em vários locais dos três continentes têm sido encontrados restos fósseis desses hominídeos, como é o caso dos inicialmente designados *Pithecanthropus erectus* e *Sinanthropus pekinensis*, hoje agrupados na espécie *Homo erectus*. Teria sido a partir dos descendentes dos *erectus* e dos *ergaster* que, entre 200 e 150 mil anos atrás, teria se desenvolvido a nossa espécie, o *Homo sapiens*, o qual se caracteriza por esqueleto mais leve, tamanho médio de 1,70 m, queixo proeminente e crânio redondo. As arcadas supraciliares proeminentes foram desaparecendo ao longo do processo evolutivo, enquanto a face e os dentes foram diminuindo de tamanho. Mas a origem geográfica dos *sapiens* e a forma como substituíram os seus antepassados não estão ainda esclarecidas. Essas mesmas dúvidas estendem-se a uma forma particular, designada por Homem de Neandertal, que terá vivido entre 150 e 34 mil anos atrás. Assim, enquanto há quem o considere uma espécie diferente, o *Homo neanderthalensis*, outros, atendendo às diferenças mínimas relativamente a nós, atribuem-lhe o estatuto de subespécie, *Homo sapiens neanderthalensis*, sendo a nossa *Homo sapiens sapiens*.

Retirado de <http://www.girafamania.com.br/primitiva/homens_primatas.html>

O sucesso da espécie em povoar o planeta, desde as terras geladas dos árticos até as florestas gigantescas dos trópicos, é evidência indiscutível que nossos primitivos antepassados nem sempre encontraram de modo adequado suas necessidades nutricionais. Durante sua evolução, nesses 250.000 anos, o homem sempre procurou localizar-se onde havia suplência de alimentos e de água e as condições climáticas fossem mais favoráveis à sua sobrevivência; sempre foi um integrante do ecossistema, do qual não podia se afastar. Na luta para sobreviver, o homem primitivo aprendeu a distinguir plantas comestíveis das venenosas e, para encontrar comida e sobreviver como caçador-coletor, indiscutivelmente adquiriu informações úteis por meio de tentativas baseadas em acertos e erros, conjugadas com observações cuidadosas. Tornou-se um ser omnívoro (do latim, *omni*: tudo e *vorare*: devorar). Com o domínio do fogo e o desenvolvimento da agricultura e da pecuária, há cerca de 10.000 anos, o homem deixou de ser um simples caçador-coletor e começou a se alimentar de acordo com suas preferências e disponibilidades; sua dieta consistia em cerca de dois terços de alimentos vegetais e um terço de alimentos de origem animal – não por motivo nutricional, mas porque era o disponível. Durante sua evolução, aprendeu a armazenar seus alimentos e a perceber os efeitos dos alimentos em sua saúde. As descobertas nutricionais desde os primórdios da história tiveram efeito positivo sobre a nossa saúde e bem-estar. Até a metade do século XX, as pesquisas com alimentos tinham caráter sobretudo curativo. Essa tendência começou a mudar a partir da Segunda Guerra Mundial, quando nações militarizadas passaram a se preocupar com a resistência e a rápida recuperação de seus feridos nos campos de batalha, preocupando-se com o aspecto preventivo. Essa preocupação contínua mostra que a alimentação tem importante papel na prevenção de doenças, como nas doenças cardiovasculares, em que os principais fatores de controle são: evitar o excesso de peso, evitar consumo de gorduras saturadas e trans, consumir fibras diariamente, entre outros. Hoje, num cenário de desigualdades sociais e regionais, a conjugação de diferentes padrões de vida repercutiu no perfil nutricional da população, caracterizando também um processo de transição nutricional definido por um quadro complexo, no qual há a diminuição das formas graves de subnutrição, mantendo sua cronicidade e agregando doenças da modernidade, como obesidade, diabete melito tipo 2 e dislipidemias. Nos dias atuais, obter conhecimentos nutricionais pode fazer grande diferença em nossas vidas. A poluição da água, do ar e do solo, somando-se às modernas técnicas agrícolas, depletaram nosso solo de minerais essenciais. A utilização de aditivos alimentares, agentes químicos, açúcares e gorduras não saudáveis em nossa dieta contribuem para muitas doenças degenerativas, como câncer, doenças cardíacas e osteoporose. A influência da alimentação e da atividade física na saúde tem sido observada há vários séculos e uma enorme quantidade de evidências a respeito tem sido acumulada. À medida que a ciência evolui, com velocidade fenomenal, surgem mais evidências do papel positivo da alimentação (Page e cols., 1957; Chaves, 1978b; Bloch, 1987; Duff, 1990; Harper, 1991; Jha e cols., 1995; Cordain e cols., 2000; Carpenter e cols., 1997; Escoda. 2002; Carpenter, 2007).

Em 1976, a Organização Mundial da Saúde (OMS) definiu Nutrição como a ciência que estuda as reações do organismo diante da ingestão de alimentos, das variações da dieta e de outros fatores de caráter patológico ou geral. Segundo a OMS, deve-se diferenciar a alimentação da nutrição: a alimentação é um processo voluntário e consciente pelo qual o ser humano obtém produtos para seu consumo, enquanto a nutrição é involuntária e inconsciente e abrange uma série de processos que se realizam independentemente da vontade do indivíduo; assim, a alimentação é a ação de receber ou proporcionar alimentos e a nutrição propriamente dita abrange a digestão, absorção, utilização dos nutrientes e excreção dos dejetos. Alimento pode ser conceituado como "toda mistura apetecível de nutrientes", e nutriente como "toda substância que pode ser incorporada ao organismo ou que, quando absorvida, evita ou reduz os desgastes de seus constituintes". Os nutrientes necessários em grandes quantidades são denominados macronutrientes (proteínas, carboidratos, lípides, fibras e água) e aqueles necessários em pequenas quantidades, micronutrientes (vitaminas e minerais). O valor nutritivo de um alimento é conferido pela presença, em sua composição, da quantidade e qualidade de elementos indispensáveis ao organismo, os nutrientes (Chaves, 1978a; Franco e Chaloub, 1992; Arie e cols., 2001).

A nutrição como ciência teve início no final do século XVIII, quando um jovem cientista francês tornou-se o "pai da Nutrição" por seus brilhantes trabalhos em química. Ele desenvolveu um calorímetro que media o calor produzido pelo corpo durante o trabalho e pela ingestão de variadas quantidades de diversos alimentos (Chaves, 1978b; Carpenter e cols., 1997).

No cenário mundial, a emergência do campo da Nutrição, seja como ciência, política social e/ou profissão, é um fenômeno relativamente recente, característico do início do século XX. Em 1879, Max von Pettenkofer (1818-1901) criou o Instituto de Higiene de Munique, a primeira instituição a ensinar nutrição como ciência, e, em 1883, funda o "Archiv fur Hygiene", primeiro periódico a publicar pesquisas em Saúde Pública (medicina preventiva ou higiene médica). A constituição desse campo científico, acumulada ao longo da história da humanidade, foi estimulada a partir da revolução industrial europeia, ocorrida no século XVIII, entre 1914 e 1918, quando ocorreu a Primeira Guerra Mundial. Portanto, no período entre as duas Guerras Mundiais, tanto em países da Europa (Inglaterra, França, Itália, Alemanha, Dinamarca, entre outros), como da América do Norte (EUA e

Antoine Laurent de Lavoisier

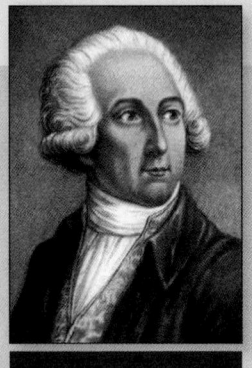
(1743-1794)

O cientista francês é considerado o criador da química moderna. Foi o primeiro cientista a enunciar o princípio da conservação da matéria. Além disso, identificou e batizou o oxigênio, refutou a teoria flogística e participou na reforma da nomenclatura química. Célebre por seus estudos sobre a conservação da matéria, mais tarde imortalizado pela frase popular: "Na natureza nada se cria, nada se perde, tudo se transforma".

Retirado de <http://pt.wikipedia.org/Antoine_Lavoisier>

Canadá) e, posteriormente, da América Latina (Argentina e Brasil), foram criados os primeiros centros de estudos e pesquisas, os primeiros cursos para formação de profissionais especialistas e as primeiras agências condutoras de medidas de intervenção em Nutrição. Na América Latina, a emergência da Nutrição foi fortemente influenciada pelo médico argentino Pedro Escudero, criador do Instituto Nacional de Nutrição, em 1926, da Escola Nacional de Dietistas, em 1933, e do curso de médicos "dietólogos" da Universidade de Buenos Aires. As concepções de Escudero sobre esse campo do saber foram difundidas em toda a América Latina, em função, inclusive, da concessão anual a cada país latino-americano de bolsas de estudos para a realização de Cursos de Dietética no referido instituto. Entre os primeiros brasileiros a estagiarem ou frequentarem cursos promovidos por Escudero na Argentina, destacamos Josué de Castro, que mais tarde se tornaria referência internacional na área da nutrição, e que frequentou um estágio com Escudero.

Toda pessoa ligada à área da saúde deve ter conhecimentos básicos sobre nutrição, no entanto, o especialista nesse assunto é o nutricionista que é um profissional da saúde com formação generalista, humanista e crítica. Está capacitado para atuar visando à segurança alimentar e à atenção dietética, em todas as áreas do conhecimento em que a alimentação e a nutrição se apresentem fundamentais para a promoção, manutenção e recuperação da saúde e para a prevenção de doenças de indivíduos ou grupos populacionais. Sua atuação contribui para a melhoria da qualidade de vida e deve ser pautada em princípios éticos, com reflexões sobre a realidade econômica, política, social e cultural do país. No Brasil, para exercer a especialidade, o profissional deve ter diploma expedido por escolas de graduação em Nutrição, oficiais ou reconhecidas, devidamente registrado no órgão competente do Ministério da Educação; deve, ainda, estar regularmente inscrito no Conselho Regional de Nutricionistas (CRN) da sua respectiva jurisdição. A profissão de nutricionista foi criada e

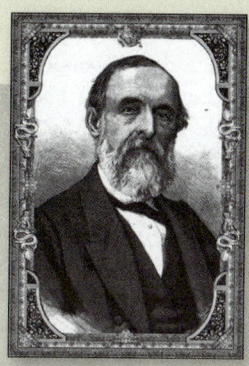

(1877-1963)

Pedro Escudero

O argentino graduou-se em Medicina pela Faculdade de Medicina de Buenos Aires, em 1902, e sua tese, "Sinergias Fisiológicas y Sinergias Mórbidas", recebeu medalha de honra da escola. Começou sua carreira como médico na periferia de Buenos Aires, mais tarde se tornou o chefe da Sala V do Hospital de Clínicas e foi presidente da "Asociación Médica Argentina" de 1919 a 1922. Foi também professor na Clínica Médica, tornando-se titular em 1921. Escudero é mais reconhecido por seus trabalhos no campo da nutrição. Em 1928, fundou o "Instituto Nacional de la Nutrición", do qual foi diretor de 1928 até 1935. Criou uma escola de dietistas com uma Cadeira de Nutrição na qual foi o primeiro professor. Em função de seus trabalhos, é considerado o "pai da Nutrição" na América do Sul e o dia de seu aniversário, 31 de agosto, é o Dia do Nutricionista em toda a América Latina.

Retirado de <http://www.hls.unc.edu/specialcollections/digital/internationaltjeses/EscuderoBio.cfm>

regulamentada pela Lei nº 5.276, de 24 de abril de 1967. Em 17 de setembro de 1991, a Lei nº 8.234 atualizou a profissão de nutricionista e definiu as atividades privativas dessa categoria profissional (aquelas que só podem ser exercidas por nutricionistas), que são:

1. direção, coordenação e supervisão de cursos de graduação em nutrição;
2. planejamento, organização, direção, supervisão e avaliação de serviços de alimentação e nutrição;
3. planejamento, coordenação, supervisão e avaliação de estudos dietéticos;
4. ensino das matérias profissionais dos cursos de graduação em nutrição;
5. ensino das disciplinas de nutrição e alimentação nos cursos de graduação da área de saúde e outras afins;
6. auditoria, consultoria e assessoria em nutrição e dietética;
7. assistência e educação nutricional a coletividades ou indivíduos, sadios ou enfermos, em instituições públicas e privadas e em consultório de nutrição e dietética, e
8. assistência dietoterápica hospitalar, ambulatorial e em consultórios de nutrição e dietética, prescrevendo, planejando, analisando, supervisionando e avaliando dietas para enfermos.

O nutricionista não deve ser confundido com o nutrólogo (médico especialista em Nutrologia). A Nutrologia é uma das especialidades reconhecidas pela Comissão Nacional de Residência Médica (CNRM) do Ministério da Educação e Cultura (Resolução do CNRM nº 02/06). A residência médica em Nutrologia exige, como pré-requisito, que o candidato seja médico e tenha dois anos de residência médica reconhecida pelo CNRM em clínica médica ou cirurgia geral. A residência em Nutrologia não habilita o médico para exercer nenhuma das atividades privativas do nutricionista, cabendo a este a prescrição dietética e a educação nutricional (em pacientes doentes ou não) e ao nutrólogo a prescrição de nutrição parenteral (na veia) em pacientes hospitalizados. No Brasil, o primeiro curso de nutricionistas foi criado, em 1939, pela atual Faculdade de Saúde Pública da Universidade de São Paulo, na qual originou-se da Cadeira de Higiene e Medicina Preventiva da Faculdade de Medicina da Universidade de São Paulo. A Faculdade de Saúde Pública (FSP) da USP (1918-)

Em São Paulo, no final do século XIX, com o desenvolvimento da cultura paulistana que ocorria em decorrência da expansão da economia cafeeira e do comércio, as discussões sobre a criação de uma escola de Medicina eram constantes, posto que, com o crescimento de sua população e o consequente aumento da ocorrência de epidemias, tornava-se necessário que houvesse rápido aumento do número de profissionais da saúde, àquela época, poucos e ainda mal preparados. Em meio a esse cenário, no dia 24 de novembro de 1891, foi sancionada, pelo Presidente do Estado de São Paulo, Américo Brasiliense de Almeida Mello, a lei que criou a Academia de Medicina e Farmácia na cidade de São Paulo.

Essa lei não foi executada prontamente, e a medicina paulista só ganhou, em 19 de dezembro de 1912, a Faculdade de Medicina e Cirurgia de São Paulo, graças à Lei Federal nº 1.357, regulamentada em 31 de janeiro de 1913. O primeiro ato do governo para executar a regulamentação legal foi a nomeação do médico Dr. Arnaldo Vieira de Carvalho para exercer o cargo de Diretor da Faculdade, pois era um médico admirado e respeitado por toda a classe médica brasileira. Formado na Faculdade de Medicina do Rio de Janeiro, Dr.

Faculdade de Saúde Pública (FSP) da USP

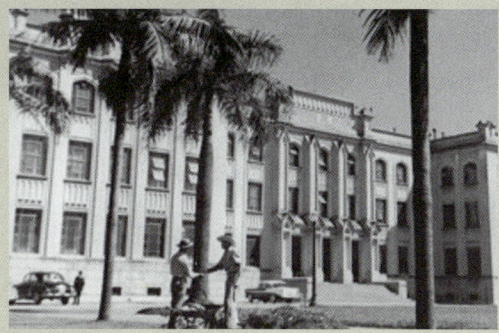 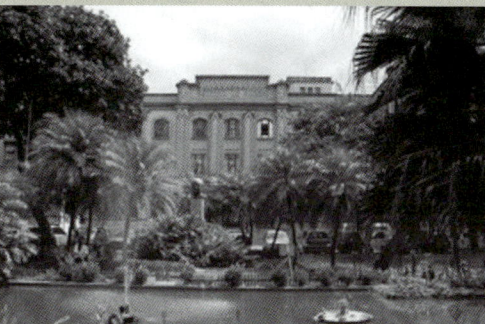

(1918-)

Fundada em 1918 e incorporada à Universidade em 1938, a unidade foi decisiva para a elaboração de políticas públicas em saúde no Estado de São Paulo a partir dos anos 20. A faculdade é seguramente a mais interdisciplinar da USP e as 12 unidades incluem em seus currículos disciplinas ministradas pela "casa de Geraldo de Paula Souza", como a FSP é chamada, em homenagem a seu primeiro diretor.

Retirado de <http://www.usp.br/jorusp/arquivo/ 2008/jusp824/index.htm>

Americo Brasiliense de Almeida Melo

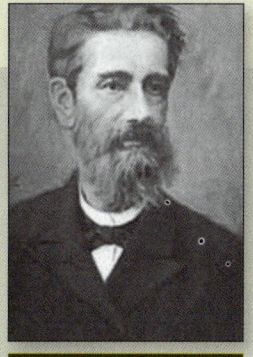

(1833-1896)

O advogado paulistano Almeida Melo foi o terceiro governador do estado de São Paulo, de março a junho de 1891, e depois primeiro presidente deste estado, de junho a dezembro de 1891. Abandonou seu cargo antes do término do mandato. Foi quem promulgou a primeira constituição do estado de São Paulo e fez o projeto da Constituição Federal de 1891.

Retirado de <http://pt.wikipedia.org/wiki/Am%C3%A9rico_Brasiliense_de_Almeida_Melo>

Arnaldo Augusto Vieira de Carvalho

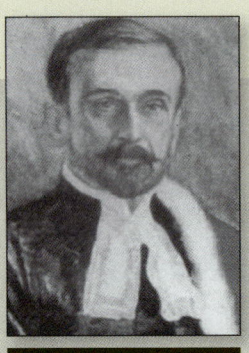

(1867-1920)

O médico nascido em Campinas (SP) foi o fundador da Faculdade de Medicina da Universidade de São Paulo. Foi diretor da Santa Casa de Misericórdia de São Paulo, primeiro diretor e catedrático da Clínica Ginecológica da então Faculdade de Medicina e Cirurgia de São Paulo; hoje, Faculdade de Medicina da Universidade de São Paulo. Em sua homenagem, a Faculdade de Medicina da Universidade de São Paulo é denominada "Casa de Arnaldo" e a avenida onde está localizada recebeu o nome de "Doutor Arnaldo".

Retirado de <http://www.santacasasp.org.br/museu/historico.asp>

Arnaldo tinha vindo para São Paulo e fora admitido no corpo clínico da Santa Casa de Misericórdia Paulistana, onde iniciou sua carreira como Médico Interno e Consultante e evoluiu até chegar aos cargos de Chefe de Clínica Cirúrgica e Diretor Clínico desse hospital. Antes, havia criado, em 1892, o "Instituto Vaccinogênico", a fim de combater as epidemias que, então, ocorriam frequentemente, e somente depois de dez anos, como Diretor desse Instituto, assumiu, em 1913, a direção da Faculdade. A Faculdade de Medicina e Cirurgia de São Paulo, sob a direção de seu fundador, Prof. Dr. Arnaldo Vieira de Carvalho, iniciou suas atividades em 2 de abril de 1913, com a aula inaugural, versando sobre Física, proferida pelo Prof. Edmundo Xavier.

A Faculdade funcionava no antigo casarão, de nº 42, na Rua Brigadeiro Tobias, no centro da cidade. Por indicação do diretor, Dr. Arnaldo, o governo do estado contratou renomados médicos, do país e do exterior, para o primeiro provimento das Cadeiras. As primeiras nomeações de professores ocorreram em fevereiro de 1913, sendo eles: Edmundo Xavier (1862-1933) para a Física Médica; Celestino Bourroul (1880-1958), como substituto da 1ª seção para Física Médica e História natural médica; Raphael Penteado de Barros, como preparador de física; e Léo Lopes de Oliveira, como preparador de História Natural. Nesse mesmo ano, ainda foram nomeados os doutores João de Aguiar Pupo como preparador de química médica e Guilherme Bastos Milward para a Cadeira de Química Médica. Dentre os especialistas estrangeiros, vieram Alphonso Bovero (1871-1937), para a Cadeira de Anatomia Descritiva e Histologia (mais tarde este professor fundaria o Museu de Anatomia da USP, um dos mais completos do mundo), e Alessandro Donati, para a Cadeira de Patologia Geral e Experimental, ambos da Universidade de Turim, na Itália; Emile Brumpt, para a cadeira de Parasitologia, da Faculdade de Medicina de Paris; Lambert Mayer, da Faculdade de Nancy, na França para a Cadeira de Fisiologia; Antônio Carini, da Suíça, para a cadeira de Microbiologia; Walter Haberfeld, da Alemanha, para a Cadeira de Anatomia e Histologia Patológicas; e entre outros grandes nomes internacionais, para reger a Cadeira de Higiene e Medicina Preventiva, o sanitarista americano Samuel Taylor Darling (1872-1925).

Em 1918, o Dr. Geraldo Horácio de Paula Souza é nomeado assistente do Prof. Darling; este, mais tarde, substituído na cátedra pelo sanitarista norte-americano, Prof. Wilson

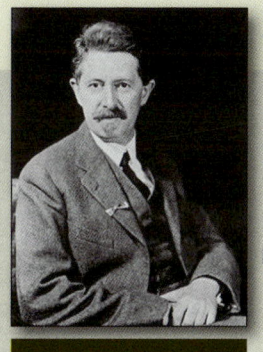

Samuel Taylor Darling

O patologista e bacteriologista norte-americano descobriu o patógeno causador da histoplasmose *Histoplasma capsulatum*, em 1906. Ele morreu na Palestina, em um acidente de carro.

Retirado de http:}//images.wellcome.ac.uk/indexplus/result.html?IXMAXHITS_=1>

(1872-1925)

George Smillie, com o Dr. Paula Souza ainda como assistente. Em 1922, com o regresso dos professores norte-americanos para os EUA, o Prof. Paula Souza é nomeado catedrático, prosseguindo, no laboratório, no ensino e na pesquisa, com as mesmas elevadas orientações de seus ilustres antecessores. No final de 1924, da Cadeira de Higiene da Faculdade de Medicina, surge o serviço que será o Instituto de Higiene.

Em 26 de dezembro de 1924, o Prof. Paula Souza consegue do governo estadual, mediante Decreto nº 2.018, daquela data, a oficialização do laboratório de Higiene, ligado à Cadeira, transformando-o no "Instituto de Higiene de São Paulo", ainda vinculado à Faculdade de Medicina. Esse laboratório ocupava todo o prédio, então nº 45, situado em frente à faculdade, na Rua Brigadeiro Tobias. Então, após os preparativos preliminares, em 5 de janeiro de 1925, começou a funcionar o Instituto de Higiene, sob a direção do Prof. Geraldo Horácio de Paula Souza, assessorado pelo sanitarista, Prof. Francisco Borges Vieira, ambos com curso de especialização na famosa Escola de Saúde Pública da John's Hopkins, de Baltimore, USA. Nesse mesmo ano de 1925, o Prof. Paula Souza apresentou esses projetos à fundação criada por John Rockefeller, a Fundação Rockefeller.

O plano, ambicioso para a época, de expansão das atividades do Instituto, elaborado conjuntamente com o Prof. Borges Vieira, solicitava a construção de amplo prédio próprio, com todos os laboratórios e aparelhamentos necessários para a melhor difusão do ensino e da pesquisa, contando, inclusive, com um Centro de Saúde Modelo para treinamento dos alunos. Na verdade, desde 1918, a Fundação Rockefeller vinha proporcionando inestimável colaboração técnica e financeira à Faculdade de Medicina, sobretudo à cadeira de Higiene. Desse modo, e diante do elevado alcance da iniciativa, a Fundação concordou plenamente com a construção de novo edifício próprio para o Instituto, e pôs à disposição verba substancial. Ainda uma efeméride marcante, em 1925, em 30 de dezembro foi criado no Instituto, o Curso de Educadores Sanitários, iniciativa pioneira no gênero no Brasil. Diante do auxílio financeiro proporcionado pela Rockefeller, o Governo do Estado cedeu o extenso terreno situado na Av. Dr. Arnaldo, esquina da Teodoro Sampaio, porque nessa vasta região seriam localizados os diversos blocos do centro médico de São Paulo, num conjunto destinado à especialização médica e hospitalar — Faculdade de Medicina, Instituto "Adolfo

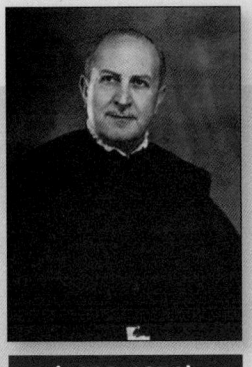

Geraldo Horácio de Paula Souza

O médico sanitarista brasileiro, nascido em Itu, interior de São Paulo, foi o criador da atual Faculdade de Saúde Pública, da Universidade de São Paulo e foi um dos responsáveis pela instalação da Organização Mundial da Saúde.

Retirado de Pérez-Ramos, 2006 e de <http:www.psi.homolog.bvs.br/php/lrvrl?lang=pt>

(1889-1951)

Lutz", Hospital "Emilio Ribas" (isolamento), Instituto Médico-Legal "Oscar Freire", Instituto de Higiene e um Hospital das Clínicas, ligado à Faculdade de Medicina. A Rockefeller colaborou com o governo na construção desse conjunto. Entre os anos de 1930-1931, foram concluídas as obras do edifício do Instituto de Higiene, imponente em forma de E, contendo subsolo, pavimento térreo e dois andares. No subsolo, instalou-se o Centro de Saúde Modelo, que hoje tem o nome de "Prof. Geraldo Horácio de Paula Souza". É o prédio onde se encontra a Faculdade, na Av. Dr. Arnaldo, 715, esquina da Teodoro Sampaio. Instalado no novo prédio, o Instituto desvinculou-se da Faculdade de Medicina, a que até então pertencera; ou seja, desvinculou-se parcialmente, já que as aulas da Cadeira de Higiene (4° ano médico) continuavam a ser prelecionadas no Instituto. Em 1934, no governo do Dr. Armando de Sales Oliveira, foi criada a Universidade de São Paulo.

A Universidade de São Paulo (USP), que, em seu início, congregava a Faculdade de Filosofia, Ciências e Letras, recém-criada, a princípio instalada no edifício do Instituto de Educação "Caetano de Campos", até que se construísse o prédio da rua Maria Antonia; a Faculdade de Direito, a Escola Politécnica, a Faculdade de Medicina, a Faculdade de Medicina Veterinária, a Faculdade de Farmácia e Odontologia, a Escola "Luiz de Queiroz" de Piracicaba e, como institutos complementares da USP, o Instituto Médico-Legal, o Instituto de Higiene e outros mais. Nesse mesmo ano de 1934, e por iniciativa de seus diretores, professores Paula Souza e Borges Vieira, foi o Instituto de Higiene transformado em Escola de Saúde Pública, tendo em vista já sua oportuna incorporação à Universidade. Em 1938, a Escola, então pioneira no gênero no Brasil, passou a prelecionar o Curso de especialização (hoje de Saúde Pública para graduados) para médicos sanitaristas. Nessa Casa de ensino, o desenvolvimento didático especializado inaugurou diversos cursos para sanitaristas, dando renome de projeção nacional à Escola, que, por ser única no país, passou a receber como alunos elementos graduados procedentes das mais distantes regiões do Brasil. Com prestígio crescente, até mesmo em âmbito internacional (diversos alunos bolsistas estrangeiros) não tardou que a Escola fosse definitivamente incorporada à Universidade de São Paulo, em julho de 1945, pelo Decreto-Lei nº 14.857, assinado pelo Interventor Federal em S. Paulo. Dr. Fernando Costa. A Escola passou então a denominar-se Faculdade de Higiene e Saúde Pública, integrando-se no conjunto dos demais estabelecimentos de nível superior

O SER HUMANO E OS ALIMENTOS

John Davison Rockefeller Nixon

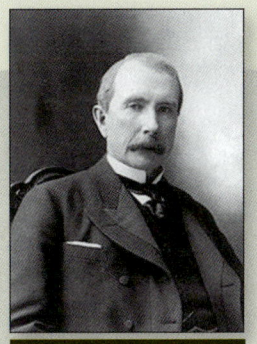

(1839-1937)

Rockefeller, o homem mais rico do mundo, norte-americano, de origem humilde foi um *self-made-man*, fundador da primeira companhia petrolífera norte-americana, a Standard Oil. Um homem religioso (calvinista), foi também um importante filantropo do seu tempo.

Retirado de <http://pt.wikipedia.org/wiki/John_Davison_Rockefeller>

Armando de Sales Oliveira

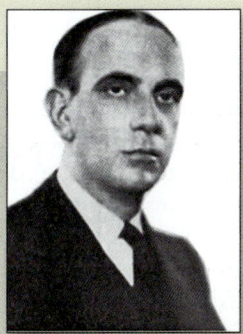

(1887-1945)

O engenheiro paulistano, graduado pela Escola Politécnica de São Paulo, foi interventor federal em São Paulo, entre 1933 a 1935, e governador (eleito pela Assembleia Constituinte) de 1935 a 1936. Sales Oliveira apoiou a Revolução de 1930 juntamente com o jornal "O Estado de S. Paulo", do qual era sócio. Em 1937, Sales Oliveira deixou o governo de São Paulo para ser candidato ao cargo de Presidente da República, nas eleições marcadas para janeiro de 1938, eleições estas que não ocorreram porque Getúlio Vargas deu um golpe de estado que implantou no Brasil o Estado Novo, em 10 de novembro de 1937. O Estado Novo tinha por modelo os regimes totalitários em voga na Itália, Alemanha, Espanha e outros países menos importantes. Sales Oliveira foi exilado. Em 1940, o jornal "O Estado de S. Paulo" foi confiscado. Sales Oliveira só voltou ao Brasil em 1945, falecendo logo em seguida. O nome de Armando de Sales Oliveira está associado à criação da Universidade de São Paulo, em 1934, cuja criação seu cunhado Júlio de Mesquita Filho, diretor de "O Estado de S. Paulo", defendera por anos.

Retirado de <http://www.galeriadosgovernadores.sp.gov.br/03galeria/galeria.htm>

da USP. A instalação solene ocorreu em sessão magna da Congregação, na noite de 29 de novembro de 1945. Achavam-se presentes o Ministro da Educação, Prof. Raul Leitão da Cunha, o Reitor da Universidade, Prof. Jorge Americano; o Secretário de Estado da Educação e Saúde, altas autoridades civis, militares e eclesiásticas, convidados especiais, bem

Ademar Pereira de Barros

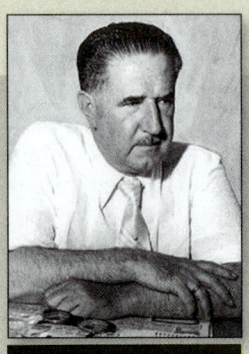

(1901-1969)

O médico piracicabano foi um influente político brasileiro entre as décadas de 1930 e 1960. Pertencente a uma família de tradicionais cafeicultores de São Manuel, no interior do Estado de São Paulo, foi prefeito da cidade de São Paulo (1957-1961), interventor federal (1938-1941) e duas vezes governador de São Paulo (1947-1951 e 1963-1966). Construiu o Hospital das Clínicas da Faculdade de Medicina da Universidade de São Paulo (que recebeu o nome de Instituto Ademar de Barros), e também o Hospital e Maternidade Leonor Mendes de Barros.

Retirado de <http://www.hcnet.usp.br/historiahc/biografias.htm>

como toda a Congregação, naquela noite empossada, da Faculdade. Presidiu a solenidade o vice-diretor em exercício, Prof. Francisco Borges Vieira, pois o Diretor, Prof. Geraldo de Paula Souza, se achava nos EUA, participando como delegado do Brasil, da Conferência Internacional da Paz, em São Francisco na Califórnia. Nesse conclave, o Prof. Paula Souza, juntamente com o delegado da China, apresentou o projeto, plenamente aprovado, da criação da Organização Mundial da Saúde (OMS), órgão que tão relevantes serviços vêm prestando às coletividades em esfera internacional. O primeiro curso de Nutrição do Brasil foi criado em 24 de outubro de 1939, na Faculdade de Saúde Pública da Universidade de São Paulo, com duração de um ano, ministrado em tempo integral, dividido em quatro períodos. Em 1966, o período para a conclusão passou para três anos. Em 1972, o Ministério da Educação estabeleceu que tais cursos teriam a duração de quatro anos, divididos em oito semestres. O Departamento de Nutrição da Faculdade de Saúde Pública da Universidade de São Paulo originou-se do Instituto de Nutrição, fundado pelo Prof. Geraldo de Paula Souza, em 1927. Em 1938, Paula Souza solicitou ao Governo do Estado a criação de um centro de estudos sobre alimentação, anexo ao Instituto de Higiene, criado pelo Decreto nº 9.966, de 06/01/1939. Poucos meses depois, o então interventor federal no estado de São Paulo, Dr. Ademar Pereira de Barros, pelo Decreto Estadual nº 10.617, de 24 de outubro de 1939, criou no Instituto um curso para formação de Nutricionistas.

Segundo as exigências legais, o curso de nutricionistas tinha a duração de um ano e, para admissão, os candidatos eram obrigados a fazer exame vestibular. Esse curso transformou-se, em 1964, no Curso de Graduação em Nutrição de nível universitário. Em 1945, a Cadeira de Higiene transformou-se no Instituto de Higiene, independente da Faculdade de Medicina, que se transformou na Faculdade de Higiene e Saúde Pública, que passou a ser denominada apenas Faculdade de Saúde Pública, a partir de 1969. Nessa ocasião, a cadeira de Higiene Alimentar tornou-se o embrião do atual Departamento de Nutrição.

Desde então, tanto o Curso como o Departamento sofreram diversas modificações até o formato atual. Nutricionistas começaram a trabalhar como auxiliar médico, já no final do século XIX, quando o papel da boa nutrição na saúde começou a ser reconhecido. No

Franklin Delano Roosevelt

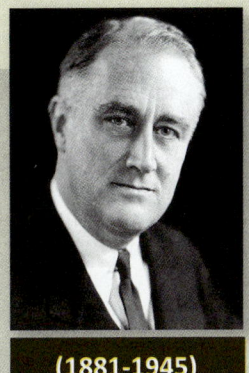

O georgiano Roosevelt foi o 32º Presidente dos EUA (1933-1945); realizou quatro mandatos e morreu durante o último; foi o primeiro presidente a conseguir mais de dois mandatos, e será o único, devido à 22ª emenda. Durante sua estada na Casa Branca, teve de enfrentar o período da Grande Depressão e a Segunda Guerra Mundial.

Retirado de <http://en.wikipedia.org/wiki/Franklin_D_Roosevelt>

(1881-1945)

entanto, somente nas primeiras décadas do século XX, a ciência da nutrição ganhou destaque, com a demonstração do surgimento de patologias em consequência da ingestão insuficiente de nutrientes (p. ex., escorbuto, pelagra, beribéri, raquitismo). Nessa época, surgiu o conceito da suplementação saudável quando as vitaminas foram descobertas e isoladas, surgindo no mercado nos anos 1930. A indústria de suplementos alimentares foi ganhando força – demonstrada em outubro de 1994, quando a *Dietary and Supplement Health and Education Act* foi aprovada pelo Congresso norte-americano: ela estabelece o que pode ou não ser dito sobre suplementos nutricionais sem a prévia revisão da *Food and Drug Administration*. Nos EUA, o *Public Health Service* começou a incluir nutricionistas nas equipes de hospitais públicos em 1919, após a Primeira Guerra Mundial, para ajudar a avaliar e melhorar a saúde dos veteranos da guerra, e a nutrição tornou-se cada vez mais importante no sistema de saúde daquele país, envolvendo também o setor privado. A preocupação com a questão da alimentação e nutrição da população mundial teve início com o desenrolar da Segunda Guerra Mundial. O primeiro sinal dessa preocupação foi a realização, em 1941, da *National Nutrition Conference for Defense*, conhecida como "a Conferência de Washington", convocada pelo Presidente Roosevelt. O passo seguinte foi a realização, em 1943, da Conferência de Alimentação de Hot Spring, Virgínia, também convocada por esse Presidente norte-americano, com a participação de representantes de 44 países, quando foi proposta a criação de um órgão internacional especializado em alimentação.

Essa conferência de 1943 deu origem à criação, em 1946, do *United Nations International Children Emergency Fund* (UNICEF), a princípio uma entidade com fins humanitários de assistência às crianças europeias vítimas dos efeitos da Segunda Guerra Mundial e da *Food and Agriculture Organization* (FAO), entidade da ONU responsável pela questão da alimentação e nutrição mundial. Em 1948, em Montevidéu, no Uruguai, realizou-se a 1ª Conferência Latino-Americana da FAO, sendo este o primeiro evento científico dessa agência a recomendar o desenvolvimento de atividades específicas no campo da nutrição em saúde pública, dentro do contexto internacional. No Brasil, Getúlio Vargas instituía o salário mínimo, em 1º de maio de 1940, usando como base de cálculo o que se convencionou

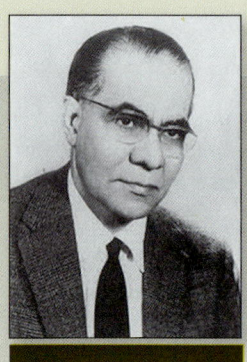

Josué Apolônio de Castro

(1908-1973)

O influente médico pernambucano foi professor, geógrafo, cientista social, político, escritor e ativista brasileiro que dedicou sua vida ao combate à fome. Destacou-se no cenário brasileiro e internacional, não só pelos seus trabalhos ecológicos sobre o problema da fome no mundo, mas também no plano político em vários organismos internacionais. Partindo de sua experiência pessoal no Nordeste brasileiro, publicou uma extensa obra que inclui: Geografia da fome, Geopolítica da fome, Sete palmos de terra e um caixão, Homens e caranguejos. Exerceu a Presidência do Conselho Executivo da Organização das Nações Unidas para Agricultura e Alimentação (FAO) e foi também embaixador brasileiro junto à ONU. Recebeu da Academia de Ciências Políticas dos EUA o Prêmio Franklin D. Roosevelt, o Conselho Mundial da Paz ofereceu-lhe o Prêmio Internacional da Paz e o governo francês o condecorou como Oficial da Legião de Honra. Logo após o Golpe de Estado de 1964, teve seus direitos políticos suspensos pela ditadura militar.

Retirado de <http://pt.wikipedia.otg/wiki/Josu%C3A9_de_Castro>

chamar de cesta básica, implementando nas escolas públicas a merenda escolar, por meio de convênio estabelecido com o Serviço Técnico da Alimentação Nacional (STAN) – órgão da Coordenação da Mobilização Econômica, instituído pelo próprio presidente.

Em setembro de 1942, em decorrência da Segunda Guerra Mundial – e da *Nutrition Fundation*, de Nova Iorque – órgão norte-americano responsável pela publicação da conceituada *Nutrition Reviews*, Josué de Castro criou os Arquivos Brasileiros de Nutrição com os seguintes objetivos: a) "contribuir com a difusão de conhecimentos seguros da Ciência da Nutrição para a formação desse corpo de nutricionistas, especializados em quaisquer dos diferentes setores da matéria"; e b) "dar um conhecimento mais efetivo e mais amplo dos resultados dos trabalhos e dos estudos realizados no Brasil no campo da Nutrição". Os Arquivos são considerados a principal fonte documental da história da nutrição do Brasil. Os artigos debatiam situações atualizadas e, nas últimas publicações, entre 1964 e 1968, os temas giravam em torno do desenvolvimento econômico, alimentação e tecnologia e do combate à fome. O objetivo maior do periódico era a divulgação da Ciência da Nutrição, dando maior visibilidade aos resultados dos trabalhos e estudos realizados no Brasil. Após o Golpe Militar de 1964, com o exílio do fundador do Arquivos, Josué de Castro e os problemas com a censura, o periódico deixa de ser editado em 1968 (Costa, 1953; Maurício, 1964; Farina, 1972; Egan, 1994; Cordain e cols., 2000; Vasconcelos, 2001; Vasconcelos, 2002; Acuña & Cruz, 2003; Santos, 1975; Swan, 2003; Farias, 2005; Pérez-Ramos, 2006; Carpenter, 2007; Nascimento & Lemos, 2007).

Segundo o americano Samuel Abraham Goldblith (1919-2001), a nutrição como ciência biológica pode ser dividida em três eras:

1. era naturalística, em que as pessoas tinham ideias muito vagas sobre alimentos envolvendo tabus, poderes mágicos ou valor medicinal (400 a.C., quando Hipócrates discutiu o papel do alimento na saúde e na doença até 1750);
2. era químico-analítica, iniciada pela revolução química, na França, com Lavoisier, o pai da Nutrição, que estudou a respiração, oxidação e calorimetria, temas relacionados com a utilização da energia alimentar; e
3. era biológica, que inicia com o conhecimento do papel das proteínas, carboidratos e das gorduras, como nutrientes básicos da alimentação e a identificação dos micronutrientes, as vitaminas e os minerais essenciais para o organismo, e persiste até os dias de hoje. Emile Terroine, membro honorário do American Institute of Nutrition, divide as descobertas fundamentais da fisiologia e bioquímica da nutrição em quatro fases históricas: energia, nitrogênio (proteínas), substâncias minerais e vitaminas (Chaves, 1978b).

Para melhor compreensão dessa história, utilizaremos a classificação de Terroine, precedida, porém, por breves histórias do processamento e da digestão dos alimentos e absorção dos nutrientes e da história cronológica da nutrição.

Leituras recomendadas

1. Acuña K, Cruz T. Surgimento da ciência da nutrição e breve histórico das políticas de alimentação no Brasil. Rev Baiana Saúde Pública. 2003;27(1/2):114-23.
2. Arie WMY, Fonseca AM, Bagnoli VR, Arie MHA, Pinotti já. Nutrição e gravidez. In: Guariento A, Mamede JAV. Medicina materno-fetal. São Paulo: Atheneu, 2001. p.231-42.
3. Bloch H. Man's curiosity about food digestion: an historical overview. J Nat Med Assoc. 1987;79(11):1223-7.
4. Carpenter KJ. The work of Wallace Aykroyd: international nutritionist and author. J Nutr. 2007;137(4):873-8.
5. Carpenter KJ, Harper AE, Olson R. Experiments that changed nutritional thinking. Proceedings of a minisymposium. Atlanta, Georgia, April 1995 and Washington, DC, April 1996. J Nutr. 1997;127(5 Suppl):**1017S-1053S**.
6. Chaves N. O que é nutrição? In: Chaves N. Nutrição básica e aplicada. Rio de Janeiro: Guanabara Koogan, 1978a. p.3-7.
7. Chaves N. História da nutrição e da alimentação. In: Chaves N. Nutrição básica e aplicada. Rio de Janeiro: Guanabara Koogan, 1978b. p.8-22.
8. Cordain L, Miller JB, Eaton SB, Mann N, Holt SH, Speth JD. Plant-animal subsistence ratios and macronutrient energy estimations in worldwide hunter-gatherer diets. Am J Clin Nutr. 2000;71(3):682-92.
9. Costa D. A importância do ensino da nutrição: o seu desenvolvimento no Brasil. Rev Bras Med. 1953;10(9):645-50.
10. Duff J. Nutrition and public health: division of labour in the study of nutrition. Community Health Stud. 1990;14(2):162-70.
11. Egan MC. Public health nutrition: a historical perspective. J Am Diet Assoc. 1994;94(3):298-304.

12. Escoda MSQ. Para a crítica da transição nutricional. Ciência & Saúde Coletiva. 2002;7(Suppl 2):219-26.
13. Farias L. A casa de Geraldo de Paula Souza: texto e imagem sobre um sanitarista paulista. Hist Cien Saúde Manguinhos. 2005;12(3):1011-24.
14. Farina DC. Memória e tradições da casa de Arnaldo. São Paulo: Faculdade de Medicina de São Paulo, 1972.
15. Franco G, Charoub SR. Propriedades gerais dos alimentos. In: Franco G, Charoub SR. Dietas e receitas. Valores calóricos e propriedades gerais dos alimentos. 3.ed. São Paulo: Atheneu, 1992. p.341-95.
16. Harper AE. 1990 Atwater lecture: The science and the practice of nutrition: reflections and directions. Am J Clin Nutr. 1991;53(2):413-20.
17. Jha P, Flather M, Lonn E, Forkouh M, Yusuf S. The antioxidant vitamins and cardiovascular disease: a critical review of epidemiologic and clinical trial data. Ann Intern Med. 1995;123(11): 860-72.
18. Maurício HV. Evolução da nutrição e do seu ensino no Brasil. Arq Bras Nutr. 1964;2(20):117-34.
19. Nascimento CNG, Lemos PCP. A Faculdade de Medicina da Universidade de São Paulo – 95 anos de história. Rev Med (São Paulo). 2007;86(4):232-42.
20. Page IH, Stare FJ, Corcoran AC, Pollack H, Wilkinson CF Jr. Atherosclerosis and the fat content of the diet. J A Med Assoc. 1957;164(18):2048-51.
21. Pérez-Ramos AMQ. Resgatando a memória dos patronos: Geraldo Horácio Paula Souza- cadeira 30. Bol Acad Paulista Psicol. 2006;26(1):18-28.
22. Santos OS. Cinquentenário da Faculdade de Saúde Publica da USP. Rev Saúde Pública. 1975;9(2):95-7.
23. Singer C. Medical progress from 1850 to 1900. Br Med J. 1950;1(4644):57-60.
24. Swan PB. The American Society for Nutritional Sciences 75th Anniversary. J Nutr. 2003;133(3):637.
25. Vasconcelos FAG. Um perfil de Nelson Chaves e da sua contribuição à nutrição em saúde pública no Brasil. Cad Saude Publica. 2001;17(6):1505-18.
26. Vasconcelos FAG. O nutricionista no Brasil: uma análise histórica. Rev Nutr. 2002;15(2 Suppl):127-38.

3

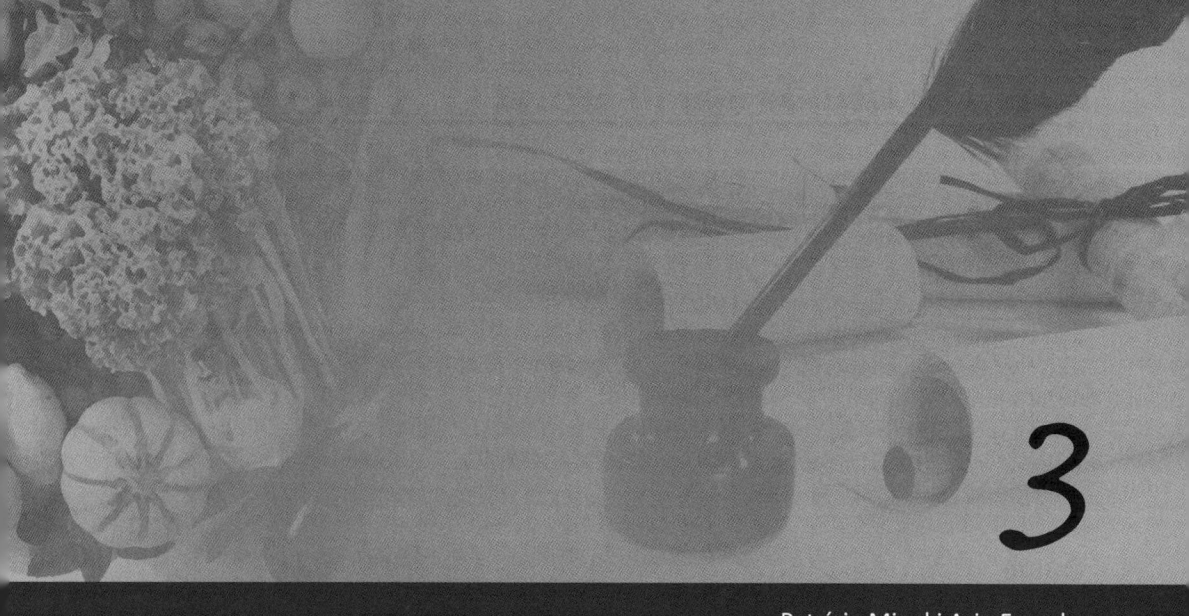

Patrícia Miyuki Arie Fassolas
Wilson Maça Yuki Arie
Georges Fassolas
Marilene Alícia Souza

Aspectos Relevantes na História dos Alimentos

A história da Nutrição, assim como a história da humanidade, não se constrói linear e progressivamente, mas é um processo dialeticamente construído, com conflitos e constantes transformações. Na literatura específica da área, é comum o relato, em linearidade evolucionista, de como cada teoria, fato ou personagem surgiu espontaneamente, ao longo do tempo.

Segundo Nelson Chaves (Chaves, 1978a e b), a primeira experiência nutricional descrita é encontrada na Bíblia Sagrada no Capítulo 1 do livro de Daniel, cuja história cronológica é difícil de datar porque o livro foi escrito muito tarde, por volta de 200 antes de Cristo, durante a perseguição contra os judeus, da parte de Antíoco IV. A intenção do livro era dar coragem ao povo judeu, a quem fora proibida a prática da própria religião. O protagonista do livro é Daniel, cuja história é ambientada durante o período do exílio dos judeus na Babilônia (587-539 a.C.). A história de Daniel na cova dos leões é contada em Daniel 6: o profeta era ministro do rei Dario (cerca de 549 a.C.-485 a.C.), que o estimava. Outros ministros, com inveja, procuravam uma armadilha para desprestigiá-lo diante do rei, sendo proposto por eles ao rei um decreto: "Todo aquele que dirigir uma prece a quem quer que seja, deus ou homem, exceto a ti, seja lançado na cova dos leões".

O rei então assinou o decreto. Daniel não deu ouvidos à decisão e continuou a fazer como era seu costume: três vezes por dia punha-se de joelhos, orando e confessando ao seu Deus. Instigado pelos outros ministros, o rei lançou Daniel na cova dos leões, dizendo a ele: "teu Deus, a quem serviste com perseverança, te salvará". No dia seguinte, o rei foi até a cova dos leões e gritou: "Daniel, servo do Deus vivo, o teu Deus, a quem serves com tanta constância, foi capaz de te livrar dos leões?" Daniel lhe responde: "Meu Deus enviou-me seu anjo e fechou a boca dos leões". O rei então ficou contente e condenou todos os outros ministros à cova dos leões (Daniel 6). A seguir, copiamos o Capítulo 1 do livro de Daniel, na tradução de Vulgata pelo padre Matos Soares, 43ª edição da Bíblia Sagrada das Edições Paulinas, São Paulo, 1987, em que o profeta Daniel relata a primeira experiência descrita no campo da Nutrição:

Daniel: Capítulo 1 (Bíblia Sagrada)

[1] No ano terceiro do reinado de Joaquim, rei de Judá, veio Nabucodonosor, rei de Babilônia, contra Jerusalém, e sitiou-a.[2] O Senhor lhe entregou nas suas mãos Joaquim, Rei de Judá, e uma parte dos vasos da casa de Deus; levou-os para a terra de Senaar, para a casa do seu deus; e pôs os vasos na casa do tesouro do seu deus.[3] Então, disse o rei a Asfenaz, seu eunuco-mor, que lhe destinasse, dentre os filhos de Israel e da linhagem dos reis e dos príncipes[4] alguns meninos em que não houvesse defeito algum, de gentil presença instruídos em tudo o que diz respeito à sabedoria, hábeis nas ciências, bem disciplinados, que pudessem estar no palácio do rei, para que lhes fossem ensinados as letras e a língua dos caldeus.[5] O rei ordenou que se lhes desse cada dia de comer de suas iguarias, de beber o vinho que ele mesmo bebia, a fim de que, mantidos desse modo durante três anos, servissem depois na presença do rei.[6] Entre estes encontraram-se, dos filhos de Judá, Daniel, Ananias, Misael e Azarias.[7] O eunuco-mor pôs-lhes os seguintes nomes: a Daniel, o de Baltasar; a Ananias, o de Sidrac; a Misael, o de Misac; e a Azarias, o de Abdênago.[8] Ora, Daniel resolveu no seu coração não se contaminar com as iguarias que lhe viessem da mesa do rei, nem com o vinho que ele bebesse; e pediu ao despenseiro que não o obrigasse a se contaminar.[9] Deus fez com que Daniel achasse graça e benevolência diante do despenseiro.[10] Então o despenseiro disse: Tenho medo do rei, meu amo, o qual determinou o que vós deveis comer e beber; se ele vir os vossos rostos mais macilentos do que os dos outros jovens da vossa idade, sereis a causa de que o rei mande cortar a cabeça.[11] Daniel respondeu a Malasar, a quem o eunuco-mor tinha ordenado que tivesse cuidado de Daniel, Ananias, Misael e Azarias:[12] Peço-te que nos experimentes a nós, teus servos, durante dez dias; e que se nos sejam dados só legumes a comer e água a beber;[13] depois disso olha para os nossos rostos e para os rostos dos meninos que comem da mesa do rei e, conforme vires, assim procederás para com os teus servos.[14] Tendo ouvido estas palavras, experimentou-os durante dez dias.[15] E, depois dos dez dias, apareceram os seus rostos melhores e mais gordos do que todos os meninos que comiam da mesa do rei.[16] Malasar, pois tomava para si os manjares e o vinho que lhes era servido e dava-lhes legumes.[17] Ora, Deus deu a esses jovens a ciência e o conhecimento de todos os livros e de toda a sabedoria. A Daniel (deu) a inteligência de todas as visões e todos os sonhos.[18] Terminando, pois, o tempo depois do qual o rei tinha ordenado que fossem apresentados, o eunuco-mor introduziu-os à presença de Nabucodonosor.[19] E, tendo-se o rei entretido em conversação com eles, não encontrou entre todos quem se igualasse a Daniel, Ananias, Misael e Azarias; e ficaram a serviço real.[20] Em todas as questões que o rei lhes propôs em matéria de sabedoria e de inteligência achou que excedia dez vezes todos os magos e adivinhos que havia em todo o seu reino.[21] Daniel permaneceu (a serviço do rei) até o primeiro ano do rei Ciro.

Pintura de Daniel, o profeta

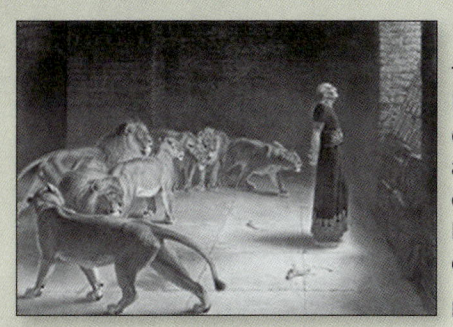

Daniel no "Lion's Dêem" cerca de 1615, do pintor barroco belga Peter Paul Rubens (1577-1640). Daniel (do hebreu, לאִינַד) cujo nome significa "Deus é meu juiz" ou "A Justiça de Deus". Segundo o que aparece escrito na Bíblia, Daniel fazia parte da tribo de Judá, que tinha sido capturada e permanecia na Babilônia quando Nabucodonosor II destruiu a cidade de Jerusalém.

Retirado de http://pt.wikilingue.com/Livro_de_Daniel

(1615)

Em torno de 475 a.C., Anaxágoras de Clazômenas (c500 a.C.-c428 a.C.), grande filósofo grego do período pré-socrático, afirmou que o alimento era absorvido pelo corpo humano e continha homeoméricos (componentes generativos). Foi o primeiro relato sugerindo a existência dos nutrientes.

Em torno de 400 a.C., Hipócrates (460-370 a.C.), o "pai da Medicina" disse: "Deixe o alimento ser seu remédio e o remédio, seu alimento". Hipócrates reconhecia a importância do consumo de alimentos para a saúde, afirmando que "o alimento seria o teu remédio", observou também que os indivíduos obesos morriam precocemente. Os gregos eram orgulhosos de seus atletas e a ginástica não era exclusividade de poucos, mas sim parte integrante das atividades diárias da vida de todos (Chaves, 1978b).

Galeno (c130-200 d.C.), o grande médico grego de Pérgamo, que cerca de 600 anos após Hipócrates coletou e transmitiu o mais extenso registro de medicamentos e dietas da

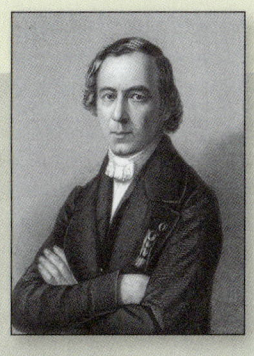

Anaxágoras

Anaxágoras ("lorde da assembleia") foi um filósofo grego pré-socrático que levou a filosofia de Ionia para Atenas. Ele tentou demonstrar cientificamente os fenômenos da natureza, como os eclipses, meteoros, arco-íris e o sol, que descrevia como massa incandescente maior que Peloponese (península no Golfo de Coríntio). Anaxágoras é famoso por ter introduzido o conceito cosmológico de Nons (mente).

Retirado de <http://en.wikipedia.org/wiki/Nutrition>

(c500 a.C.-c428 a.C.)

Hipócrates

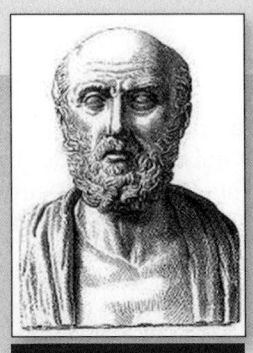

(c460-c370a.C.)

O médico grego de Cós é uma das figuras mais importantes da história da saúde, frequentemente considerado "pai da medicina", referido como uma das grandes figuras durante o florescimento intelectual ateniense. Hipócrates era um asclepíade5, ou seja, membro de uma família que durante várias gerações praticara os cuidados em saúde. Para o estudioso grego, muitas epidemias relacionavam-se com fatores climáticos, raciais, dietéticos e do meio onde as pessoas viviam. Muitos de seus comentários nos Aforismos são ainda hoje válidos. Seus escritos sobre anatomia contêm descrições claras tanto sobre instrumentos de dissecação quanto sobre procedimentos práticos. O que resta das suas obras testemunha a rejeição da superstição e das práticas mágicas da "saúde" primitiva, direcionando os conhecimentos em saúde no caminho científico. Hipócrates fundamentou a sua prática (e a sua forma de compreender o organismo humano, incluindo a personalidade) na teoria dos quatro humores corporais (sangue, fleugma ou pituíta, bílis amarela e bílis negra) que, consoante às quantidades relativas presentes no corpo, levariam a estados de equilíbrio (eucrasia) ou de doença e dor (discrasia). Sua ética resume-se no famoso Juramento de Hipócrates.

Retirado de <https://pt.wikipedia.org/wiki/Hip%C3%B3crates>

Antiguidade, teve seus conceitos acatados até o século XVII. Concluiu de suas observações anatômicas que o alimento, após sua absorção, seguia estágios sequenciais de transformações — os tecidos e órgãos alterando-o para que pudesse ser útil à sua incorporação, sendo o excesso e desgastado excretado; durante o período de fome, material de outros tecidos era desviado para nutrir o fígado. Este foi o relato mais antigo sobre metabolismo.

No século XVI, o mais famoso polímata da história da humanidade, o renascentista italiano Leonardo da Vinci (1452-1519), dizia que a função da nutrição era a renovação contínua das substâncias perdidas pelo corpo e comparou esse processo de perda e renovação como uma vela acesa, que também "é renovado embaixo enquanto é consumido acima". Foi um dos primeiros relatos sobre o metabolismo.

Em 1568, a obesidade começou a ser estudada cientificamente apoiada nos novos conhecimentos da bioquímica e da biofísica. O método quantitativo de avaliar o peso corporal foi introduzido pelo filósofo e médico italiano Santorio (1561-1636), em 1568. Ele inventou uma cadeira-balança que servia para medir o peso do paciente nas mais diversas situações: comendo, bebendo, dormindo, fazendo exercício, durante a evolução de uma enfermidade e em diversas outras circunstâncias. Testou essa prática por mais de 30 anos e publicou os resultados num pequeno livro chamado "Ars de statica medica", traduzido em diversas línguas e reproduzido em mais de 25 edições. Provavelmente esses foram os primeiros experimentos metabólicos no estudo do peso corporal.

Cláudio Galeno

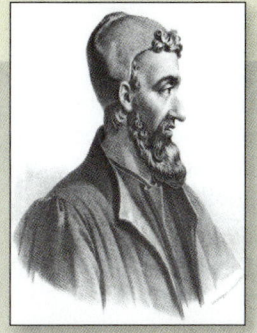

(c130-c200 d.C.)

Claudius Galenus, mais conhecido como Galeno de Pérgamo, foi um proeminente médico e filósofo romano de origem grega e provavelmente o mais talentoso médico investigador do período romano. Suas teorias dominaram e influenciaram a ciência médica ocidental por mais de um milênio. Seus relatos de anatomia médica eram baseados em macacos, visto que a dissecção humana não era permitida no seu tempo. A descrição feita por Galeno das atividades do coração, artérias e veias durou até o século XVII. No século XIX, os estudantes de medicina ainda liam Galeno para aprender alguns conceitos. Galeno desenvolveu muitas experiências com ligações nervosas que apoiaram a teoria, ainda aceita hoje, de que o cérebro controla todos os movimentos dos músculos por meio do crânio e do sistema nervoso periférico. Galeno via a si próprio como médico e filósofo, o que significava embasar a prática médica no aparente conhecimento teórico ou "filosofia", e se utilizava da observação direta, dissecação e vivissecção na formação médica como forma de fundamentar a prática médica.

Retirado de https://pt.wikipedia.org/wiki/Cl%C3%A1udio_Galeno

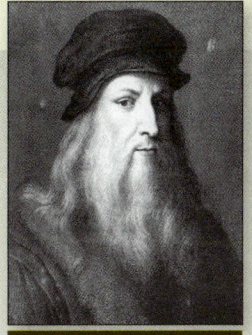

Leonardo di Ser Piero da Vinci

(1452-1519)

O italiano da Vinci, uma das figuras mais importantes do Renascimento, destacou-se como cientista, matemático, engenheiro, inventor, anatomista, pintor, escultor, arquiteto, botânico, poeta e músico. É ainda conhecido como o precursor da aviação e da balística. Leonardo é frequentemente descrito como o arquétipo do homem do renascimento, alguém cuja curiosidade insaciável era igualada apenas pela sua capacidade de invenção. É considerado um dos maiores pintores de todos os tempos e, possivelmente, como a pessoa dotada de talentos mais diversos a ter vivido.

https://en.wikipedia.org/wiki/Leonardo_da_Vinci

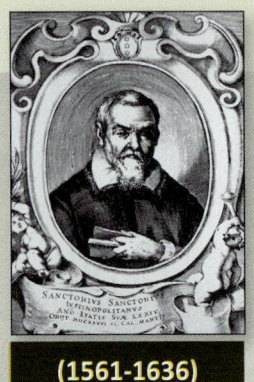

Santorio Santorio

Santorio foi um médico e fisiologista italiano que descreveu a perspiração insensível. Pioneiro no estudo do metabolismo, por trinta anos, Santorio tomou o seu peso e o de todos os alimentos e bebidas que ingeriu, assim como o peso da sua urina e fezes. Ele comparou o peso do que ingeriu com o das suas excreções, verificando que este último era menor. Formulou a sua teoria da "perspiração insensível", de modo a explicar essa diferença.

Retirado de <http://pt.wikipedia.org/wiki/Santorio_santorio>

(1561-1636)

Foi somente em 1832 que o matemático, astrônomo e estastístico belga Adolphe Quételet (1796-1874) descreveu as medidas corporais de homens. Seu índice (índice de Quételet), relação entre as medidas do peso, em quilogramas e do quadrado da altura, em metros, tem sido o método mais empregado quando se estuda o estado nutricional de um indivíduo. As agências de seguro, após a Segunda Grande Guerra, perceberam que a mortalidade era maior nos segurados obesos – fato comprovado pelos estudos epidemiológicos que demonstraram a relação entre peso e doença cardiovascular. O índice do autor belga foi conhecido como índice de Quételet até 1972, quando foi denominado pelo cientista americano Ancel Benjamin Keys (1904-2004) índice de massa corpórea. O índice de massa corpórea torna possível distinguir os distúrbios da nutrição, a chamada malnutrição. Se até um passado recente a subnutrição era o principal distúrbio nutricional, hoje, a humanidade se defronta com a obesidade como principal causa de morbimortalidade.

O médico francês Jean Vague, em 1947, fez interessante observação: a obesidade na parte superior do corpo predispunha ao diabetes, aterosclerose, gota e calculose. Essa observação abriu caminho para o estudo da síndrome metabólica. Em 1978, o epidemiologista americano Gerald B. Phillips desenvolveu o conceito de que os fatores de risco para o infarto do miocárdio concorreriam para formar uma "constelação de anomalias" que está associada não somente à doença cardiovascular mas também ao envelhecimento, obesidade e outras condições; sugeriu que os hormônios sexuais fossem o fator de ligação entre as diversas condições, e que a terapia hormonal pudesse auxiliar na prevenção da doença cardiovascular. Finalmente, em 1988, o endocrinologista americano Gerald M. Reaven propôs a teoria hoje acatada da síndrome metabólica: a de que o fator de ligação entre as manifestações da síndrome metabólica é a resistência à insulina; Reaven denominou a constelação de anormalidades síndrome X e, mais tarde, síndrome metabólica X. O termo síndrome metabólica é universalmente acatado nos dias atuais (Vague, 1947; Phillips, 1977; Reaven, 1988; Alberti e cols., 2005; Eknoyan, 2008; Tjokroprawiro, 2006).

Lambert Adolphe Jacques Quételet

O belga Quételet foi astrônomo, matemático, estatístico e sociologista. Ele fundou e dirigiu o Observatório de Bruxelas e foi influente ao introduzir métodos estatísticos em Ciências Sociais. Em 1835, em seu livro mais influente, "Sur l'homme er le développement de sés facultes", ao discorrer sobre seu projeto de física social, descreve o homem médio, caracterizado por variáveis antropométricas que foram por ele estudadas e medidas. Uma das equações por ele criada classifica as pessoas em relação a um peso ideal para a sua altura: sua proposta, o índice de massa corporal (ou índice de Quételet), com pequenas variações, persiste até os dias de hoje.

Retirado de en.wikipedia.org/wiki/Agolphe_Quetelet

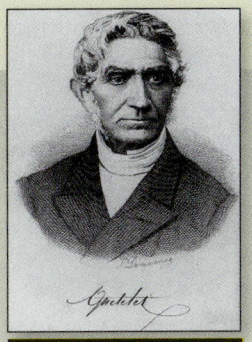

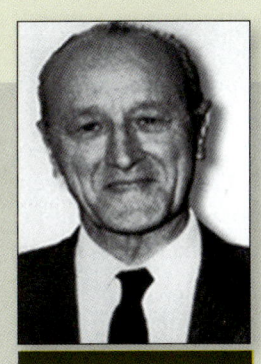

(1796-1874)

Jean Vague

O médico endocrinologista francês foi professor de Endocrinologia da Faculdade de Medicina de Marselha e membro de diversas sociedades médicas em todo o mundo. Recebeu diversas condecorações e prêmios. Além de dezenas de trabalhos, publicou 13 livros de Medicina além de outros não médicos.

Retirado de <www.seedo.es/Imagines/vague.gif>

(1911-2003)

Em 1616, o médico inglês William Harvey (1578-1657) descreveu o sistema circulatório com o sangue sendo impulsionado pelo corpo através do coração. Não obstante os antecedentes, como a descrição da circulação pulmonar por Galeno (c130-c200), em 157 d.C., que achava que o sangue arterial tinha origem no coração e o sangue venoso, no fígado. Da Vinci também se ocupou do sistema circulatório, tendo feito uma descrição minuciosa das valvas do coração e a função propulsora do sangue por esse órgão. A descoberta de Harvey possibilitou avanços na Nutrição.

Em 1655, tem início uma forma de repor nutrientes e água por uma via que não a digestiva, ou seja, pela via intravascular. Todas as pessoas precisam de comida e água para

William Harvey

Médico britânico que pela primeira vez descreveu corretamente os detalhes do sistema circulatório do sangue ao ser bombeado por todo o corpo pelo coração.

Retirado de <https://pt.wikipedia.org/wiki/William_Harvey>

(1578-1657)

viver. Às vezes uma pessoa não pode comer qualquer alimento ou o suficiente por causa de uma doença; seu estômago ou intestino podem não estar funcionando muito bem, ou pode ter tido uma cirurgia para remover parte ou a totalidade desses órgãos. Nessas condições, os alimentos devem ser fornecidos de maneira diferente. A alimentação pode ser fornecida através de um tubo de alimentação (nutrição enteral) ou, quando o aparelho digestivo não pode ser usado, por meio de um tubo intravenoso, chamado cateter, inserido diretamente nas veias (nutrição parenteral). A quantidade, tipo e via de nutrição são adaptados especificamente para cada paciente com o objetivo de melhorar os resultados dos pacientes, minimizar infecções, e permitir que os pacientes vivam suas vidas o mais normalmente possível. Foi em 1655 que o arquiteto inglês, Sir Christophoher Wren (1632-1723), com 23 anos de idade, administrou, por via endovenosa, cerveja, vinho e morfina em um cão que sobreviveu. O que pareceria uma inconsequência da juventude tinha seus antecedentes, pois o médico francês Jean-Baptiste Denys (1643-1704) já havia transfundido sangue em animais, e os ingleses Richard Lower (1631-1691) e Edmund King já haviam transfundido sangue de animais em homens. A prática de transfusão sanguínea foi proibida após a morte de um paciente de Denys, em 1670. Esses ensaios tinham por objetivo promover a alimentação de indivíduos impossibilitados de se nutrirem pela via digestiva, e é claro que essas experiências pioneiras causavam graves reações, que, em geral, culminavam com a morte.

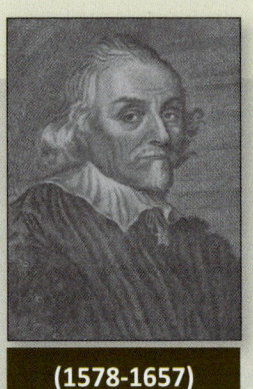

Em 1832, o médico escocês Thomas Aitchison Latta (1796-1833), que atendia em Leith na Escócia, durante a epidemia de cólera que ocorreu nos anos 1831 e 1832, após tentar todos os recursos disponíveis na época, inclusive a reposição de água e eletrólitos pela via oral e enteral, utilizou, como último recurso em uma mulher idosa agonizante, a injeção direta de soro fisiológico na veia basílica, tornando-se, portanto, o "pai" da infusão endovenosa. Latha publicou os resultados de suas experiências, inclusive na prestigiada revista Lancet; no entanto, foi menos reconhecido que o inglês Sidney Ringer (1834-1910), que introduziria seu soro somente em 1884, ou que o pediatra americano Alexis Frank Hartmann (1894-1964), que modificou a solução de Ringer, em 1932, adicionando lactato de sódio, para combater a acidose.

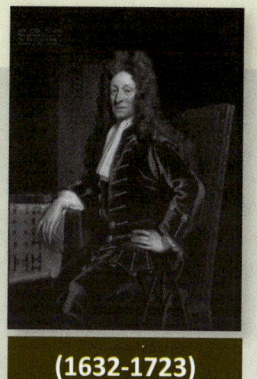

Sir Christopher Wren

O polímata foi o maior arquiteto inglês de todos os tempos. Wren projetou 51 igrejas em Londres, incluindo a Catedral de São Paulo, considerada uma das obras-primas da arquitetura europeia, e muitos prédios seculares. Foi fundador da Royal Society, sendo seu presidente de 1680 a 1682.

Retirado de <http://en.wikipedia.org/wiki/Christopher_Wren>

(1632-1723)

Sydney Ringer

O clínico e farmacologista inglês é mais conhecido por ter criado a solução de Ringer. Foi um grande mestre de clínica médica ministrando aulas práticas nas enfermarias do University Medical Hospital e no Children's Hospital, Great Ormond Street. O "Handbook of Therapeutics" de Ringer foi um clássico e teve 13 edições, entre 1869 e 1897. Ringer foi um dos primeiros investigadores clínicos verdadeiros. Por alguns anos manteve um pequeno laboratório no departamento de fisiologia. Em uma série de experiências clássicas realizadas entre 1882 e 1885, com corações de rãs, ele observou os efeitos de substâncias adicionadas à solução de cloreto de sódio a 0,75%, na qual colocava os corações de rãs. Foi a partir dessas experiências que Ringer aperfeiçoou o soro fisiológico.

Retirado de em. https://www.polartrec.com/expeditions/biology-of-antarctic-fishes/journals/2011-05-30

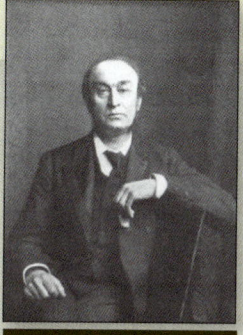

(1834-1910)

A nutrição parenteral necessitou de séculos de descobertas e avanços na ciência para se tornar realidade. Assim, por exemplo, quando, em 1894, o presidente francês Marie François Sadi Carnot (1837-1894) foi assassinado a facadas, suas grandes veias abdominais foram lesadas e os cirurgiões que o assistiram não conseguiram salvá-lo, pois tais veias eram muito largas para serem suturadas. Esse fato impressionou profundamente o jovem cirurgião francês Alexis Carrel (1873-1944), que, utilizando animais de experimentação, realizou a proeza de desenvolver novas técnicas na cirurgia vascular. Portanto, a técnica da triangulação, publicada em 1912 (Carrel A — *Technique and remote results of vascular anastomose*. Surg Gynecol Obstet, 14:246-254, 1912), inspirada no que aprendera com uma bordadeira, é ainda empregada nos dias de hoje. O sucesso que obteve em suturar veias

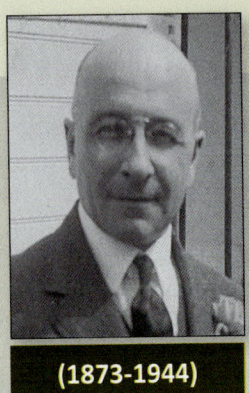

Alexis Carrel

Cirurgião francês que recebeu o Prêmio Nobel de Medicina, em 1912, por seus trabalhos em cirurgia vascular. Também conhecido por ter colaborado com os nazistas e pela implementação de políticas eugênicas na França.

Retirado de pt.wikipedia.org/wiki/Alexis_Carrel

(1873-1944)

e artérias e em fazer transplantes vasculares fez com que fosse reconhecido e lhe valeu o Prêmio Nobel de Medicina de 1912. Os trabalhos de Carrel tornaram possível a realização da nutrição parenteral e da hemodiálise prolongadas.

Outro marco na história da Medicina aconteceu em 1900, quando o médico austríaco Karl Landsteiner observou que o sangue de duas pessoas em contato aglutinava, e em 1901 descobriu que esse efeito era devido ao contato do sangue com o plasma sanguíneo. Como resultado teve sucesso em identificar os grupos sanguíneos A, B e O, que ele havia denominado de C do sangue humano. Além disso, Landsteiner descobriu que a transfusão sanguí-

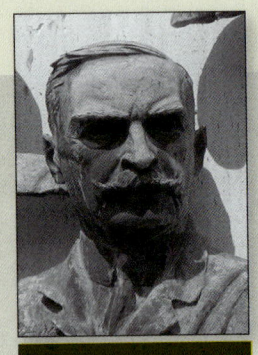

Karl Landsteiner

Landsteiner, médico e biólogo austríaco, agraciado com o Nobel de Fisiologia/Medicina de 1930, pela descoberta e classificação dos grupos sanguíneos do sistema ABO. Dedicou-se a comprovar que havia diferenças no sangue de diversos indivíduos. Colheu amostras de sangue de diversas pessoas, isolou as hemácias e fez diferentes combinações entre plasma e glóbulos vermelhos, tendo como resultado a aglutinação dos glóbulos em alguns casos formando grânulos, e em outros não. Landsteiner explicou, então, por que somente algumas pessoas morriam depois de transfusões de sangue. É recordado também por ter sido um dos proponentes do termo "anticorpo" para as substâncias responsáveis pela aglutinação do sangue, e foi quem descobriu o fator RH.

Retirado de <en.wikipedia.org/wiki/Karl_Landsteiner>

(1868-1943)

Florence Barbara Seibert

A bioquímica americana é mais conhecida por ter desenvolvido o teste cutâneo para o diagnóstico da tuberculose o PPD (*purified protein derivative*). No entanto, seu nome deve ser lembrado todas as vezes que utilizarmos a via sanguínea para administração de soluções ou medicamentos.

Retirado de <http://www.peoples.ru/science/biochemist/florence_b__seibert/>

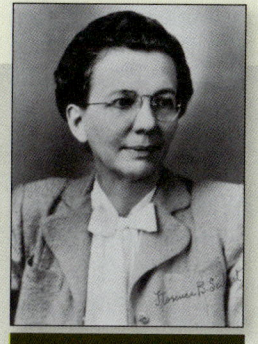

(1897-1991)

nea entre pessoas com o mesmo grupo não levava à destruição das hemácias, o que ocorria entre pessoas com diferentes grupos. Baseado nesses achados, em 1907 foi realizada, pelo hematologista americano Reuben Ottenberg (1882-1959), a primeira transfusão sanguínea bem-sucedida, no Hospital Monte Sinai, em Nova Iorque. Nos EUA, Landsteiner e seus assistentes, o russo Philip Levine (1900-1987) e o americano Alexander Solomon Wiener (1907-1976), descobriram o sistema sanguíneo RH, principal causa da doença hemolítica perinatal. As descobertas de Landsteiner foram fundamentais para as transfusões sanguíneas, também uma modalidade de suporte nutricional por via parenteral.

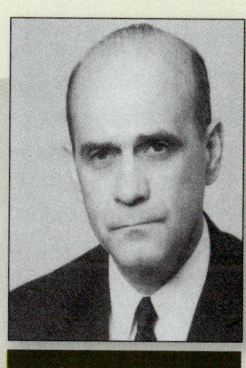

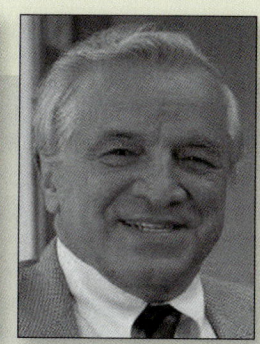

Robert Aubaniac e Stanley J. Dudrick

O cirurgião e anatomista francês Aubaniac publicou diversos trabalhos e livros, porém é mais conhecido pela punção da veia subclávia. O cirurgião Dudrick, norte-americano, é reconhecido por suas pesquisas inovadoras e pioneiras no desenvolvimento da técnica de alimentação venosa central conhecida como hiperalimentação intravenosa ou nutrição parenteral total.

Retirado de medecinealger.canalblog.com/ e de newswise.com

(1914-2007)   (1935)

A bioquímica americana Florence Barbara Seibert, em 1923, introduziu um método para evitar reações pirogênicas nas soluções endovenosas. Naquela época, pacientes que recebiam água destilada por via endovenosa quase sempre tinham febre alta pouco tempo depois do início da administração. Seibert deduziu que, embora a destilação da água matasse os microrganismos presentes, nem sempre eliminava as toxinas produzidas antes de serem mortos. Muitas vezes, as toxinas eram transferidas dos frascos de fervura da destilação para os frascos recipientes, o que causava a reação pirogênica. Seibert inventou um método que retirava as toxinas da água destilada contaminada, que possibilitou a utilização de íons e nutrientes, além da água, por via endovenosa sem as reações pirogênicas.

Em 1952, o cirurgião militar e anatomista francês Robert Aubaniac, que vivia na Algéria demonstrou o acesso venoso pela veia subclávia. A incorporação desse procedimento ao arsenal terapêutico deveu-se à necessidade de infundir-se, em alguns pacientes, grandes quantidades de líquidos, num curto espaço de tempo, e seria o acesso preferencial da nutrição parenteral. No entanto, a nutrição parenteral total somente seria viável após os trabalhos do médico americano Stanley J. Dudrick (1935-), da Universidade de Pensilvânia, no final da década de 1960. Em cirurgia, a nutrição parenteral total tem sido igualada em importância à antissepsia, à antibioticoterapia e à anestesia. Foi considerada um dos três maiores avanços da cirurgia no século XX, juntamente com a cirurgia cardíaca a céu aberto e os transplantes de órgãos (Aubaniac, 1952; Seibert, 1963; Lee, 1996; Seltzer, 1982; Basile Filho e cols., 1988; Konner, 2005; Souza e cols., 2006; Berche e Lefrève, 2010; Rothwell, 2011).

Em 1673, o alquimista alemão Tachenius Otto (1610-1680), em seu "Hippocrates Chymicus", foi o primeiro a notar a existência dos ácidos graxos ao verificar que a alca-

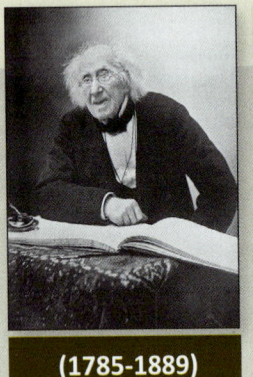

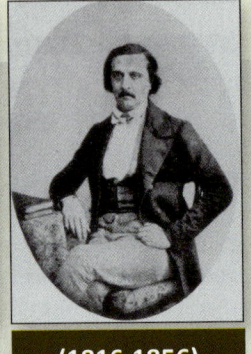

Michel Eugène Chevreul e Charles Frédéric Gerhardt

(1785-1889) (1816-1856)

Químico francês com mais contribuições para os estudos sobre ácidos graxos. Descobriu o ácido margárico e desenhou uma forma primitiva de sabão utilizando gordura animal e sais. Por ter vivido 102 anos, foi pioneiro no campo da gerontologia. O químico francês Gerhardt conhecido por seu trabalho sobre a reforma da anotação para fórmulas químicas (1843-1846), também trabalhou em anidridos ácidos e sintetizou o ácido acetilsalicílico, ainda que de forma instável e impura.

Retirado de en,wikipedia.org/wiki/Michel_Eugene_Chevrel e de en.wikipedia.org/wiki/Charles_Frédéric_Gerhardt

ASPECTS RELEVANTES NA HISTÓRIA DOS ALIMENTOS

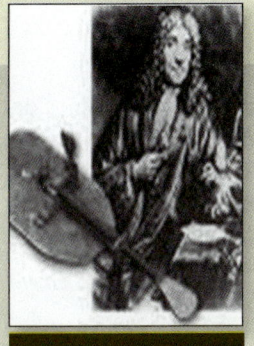

Antonius van Leeuwenhoek e seu microscópio

Leeuwenhoek foi um cientista diferente. Comerciante holandês sem formação universitária e não falando outra língua que não a sua, com o microscópio por ele inventado, descreveu as células sanguíneas, os espermatozoides, as bactérias, e outros seres microscópicos.

Retirado de http://www.ucmp.berkeley.edu/history/leeuwenhoek.html

(1632-1723)

linidade da gordura desaparecia na produção de sabão. No entanto, o grande nome da bioquímica dos lípides foi o químico francês Michel Eugène Chevreul (1786-1889), que identificou diversos ácidos graxos, sugeriu o nome colesterine para a substância gordurosa dos cálculos biliares, e mostrou que as gorduras eram compostas de glicerol unido a ácidos graxos. Em 1827, o médico inglês William Prout (1785-1850) reconhece que a gordura é um importante nutriente da dieta, assim como as proteínas e os carboidratos. Em 1853, o químico francês Charles Frédéric Gherhart (1816-1856), em seu "Traité de Chimie Organique" utiliza pela primeira vez o termo "glicerídeo" para compostos simples que formam óleos e gorduras. Em 1940, o casal Burr descobre os ácidos graxos essenciais (Griffth 1967; Burr & Burr 1973; Catalá 2010).

Em 1690, o comerciante holandês Antonius Leeuwenhoek (1632-1723), sem formação universitária, com seu microscópio, o mais potente da época, descreveu bactérias em placas dentárias; observação que seria a base da microbiologia.

James Lind

O médico escocês foi pioneiro na higiene (Medicina Preventiva) naval da Marinha Real Britânica, com o primeiro trabalho clínico, no qual desenvolveu a teoria de que frutas cítricas poderiam curar o escorbuto. Foi o primeiro relato de que alguma substância presente na alimentação fosse causa de uma doença. Foi o princípio da história das vitaminas.

Retirado de <http://en.wikipedia.org/wiki/James_Lind>

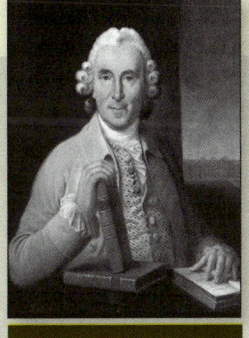

(1716-1794)

Franz Karl Achard

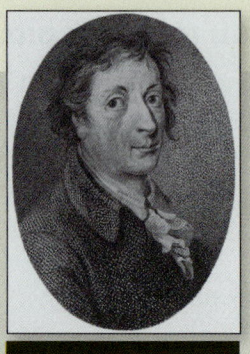

(1753-1821)

Achard foi químico e físico alemão que aperfeiçoou a técnica de extração de açúcar da beterraba, de Margraff. Favorito do rei Frederick II da Prússia, recebeu uma pensão por ter conseguido aclimatar o tabaco no país. Escreveu o Tratado Completo sobre o Açúcar de Beterraba Europeu.

Retirado de pt.wikipedia.org/wiki/Andreas_Sigismund_Margraff e de en.wikipedia.org/wiki/Franz_Karl_Achard

Em 1747, o médico escocês da marinha britânica James Lind (1716-1794) realizou a primeira experiência científica documentada na área da Nutrição: descobriu que o suco de limão impedia e/ou curava os marinheiros do mortal escorbuto. A vitamina C somente seria isolada em 1927 pelo fisiologista húngaro Albert von Szent-Györgi (1893-1986), que em parte lhe serviu para receber o Prêmio Nobel de Fisiologia, em 1937.

Ainda em 1747, o farmacêutico alemão Andreas Marggraf (1709-1782) anuncia ter descoberto um método para extrair açúcar da beterraba utilizando álcool; esse método seria incrementado por seu discípulo, o químico, físico e biólogo alemão Franz Karl Achard (1753-1821), que, em 1801, inaugurou a primeira refinaria de açúcar da beterraba, na Silésia. A descoberta de Marggraf iniciou a história científica dos carboidratos, embora a história dos carboidratos date do século XII nos escritos dos alquimistas mouros (referências ao açúcar da uva, conhecido hoje como glicose). Os primórdios do estudo dos carboidratos estão ligados ao seu uso como agentes adoçantes (mel) ou no preparo do vinho a partir da uva. Os relatos iniciais sobre açúcares na história vêm dos árabes e persas. Na Europa, o primeiro agente adoçante foi sem dúvida o mel, cuja composição inclui frutose, glicose, água, vitaminas e muitas outras substâncias. Há indícios de que Alexandre, o Grande – Imperador Alexandre III da Macedônia (356-323 a.C.) – introduziu na Europa o açúcar obtido da cana-de-açúcar, conhecido hoje como sacarose, primeiro açúcar a ser cristalizado. O início da história dos carboidratos esteve associado a seu efeito adoçante, mas hoje sabemos que a maioria desses compostos não apresenta essa propriedade.

Em 1831, o médico e químico escocês William Prout (1785-1850) referiu-se aos produtos do grupo sacarinoso como "hidratos de carbono"; no entanto, o termo carboidrato (kohlenhydrate) é creditado ao químico russo Carl Ernst Heinrich Schmidt (1822-1894), que em 1844 o utilizou para designar aqueles açúcares contendo a mesma relação de hidrogênio e oxigênio como na água. Em 1838, o químico francês Jean Baptiste André Dumas (1800-1884) chamou a substância isolada por Marggraf, quase 100 anos antes, de "glicose", derivado do grego *glycos*, que significa doce. Dumas foi mais tarde reconhecido por essa e outras contribuições como pioneiro na química orgânica. Em 1902, o cientista alemão Emil Fischer (1852-1919) ganhou o Prêmio Nobel em Química em parte devido à síntese da glicose. Como a glicose é necessária para muitos dos processos diários do corpo humano, o entendimento da glicose era uma chave para compreender a química orgânica. A síntese da glicose tornou posssível a Fischer organizar a configuração estereoquímica de todos os açúcares conhecidos. Sempre se acreditou que a glicose e outros carboidratos de baixo peso molecular eram digeridos e absorvidos mais rapidamente no intestino delgado que o amido, o único polissacarídeo digerido e absorvido, crença que levou à aceitação do conceito de carboidratos complexos.

Até recentemente, as recomendações de ingestão de carboidratos foram mais ou menos secundárias às diretrizes em relação à ingestão de gorduras e lípides. A hipótese da fibra dietética, porém, chamou a atenção para os carboidratos não digeríveis, e hoje a maioria das diretrizes dietéticas incluem a porção diária das fibras dietéticas. Foi somente em 1953 que o termo fibra dietética foi cunhado pelo médico australiano Eben H. Hipsley. No entanto, há inúmeras referências às fibras alimentares, mesmo antes que elas fossem identificadas. O médico inglês Thomas Cogan (1545-1607), em seu livro "Heaven of Health" de 1612,

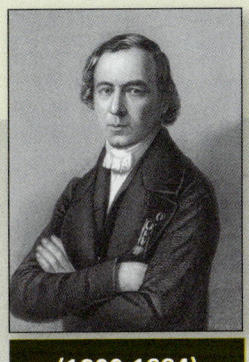

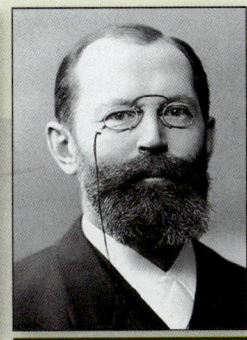

Jean-Baptiste Dumas e Hermann Emil Fischer

(1800-1884) (1852-1919)

Dumas foi químico, político e acadêmico francês, mais conhecido por seus trabalhos em análise e síntese orgânica, e na determinação dos pesos atômicos através da medição da densidade de vapor. Ele formulou os princípios fundamentais da química geral; mediu a densidade de numerosos vapores e determinou com precisão a composição do ar, da água e do gás carbônico. Trabalhou especialmente na química orgânica. Descreveu as aminas e o antraceno, estabeleceu a teoria das substituições, demonstrando a possibilidade de substituir o hidrogênio por cloro nos compostos orgânicos. Definiu a função do álcool e formulou a composição dos éteres. Interessou-se particularmente na determinação da massa atômica do carbono. O químico alemão Emil Fischer descobriu o veronal, criando uma classe totalmente nova de medicamentos. Além disso, demonstrou que as proteínas eram compostas por cadeias de aminoácidos, e que a ação das enzimas eram específicas. Determinou a estrutura molecular da glicose e da frutose. Foi o primeiro químico que identificou as fórmulas dos derivados da purina, como o ácido úrico e a cafeína. Efetuou a hidrólise de proteínas complexas em aminoácidos. Estabeleceu um vínculo entre a biologia, a química orgânica e a estereoquímica. Por seus trabalhos sobre a síntese dos açúcares recebeu o Nobel de Química de 1902.

Retirado de en.wikipedia.org/wiki/Jean-Baptiste_Dumas e de pt.wikipedia.org/wiki/Hermann_Emil_Fischer

Ilya Ilyich Mechnikov e Denis Parsons Burkitt

(1845-1916) (1911-1993)

Mechnikov foi zoólogo, biólogo e protozoologista russo, mais lembrado por sua pesquisa pioneira sobre o sistema imunológico, recebeu o Prêmio Nobel de Medicina em 1908, compartilhado com Paul Ehrlich, pelo trabalho sobre fagocitose. A ele é creditado a introdução do termo gerontologia em 1903, para o estudo emergente do envelhecimento e da longevidade. O cirurgião irlandês Burkitt fez duas grandes contribuições para a ciência médica relacionada com sua experiência na África. A primeira foi a descrição, distribuição e, finalmente, a etiologia de um câncer pediátrico que recebeu seu nome, o linfoma de Burkitt. A segunda, quando, em seu retorno à Grã-Bretanha, Burkitt comparou o padrão de doenças em hospitais africanos com doenças ocidentais. Concluiu que muitas doenças ocidentais raras na África eram o resultado de dieta e estilo de vida e publicou, em 1972, o livro "Don't Forget Fibre in your Diet", best-seller internacional.

Retirado de en.wikipedia.org/wiki/Élie_Metchnikoff e de en.wikipedia.org/wiki/Denis_Parsons_Burkitt

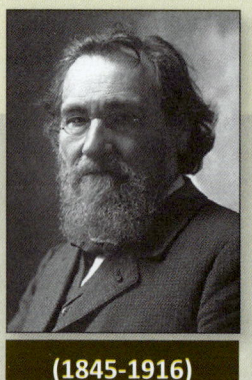

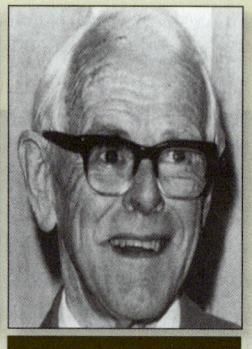

---

orientava a utilização do pão feito com farinha integral, de melhor qualidade que o pão feito com farinha refinada. Foi o médico irlandês Denis Parsons Burkitt (1911-1993), famoso por ter descrito o linfoma de Burkitt, quem popularizou o conceito de fibras dietéticas ao publicar, em 1972, o livro "Don't Forget Fibre in your Diet", que foi *best-seller* internacional. Em seu retorno à Grã-Bretanha, comparou o padrão de doenças em hospitais africanos com doenças ocidentais e concluiu que muitas doenças ocidentais raras na África eram resultado da dieta e estilo de vida. O livro baseou-se nessa experiência. Em 1995, Gibson e Roberfroid, em contraposição ao conceito de probióticos, germes contidos em suplementos alimentares com o objetivo de restaurar a microbiota intestinal, introduziram o conceito de prebióticos, substâncias não absorvidas, principalmente carboidratos, que regularizam a flora do intestino grosso. O conceito de probióticos foi iniciado com o cientista russo Ilya Ilyich Mechnikov (1845-1916). Em uma série de trabalhos científicos, publicados em 1904, Mechnikov chegou à conclusão de que a senilidade prematura e morte do homem contemporâneo seriam devidas à estrutura do seu intestino grosso. O processo de grande multiplicação microbiana que teria lugar nesse segmento levaria à constipação, putrefação e autointoxicação, particularmente pronunciado em "países civilizados" pela dieta rica em alimentos processados. Mais tarde, Mechnikov ampliou a sua teoria sugerindo que a fermentação do ácido lático teria ação antiputrescente, e a simples adição na dieta de leite coalhado, iogurte ou produtos semelhantes de fermentação pelo *Bacillus bulgaricus* seria a solução para o problema (Hipsley, 1953; Bruce-Chwatt, 1972; Southgate, 1992; Gibson

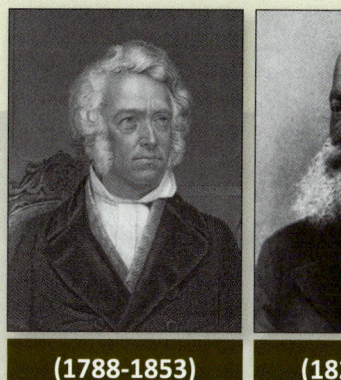

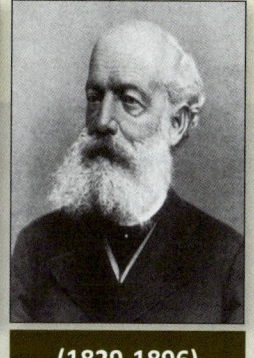

Leopold Gmelin e Friedrich August Kekulé

(1788-1853) (1829-1896)

Gmelin foi médico e químico alemão. Descobriu o ferrocianeto de potássio e publicou o "Handbuch der Chemie", em 1817, importante livro de texto, que chegou à 4ª edição em 1853 e traduzido para o inglês. Foi professor de química na Universidade de Heidelberg, de 1814 a 1852. Kekulé químico alemão, inovou o emprego de fórmulas desenvolvidas em química orgânica, criando, em 1857, a teoria da tetracovalência do carbono, e hipótese das ligações múltiplas. Em 1865, após um sonho, escreveu a fórmula hexagonal do benzeno.

Retirado de en.wikipedia.org/wiki/Leopold_Gmelin e de pt.wikipedia.org/wiki/Friedrich_August_Kekulé_von_Stradonitz

e Roberfroid, 1995; Story e Kritchevsky, 1994; Lee, 1996; Rosenfeld, 2003; Asp, 1995; Giuntini e cols.,2006; Pomin e Mourão, 2006).

Em 1777, surge a expressão Química orgânica, introduzida nos textos de química pelo químico sueco Torben Olaf Bergman (1735-1784). De acordo com este cientista, temos os compostos orgânicos, substância dos seres vivos e compostos inorgânicos, substâncias do reino mineral. O químico francês Antoine-Laurent de Lavoisier (1843-1894), o "pai" da Química, após detalhados estudos, concluiu que o carbono está presente em todas as substâncias provenientes de organismos e, em 1848, Leopold Gmelin (1788-1853) reconheceu que o carbono é o elemento fundamental dos compostos orgânicos. Friedrich August Kekulé (1829-1896), em 1858, definiu a Química orgânica como a química dos compostos de carbono, conceito que ainda se mantém (Goodman, 1942; Mani, 1956; Sardella, 1999).

Antes do final do século XVIII, alguns cientistas já haviam publicado suas ideias sobre a forma como os alimentos eram utilizados pelo organismo, mas foi com a chamada "Revolução Química", no final deste século, que ocorreu a identificação dos principais elementos químicos e o desenvolvimento de métodos de análises químicas, com que novas e antigas ideias começaram a ser testadas de maneira quantitativa e científica. Também chamada de Primeira Revolução Química, denota a reformulação da química, baseado na "lei da conservação das massas e a teoria do oxigênio na combustão". Foi centrada sobretudo nos trabalhos do químico francês Antoine Lavoisier ("pai da química moderna"). É compreensível que os cientistas atuais tenham pouco conhecimento sobre os trabalhos dos cientistas que realizaram essa revolução e por isso não possam valorizar suas qualidades. No entanto, deve ser lembrado que esses cientistas eram pioneiros e estavam à frente de seu tempo; fizeram as primeiras incursões no que foi denominado "floresta negra" da química animal. Todos os historiadores consideram a Revolução Química

Antoine-Laurent de Lavoisier e seu laboratório

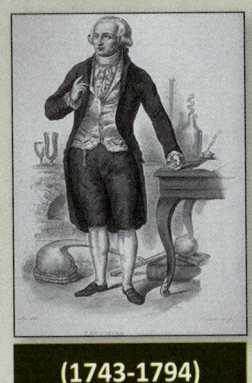

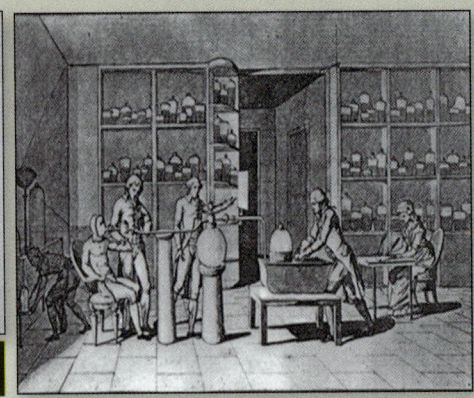

(1743-1794)

O químico francês é considerado o criador da Química moderna e pai da Nutrição. Foi o primeiro cientista a enunciar o princípio da conservação da matéria. Identificou e batizou o oxigênio, refutou a teoria flogística e participou na reforma da nomenclatura química. Célebre por seus estudos sobre a conservação da matéria, mais tarde imortalizado pela frase popular "Na Natureza nada se perde, nada se cria, tudo se transforma".

Retirado de pt.wikipedia.org/wiki/Antoine_Lavoisier e de Carpenter, 2003a

como marco histórico na Nutrição. Em torno de 1770, o mais famoso membro da "Revolução Química", Antoine Lavoisier (1743-1794), o "pai da Nutrição", com a colaboração de colegas, como o seu assistente Armand Seguin (1767-1835) e o matemático francês Pierre Simon, Marquês de Laplace (1749-1827), descobriram os detalhes do metabolismo, demonstrando que a oxidação da comida é a fonte do calor corpóreo. Em 20 de fevereiro de 1773, Lavoisier escreveu: "a importância do fim em vista, levou-me a realizar todo esse trabalho, que me parecia destinado a provocar uma revolução na química, e uma série de experimentos continua a ser feita". Quando escreveu essas palavras no caderno de anotações de seu laboratório, estava prestes a mudar para sempre a prática e os conceitos da química.

Durante a revolução química, foram introduzidos muitos instrumentos que encontraram aplicação na Química orgânica, ciência ainda emergente. Um desses aparelhos foi uma balança de peso ultrassensível criada graças ao próprio Lavoisier, que, reconhecendo a necessidade de maior acurácia nas medidas quantitativas, constantemente solicitava aos fabricantes aperfeiçoamentos no desenho de suas balanças. Outro aparelho introduzido foi o cilindro graduado para quantificação volumétrica, utilizado pela primeira vez, em 1784, por Louis Bernard Guyton de Morveau (1737-1816); a acurácia e a facilidade na leitura foi bastante aumentada, em 1806, quando François Descroiizilles (1751-1825) introduziu a bureta (Carpenter, 2003a).

Em 1790, o médico escocês George Fordyce (1736-1802), reconheceu que o cálcio é indispensável para a sobrevivência da galinha. Fordyce foi um médico excêntrico da era de

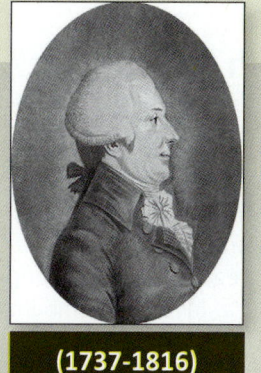

Louis-Bernard Guyton de Morveau

Químico e político francês, abandonou seu posto de advogado geral do parlamento de Dijon para se dedicar à química tendo colaborado na "Encyclopédie Méthodique", e desenvolveu o primeiro sistema de nomenclatura química.

Retirado de en.wikipedia.org/wiki/Louis_Bernard_Guyton_de_Morveau

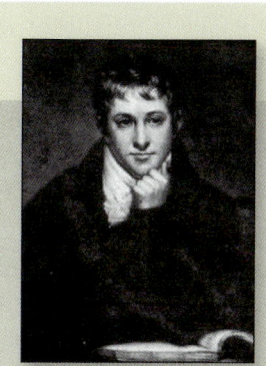

(1737-1816)

Humphry Davy

Humphry foi um químico inglês que se tornou conhecido por trabalhos com o gás hilariante (protóxido de azoto ou óxido nitroso). Davy usou uma bateria voltaica para separar sais em um processo hoje conhecido como eletrólise. Com muitas baterias em série, foi capaz de isolar o potássio e o sódio, em 1807, e o cálcio, estrôncio, bário e magnésio, em 1808. Além disso, mostrou que o oxigênio não poderia ser obtido da substância conhecida como óxido-muriática ácida, e provou ser a substância um elemento ao qual chamou de cloro. Estudou as energias envolvidas na separação desses sais que hoje constituem o campo da eletroquímica. Estudando os fenômenos elétricos, concluiu que as transformações químicas e elétricas são fenômenos conceitualmente distintos, porém produzidos pela mesma força: a atração e repulsão de cargas elétricas. Em 1811, Sir Humphry Davy descobriu o dióxido de cloro, através do clorato de potássio acidificado com ácido sulfúrico, o gás resultante da reação era por ele chamado de "The green-yellow gas Chlorine". Em 1812, recebeu o título nobiliárquico de cavaleiro, deu uma aula de despedida na Royal Institution e casou-se com uma viúva. Depois de longas férias na Europa, veio a produzir a lâmpada de Davy, hoje usada por mineradores. Seu assistente de laboratório, Michael Faraday (1791-1867), desenvolveu seu trabalho, e no final tornou-se mais famoso e influente.

Retirado de <pt.wikipedia.org/wiki/Humphry_Davi>

(1778-1829)

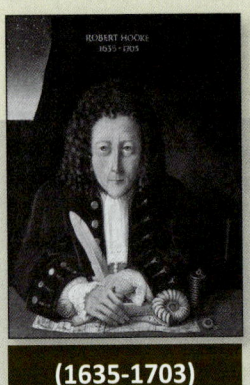

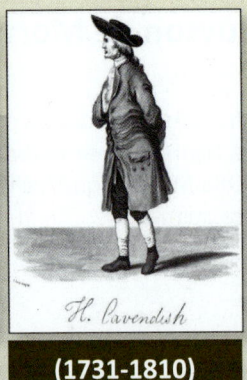

Robert Hooke e Henry Cavendish

(1635-1703)

(1731-1810)

O cientista inglês Hooke foi o inventor do microscópio composto, que consiste em lentes múltiplas e junta universal. Foi responsável pela construção do primeiro telescópio reflector do telescópio gregoriano e descobriu a primeira estrela binária. Inventou também a mola de balanço utilizada para regular o fluxo de energia que vem da mola principal e o escapamento de âncoras, passo importante para o desenho de relógios precisos. Desenvolveu uma bomba de ar precisa, utilizada nos estudos sobre o comportamento dos gases. Aperfeiçoou instrumentos como barômetro, higrômetros, medidores de chuva, anemômetros, diafragma, íris em câmaras, além de inventar o primeiro relógio portátil de corda. Utilizou uma mola para construir um relógio de pêndulo imune às perturbações marítimas que veio a ser o princípio do cronômetro marítimo. O físico e químico inglês Cavendish é conhecido por ter descoberto o hidrogênio, que ele chamou de "ar inflamável", e também por ter medido a densidade da terra (na famosa experiência de Cavendish), além de pesquisas em eletricidade. Cavendish é conhecido também pela precisão de suas medições.

Retirado de pt.wikipedia.org/wiki/Robert_Hooke e de pt.wikipedia.org/wiki/Henry_Cavendish

ouro da medicina escocesa. O cálcio (do latim, "Calx, calcis", que significa *calcáreo*) já era conhecido no século I d.C. quando os antigos romanos preparavam calcáreo com óxido de cálcio. Existem registros de 975 d.C. de que o emplasto de Paris ou "bandagem cigana" (gesso ou sulfato de cálcio) seria útil na cura de ossos quebrados. Em 1808, o cálcio foi isolado pelo inglês Humphry Davy, pela eletrolização de cal em mercúrio. A descoberta de Fordyce demonstrou a importância vital do cálcio. A importância do cálcio na fisiologia foi estudada principalmente por Sidney Ringer (1834-1910), que inclusive o incluiu na solução que leva seu nome. O cálcio é essencial sobretudo na fisiologia celular, onde o movimento do cálcio iônico através do citoplasma funciona como sinalizador de diversos processos celulares. Como um importante material utilizado na mineralização dos ossos e carcaças, o cálcio é o mineral mais abundante em muitos animais. O reconhecimento de que o cálcio é um mineral essencial na alimentação abriu os estudos para a importância também de outros minerais na alimentação, inclusive aqueles necessários em minutas quantidades, os oligoelementos, que somente viria a ser definida em 1912 (Coley, 2001; Carafoli, 2002).

No início dos anos 1800, os elementos carbono, nitrogênio, hidrogênio e oxigênio foram reconhecidos como os componentes primários dos alimentos, e métodos para medir suas proporções foram desenvolvidos. Durante séculos, estudos químicos começaram a funda-

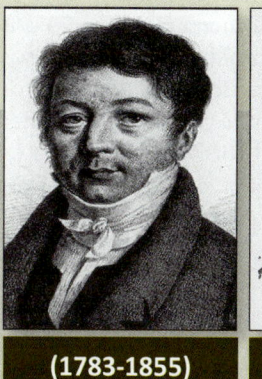

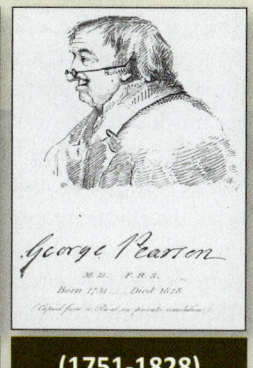

ASPECTOS RELEVANTES NA HISTÓRIA DOS ALIMENTOS

François Magendie e George Pearson

(1783-1855) (1751-1828)

Magendie foi neurologista e fisiologista experimental francês que se destacou na neurologia tendo introduzido a estricnina, iodeto, brometo e ópio na medicina, e estudado a ação da morfina e da estricnina, distinguindo as funções sensoriais e motoras dos nervos espinais, além das pesquisas bioquímicas do líquido cerebroespinal. Destacou-se na ciência da Nutrição estudando a absorção dos alimentos e o papel do nitrogênio para a vida. Magendie introduziu na investigação médica a utilização sistemática do animal de laboratório. O médico e químico britânico Pearson foi o primeiro químico inglês a aceitar a teoria do oxigênio e um dos primeiros médicos a advogar a vacina antivariólica.

Retirado de Coley, 2003, e de pt.wikipedia.org/wiki/François_Magendie<en.wikipedia.org/wiki/George_Pearson_(doctor).

mentar o que seria o estudo sistemático sobre composição de alimentos; assim, o cientista inglês Robert Hooke (1635-1703) publicou, em 1665, uma teoria sobre combustão; o químico farmacêutico sueco Carl Wilhelm Scheele (1742-1786), e o teólogo, filósofo, político e cientista inglês Joseph Priestley (1733-1804), descobriram, em 1774, independentemente, o oxigênio; em 1766, o físico e químico britânico Henry Cavendish (1731-1810), descobriu o "ar inflamável" ou hidrogênio, e o professor de Medicina e químico escocês Joseph Black (1728-1799) descobriu a formação do dióxido de carbono (gás carbônico) na respiração, em 1757. Essas descobertas, não diretamente ligadas à nutrição, é que possibilitaram ao "pai da Nutrição", Antoine Lavoisier (1743-1794), em 1780, demonstrar a natureza da combustão e entender o processo de produção de energia em relação ao alimento.

A primeira análise quantitativa em alimentos foi feita em batatas pelo médico e químico inglês George Pearson (1751-1828), em 1795, estimando a proporção de água, amido, material fibroso, cinzas e outras eventuais substâncias, e reconhecendo a existência de lipídios, ácidos e açúcares. Em 1816, o médico fisiologista francês François Magendie (1783-1855) distinguiu as diferenças entre carboidratos, gorduras e proteínas nos alimentos e, em 1844, mostrou que os nutrientes entram no fígado pela circulação portal. Em 1827, em "On the ultimate composition of simple alimentary substances, with some preliminary remarks on the analysis of organized bodies in general" o mais importante trabalho do médico e químico escocês William Prout (1785-1850), o autor faz a primeira classificação dos produtos alimentares que, além da água, incluía os sacarinosos (carboidratos), oleoginosos (lípides) e albuminosos (proteínas). Afirmou que a dieta satisfatória devia incluir todos os quatro tipos de produtos alimentares e deveria ser modelado no grande protótipo alimentar da época, o leite. Mais tarde, o químico alemão Justus von Liebig (1803-1873) dividiu os alimentos em nitrogenados ou plásticos, como carne, sangue e caseína, e alimentos não nitrogenados, como gorduras, carboidratos e bebidas alcoólicas, responsáveis pelo crescimento e produção de energia no homem. Liebig, em 1851, compilou uma tabela com o teor nutritivo em lista de alimentos baseada nesse conceito (McMasters, 1963; Savage, 1992; Carpenter, 2003a; Coley, 2003; Rosenfeld, 2003; Giuntini e cols., 2006).

Em 1785, o químico francês Claude Berthollet (1748-1822) relatou à Academia de Ciências da França que o vapor emanado da decomposição de animais era a amônia, gás composto por três volumes de hidrogênio e um de nitrogênio (NH_3). Começava a história das proteínas na Nutrição. Em 1816, François Magendie (1783-1855) demonstrou que cães

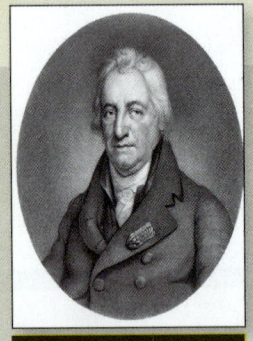

Claude Louis Berthollet

(1748-1822)

O médico francês que abandonou a profissão de médico para dedicar-se integralmente ao estudo da química, e, devido à publicação de numerosos e excelentes trabalhos, é indicado, em 1780, membro da Academia de Ciências da França. Assumiu como membro da Royal Society, em 30 de abril de 1789. Em 1784, foi designado diretor de Produção de Gobelins, numa famosa fábrica de produção de tapetes. Descobriu as propriedades descolorantes do cloro, projetando um procedimento para branquear telas utilizando uma solução de hipoclorito de sódio, tornando-se o inventor da "água de Javel". Em 1791, publicou "Éléments de l'art de la teinture", como conclusão das pesquisas realizadas durante seu trabalho na Fábrica de Gobelins. Além disso, trabalhou sobre explosivos. Foi um dos comissários do governo na busca de objetos de ciência e arte dos países conquistados pelos exércitos da República. Estudou as propriedades do carbonato de sódio hidratado natural ($Na_3(HCO_3)(CO_3) - 2H_2O$). Elaborou sua teoria sobre afinidades químicas como resultado de uma exploração aos lagos de Natrão. Em 1802, assumiu a presidência da comissão encarregada de preparar a "Description de L'Egypte". Em 1803, publicou "Recherche sur les lois des affinités chimiques e Essai de statistique chimique", no qual definiu pela primeira vez o conceito de equilíbrio químico. Suas pesquisas receberam a influência de Antoine Lavoisier e teve Louis Joseph Guy-Lussac como discípulo e protegido. Sob o Império, recebeu o título de conde e foi nomeado oficial da Legião de Honra. Em 1804, foi eleito senador. Mais tarde, fundou a "Sociedade de Arcueil", onde se reuniam cientistas como Laplace e Gay-Lussac. Votou pela deposição de Napoleão, que destituiu-o da câmara dos pares, reassumindo-a com Luis XVIII. Morreu em 6 de novembro de 1822.

Retirado de pt.wikipedia.org/wiki/Claude_Berthollet

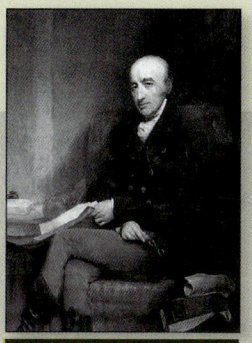

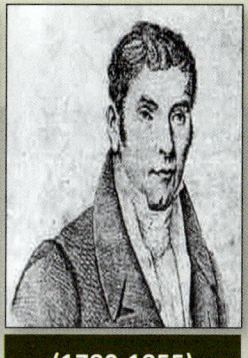

William Hyde Wollaston e Henri Braconnot

(1766-1828) (1780-1855)

Wollaston foi polimata britânico, famoso por descobrir dois elementos químicos e por desenvolver uma maneira de processar o minério de platina. Nasceu em Dereham, Norfolk, Inglaterra. Em 1793, obteve doutorado em Medicina pela Universidade de Cambridge. Durante seus estudos, interessou-se pela química, cristalografia, metalurgia e física. O nome do mineral wollastonita foi dado em sua homenagem. Em 1800, deixou a medicina e concentrou-se na química e física. Wollaston tornou-se rico desenvolvendo um método físico-químico para processar o minério de platina, e no processo descobriu os elementos paládio, em 1803, e ródio, em 1804. Durante os últimos anos de sua vida realizou experiências elétricas que auxiliaram na criação do motor elétrico. Entretanto, a controvérsia se criou quando Michael Faraday, o primeiro a construir um motor elétrico, recusou conceder o crédito de Wollaston para seu trabalho mais adiantado. Ele também se notabilizou por suas observações das linhas escuras do espectro solar que conduziram à descoberta dos elementos químicos do sol, e por seus trabalhos sobre dispositivos ópticos. Wollaston publicou 56 artigos, a maioria no "Philosophical Transactions", da Real Sociedade de Londres, nas áreas de química, mineralogia, cristalografia, eletricidade, mecânica, física, botânica, astronomia, fisiologia e patologia. O químico e botânico francês Henri Braconnot, de 1802 até sua morte, viveu em Nancy, onde foi nomeado em 1807 diretor do Jardim Botânico e membro da academia científica da cidade. Trabalhou como químico, principalmente em química da planta, e fez diversas pesquisas sobre a assimilação das plantas, ácidos orgânicos e composição de vegetais e gorduras. No domínio das gorduras, Braconnot descreveu, em 1815, que as elas são formadas de uma parte sólida ("sebo absoluto") e outra oleosa ("óleo absoluto"); a consistência seria resultante das proporções dos dois componentes. Infelizmente, ele não observou as suas propriedades ácidas, que levou Chevreul a descobrir o ácido esteárico, em 1820. No domínio da química vegetal, Braconnot contribuiu para o isolamento e descrição de vários compostos, a maioria dos quais foram mostrados mais tarde serem misturas de produtos mais simples. Entre outros, descobriu os ácidos gálico e elágico (1818) e o ácido pirogálico (pirogalol), que mais tarde permitiria o desenvolvimento da fotografia. Descobriu ainda em cogumelos, em 1811, a quitina – o primeiro polissacarídeo conhecido. Em 1819, publicou um trabalho descrevendo a conversão de palha, madeira ou algodão em açúcar por tratamento com ácido sulfúrico. A glicose, nome proposto 24 anos mais tarde por Dumas para o açúcar obtido de forma semelhante a partir de amido, celulose ou mel. Por intermédio do mesmo processo ácido, Braconnot obteve um açúcar (nomeado posteriormente glicocole, agora glicina) a partir de gelatina e leucina de fibras musculares. Além disso, pela reação de ácido nítrico concentrado em madeira ou algodão, Braconnot obteve um produto inflamável, xiloidina, um precursor do colódio e da nitrocelulose, e que poderia ser transformado em um verniz vítreo. Essa substância pode ser considerada como o primeiro polímero de material plástico criado por um químico.

Retirado de en.wikipedia.org/wiki/William_Hyde_Wollaston e de en.wikipedia.org/wiki/Henri_Braconnot

William Cumming Rose

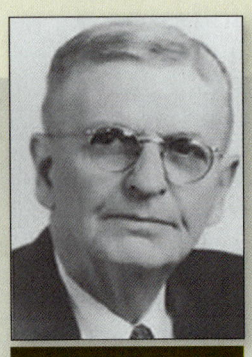

(1887-1985)

Bioquímico americano, pesquisou o papel dos aminoácidos na nutrição determinando quais deles eram essenciais e calculou a necessidade mínima diária de cada um deles. Verificando que a proteína do leite, caseína, era essencial na dieta para a saúde de ratos. Descobriu, em 1936, que a treonina na caseína era um aminoácido essencial. Após diversos anos manipulando dietas de roedores estabeleceu a importância de outros nove aminoácidos essenciais: lisina, triptofano, histidina, fenilalanina, leucina, isoleucina metionina, valina e arginina. Em 1942, Rose iniciou um projeto de trabalho de dez anos em nutrição humana, persuadindo estudantes para restringirem suas dietas de várias formas, estabelecendo que, com exceção da arginina, os aminoácidos anteriormente citados eram essenciais também para os adultos humanos.

Retirado de http://www.chemistry.illinois.edu/images/illini_chemists/rosew.jpg

alimentados apenas com açúcares e gorduras perdiam as proteínas de seu corpo e morriam em poucas semanas, porém, se fossem alimentados também com proteínas, sobreviviam, mostrando que a proteína é componente essencial na nutrição. Em 1838, o médico holandês Gerrit Jan Mulder (1802-1880), em análises químicas, demonstrou que todas as substâncias animais importantes tinham a mesma fórmula básica, correspondendo a 40 átomos de carbono, 62 de hidrogênio, 10 de nitrogênio e 12 de oxigênio, e que diferiam em suas propriedades porque tinham diferentes números de enxofre e de fósforo. Enviou seu trabalho para importante químico, o sueco Jacobo Berzelius, que respondeu dizendo que aquela era a mais importante descoberta "fundamental or primary substance of animal nutrition" e que essa substância merecia ser chamada de "proteína" em referência ao deus grego Proteus. Em 1841, Magendie mostrou que as proteínas podem ter diferentes constituições e publicou um trabalho comparando a proteína da gelatina e da carne; mas foi somente em 1909 que o químico americano Thomas Burr Osborne (1859-1929) introduziu o conceito de qualidade proteica e o método para identificar o valor biológico das proteínas.

Historicamente, o isolamento dos aminoácidos antecedeu sua síntese. Foi o médico e químico inglês William Wollaston (1766-1828) que, por sua descoberta em cálculo urinário, mais tarde chamado cisteína, em 1819 iniciou o processo para isolar os aminoácidos. A demonstração de que esse aminoácido contendo enxofre poderia ser isolado pela hidrólise de proteínas ocorreu apenas em 1899. A honra de terem sido os primeiros aminoácidos reconhecidos como constituintes de proteínas coube a dois outros aminoácidos, glicina e leucina, isolados pelo químico francês Henri Braconnot (1780-1855), em 1820, a partir de um hidrolisado com ácido sulfúrico de gelatina. O aminoácido leucina foi também isolado, em 1819, pelo químico francês Joseph Louis Proust (1754-1826) a partir de extrato aquoso de glúten fermentado. Essas descobertas foram muito importantes no desenvolvimento dos estudos das proteínas e os trabalhos desses pioneiros foram aperfeiçoados nos anos seguintes.

Em 1935, o nutricionista e bioquímico americano William Cumming Rose (1887-1985) descobre que a treonina é um aminoácido essencial, e classificou os aminoácidos em essenciais, ou seja, aqueles que não podem ser sintetizados pelo corpo humano e não essenciais (Fruton, 1947; Carpenter, 2003a, Labrude e Becq, 2003).

Em 1803, importante avanço na química, que contribuiria para os estudos nutricionais subsequentes, foi relatado por John Dalton, um pobre mestre-escola no norte da Inglaterra, ao publicar seu trabalho "A New System of Chemical Philosophy". Essa descoberta revelou que todos os elementos são feitos por partículas indivisíveis, os átomos, e que em cada elemento, cada átomo é idêntico. Combinações químicas ocorrem quando dois ou mais átomos diferentes formam uma união firme. Essas afirmações eram sustentadas pelas proporções de diferentes elementos em qualquer composto, sendo fixas, e por diversos compostos entre os mesmos dois elementos em relações simples por peso. Portanto, o gás que chamamos dióxido de carbono tem exatamente o dobro de peso de oxigênio (por unidade de peso do carbono) que está presente em outro gás chamado monóxido de carbono. Finalmente, gases são encontrados formando combinações de relações simples por volume. Desse modo, três volumes de hidrogênio combinam com um volume de nitrogênio para formar exatamente dois volumes do gás amônia; logo, volumes de diferentes gases con-

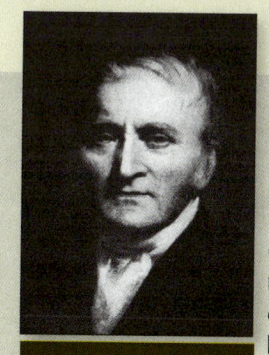

John Dalton

(1766-1844)

Dalton foi um químico, metereologista e físico inglês com extenso trabalho sobre a teoria atômica, sendo mais conhecido pela Lei de Dalton, a lei das pressões parciais e pelo daltonismo, o nome que se dá à incapacidade de distinguir as cores, assunto que ele estudou e mal de que sofria. Pesquisador infatigável, devotou-se à meteorologia, contribuindo com numerosos trabalhos originais, à física, à química, à gramática e à linguística. Seu nome, contudo, passou à história da ciência pela criação da primeira teoria atômica moderna e pela descoberta da anomalia da visão das cores, conhecida por daltonismo, em 1794. Em 21 de outubro de 1803, Dalton apresentou à "Literary and Philosophical Society" (Sociedade Literária e Filosófica), de Manchester, ensaio sobre Absorção de gases pela água e outros líquidos, na qual estabeleceu os princípios básicos de sua famosa teoria atômica. Observou o aumento da pressão dos gases com a elevação da temperatura e descobriu que todos os gases apresentam o mesmo coeficiente de expansão. Dalton estabeleceu então que "a pressão total de uma mistura de gases é igual à soma das pressões parciais dos gases que a constituem". Considera-se pressão parcial a pressão que cada gás, isoladamente e à mesma temperatura, exerceria sobre as paredes do recipiente que continha a mistura. Esse princípio só se aplica aos gases ideais.

Retirado de <http://pt.wikipedia.org/wiki/John_Dalton>

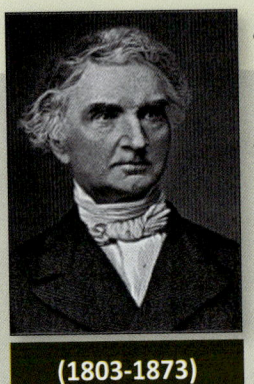

Justus von Liebig

(1803-1873)

Liebig foi um químico e inventor alemão. Filho de um comerciante de anilinas, Liebig tornou-se grande cientista e um dos maiores professores de química de todos os tempos. Seu legado foi um dos maiores do século XIX, perdurando até os dias atuais. Seus experimentos possibilitaram a criação de fertilizantes químicos, sabão, explosivos e alimentos desidratados. Sua contribuição para a humanidade foi extraordinária; além de inúmeras fórmulas e processos para a química orgânica, Liebig criou o conceito do laboratório de química. Um dos fundadores da química orgânica, Liebig aperfeiçoou os métodos de análise dos compostos químicos. Descobre numerosos compostos orgânicos, como o clorálio, o clorofórmio, alguns aldeídos; estuda os ácidos e amidos correspondentes. Ao aplicar a química ao estudo da fisiologia vegetal, Liebig refuta a teoria até então aceita, segundo a qual as plantas absorveriam as substâncias orgânicas resultantes da decomposição de corpos de animais no terreno. Em vez disso, as plantas alimentam-se de alimentos inorgânicos – como o dióxido de carbono da atmosfera e os compostos amoniacais –, sendo o terreno tanto mais fértil quanto maior a quantidade de sais de elementos ali encontrados. Essa descoberta redunda em importante contribuição para a agricultura. Liebig também revolucionaria a produção de alimentos, aplicando princípios da química, chegando à conclusão que as plantas alimentícias cresceriam melhor e teriam maior valor nutritivo se fossem adicionados elementos químicos na mínima quantidade adequada ao seu cultivo. Desse modo, von Liebig chegou à famosa fórmula NPK, iniciando a era dos fertilizantes químicos.

Retirado de pt.wikipedia.org/wiki/Justus_von_Liebig

tém o mesmo número de moléculas, uma vez que se aceita que muitos elementos, como hidrogênio, oxigênio e nitrogênio, têm dois átomos combinando juntos para formar uma simples molécula (Carpenter, 2003a).

O químico alemão Justus von Liebig (1803-1873), em 1840, descobriu os precursores químicos dos principais nutrientes, os monossacarídeos dos carboidratos, os ácidos graxos das gorduras e os aminoácidos das proteínas. E em 1842 demonstrou o valor calórico de diferentes matérias nutritivas.

Em 1845, James Joule, jovem inglês trabalhando na área de conservação da energia, foi o primeiro a criar um valor para o equivalente mecânico do calor, que foi utilizado para calcular a eficiência do esforço muscular em relação à produção do calor (Carpenter, 2003a).

Em 1850, os alemães Carl von Voit (1841-1908) e Max von Pettenkofer (1818-1901) construíram um grande aparelho respiratório para experiências em animais e em seres humanos, com o qual mediram os gastos da energia calórica em diferentes espécies animais aplicando princípios de física na Nutrição.

James Prescott Joule

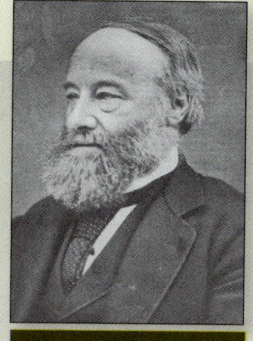

(1818-1889)

O físico inglês Joule estudou a natureza do calor e descobriu relações com o trabalho mecânico, direcionado para a teoria da conservação da energia (primeira lei da termodinâmica). A nomenclatura joule, para unidades de trabalho no Sistema Internacional de Unidades foi introduzida após sua morte, em sua homenagem. Joule trabalhou para desenvolver a escala absoluta de temperatura, e também encontrou relações entre o fluxo de corrente através de uma resistência elétrica e o calor dissipado, agora chamada lei de Joule. As ideias de Joule sobre energia não foram aceitas a princípio, em parte porque dependiam de medições extremamente precisas que não eram tão comuns em física. No seu experimento mais conhecido (que envolvia a queda de um corpo que fazia girar uma haste com pás dentro de um recipiente com água, cuja temperatura ele mediu), era necessária a precisão de 1/200 graus Farenheit, que seus contemporâneos não achavam possível. Os trabalhos de Joule complementam o trabalho teórico do físico e matemático alemão Rudolf Julius Emanuel Clausius (1822-1888), considerado por alguns como co-inventor do conceito de energia, formulou a segunda lei da termodinâmica. Resistências vieram, pois o trabalho de Joule contrariava o que todos da época acreditavam, que o calor era um fluido, o "calórico", e esse fluido não podia ser destruído nem mesmo criado. Joule, no entanto, dizia que o calor era apenas uma das formas de energia, e somente a soma de todas as formas é que permanecia conservada. Hoje em dia pode ser difícil entender tal atração na teoria do calórico; na época, essa teoria aparentava ter algumas vantagens óbvias. Joule estava propondo uma teoria cinética do calor, que viria a requerer um conceito a mais: se o calor é devido à agitação das moléculas, por que então essa agitação não perdia sua intensidade gradualmente? As ideias de Joule necessitavam que se acreditasse que as colisões entre as moléculas seriam perfeitamente elásticas, mas devemos lembrar que os conceitos de átomos e moléculas ainda não eram completamente aceitos. A descoberta da conservação da energia foi uma das chaves para a nova ciência da termodinâmica. Joule e seus contemporâneos não entendiam inicialmente que os processos termodinâmicos deveriam ser irreversíveis. Eles viam a energia no universo como um processo que poderia ser repetido indefinidamente através da reciclagem da mesma energia. Essa ideia, no entanto, só veio a cair com a descoberta da segunda lei da termodinâmica, que diz que a energia percorre um único sentido, e a descoberta da entropia.

Retirado de <http://pt.wikipedia.org/wiki/James_Prescott_Joule>

Nos anos 1860s, Claude Bernard descobriu que a gordura do corpo pode ser sintetizada a partir de carboidratos e proteínas, mostrando que a energia da glicose pode ser armazenada como gordura ou como glicogênio.

Na Inglaterra, em 1865, o cirurgião Joseph Lister aplicou os conhecimentos do gênio francês Louis Pasteur (1822-1895) para eliminar os microrganismos vivos em feridas e inci-

Carl von Voit

O fisiologista alemão von Voit pode ser considerado o pai da moderna dietética. Como químico, ele demonstrou que a quantidade de nitrogênio na ureia excretada é uma medida do *turnover* proteico. Construiu uma "câmara de respiração" capaz de suportar indivíduos humanos com a qual conseguia medir acuradamente a ingestão e excreção de alimentos, o consumo de oxigênio e a produção de dióxido de carbono e de calor, e após 11 anos de experiências determinou acuradamente as necessidades diárias de calorias de animais e humanos, demonstrando a validade da lei de conservação da energia em animais vivos. Estabeleceu o conceito de que a base do metabolismo reside na célula e não no sangue, e que a necessidade de oxigênio do animal é o resultado e não a causa do metabolismo. Demonstrou que a produção do dióxido de carbono é proporcional ao índice de atividade muscular e que as necessidades proteicas são determinadas pela massa organizada dos tecidos, enquanto as necessidades de carboidratos são determinadas pela quantidade de trabalho mecânico realizado.

Retirado de <http://vlp.mpiwg-berlin.mpg.de/references?id=per150>

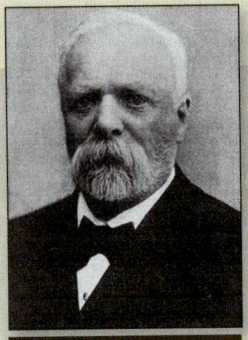

(1841-1908)

sões cirúrgicas. Em 1867, Lister publica o seu "On the antiseptic principle in the practice of surgery" na revista Lancet. Em 1871, Pasteur obrigou os médicos dos hospitais militares a ferverem o instrumental e as bandagens que seriam utilizados nos procedimentos médicos. Os conhecimentos da microbiologia e da antissepsia foram fundamentais para a evolução da indústria de alimentos.

Claude Bernard

O médico e fisiologista francês Claude Bernard foi considerado pelo professor da Universidade de Harvard I Bernard Cohen (1914-2003) como "um dos maiores homens de ciência de todos os tempos" e conhecido fundamentalmente pelo estudo da síndrome de Claude Bernard-Horner.

Retirado de <http://pt.wikipedia.org/wiki/Claude_Bernard>

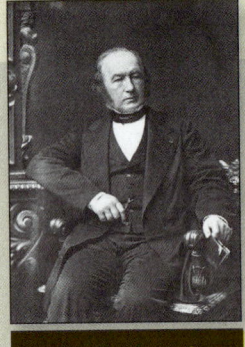

(1813-1878)

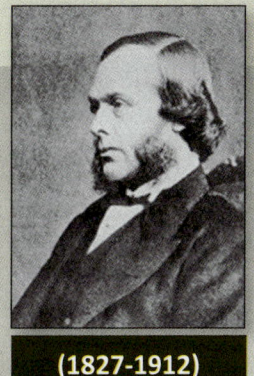

ASPECTOS RELEVANTES NA HISTÓRIA DOS ALIMENTOS

Joseph Lister

O primeiro Barão de Lister foi cirurgião e pesquisador inglês que iniciou uma nova era no campo da cirurgia quando demonstrou, em 1865, que o ácido carbólico (fenol) era um efetivo agente antisséptico, que reduziu o número de mortes por infecções pós-operatórias.

(1827-1912)

Em 1867, foi patenteado o primeiro substituto do leite materno pelo químico alemão Justus Von Liebig, que o denominou "o alimento perfeito da criança". Era constituído de uma mistura de flor de trigo, leite de vaca e flor de malte e um pouco de bicarbonato de potássio, para diminuir a acidez. Até então não havia substituto satisfatório para as crianças que não podiam ser alimentadas no peito, e a mortalidade dessas crianças chegava a 99,6%, como ocorreu com crianças admitidas no "Paris Founling Hospital" entre 1771 e 1777. Foram as descobertas na biologia e na medicina que possibilitaram o desenvolvimento dos substitutos do leite materno. Os benefícios da pasteurização e da antissepsia diminuíram os casos de infecção grave. O sucesso comercial da fórmula de Liebig fez com que surgissem concorrentes, classificados em três grupos:

- leite de vaca seco, combinado com algum cereal e açúcar, exemplificado pelo "Nestle´s Food" e o "Horlick´s Malted Milk";
- algumas formas de carboidratos do malte, dos quais o extrato de malte ressecado "Mefflin´s Food" era o mais popular;
- cereais puros usados com leite de vaca, como o "Eskay´s Food", "Imperial Granum" e o "Robinson´s Potent Barley".

De todas as fórmulas, a produzida pelo químico e farmacêutico alemão Henri Nestlé (1814-1890) obteve o maior sucesso. A história da Nestlé começa na Suíça em 1866, quando Henri Nestlé lançou a farinha láctea, um alimento especial para crianças, à base de cereais e leite. A partir dessa iniciativa, ocorrida há mais de 130 anos na cidade de Vevey, na Suíça, a Nestlé se tornou uma empresa mundial de alimentos e nutrição. Atua em doze segmentos de mercado: leites, cafés, culinários, achocolatados, cereais, biscoitos, nutrição, chocolates, refrigerados, sorvetes, *food services* e *pet care* (Anderson e cols., 1982; Turck, 2010).

Em 1879, Max von Pettenkofer (1818-1901) criou o Instituto de Higiene de Munique, a primeira instituição a ensinar Nutrição como ciência, e, em 1883, funda o "Archiv fur Hygiene", primeiro periódico a publicar apenas pesquisas em Saúde Pública, incluindo nutrição (Evans, 1973; Locher, 2001).

Henri Nestlé

(1814-1890)

Químico e farmacêutico alemão, Nestlé foi o fundador da Nestlé Alimentos S.A. com sede em Vevey, na Suíça. A Nestlé é uma das maiores empresas que hoje fabricam alimentos, bebidas e chocolates do mundo. Foi ele quem criou a Farinha Láctea Nestlé. Na Suíça, as crianças da época estavam com sérios problemas de desnutrição, algumas delas chegaram a perder a vida. Henri Nestlé, que era farmacêutico, resolveu desenvolver um alimento que contivesse todos os nutrientes necessários para as crianças. Impossível dizer quando Henri Nestlé começou a trabalhar no projeto da fórmula infantil. O seu interesse é conhecido por ter sido estimulado por vários fatores: alta taxa de mortalidade infantil em sua família, sua experiência como farmacêutico e sua esposa que sabia tudo sobre a mortalidade infantil, pois era filha de médico. Henri Nestlé combinou leite de vaca com farinha de trigo e açúcar para produzir um substituto do leite materno para as crianças que não podiam receber leite das suas mães. Henri Nestlé e Jean Balthasar Schnetzler, seu amigo e cientista em nutrição humana, retiraram o ácido e o amido da farinha de trigo que são de difícil digestão para os bebês. O produto podia ser preparado pela simples adição de água e é considerado a primeira fórmula infantil. As pessoas reconheceram rapidamente o valor do novo produto, sendo o leite Farinha Láctea Henri Nestlé vendido em grande parte da Europa.

Retirado de pt.wikipedia.org/wiki/Henri_Nestlé

Em 1895, o químico sueco Alfred Nobel, inventor da dinamite, estabelece o prêmio anual que leva seu nome, o Prêmio Nobel, para agraciar os melhores cientistas em cada área. Em 1901, foram entregues os primeiros prêmios em Física, Química, Fisiologia ou Medicina, Literatura e Paz, e agraciou diversos cientistas na área de nutrição (Mehta, 1966).

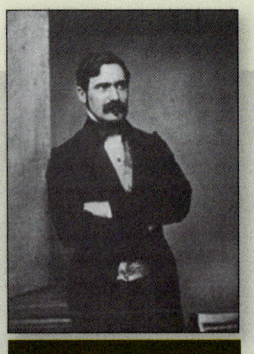

Max Joseph von Pettenkofer

(1818-1901)

O químico e nutricionista bávaro foi um pioneiro da Nutrição, e suas contribuições na área foram inúmeras. Criou a primeira Instituição voltada para a área da Nutrição e deixou diversos seguidores entre os quais o fisiologista alemão Carl von Voit (1841-1908) e o químico americano Wilbur Olin Atwater (1844-1907).

ASPECTOS RELEVANTES NA HISTÓRIA DOS ALIMENTOS

Alfred Bernhard Nobel

Nobel foi um químico, engenheiro, inventor e fabricante de armas sueco. Era o proprietário da Bofors, importante indústria de armamentos e possuía 355 patentes diferentes, sendo a da dinamite a mais famosa. No fim de sua vida usou sua fortuna para instituir o Prêmio Nobel. O elemento sintético nobelium foi assim nomeado em sua homenagem.

Retirado de <http://en.wikipedia.org/wiki/Nobel_Prize>

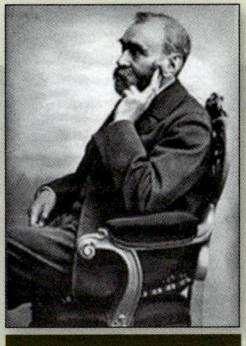

(1833-1896)

Ainda em 1895, o químico americano Wilbur Olin Atwater (1844-1907) construiu a primeira tabela, realizada nos EUA, contendo as necessidades diárias de alimentos. Nessa época, somente as calorias e as proteínas foram consideradas (Krause e Mahan, 1991).

Em 1904, entra em cena o inimigo público número 1 da nutrição, o sal. Ao longo de milhões de anos, a raça humana foi programada para ingerir uma dieta que contivesse 1 g de cloreto de sódio por dia. Há cinco ou 10 séculos, o homem se tornou viciado em sal. Hoje comemos cerca de 9 a 12 g de sal por dia. Acredita-se que essa súbita elevação da ingestão de sódio é uma das causas do aumento da pressão arterial (hipertensão essencial), pois aqueles

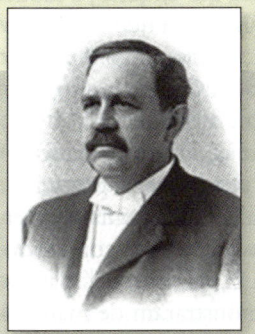

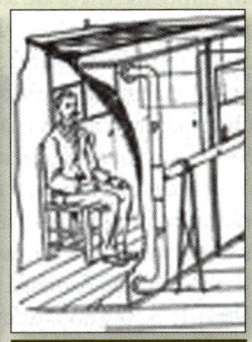

Wilbur Olin Atwater e seu calorímetro

O químico americano é reconhecido como o "pai americano da nutrição" por seus estudos sobre a nutrição humana e metabolismo. Estudou respiração e metabolismo em animais e humanos, inventou e utilizou uma máquina que chamou de calorímetro respiratório. O calorímetro o auxiliou na análise de alimentos, nos estudos sobre a evolução dietética e o consumo de energia dos alimentos digeríveis. Ele mediu o balanço metabólico humano analisando o calor produzido e o índice metabólico de uma pessoa realizando atividades físicas. Com essa máquina conseguiu quantificar o balanço entre a ingestão de alimento e a energia dispendida. Com o calorímetro Atwater construiu a primeira tabela das necessidades de alimentos da população americana (Smith, 1994; Krause & Mahan, 1991; Weaver, 2003).

(1844-1907)

Retirado de <en.wikipedia.org/wiki/Wilbur_Olin_Atwater>

John James Rickard MacLeod

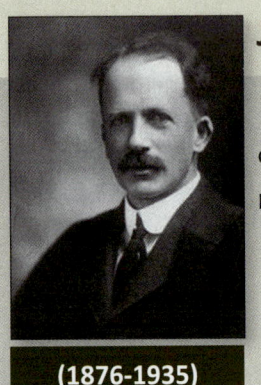

O médico escocês MacLeod também foi agraciado com o Nobel de Medicina de 1923 por seus trabalhos junto a Banting.

Retirado de en.wikipedia.org/wiki/John_James_Rickard_Macleod

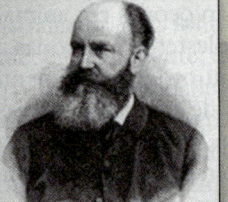

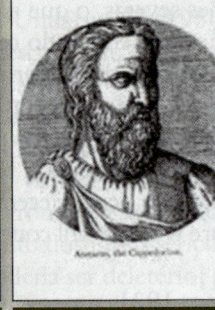

(1876-1935)

Georg Moritz Ebers e Areteu da Capadócia

(1837-1898) (30-90)

Georg Moritz Ebers foi um egiptólogo e romancista alemão, conhecido pela apresentação do Papiro Ebers, o qual está entre os mais importantes e antigos documentos médicos do Antigo Egito e do mundo. Hoje, o papiro está em exibição na biblioteca da Universidade de Leipzig e foi batizado em homenagem a Ebers, que o adquiriu, em 1873. Areteu foi médico e autor grego nascido na Capadócia, Anatólia, hoje uma região da Turquia. Estudou medicina em Alexandria e foi um autor prolífico. Descreveu a diabetes de maneira impressionante por meio de sintomas urinários. Escreveu um tratado de Medicina Clínica com descrições magistrais sobre doenças, como a lepra, o tétano, a tuberculose pulmonar, a difteria, as paralisias e outras. Infelizmente, apenas duas de suas obras, cada uma com quatro livros, chegaram aos nossos dias: "Das causas e sinais das doenças agudas e crônicas e da terapêutica das doenças agudas e crônicas". Areteu descreveu a enxaqueca e o primeiro a usar os termos asma e ortopneia; ele afirmou que mania e depressão poderiam ser cíclicas em um mesmo paciente. Fez uma das mais avançadas descrições da tísica, doença de ocorrência frequente no Império Romano. A palavra tuberculose, que substituiu o termo tísica, surgiu após a descrição da presença de tubérculos no pulmão e em outros locais afetados.

Retirado de pt.wikipedia.org/wiki/Georg_Moritz_Ebers e de en.wikipedia.org/wiki/Aretaeus_of_Cappadocia

Embora o diabetes tenha sido descrito no papiro de Ebers, datado de cerca de 1550 a.C., os sintomas parecem corresponder à moléstia, pois não havia nome específico para a doença. Foi o médico grego Areteu da Capadócia (30-90) quem deu a essa afecção o nome de diabetes, que em grego significa sifão, referindo-se ao sintoma mais chamativo que é a eliminação exagerada de água pelo rim. Escreveu ele: "O diabetes é uma doença invulgar e intrigante. Os doentes sofrem de uma sede insaciável, mas urinam ainda mais do que bebem. Isso porque a carne e os membros se fundem e se desfazem em urina".

Os hindus, como o "pai da cirurgia", o médico Sushruta, que viveu em torno de 600 a.C., já conheciam o diabetes e faziam o diagnóstico da moléstia pelo sabor adocicado da urina que atraia formigas. Embora o médico e filósofo romano de origem grega Cláudio Galeno (c130-c200 dc) tenha se referido ao diabetes atribuindo-o à incapacidade dos rins em reter água como deveriam, nos séculos posteriores não se encontram nos escritos médicos referências a essa enfermidade, até que, no século XI, Avicena, polímata persa, refere com precisão essa afecção em seu famoso Cânon da Medicina.

Sushruta e Avicena

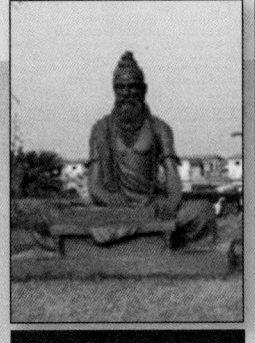

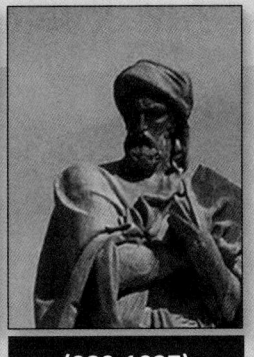

(século VI a.C.) (980-1037)

Sushruta cirurgião e professor de Aiurveda que floresceu na cidade indiana de Benares (Kashi) no século VI a.C. O tratado médico Sushruta Samhita – compilado em sânscrito védico – é a ele atribuído. O Sushruta Samhita contém referências detalhadas a doenças e procedimentos médicos; é considerado o "Pai da Cirurgia". Abū Alī al-Husayn ibn Abd Allāh ibn Sīnā, conhecido como Ibn Sīnā ou por seu nome latinizado Avicena, foi um polímata persa que escreveu por volta de 40 tratados sobre variado conjunto de assuntos, dos quais cerca de 240 chegaram aos nossos dias. Em particular, 150 desses tratados se concentram em filosofia e 40, em medicina. Suas obras mais famosas são o "Livro da Cura", uma vasta enciclopédia filosófica e científica, e o "Cânone da Medicina", que era o texto padrão em muitas universidades medievais, entre elas a Universidade de Montpellier e a Universidade Católica de Leuven, ainda em 1650. Ela apresenta um sistema completo de medicina em acordo com os princípios de Galeno e Hipócrates.

Retirado de pt.wikipedia.org/wiki/SushrutaEm cache - Similares e de pt.wikipedia.org/wiki/AvicenaRetirado de pt.wikipedia.org/wiki/Georg_Moritz_Ebers e de en.wikipedia.org/wiki/Aretaeus_of_Cappadocia

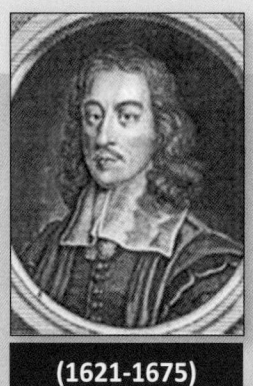

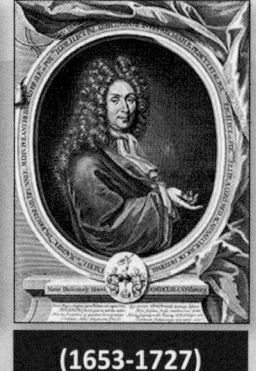

Thomas Willis e Johann Conrad Brunner

(1621-1675)

(1653-1727)

O médico inglês Willis é uma importante figura na história da medicina. Foi um pioneiro na investigação sobre a anatomia do cérebro, sistema nervoso e músculos. O "polígono de Willis", círculo arterial do cérebro, foi sua descoberta. Sua anatomia do cérebro e nervos, como descrito em seu "Cerebri anatome" de 1664, é minucioso e elaborado. Esse trabalho cunhou o termo neurologia, e não foi o resultado apenas de seus próprios esforços pessoais e sem ajuda, ele reconheceu sua dívida para com Christopher Wren, que forneceu desenhos, Millington Thomas, e seu colega anatomista Richard Lower. Ele está pleno de novas informações, e apresenta enorme contraste com os esforços mais vagos de seus antecessores. Em 1667, publicou "Pathologicae cerebral, et nervosi espécime generis", um importante trabalho sobre a patologia e neurofisiologia do cérebro. Nela, desenvolveu nova teoria da causa da epilepsia e outras doenças convulsivas, e contribuiu para o desenvolvimento da psiquiatria. Em 1672, publicou o primeiro trabalho de psicologia médica, em inglês: "Two Discourses concerning the Soul of Brutes, Which is that of the Vital and Sensitive of Man". Willis foi o primeiro a nomear os nervos cranianos em ordem numérica, até hoje adotada pelos neuroanatomistas. Sua observação da ligação do oitavo par com o delgado nervo que emite a partir do início da medula espinal é conhecida por todos os neurologistas, e observou as linhas paralelas do corpo caloso, depois minuciosamente descritas por Félix Vicq-d'Azyr. Parece ter reconhecido a comunicação da superfície convoluta do cérebro entre as cavidades laterais sob a fórnice. Descreveu a *corpora striata* e tálamos ópticos, as quatro eminências orbiculares, com a ponte, que ele nomeou primeiro de protuberância anular, e as eminências mamilares brancas, atrás do infundíbulo. No cerebelo, observou o arranjo arborescente da substância branca e cinzenta, e deu uma boa descrição das carótidas internas e as comunicações que elas fazem com os ramos da artéria basilar. Acrescentou o termo mellitus ao diabetes, que ficou conhecido por algum tempo como doença Willis, e observou o que já era conhecido há muitos séculos em outros lugares, que a urina é doce em pacientes diabéticas (glicosúria). Suas observações sobre diabetes formam um capítulo de "Pharmaceutice rationalis" (1674). Outras pesquisas vieram de Johann Conrad Brunner, que conhecera Willis em Londres. O anatomista Brunner é lembrado por suas experiências e estudos do pâncreas e secreções internas associadas ao órgão. Em 1683, ele removeu o pâncreas de um cachorro e percebeu que o animal experimentou extrema sede e poliúria. Ele foi, no entanto, incapaz de fornecer uma ligação entre o papel do pâncreas e diabetes. Ele publicou suas descobertas sobre a investigação do pâncreas em um tratado intitulado "Experimenta Nova circa Pancreas. Accedit diatribe de lympha & genuino pancreatis usu". Em, em 1687, ele descreveu as glândulas tubuloalveolares na camada submucosa do duodeno, que foram mais tarde chamadas glândulas de Brunner.

Retirado de pt.wikipedia.org/wiki/Thomas_Willis e de en.wikipedia.org/wiki/Johann_Conrad_Brunner

Após longo intervalo, em que nenhum progresso foi feito em relação à causa da doença, o médico britânico Thomas Willis (1621-1675) fez magistral descrição do diabetes em um capítulo de seu livro "Pharmaceutice rationali", de 1674, ficando desde então reconhecido por sua sintomatologia como entidade clínica. Referindo-se ao sabor doce da urina, deu o nome de diabetes melito (sabor de mel), apesar de esse fato já ter sido registrado cerca de mil anos antes na Índia, por volta do ano 600.

Cerca de cem anos mais tarde, o médico inglês Matthew Dobson (1735-1784) examinou amostras de urina e de tecidos e demonstrou que os diabéticos tinham açúcar na urina e no soro sanguíneo, que os tornavam adocicados. Dobson também é citado como o descobridor da hiperglicemia, mais comumente referido como açúcar elevado no sangue. Coletou informações sobre os estudos de casos de diabetes e publicou um artigo intitulado "Experiments and Observations on the Urine in Diabetes", no volume V do periódico londrino Medical Observations and Inquiries, de 1776". Historiadores médicos referem-se a este trabalho de Dobson como sendo a parte da história do diabetes denominado período de diagnóstico, seguindo o período clínico em que o diabetes era meramente descrito e que foi seguido pelos períodos de tratamento empírico e experimental. Ainda em 1775, o médico alemão Johann Peter Frank (1745-1821) classificou o diabetes em duas formas: diabetes melito (ou vera), e insípido, este sem apresentar urina doce.

Embora o diabetes fosse conhecido desde a Antiguidade, e tratamentos mais ou menos eficazes tenham sido utilizados desde a Idade Média, a patogenia do diabetes só foi compreendida a partir do fim dos anos 1800. Em 1869, o patologista alemão Paul Langerhans

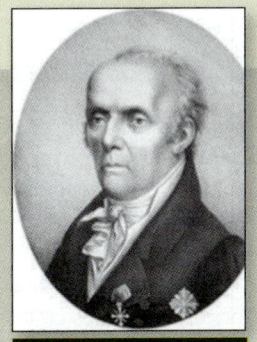

Johann Peter Frank

(1745-1821)

Médico alemão Frank foi professor nas Universidades de Pavia e Göttingen, e por um período (1805-1808) foi médico pessoal do Czar Alexandre I. Também era professor de medicina na Universidade de Viena, e diretor do Krankenhaus Allegemeines em Viena. Johann Frank era figura importante nos primórdios da medicina social e saúde pública. Durante grande parte da sua carreira, trabalhou no "System einer vollständigen medicinischen Polizey" (um sistema completo de Política Médica), um tratado abrangente em 9 volumes sobre todos os aspectos de higiene e saúde pública, publicado pela primeira vez em 1779, e mantido até 1827, seis anos após sua morte. Nesse tratado abordou assuntos como saneamento público, questões de abastecimento de água, higiene sexual, bem-estar materno-infantil, segurança alimentar e prostituição, para citar alguns. Frank também ressaltou a importância de manter registros estatísticos precisos nos hospitais. O sistema de registro de Frank foi usado pelo obstetra Ignaz Semmelweiss (1818-1865) para demonstrar a correlação entre sepse puerperal e as práticas insalubres de obstetrícia. Frank também é creditado como sendo o primeiro médico a descrever as diferenças clínicas entre diabetes melito e diabetes insípido.

Retirado de en.wikipedia.org/wiki/Johann_Peter_Frank

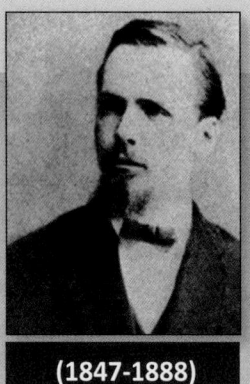

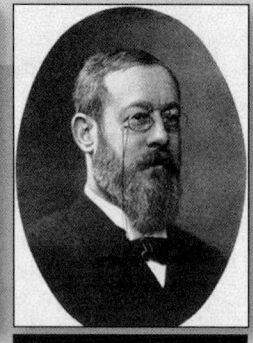

Paul Langerhans e Joseph von Mering

(1847-1888) (1849-1908)

Langerhans foi um patologista alemão. Em 1868, ainda como estudante de graduação, analisou as células da pele da epiderme como parte de um concurso organizado pela Universidade de Berlim e descreveu, em seu artigo intitulado "Sobre os nervos da pele humana", as células da pele ramificadas semelhantes ao neurônio, que continuou sendo um enigma por mais de um século até que sua função imunológica e importância fossem reconhecidas. Em 1869, apresentou a tese intitulada "Contribuição para a anatomia microscópica do pâncreas", na qual se refere às ilhas de células claras em toda a glândula, corando-se de modo diferente do tecido circundante. Observou que essas áreas eram mais ricamente inervadas, mas sugeriu que elas poderiam ser linfonodos. O médico alemão Joseph Baron von Mering estava interessado no pâncreas e na tentativa de descobrir sua função, ele removeu o órgão de um cachorro. O cão começou a urinar frequentemente no assoalho, apesar de ser treinado. Mering supôs que fosse sintoma do diabetes e provou a urina, cujo sabor adocicado confirmou a suspeita.

Retirado de en.wikipedia.org/wiki/Paul Langerhans e de en.wikipedia.org/wiki/Joseph_von_Mering

(1847-1888) apresentou a tese intitulada "Contribuição para a anatomia microscópica do pâncreas", na qual ele se refere às ilhas de células claras em toda a glândula, manchando de forma diferente do tecido circundante. Ele observou que essas áreas eram mais ricamente inervadas, mas sugeriu que elas poderiam ser linfonodos. A descoberta do papel do pâncreas no diabetes é geralmente atribuída aos médicos alemães Joseph von Mering (1849-1908) e Oskar Minkowski (1858-1931), que, em 1889, descobriram que cães cujos pâncreas eram removidos desenvolviam todos os sinais e sintomas de diabetes e morriam pouco depois. Desse modo, eles foram capazes de mostrar que o pâncreas continha reguladores para controlar o açúcar no sangue, mas também encontraram um modelo para o estudo do diabetes. Seus trabalhos levaram outros médicos e cientistas a realizar pesquisas adicionais sobre a relação entre o pâncreas e o diabetes, e, finalmente, resultou na descoberta da insulina como tratamento para a doença.

E finalmente, em 1910, o fisiologista inglês Sir Edward Albert Sharpey-Schafer (1850-1935) sugeriu que pessoas com diabetes eram deficientes em um único produto químico que era normalmente produzido pelo pâncreas, e propõe chamar essa substância de insulina, a partir da ínsula latim, que significa ilha, em referência às ilhotas de Langerhans do pâncreas produtoras de insulina. Até os trabalhos de Banting e Best, diversos grupos de cientistas procuraram pela insulina e administravam extratos de pâncreas nas formas mais graves da doença, porém com resultados precários (Collip, 1962; Jackson, 1965; Henschen, 1969; Allan, 1972; Gemill, 1972; Trowell, 1982; Sakula, 1988; McFarlane, 1990; Hodgson, 1992; Tattersall, 1995; Sparrow e Finger, 2001; Eknoyan e Nagy, 2005; Papavramidou e Christopoulou-Aletra, 2007; Tipton, 2008; Heath, 2011; Karamitsos, 2011; Krentz AJ, Hitman, 2011; Roth e cols., 2012).

Ainda em 1935, é publicado o artigo intitulado "The effect of retarded growth uppon the lenght of life span and upon the ultimate body size" de autoria de Clive McCay e colaboradores, que demonstrou cientificamente, pela primeira vez, que a restrição calórica sem malnutrição prolonga a expectativa de vida comparada aos alimentados *ad libitum*. Neste trabalho, foi demonstrado que a expectativa de vida de ratos alimentados com restrição de calorias aumentou em 50%, de 3 para 4,5 anos. Além disso, os pesquisadores descobriram que a dieta não apenas prolongava a vida dos ratos mas também estabilizava as funções mentais e o condicionamento

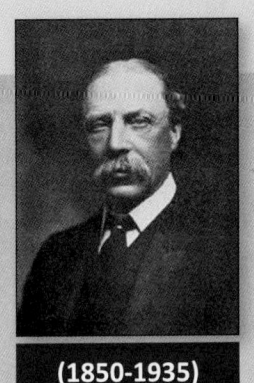

Sir Edward Albert Sharpey-Schafer

(1850-1935)

Sharpey-Schafer foi um fisiologista inglês que cunhou a palavra insulina após sugerir que uma única substância do pâncreas era a responsável pelo diabetes melito. Ele também cunhou a palavra endócrina para as secreções de glândulas sem ductos após ter demonstrado a existência da adrenalina, junto com George Oliver, em 1894. O método de Schafer de respiração artificial foi criado por ele.

Retirado de en.wikipedia.org/.../Edward_Albert_Sharpey-Schafer

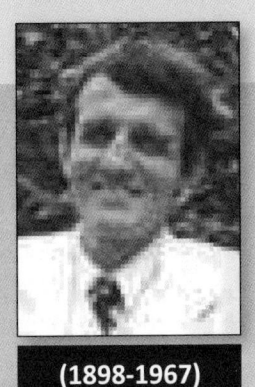

Clive Maine McCay

(1898-1967)

O norte-americano foi bioquímico, nutricionista, gerontologista e professor de veterinária da Cornell University e reconhecido por ter sido o primeiro cientista a provar que a restrição calórica prolonga a vida de ratos, trabalho fundamental no estudo da influência da nutrição no envelhecimento. Além deste trabalho, McCay desempenhou papel fundamental na elaboração das rações nutricionais durante a Segunda Guerra Mundial e criou o pão de Cornell, um pão hiperproteico e suplementado com vitaminas, e foi também um dos responsáveis pela fluoração da água, na prevenção das cáries dentárias.

Retirado de en.wikipedia.org/wiki/Clive_McCay e de antiaging-europe.com

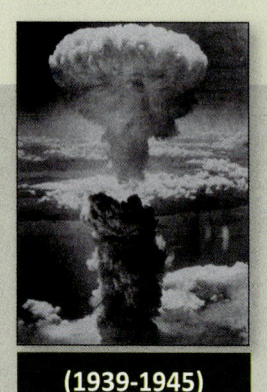

> ## Segunda Guerra Mundial
>
> **(1939-1945)**
>
> A Segunda Guerra Mundial foi um conflito militar global envolvendo a maioria das nações do mundo – incluindo todas as grandes potências – organizadas em duas alianças militares opostas: os Aliados e o Eixo. Foi a guerra mais abrangente da história, com mais de 100 milhões de militares mobilizados. Em estado de "guerra total", os principais envolvidos dedicaram toda sua capacidade econômica, industrial e científica a serviço dos esforços de guerra, deixando de lado a distinção entre recursos civis e militares. Marcado por número significante de ataques contra civis, incluindo o Holocausto e a única vez em que armas nucleares foram utilizadas em combate, foi o conflito mais letal da história da humanidade, com mais de 70 milhões de mortos.
>
> Retirado de <pt.wikipedia.org/wiki/Segunda_Guerra_Mundial>

físico. Os resultados foram posteriormente confirmados em outras espécies, inclusive no homem, e é a base da alimentação saudável (McCay e cols., 1935; McDonald e Ramsey, 2010).

Em 1939, eclode a Segunda Guerra Mundial (1939-1945), evento que teria grande importância na história da Nutrição, não somente pela grande carência de alimentos causando fome generalizada entre civis e militares como pelos estudos realizados para determinar a quantidade e a qualidade de alimentos que deveria ser servida a cada membro da população (King e Salthe, 1946; Robson e cols., 2009).

Em 1941, foram estabelecidas as primeiras *Recommended Dietary Allowances* (RDA = rações dietéticas recomendadas) dos EUA. Durante a Segunda Guerra Mundial, o racionamento alimentar que ocorreu no Reino Unido fez com que ficassem conhecidos os princípios nutricionais desenhados pela química inglesa Elsie Mae Widdowson (1906-2000), que com seu parceiro científico, o professor de Medicina Experimental Robert McCance (1898-1993), publicou o "The chemical composition of foods", em 1940, o livro que se tornou a base do pensamento nutricional do Ocidente. Widdowson e Cance encabeçaram a obrigatoriedade da adição de vitaminas e minerais nos alimentos, iniciando com a adição de cálcio no pão, e foram os responsáveis pela formulação da dieta britânica durante a Segunda Guerra. Enquanto isso, nos EUA, a Academia Nacional de Ciências organizou uma equipe, que tinha a famosa nutricionista Haxel Katherine Stiebeling (1896-1989) como membro, com o objetivo de investigar problemas nutricionais que pudessem "afetar a segurança nacional". Em 1941, o comitê foi chamado de *Food and Nutritional Board*, que começou a deliberar a respeito das recomendações sobre as rações padronizadas diárias (*standard daily allowance*) para cada tipo de nutriente. Essas padronizações poderiam ser utilizadas para recomendações nutricionais e serviriam tanto para militares como para civis, não só da América do Norte, mas de todo o mundo. A diretriz final do comitê, que continha as necessidades de energia e de oito nutrientes, chamada de RDA para *Recommended Dietary Allowances*, foi apresentada em 1941 e, a partir daí, a *Food and Nutrition Board*, revisaram a RDA a cada cinco a dez anos (Ashwell, 2002; Harper, 2003).

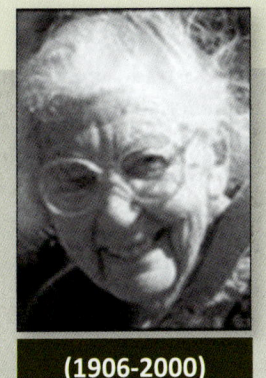

ASPECTOS RELEVANTES NA HISTÓRIA DOS ALIMENTOS

Elsie Mae Widdowson

A química inglesa Elsie, juntamente com seu parceiro científico Robert McCance (1898-1993), foram os pioneiros na Nutrição ocidental e os primeiros a fortificar os alimentos.

Retirado de Harper, 2003 e de <en.wikipedia.org/wiki/Elsie_Widdowson>

(1906-2000)

Em novembro de 1944, 36 jovens saudáveis foram voluntariamente confinados no Laboratório de Higiene Fisiológica da Universidade de Minnesota, onde se submeteriam a uma cansativa experiência médica. Esses homens tinham aceitado o desafio: "Você morrerá de fome se eles forem mais bem alimentados?" (Will You Starve That They Be Better Fed?). Esse grupo de 36 jovens conscientes participariam de um estudo sobre a inanição humana conduzida por Ancel Keys e seus colaboradores, o "The Minnesota Starvation Experiment", como foi depois conhecido, era um estudo cruel com o objetivo de ganhar conhecimentos sobre os efeitos físicos e psicológicos da semidesnutrição, e os problemas da realimentação dos civis que tinham se desnutrido durante a guerra. Durante a experiência, os participantes foram submetidos à semidesnutrição, na qual a maioria perdeu 25% de seu peso, e muitos apresentaram anemia, fadiga, apatia, extrema fraqueza, irritabilidade, deficiências neurológicas e edema das extremidades inferiores. Os resultados dessa experiência foram publicados por Keys e seus colegas na clássica monografia em dois volumes "The biology of human starvation", em 1950, que forneceu adição monumental para a ciência da Nutrição. O texto de 1.385 páginas apresentou o primeiro registro completo dos efeitos fisiológicos e psicológicos da desnutrição e da realimentação, incluindo os resultados de testes detalhados em cada um dos participantes, e forneceu revisão bibliográfica extensa (Kalm e Semba, 2005).

Em 1968, o Prêmio Nobel, Linus Pauling, cunhou o termo "nutrição ortomolecular" – literalmente, nutrição com as moléculas corretas, parte integrante da medicina ortomolecular, que pode ser conceituada como restauração e manutenção da saúde através da administração de quantidades adequadas de substâncias normalmente presentes no corpo. Logo após a descoberta das vitaminas no início do século XX, alguns médicos, os precursores da medicina ortomolecular, fizeram a hipótese de que as vitaminas poderiam curar doenças, e começaram a prescrever esses micronutrientes em megadoses na década de 1930. No entanto, seus efeitos sobre a saúde foram decepcionantes, e na década de 1950 e 60 a nutrição foi enfatizada nos currículos médicos. O primeiro desses médicos foi o alemão Max Gerson (1881-1959), que desenvolveu seu tratamento baseado em uma dieta de frutas e verduras aliada a enemas de café. A princípio, usou sua terapia como um tratamento para enxaqueca e tuberculose e, em 1928, começou a usá-la como tratamento para o câncer. Ele deixou a Alemanha em 1933 e continuou a utilizar a sua terapia em Viena, Paris e EUA, onde se estabeleceu em Nova York. Apesar da terapia de Gerson ter se mostrado ineficaz, ela continua a ser utilizada, nos EUA, pela Gerson Institute, uma entidade criada pela filha de Gerson, Charlotte Gerson, em 1977 (Anonymous, 1973; Menolascino e cols., 1988; Martinez Bradshaw, 2005; Janson, 2006).

Em 1986, o médico epidemiologista britânico David J. Baker, com a colaboração do estatístico C. Osmond, publicou o primeiro de uma série de trabalhos epidemiológicos na

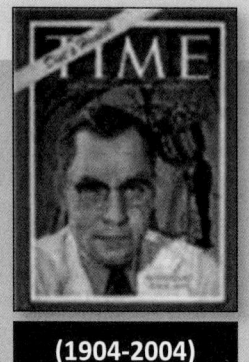

Ancel Benjamin Keys

(1904-2004)

O cientista americano estudou a influência da dieta sobre a saúde. Em particular, estudou a influência das gorduras sobre a doença cardiovascular, e introduziu o conceito dos benefícios dos ácidos graxos essenciais sobre os níveis de colesterol.

Retirado de < http://www.uh.edu/engines/epi2469.htm>

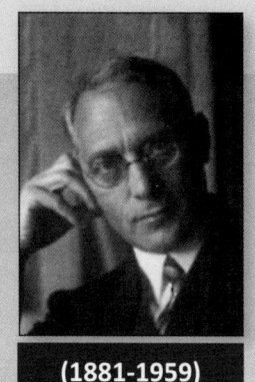

Max Gerson

(1881-1959)

Max Gerson foi um médico alemão que desenvolveu a chamada terapia de Gerson, uma terapia alternativa, que, segundo ele, poderia curar o câncer e também as doenças crônicas, degenerativas. Gerson descreveu sua abordagem no livro "A Cancer Therapy: Results of 50 Cases". No entanto, quando os casos de Gerson foram examinados pelo National Cancer Institute (NCI), descobriu-se que seus registros não tinham as informações básicas necessárias para avaliar sistematicamente as suas reivindicações. O NCI concluiu que seus dados não mostraram nenhum benefício a partir de seu tratamento e a terapia não seria cientificamente suportada e potencialmente perigosa.

Retirado de en.wikipedia.org/wiki/Max_Gerson

revista Lancet, demonstrando que crianças nascidas com baixo peso entre 1921 e 1925 tiveram mortalidade por doenças cardiovasculares (DCV) aumentadas; como doenças infecciosas relacionadas à malnutrição na primeira infância também se correlacionaram com as DCVs, eles sugeriram que a malnutrição na vida intrauterina e na primeira infância poderia aumentar a susceptibilidade dessas crianças a dietas inadequadas. Mais tarde, essa teoria ficou conhecida como Hipótese de Baker, confirmada por diversos trabalhos, e é relevante não somente em países subdesenvolvidos, nos quais a desnutrição materna é comum, como também em países desenvolvidos, onde muitos fetos são malnutridos porque suas mães comem dietas não balanceadas em macronutrientes e deficientes em micronutrientes, ou são muito magras ou obesas (Baker e Osmond, 1986; Wadhja e cols., 2009).

O Departamento de Agricultura dos EUA (USDA), em 1992, criou a pirâmide alimentar da USDA, que tem a sua origem na prática da química agrícola no final do século XIX. O químico agrícola americano Wilbur Olin Atwater (1844-1907), que fundou e dirigiu o "Office of Experiments Stations" para o Departamento da Agricultura norte-americano, publicou a primeira diretriz nutricional dos EUA. Atwater era pesquisador e recebeu verbas do governo para construir um grande calorímetro para estudar o metabolismo humano. Em 1902, Atwater publicou o "USDA Farmer's Bulletin", no qual enfatizou a importância da variedade, proporcionalidade e moderação da alimentação saudável nas dietas dos homens americanos. Em sua pesquisa, determinou que a caloria era uma maneira de medir a eficiência da dieta, e verificou que diferentes tipos de alimentos produziam diferentes quantidades de energia, alertando sobre a importância da dieta eficiente e barata que incluía mais proteínas, grãos e vegetais, e para limitar a ingestão de gorduras, açúcares e outros carboidratos amiláceos.

O primeiro guia nutricional do Departamento de Agricultura dos EUA (USDA), com o título "How to select foods", foi escrito pela professora de economia doméstica, a nutri-

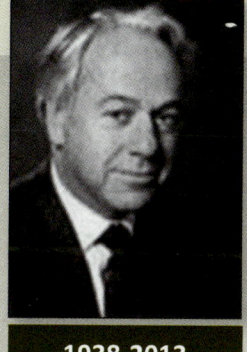

David James Purslove Barker

1938-2013

O médico David Barker é professor de epidemiologia clínica da University of Southampton, Reino Unido, e de medicina cardiovascular na Oregon Health and Science University, EUA. Em 1986, ele demonstrou que crianças nascidas com baixo peso tinham maior risco de desenvolver doença cardiovascular. Em 1995, o British Medical Journal nomeou esse achado de "Barker Hypothesis", que hoje é acatado. Em 2010, o Time Magazine chamou-o de "New Science". O trabalho do Dr. Barker é relevante tanto nos países industrializados como nos países em desenvolvimento. Nos países desenvolvidos, muitos bebês ainda são malnutridos porque suas mães comem dietas não balanceadas em macronutrientes e deficientes em micronutrientes, ou elas são muito magras ou muito gordas. Nos países pobres, muitas adolescentes são cronicamente malnutridas.

Retirado de www.thebarkertheory.org e de www.som.soton.ac.uk/about/staff/listing/profile.asp?djb2

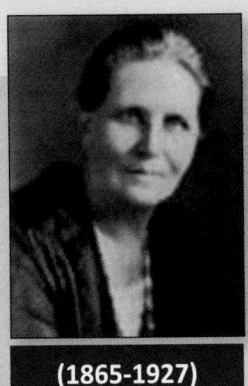

Caroline Hunt

(1865-1927)

A química e professora norte-americana foi a primeira professora em economia doméstica da University of Wisconsin. Teve os trabalhos "The Italians in Chicago: A Social and Economic Study" publicado, em 1897, pelo "US Department of Labor" e "Dietary Studies in Chicago", com a colaboração de Jane Addams, publicado em 1898, pelo "US Department of Agriculture". Foi autora de diversos panfletos da US Department of Agriculture. Contribuiu para o suffrage movement e, em 1912, publicou seu trabalho mais conhecido "The Life of Ellen H. Richards".

Retirado de sohe.wisc.edu

cionista americana Caroline Hunt (1865-1927), em 1917, que ignorou a recomendação de Atwater em restringir a ingestão de gorduras e carboidratos, e enfatizou os recém-descobertos minerais e vitaminas. Os alimentos recomendados foram agrupados em:

- leite e carne;
- cereais;
- vegetais e frutas;
- gorduras e alimentos gordurosos;
- açúcar e alimentos adocicados.

Houve alterações nesse guia básico para auxiliar as famílias durante o racionamento dos tempos de guerra, mas somente em 1940, quando publicado o primeiro *Recommended dietary allowance* (RDA) pela Academia Nacional de Ciências, que o USDA alterou as suas recomendações novamente. Em 1943, foi criado o guia nutricional nacional em tempos de guerra, e revisado em 1946 como guia nacional em nutrição. Esse guia agrupou os alimentos apoiando os requerimentos do RDA:

- leite e produtos lácteos;
- carne, aves, peixes, ovos, grãos, ervilhas e nozes;
- pão, farinha e cereais;
- folhas verdes e vegetais amarelos;
- batatas e batatas-doce;
- frutas cítricas, tomate, ervilhas e saladas verdes; e
- manteiga e margarina fortificada. Durante esse período, outros guias foram criados com opiniões contraditórias.

Em 1956, em virtude dessa confusão, as várias recomendações existentes foram revisadas e agrupadas no "Basic four" que continha também a quantidade do alimento recomendado; as conclusões foram publicadas no livreto "Essentials of an adequate diet. Facts for nutrition programs":

ASPECTOS RELEVANTES NA HISTÓRIA DOS ALIMENTOS

- leite;
- carne;
- frutas e vegetais;
- cereais.

A pirâmide alimentar norte-americana foi criada em 1992 e era dividida em seis secções horizontais contendo as descrições e as quantidades diárias dos alimentos de cada agrupamento. Em abril de 2005, o Departamento de Agricultura dos Estados Unidos (USDA) substituiu a pirâmide alimentar por uma nova, denominada *MyPyramid*, que enfatiza a atividade física e, diferentemente da anterior, é dividida por linhas verticais e não horizontais. O *MyPiramid* foi concebido para educar as pessoas a respeito de um estilo de vida correto e representa a posição oficial do governo norte-americano em política nutricional.

Em junho de 2011, num esforço de reestruturar as diretrizes nutricionais, a USDA substituiu a *MyPyramid* pelo programa *MyPlate*, dividido em quatro quadrantes de tama-

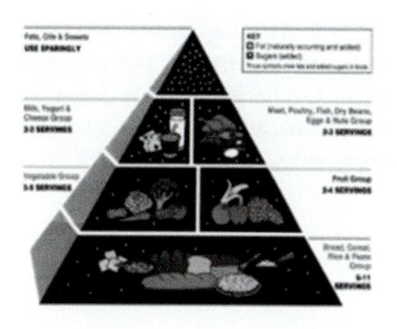

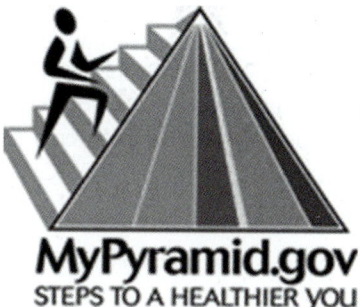

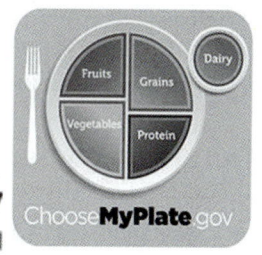

A pirâmide alimentar (1992), o *MyPyramid* (2005) e o *MyPlate* (2011)

A nova pirâmide alimentar do Departamento de Agricultura dos EUA (USDA) enfatiza a necessidade de atividade física (a pessoa subindo as escadas). O MyPlate é o atual guia alimentar publicado pela USDA (departamento de agricultura dos EUA), mostrando um prato dividido em quatro grupos de alimentos. Em 2 de junho de 2011, substituiu o MyPyramid, terminando com os diagramas das pirâmides alimentares utilizados durante 19 anos pela USDA. O MyPlate será exibido nas embalagens dos alimentos e utilizado na educação dos americanos.

Retirado de PT.wikipedia. Org /wiki/mypyramid e de en.wikipedia.org/wiki/MyPlate

nhos ligeiramente diferentes, com as frutas e vegetais tomando metade do espaço e os grãos e proteínas a outra metade. As porções dos grãos e dos vegetais são as maiores (Truswell, 1987; Block, 1991; Welsh, 1994; Harper, 1996; Dwyer, 2001; Goldie, 2005; Woolf, 2006; Temple e Bourne, 2010).

Em uma história da nutrição, não poderia faltar a água potável, o precioso líquido que tem aliviado a sede dos homens durante toda sua história. No dia 22 de março de 1993, a Organização das Nações Unidas (ONU) comemorou o primeiro Dia Mundial da Água. O Dia Mundial da Água foi criado pela Assembleia Geral da Organização das Nações Unidas, em 21 de fevereiro de 1993, declarando todo o dia 22 de março de cada ano como sendo o Dia Mundial da Água, para ser observado a partir de 1993, de acordo com as recomendações da Conferência das Nações Unidas sobre Meio Ambiente e Desenvolvimento, contidas no capítulo 18 (Recursos hídricos) da Agenda 21, um dos principais resultados da Conferência Eco-92 ou Rio-92, ocorrida no Rio de Janeiro, Brasil, em 1992. Desde então, o dia 22 de março de cada ano é destinado à discussão sobre os diversos temas relacionados a esse importante bem natural. Por que a ONU se preocupou com a água se dois terços do planeta Terra é formado por esse precioso líquido? A razão é que pouca quantidade, cerca de 0,008 %, do total da água do nosso planeta é potável (própria para o consumo), e grande parte das fontes dessa água (rios, lagos e represas) está sendo contaminada, poluída e degradada pela ação predatória do homem. Esta situação é preocupante, pois, num futuro próximo, poderá faltar água para o consumo de grande parte da população mundial. O Dia Mundial da Água foi instituído com o objetivo principal de criar um momento de reflexão, análise, conscientização e elaboração de medidas práticas para que o problema seja resolvido.

Leituras recomendadas

1. Alberti KG, Zimmet P, Shaw J. The metabolic syndrome: a new worldwide definition. Lancet. 2005;366(9491):1059-62.
2. Allan FN. Diabetes before and after insulin. Med Hist. 1972;16(3):266-73.
3. Anderson AS, Chinn HJ, Fisher KD. History and status of infant formulas. Am J Clin Nutr. 1982;35(2):381-97.
4. [No authors listed]. Unproven methods of cancer management. Gerson method of treatment for cancer. CA Cancer J Clin. 1973;23(5):314-7.
5. Ashwell M. Elsie May Widdowson, C.H. 21 October 1906 - 14 June 2000. Biogr Mem Fellows R Soc. 2002;48:483-506.
6. Asp NGL. Classification and methodology of food carbohydrates as related to nutritional effects. Am J Clin Nutr. 1995;(4 Suppl):930S-937S.
7. Aubaniac R. L'injection intraveineuse sousclaviculaire. Presse Med. 1952;60(68):1456.
8. Baker D, Osmond C. Infant mortality, childhood nutrition, and ischaemic heart disease in England and Wales. Lancet. 1986;1(8489):1077-81.
9. Basile Filho A, Oliveira e Castro PT, Pereira Jr CA, Marson F, Mattar Jr L, Costa JC. Sepse primária, relacionada ao cateter venoso central. Medicina (Rib Preto). 1998;31:363-8.
10. Berche P, Lefrère JJ. Alexis Carrel. Presse Med. 2010;39(10):1089-95.
11. Block G. Dietary guidelines and the results of food consumption surveys. J Nutr. 1991;53(1 Suppl):356S-357S.
12. Bruce-Chwatt LJ. Effects of dietary fibre. Br Med J. 1972;4(5831):49-50.

4

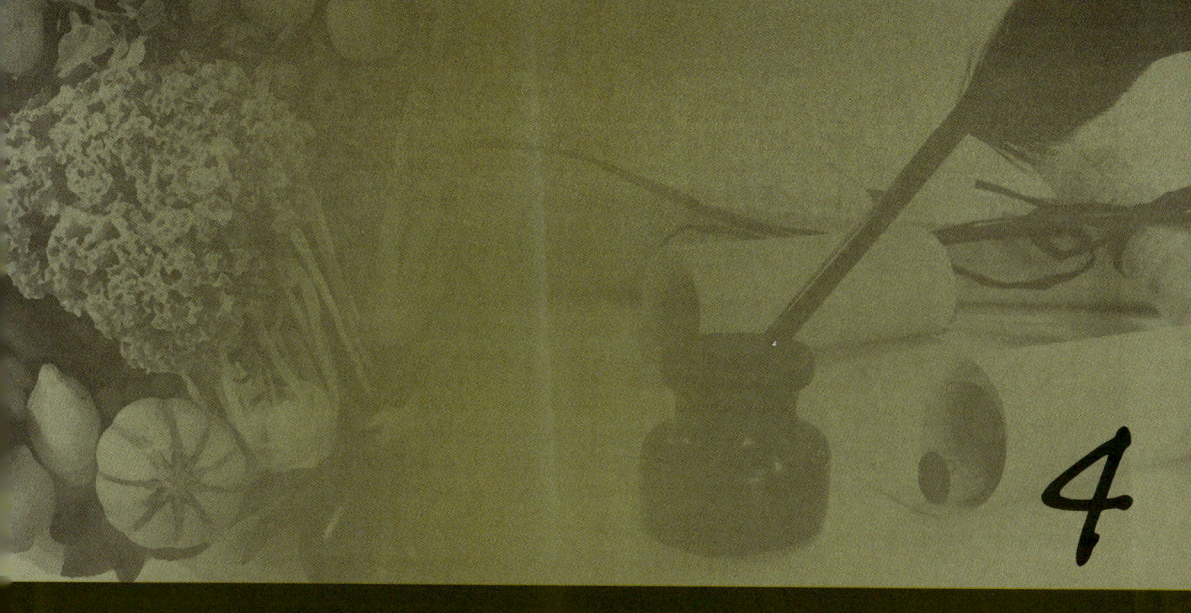

Juliana Antunes Valente Rodrigues Arie
Vicente Renato Bagnoli
Fábio Bagnoli
Pérsio Yvon Adri Cezarino

Processamento dos Alimentos

A história da nutrição como ciência não teria sentido se os alimentos fossem consumidos *in natura*, como fazem os animais e faziam nossos mais antigos antepassados, ou seja, sem nenhuma preparação. Os alimentos começaram a ser consumidos pela espécie humana de modo a satisfazer não apenas ao seu instinto de sobrevivência, mas também à sua satisfação, quando começou a prepará-los, a processá-los. O processamento de alimentos é o conjunto de métodos e técnicas utilizados para transformar ingredientes brutos em comida ou transformar os alimentos em outras formas para o consumo por seres humanos ou animais, tanto em ambiente domiciliar como pela indústria de alimentos. No processamento de alimentos, vegetais colhidos ou produtos originados de animais abatidos são preparados para produzir alimentos atrativos, comerciáveis e, muitas vezes, de longa duração; o processamento já é praticado desde os tempos pré-históricos quando o homem dominou o fogo e passou a cozinhar, assar ou torrar seus alimentos (Routh, 1852; Cavalieri e cols., 2003; Hogan e cols., 2005; Madison, 2007).

Os povos pré-históricos de Paraty

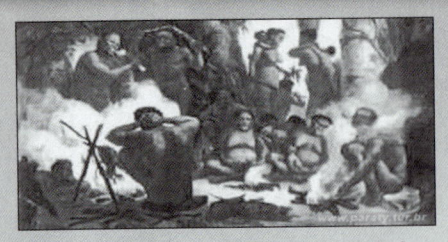

As pesquisas arqueológicas realizadas em Paraty na década de 1970 puderam distinguir duas tradições nessa região: a Humaitá e a Tupi-guarani. O povo mais antigo é o da tradição Humaitá – viveram a partir de 6600 anos AP (antes do presente). São extrativistas (caçadores, pescadores e coletores de frutos), produziam instrumentos em pedras (facas, raspadores, machados, quebra-coquinho, pontas de lanças), não conhecia a cerâmica, tinham em média 1,60 m de altura e uma expectativa de vida inferior a trinta anos. Define-se em três fases esse povo em Paraty. Na primeira, a alimentação era baseada sobretudo em moluscos e crustáceo, e os instrumentos eram quase exclusivamente feitos de pedras. A fase seguinte caracteriza-se pela alimentação baseada em peixes e na produção de instrumentos feitos sobre ossos e dentes de peixe, destacando-se as pontas de ossos longos, esporões de raia e bico de peixe agulha. Por último, a caça foi introduzida na alimentação, permanecendo estável a produção de instrumento em pedras e ossos, acrescentando apenas a utilização de dentes de mamíferos terrestres possivelmente para adorno. Os hábitos alimentares indicam que esse povo era nômade, vivendo em tocas de pedras roladas ou abrigos provisórios. Pela profundidade do material arqueológico encontrado nos sambaquis (lugar utilizado como abrigo, cozinha e sepultamento pelos povos antigos, em tupi samba = mariscos; ki = amontoados), concluiu-se que o povo de tradição Tupi-guarani chegou à Paraty junto ou pouco antes da época do descobrimento. Esse povo seminômade caracteriza-se por ser horticultor (pequenas roças de mandioca e milho) e ceramista sem, no entanto, abandonar a alimentação extrativista e deixar de utilizar instrumentos feitos em pedras, ossos e dentes. A cerâmica Tupi-guarani era destinada principalmente à culinária, seja para produção de panelas, seja para jarros para armazenamento de água, e possui decorações características.

Retirado de <http://www.paraty.tur.br/historia/povosprehistoricos.php>

Além disso, foram incorporados processos como fermentação, secagem e preservação de animais abatidos com sal. Provas da existência desses métodos existem nos escritos dos antigos gregos, caldeus, egípcios e das civilizações romanas, bem como evidências arqueológicas da Europa, América do Norte, América do Sul e Ásia. Essas técnicas de processamento permaneceram essencialmente as mesmas até o advento da revolução industrial. A salgação era especialmente comum para conservar os alimentos que constituíam a dieta dos guerreiros e marinheiros, até a introdução de métodos mais modernos de conservação. As antigas técnicas ainda hoje são empregadas no cotidiano doméstico. A moderna tecnologia de processamento de alimentos começou a ser desenvolvida nos séculos XIX e XX e teve grande impulso para atender às necessidades militares (Routh, 1852; Cavalieri e cols., 2003; Hogan e cols., 2005; Madison, 2007).

Uma breve história da fermentação será exemplo do processamento dos alimentos. A fermentação em nutrição é a conversão de carboidratos em alcoóis e gás carbônico (CO_2) ou outros ácidos orgânicos utilizando fungos e/ou bactérias em condições anaeróbicas. Uma

PROCESSAMENTO DOS ALIMENTOS

A carne de sol

A carne de sol, denominada também carne de sertão, carne do ceará, carne serenada, carne de viagem, carne mole, carne do vento, cacina é um método de conservar alimentos de origem animal, salgando e secando ao sol peças de carne, em geral bovina e por extensão, o nome do alimento preparado desse modo, e normalmente confundido com carne seca. Apesar de possuírem processos parecidos, há uma grande diferença no sabor. A carne de sol é ligeiramente salgada e depois colocada para secar em local coberto e ventilado. O processo de secagem é rápido e o interior da carne fica úmido e macio. Já a carne seca leva mais sal e é empilhada em locais secos para sua desidratação. Após a secagem da carne, ela é estendida em varal ao sol para completar sua desidratação.

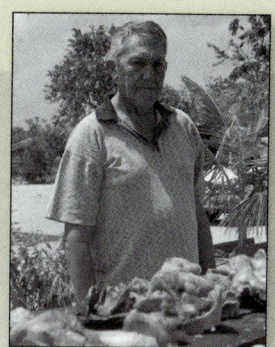

Retirado de pt.wikipedia.org/wiki/carne_de_sol

definição mais restrita de fermentação é a conversão química de açúcares em etanol. A ciência da fermentação é conhecida como zimologia. A produção de bebidas alcoólicas pela fermentação de grãos de cereais já era conhecida pelos sumérios e babilônios antes do ano 6000 a.C. Mais tarde, por volta do ano 2000 a.C., os egípcios já utilizavam fermento para fabricar cerveja, e passaram empregá-lo também na fabricação de pão. Outras aplicações, como a produção de vinagre, iogurte e queijos, são, há muito, utilizadas pelo ser humano. Entretanto, não eram conhecidos os agentes causadores das fermentações que ficaram ocultos por muitos milênios. Somente no século dezessete, o comerciante holandês Antonie van Leeuwenhoek, através da visualização em microscópio, descreveu a existência de seres tão minúsculos que eram invisíveis a olho nu (Harden e Young, 1906; Harden e Young, 1913; Hopkins e Martin, 1942; Raju, 1998; Manchester, 2000; Cavalieri e cols., 2003; Kresge e cols., 2005; Villen, 2013).

Antonie Philips van Leeuwenhoek

(1632-1723)

Leeuwenhoek comerciante e cientista holandês conhecido como o "pai da microbiologia" e considerado o primeiro microbiologista. Ele é mais conhecido por seu trabalho no desenvolvimento do microscópio: utilizando um microscópio por ele criado, foi o primeiro a observar e descrever organismos unicelulares que denominou *animunculus*, hoje denominado microrganismos. Ele também fez as primeiras observações microscópicas das fibras musculares, das bactérias, dos espermatozoides e do fluxo sanguíneo nos capilares. Leeuwenhoek não escreveu nenhum livro, descrevendo seus trabalhos em muitas cartas.

Retirado de <http://3n.wikipedia.org/wiki/Antonie_van_Leewenhoek>

CAPÍTULO 4

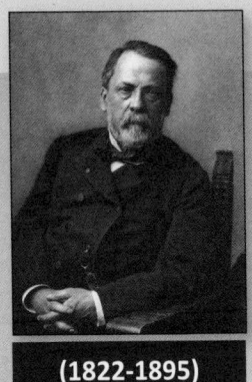

Louis Pasteur

(1822-1895)

O cientista francês é lembrado por suas notáveis descobertas das causas e prevenções de doenças. Entre seus feitos mais notáveis, podem-se citar a redução da mortalidade pela infecção puerperal e a criação da primeira vacina contra a raiva. Seus experimentos deram fundamento para a teoria microbiológica da doença. Foi mais conhecido do público em geral por inventar um método para impedir que leite e vinho causem doenças, um processo que veio a ser chamado pasteurização. Ele é considerado um dos principais fundadores da microbiologia. Pasteur também fez muitas descobertas no campo da química, sobretudo a base molecular para a assimetria de certos cristais.

Retirado de http://pt.wikipedia.org/wiki/Louis_Pasteur>

Em 1876, cerca 200 anos depois da descoberta de Leeuwenhoek, o francês Louis Pasteur provou que a causa das fermentações era a ação desses seres minúsculos, os microrganismos, caindo por terra a teoria, até então vigente, que a fermentação era um processo puramente químico. Foi ainda Pasteur que provou que cada tipo de fermentação era realizado por um microrganismos específico e que estes podiam viver e se reproduzir na ausência de ar (Harden e Young, 1906; Harden e Young, 1913; Hopkins e Martin, 1942; Raju, 1998; Manchester, 2000; Cavalieri e cols., 2003; Kresge e cols., 2005; Villen, 2013).

O químico alemão Eduard Büchner, em 1897, demonstrou que a fermentação era apenas uma sequência de reações químicas, podendo ocorrer fora de células vivas. Utilizando células de levedura maceradas, ou seja, na ausência de organismos vivos, mostrou ser possível a conversão de açúcares em álcool descobrindo as enzimas, que denominou zimases, e permitiu a compreensão do metabolismo celular em toda a sua globalidade (Harden e Young, 1906; Harden e Young, 1913; Hopkins e Martin, 1942; Raju, 1998; Manchester, 2000; Cavalieri e cols., 2003; Kresge e cols., 2005; Villen, 2013).

Em 1905, os bioquímicos ingleses Arthur Harden e William John Young (1873-1942) mostraram que a zimase podia ser separada em dois extratos: um contendo moléculas grandes e sensíveis ao calor (que hoje sabemos ser as enzimas) e uma fração de moléculas menores pouco sensíveis ao calor (que hoje sabemos ser as coenzimas), e que estes só fermentavam o açúcar quando juntos (Harden e Young, 1906; Harden e Young, 1913; Hopkins e Martin, 1942; Raju, 1998; Manchester, 2000; Cavalieri e cols., 2003; Kresge e cols., 2005; Villen, 2013).

Em 1930, os bioquímicos alemães Embden e Meyerhof descreveram diversas etapas desse processo, denominado glicólise, sequência essa conhecida por cadeia de Embden--Meyerhof. A via glicolítica detalhada foi determinada em 1940, com as contribuições de Otto Meyerhof (Nobel da Medicina ou Fisiologia, em 1922) e alguns anos depois por Luis

Eduard Büchner

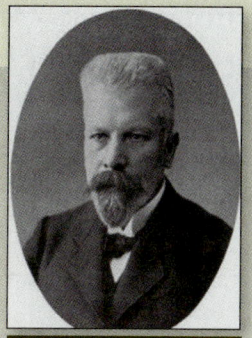

(1860-1917)

Büchner, químico alemão, recebeu o Nobel de Química de 1907, pela descoberta do processo de fermentação na ausência de células vivas. Basicamente, ele triturou células de levedura e filtrou o extrato formado, constatando que não havia células no extrato, mas este produzia CO_2 (dióxido de carbono) e etanol quando se adicionasse solução de glicose, frutose ou maltose. Com essa experiência demonstrou que a fermentação alcoólica se deve a ação de enzimas denominadas por ele zimase (hoje, se sabe não se tratar de uma, mas de várias enzimas) e não a simples ação fisiológica das células de leveduras. Escreveu suas descobertas sobre fermentação na obra *Die Zymasegährung* (1903), escrita em colaboração com seu irmão Hans.

Retirado de http://pt.wikipedia.org/wiki/Eduard_Büchner

Leloir (Nobel da Química, em 1970). A maior dificuldade na determinação da via é devido ao curto tempo de vida e a baixas concentrações dos intermediários, que faz a glicólise uma via metabólica muito rápida. Louis Pasteur já havia verificado que a levedura crescia 10 vezes mais rápido quando digeria o açúcar na fermentação do que usando o oxigênio (Harden e Young, 1906; Harden e Young, 1913; Hopkins e Martin, 1942; Raju, 1998; Manchester, 2000; Cavalieri e cols., 2003; Kresge e cols., 2005; Villen, 2013).

Paradoxalmente, foram as grandes guerras mundiais que motivaram a produção em escala industrial de produtos advindos de processos fermentativos. A partir da primeira guerra, a Alemanha, que necessitava de grandes quantidades de glicerol para a fabricação

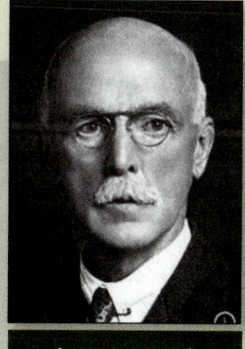

Sir Arthur Harden

(1865-1940)

Bioquímico inglês que se destacou por suas pesquisas nos processos de fermentação dos carboidratos pelas células das leveduras, descobriu que a adição de fosfatos inorgânicos ao meio acelerava o processo da fermentação. Em 1929, compartilhou o Nobel de Química, com o químico sueco nascido na Alemanha, Hans von Euler-Chelpin (1873-1964).

Retirado de <http://pt.wikipedia.org/wiki/Arthur_Harden>

Otto Fritz Meyerhof e Luis Federico Leloir

(1884-1951) (1906-1987)

O médico alemão Meyerhof foi agraciado com o Nobel em 1922, que dividiu com o fisiologista inglês Archibald Vivian Hill (1886-1977), por fazer importantes pesquisas sobre o metabolismo muscular. Meyerhof ajudou a elucidar, com Gustav Embden, o mecanismo da glicólise. O médico e bioquímico argentino, nascido na França, Luis Leloir, recebeu o Nobel de Química de 1970. Sua investigação mais relevante, que justificou a distinção que lhe outorgou fama internacional, centrou-se nos nucleotídeos do açúcar, e o papel que cumprem na síntese dos carboidratos. Devido à sua descoberta, foi possível entender, finalmente, os pormenores que caracterizam a doença congênita galactosemia.

Retirado de: http://simple.wikipedia.org/wiki/Otto_Fritz_Meyerhof e de http://pt.wikipedia.org/wiki/Luis_Federico_Leloir

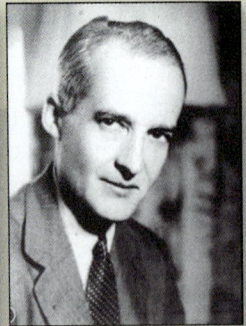

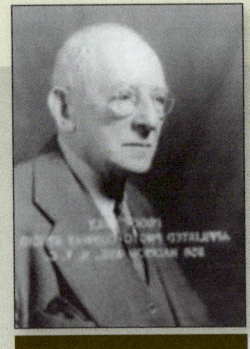

Carl Alexander Neuberg

(1877-1956)

Químico alemão que criou o termo bioquímica, é considerado o pai da Bioquímica. Ele trabalhou com a solubilidade e transporte celular, a química dos carboidratos, fotoquímica, assim como investigou e classificou os diferentes tipos de fermentação, e foi também pioneiro no estudo da química dos aminoácidos e enzimas. Nos anos 1910, após anunciar a descoberta de uma enzima que denominou carboxilase (que catalisa a decarboxilação do ácido pirúvico), desenvolveu a teoria da fermentação alcoólica da glicose. Com o suporte dessa teoria, ele criou um processo industrial na produção de glicerol pela fermentação de açúcar para produção de explosivos durante a Primeira Guerra Mundial.

Retirado de <http://en.wikipedia.org/wiki/Carl_Neuberg>

Sir Alexander Fleming

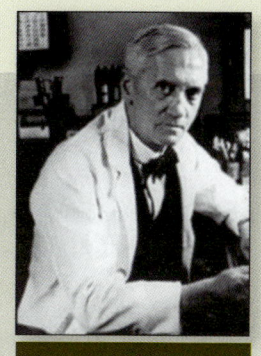

(1881-1955)

O médico escocês Fleming foi o descobridor da proteína antimicrobiana chamada lisozima e do antibiótico penicilina obtido a partir do fungo *Penicillium notatum*. Durante a Primeira Guerra Mundial, foi médico militar nas frentes de batalha da França e ficou impressionado pela grande mortalidade nos hospitais de campanha causada pelas feridas de arma de fogo que resultavam em gangrena gasosa. Finalizada a guerra, ingressou ao Hospital St. Mary, em Londres, onde buscou intensamente um novo antisséptico que evitasse a dura agonia provocada pelas infecções durante a guerra. Os dois descobrimentos de Fleming ocorreram nos anos 20 e, ainda que tenham sido acidentais, demonstram a sua grande capacidade de observação e intuição. O descobrimento da lisozima ocorreu depois que o muco de seu nariz, procedente de um espirro, caísse sobre uma placa de cultura onde cresciam colônias bacterianas. Alguns dias mais tarde notou que as bactérias haviam sido destruídas no local onde se havia depositado o fluido nasal. Ele chegou à descoberta da penicilina e de suas propriedades antibióticas em 1928, ao observar uma cultura de bactérias do tipo estafilococo e o desenvolvimento do mofo a seu redor, onde as bactérias circulam livres. O laboratório de Fleming estava habitualmente desorganizado, o que resultou em grande vantagem para sua segunda importante descoberta. Em setembro de 1928, Fleming estava realizando vários experimentos em seu laboratório e, ao inspecionar suas culturas antigas antes de destruí-las, notou que a colônia de um fungo havia crescido espontaneamente, como um contaminante, numa das placas de Petri semeadas com *Staphylococus aureus*. Fleming observou outras placas e comprovou que as colônias bacterianas que se encontravam ao redor do fungo (mais tarde identificado como *Penicillium notatum*) eram transparentes devido a uma lise bacteriana. A lise significava a morte das bactérias e, no caso, das bactérias patogênicas (*Staphylococcus aureus*) crescidas na placa. Ainda que tenha reconhecido imediatamente a importância desse seu achado, seus colegas subestimaram-no. Aprofunda a pesquisa e constata que uma cultura líquida de mofo do gênero *Penicillium* evita o crescimento dos estafilococos, e publica os resultados desses estudos no British Journal of Experimental Pathology, em 1929, mas não obtém reconhecimento nem recursos financeiros para aperfeiçoar o produto durante os anos seguintes. Os grandes resposáveis para transformar a penicilina em medicamento antibiótico foram os cientistas da Universidade de Oxford, o farmacêutico australiano Howard Walter Florey (1898-1968), o bioquímico alemão Ernest Boris Chain (1906-1979) e o biólogo inglês Norman George Heatley (1911-2004), porém somente possível após Fleming ter tomado os créditos pela pesquisa clínica gerenciada por Florey. A equipe de Florey foi responsável por criar uma maneira de extração e purificação, como também pelos ensaios clínicos. A produção industrial começou nos EUA no início da Segunda Guerra Mundial. Fleming, Florey e Chain recebem juntos o Nobel de Fisiologia/Medicina de 1945.

Retirado de <http://pt.wikipedia.org/wiki/Alexander_Fleming>

de explosivos, desenvolveu por meio de Neuberg um processo microbiológico de obtenção desse álcool, tendo chegado a produzir 1.000 toneladas do produto por mês. Por outro lado, a Inglaterra produziu em grande quantidade a acetona para o fabrico de munições, tendo essa fermentação contribuído para o desenvolvimento dos fermentadores industriais e técnicas de controle de infecções (Harden e Young, 1906; Harden e Young, 1913; Hopkins e Martin, 1942; Raju, 1998; Manchester, 2000; Cavalieri e cols., 2003; Kresge e cols., 2005; Villen, 2013).

Foi, todavia, a produção de antibióticos o grande marco de referência na fermentação industrial. A partir de 1928, com a descoberta da penicilina por Alexander Fleming, muitos tipos de antibióticos foram desenvolvidos no mundo. Na década de 1940, durante a Segunda Guerra Mundial, os antibióticos passaram a integrar os processos industriais fermentativos, sobretudo nos EUA, baseando-se a princípio na síntese da penicilina e, posteriormente, da estreptomicina (Harden e Young, 1906; Harden e Young, 1913; Hopkins e Martin, 1942; Raju, 1998; Manchester, 2000; Cavalieri e cols., 2003; Kresge e cols., 2005; Villen, 2013).

Dentre as diversas técnicas, talvez a conservação dos alimentos seja a mais importante no processamento dos alimentos. Tomemos a embalagem, como método de preservação de alimentos e vejamos sua longa história.

A adequação da embalagem ao alimento processado ou *in natura* determina a vida de prateleira do produto. O moderno processo de conservação e embalagem de alimentos remonta ao século XVIII, quando, em 1795, na França, o Imperador Napoleão Bonaparte (1769-1820), preocupado em manter seus exércitos alimentados, ofereceu um prêmio em dinheiro (12.000 francos) a quem pudesse desenvolver um método confiável de preservação de alimentos. Nicholas Appert (1749-1841), um confeiteiro francês, concebeu a ideia de preservar comidas em garrafas como se fazia com o vinho e percebeu que se o alimento fosse suficientemente aquecido e selado hermeticamente não se estragaria. Com isso, Appert inventou a primeira técnica de enchimento a vácuo, que seria fonte de alimento para as tropas francesas. A grande contribuição de Appert foi o método que realizou em suas observações: eram experiências planejadas e realizadas de maneira exata e com conclusões lógicas; em seu livro, publicado em 1810, ele descreve o seu laboratório e equipamentos atestando o seu trabalho metódico. Em 1804, seu método tinha-se aperfeiçoado e amostras foram testadas pela *Marine Prefect*, em Brest, que relatou para o Conselho de Saúde em Paris: "O caldo nas garrafas estava bom, assim como caldo incluído com carne cozida num vaso especial, sendo a carne comestível. Os feijões e ervilhas verdes preparados com e sem carne tinham toda a frescura e sabor agradáveis de vegetais recém-colhidos". Em 1810, depois de cerca de 15 anos de experiências, ele finalmente foi agraciado com o prêmio instituído por Napoleão, e no mesmo ano publicou "L'Art de conserver les substances animales et les vegetales" – primeiro livro sobre os métodos modernos de conservação de alimentos. Appert foi agraciado com muitos prêmios e honrarias, como medalhas de prata e de ouro, e prêmios em dinheiro. O maior de todos foi quando a "Sociedade para o Encorajamento da Indústria Nacional" outorgou-lhe, em 1822, o título de "Un Bien Faiteur de l'Humanite". A patente de Appert permaneceu com sua família até sua venda, em 1864, para a "William Underwood Company" de Boston, Massachusetts (Anonymous, 1974; Archer, 1976; Speck e Adams, 1976; Graham, 1981; Krone e cols., 1986; Evangelista, 1994; Wiley, 1994; Anonymous, 1997; Botelho, 2004; Jango-Cohen, 2004; Lupien e Lin, 2004; Snoodgrass, 2004; Paschke, 2009; Keikothaile e cols., 2010).

Nicolas Appert

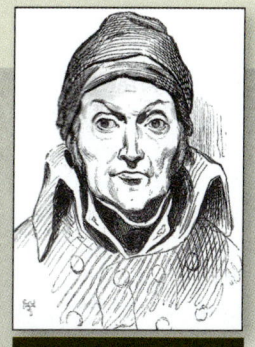

(1749-1841)

O confeiteiro francês Appert, conhecido como o pai do processamento de alimentos, era um *chef* em Paris quando começou a estudar maneiras de conservar alimentos, como sopas, legumes, sucos, laticínios, geleias, compotas e xaropes. Ele colocava a comida em recipientes de vidro, selava-os com cortiça e graxa e depois colocava-os em água fervente. Em 1810, depois de cerca de 15 anos de experiências, ele apresentou o seu invento ganhando um prêmio, instituído por Napoleão para alimentar suas tropas, e no mesmo ano ele publicou "L'art conserver les substances animales et végétales", o primeiro livro sobre os métodos modernos de conservação de alimentos.

Retirado de <http://en.wikipedia.org/wiki/Nicolas_Appert>

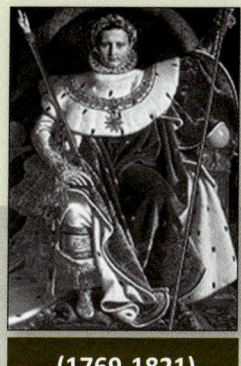

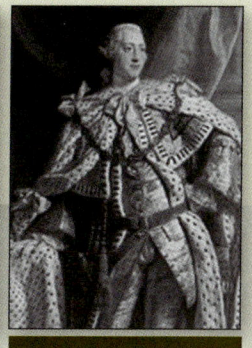

Napoleone di Buonaparte, o Napoleão I da França, e George William Frederick, o rei Jorge III do Reino Unido

(1769-1821) **(1738- 1820)**

Napoleão foi o dirigente efetivo da França a partir de 1799 e, adotando o nome de Napoleão I, foi imperador da França de 1804 a 1814, posição que voltou a ocupar por poucos meses em 1815. Conquistou e governou grande parte da Europa central e ocidental. Foi um dos chamados "monarcas iluminados" que tentaram aplicar à política as ideias do movimento filosófico chamado Iluminismo. Foi Napoleão que obrigou a fuga da corte portuguesa para o Brasil, em 1808. Jorge III foi rei da Grã-Bretanha de 1760 até 1801. A partir de 1800, Jorge III passou a ser rei do Reino Unido e, a partir de 1814, rei de Hanôver. Jorge III recebeu o cognome de "o Louco" devido à instabilidade mental causada pela doença crônica que sofria (porfiria). No reinado de Jorge III, deu-se a independência dos EUA, até então treze colônias britânicas.

Retirado de <http://pt.wikipedia.org/wiki/Napoleao_di_Bonaparte> e de <http://pt.wikipedia.org/wiki/Jorge_III-do_Reino_Unido>

Sir Humphry Davy

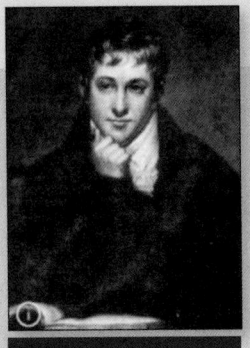

(1778-1829)

Davy, químico inglês que tornou-se conhecido devido às suas experiências sobre a ação fisiológica de alguns gases, como o *protóxido de azoto* ou óxido nitroso, conhecido como gás hilariante. Em 1801, foi nomeado professor catedrático no Royal Institution da Grã-Bretanha e membro da Royal Society, que viria a presidir mais tarde. Em 1800, Alessandro Volta apresentou a primeira pilha elétrica ou bateria. Davy usou essa bateria elétrica para separar sais em um processo hoje conhecido como eletrólise. Com muitas baterias em série, ele foi capaz de separar o potássio e o sódio, em 1807, e o cálcio, estrôncio, bário e magnésio, em 1808. Além disso, mostrou que o oxigênio não poderia ser obtido da substância conhecida como óxido-muriática ácida e provou ser a substância um elemento ao qual chamou de cloro. Também estudou as energias envolvidas na separação desses sais, que hoje constituem o campo da eletroquímica. Estudando os fenômenos elétricos, concluiu que as transformações químicas e elétricas são fenômenos conceitualmente distintos, porém produzidos pela mesma força: a atração e repulsão de cargas elétricas. Em 1811, Sir Humphry Davy descobriu o dióxido de cloro, através do clorato de potássio acidificado com ácido sulfúrico; o gás resultante da reação era por ele chamado de *"The green-yellow gas Chlorine"* (o amarelo e esverdeado gás cloro). Em 1812, recebeu o título nobiliárquico de *Knight* (cavaleiro), ministrou uma aula de despedida na Royal Institution, e casou-se com uma viúva riquíssima, Jane Apreece. Depois de longas férias na Europa, ele veio a produzir a *lâmpada de Davy*, hoje usada por mineradores. Seu assistente de laboratório, Michael Faraday, desenvolveu seu trabalho e no final tornou-se mais famoso e influente que ele.

Retirado de pt.wikipedia.org/wiki/Humphry_Davi

O engenheiro inglês Peter Durand adiantou o processo da conservação e embalagem de alimentos com a patente que recebeu do Rei Jeorge III (1738-1820), em 1810, quando apresentou um método de conservação de alimentos em recipientes inquebráveis de ferro, revestidos de fina camada de estanho, as latas. Nessa época, mesmo os melhores artesões podiam produzir, no máximo, 60 latas por dia, tornando o processo dispendioso, e havia ainda a dificuldade de abri-las. No entanto, as latas, mais tarde, se tornariam um marco em todo o mundo (Anonymous, 1974; Archer, 1976; Speck e Adams, 1976; Graham, 1981; Krone e cols., 1986; Evangelista, 1994; Wiley, 1994; Anonymous, 1997; Botelho, 2004; Jango-Cohen, 2004; Lupien e Lin, 2004; Snoodgrass, 2004; Paschke, 2009; Keikothaile e cols., 2010).

Em 1812, os ingleses Bryan Dorkin e John Hall criaram a "Dartford Iron Works", a primeira fábrica de conservas em latas na Inglaterra. Produziam seis latas por hora que utilizavam para conservar carnes, vegetais e sopas e estabeleceram o primeiro comércio de enlatados. Eles declaravam que haviam pago 1.000 libras para utilizar a patente de Appert. O método de Appert começou a ser empregado por diversas companhias de alimentos e a competição por contratos foi estimulada por uma regulamentação da marinha, em 1831, que obrigava a todos os navios britânicos a carregar provisões em conservas como parte de seu estoque de material médico. A competição causou tentativas de melhorar a técnica; desse modo, um fabricante, Stephen Goldner patenteou um método no qual adicionava cloreto de cálcio na água de banho na qual o recipiente era esquentado, possibilitando aumentar a temperatura de 100° C para 115° C, reduzindo o tempo necessário para o processo. Tal propriedade do cloreto de cálcio foi descrita pela primeira vez pelo britânico Sir Humpry Davy, em 1808 (Anonymous, 1974; Archer, 1976; Speck e Adams, 1976; Graham, 1981; Krone e cols., 1986; Evangelista, 1994; Wiley, 1994; Anonymous, 1997; Botelho, 2004; Jango-Cohen, 2004; Lupien e Lin, 2004; Snoodgrass, 2004; Paschke, 2009; Keikothaile e cols., 2010).

À medida que novos territórios eram explorados e guerras se sucediam, aumentava a necessidade para o provisionamento dos soldados e exploradores, fazendo que as pesquisas sobre a preservação e embalagem dos alimentos aumentassem. Em 1812, Thomas Kensett estabeleceu a primeira unidade americana de alimentos enlatados para ostras, carnes, frutas e legumes, em Nova York. Em 1822, Ezra Daggett e Thomas Kensett anunciaram a disponibilidade de conservas em latas nos EUA. Ainda em 1822, um inglês chamado William Underwood (1787-1864) levou a invenção de Appert para os EUA, onde criou em Boston, Massachusets, uma fábrica de engarrafamento de lagostas e salmões. Mais tarde a fábrica trocou as vasilhas de vidro por recipientes de metal. A palavra lata foi utilizada pela primeira vez para esses recipientes de metal. O método de preservação de alimentos de Appert era então conhecido como conservante (*canning*), independentemente se fosse de vidro ou de metal.

Em 1846, Henry Evans inventa uma máquina que fabrica sessenta latas por hora, aumento significativo sobre a taxa anterior, de seis latas por hora. As primeiras latas eram tão grossas que tinham que ser marteladas para serem abertas. Como as latas se tornaram mais finas, tornou-se possível inventar abridores de latas. Em 1858, Ezra Warner de Waterbury, Connecticut, patenteou o primeiro abridor de latas que os militares americanos utilizaram durante a Guerra Civil. Em 1866, J. Osterhoudt patenteou a lata com um abridor de chave que ainda pode ser encontrado em latas de sardinha. O inventor do abridor de latas caseiro foi William Lyman, que em 1870 patenteou um abridor de latas muito fácil de usar, do tipo com a roda que rola e corta em torno da borda de uma lata. A *Star Can Company* de São Francisco melhorou o abridor de Lyman, em 1925, ao adicionar uma borda serrilhada ao volante. Uma versão elétrica do mesmo tipo de abridor de latas foi vendida pela primeira vez em dezembro de 1931.

A William Underwood Company, fundada por William Underwood, em 1822, era uma companhia de alimentos mais conhecida por seu principal produto, a Underwood Deviled Ham, um enlatado de carne. A empresa teve papel fundamental nas pesquisas sobre tempo e temperatura realizadas no Instituto de Tecnologia de Massachusetts (MIT) nos anos de 1895 e 1896, importantes no desenvolvimento da ciência e tecnologia dos alimentos, como profissão.

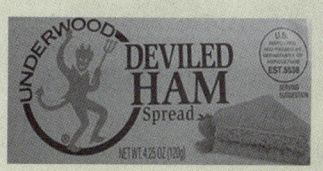

Retirado de <http://en.wikipedia.org/wiki/William_Lyman_Underwood>

William Worcester Lyman

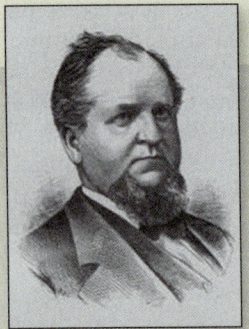

(1821-1891)

Lyman, inventor americano dedicado, tendo recebido diversas patentes americanas, sendo a mais famosa seu abridor de latas. Enquanto os abridores de latas prévios eram basicamente variações de uma faca, o abridor de Lyman foi a primeira tentativa de facilitar o procedimento. Lyman ainda inventou diversos utensílios domésticos, como jarros de refrigeração, cafeteiras, pratos para manteiga etc.

Retirado de <http://en.wikipedia.org/wiki/William_Lyman_(inventor)>

Em 1862, Louis Pasteur descreveu um avanço significativo no sentido de garantir a segurança microbiológica de alimentos, a pasteurização, quando demonstrou que o crescimento de microrganismos era a causa da deterioração dos alimentos. A pasteurização reside basicamente no fato de se aquecer o alimento a determinada temperatura e por determinado tempo, de modo a eliminar os microrganismos presentes; posteriormente, esse alimento é selado hermeticamente por questões de segurança, evitando assim uma nova contaminação.

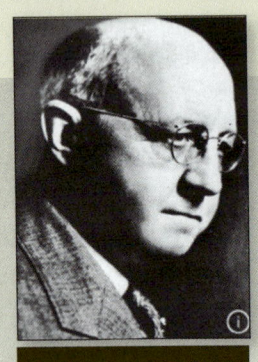

Clarence Birdseye

(1886-1956)

Clarence Birdseye encontrou uma maneira de congelar rapidamente alimentos e entregá-los ao público – um dos passos mais importantes já tomados na indústria de alimentos. Ele cursava faculdade de biologia, quando abandonou a escola para trabalhar como naturalista para o governo americano, no Ártico, onde observou os costumes dos nativos que viviam ali. Birdseye viu que a combinação de gelo, vento e temperatura quase instantaneamente congelava os animais recém-abatidos. Mais importante ainda, ele descobriu que quando os peixes eram cozidos e comidos, após o descongelamento, não mostravam diferenças no sabor e na textura, como se fossem frescos. Clarence Birdseye encontrou uma maneira de congelar rapidamente alimentos e distribuí-los aos consumidores em um dos mais importantes passos na indústria de alimentos.

Retirado de <http://web.mit.edu/invent/iow/birdseye.html>.

PROCESSAMENTO DOS ALIMENTOS

Percy Lebaron Spencer e o forno de micro-ondas

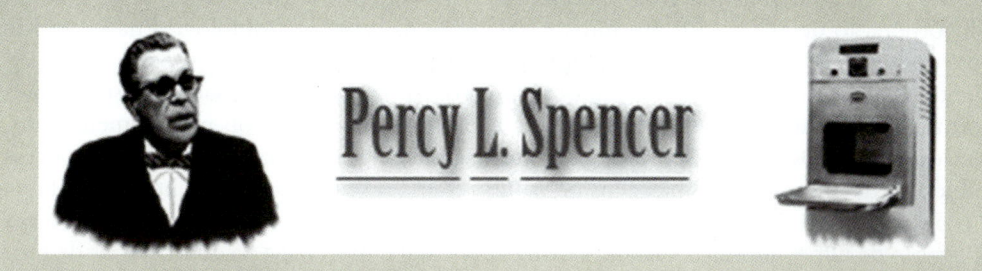

(1894-1970)

A ideia de usar micro-ondas para cozinhar alimentos foi descoberta pelo cientista norte-americano Percy Lebaron Spencer que trabalhava na empresa Raytheon, fabricando magnetrons para aparelhos de radar. Em 1941, estava trabalhando num aparelho de radar ativo quando observou uma sensação repentina e estranha, e viu que uma barra de chocolate que tinha no seu bolso tinha derretido. Percy não era estranho às descobertas e experiências, devido ao seu suporte a 120 patentes e entendeu o que tinha acontecido. O primeiro alimento a ser cozinhado deliberadamente com micro-ondas foram pipocas, e o segundo um ovo, que cozinhou de dentro para fora e explodiu devido à pressão.

Retirado de http://py.wikipedia.org/wiki/Percy_Spencer e de web.mit.edu/invent/fow/spencer.html

Foram os americanos que descobriram que a mistura de gelo e sal podia congelar aves e peixes; isso ocorreu em 1865, quando observaram que os peixes retirados da água pelos esquimós se congelavam rapidamente em função das baixas temperaturas. Mas foi entre 1912 e 1915 que foram feitas as primeiras experiências em supercongelamento (congelamento rápido). Os alimentos congelados, criados por Clarence Birdseye, em 1924, encontraram sucesso nas vendas de sucos concentrados e refeições rápidas.

No pós-guerra, a indústria de alimentos começou a utilizar o prazo de validade, duração percebida do recurso utilizado na conservação para alertar os consumidores, e esse mesmo recurso contribuiu para o sucesso de alimentos de conveniência atuais. Na Europa Ocidental e América do Norte, a segunda metade do século XX testemunhou o aumento na busca pela comodidade e conveniência, e as indústrias de alimentos tiveram seus produtos especialmente fabricados tendo em vista a classe média e as esposas e mães trabalhadoras. No final do século XX, foram desenvolvidos produtos, como sopas desidratadas, frutas e sucos reconstituídos e refeições prontas para o consumo, utilizando apenas o fogão ou fornos.

O mundo moderno tem imposto novos estilos de vida, no qual a alimentação é um campo que vem sofrendo grandes transformações. Assim, o consumidor necessita cada dia mais de alimentos, preparados ou semipreparados, acondicionados em embalagens práticas, convenientes e de fácil reciclagem. A embalagem passou a ter uma função muito além da de proteção e contenção: ela tem se tornado ativa ou inteligente na qual a interação com o alimento é definida pelas necessidades do consumidor e da indústria. Nesse campo, pode-se citar a adição de componentes químicos na estrutura da embalagem tornando possível a incorporação de aroma nos produtos e a redução da carga microbiológica na superfície dos produtos alimentícios. Para a inibição ou redução da microbiota na superfície dos alimentos tem sido desenvolvido os filmes antimicrobianos. A adição de sachês absorvedores de oxigênio no interior das embalagens de produtos processados ou minimamente processados torna possível o seu prolongamento da vida de prateleira; a adição de compostos inibidores de etileno nas embalagens de frutas retarda o seu amadurecimento e possibilita o transporte e a exportação desses produtos. A introdução de novas tecnologias, como a utilização de filmes antimicrobianos, é de fundamental importância na conservação de produtos alimentícios. Além disso, outros tipos de filmes, como antioxidantes, liberadores de aroma, absorvedores de umidade, também são importantes para a conservação dos alimentos (Anonymous, 1974; Archer, 1976; Speck e Adams, 1976; Graham, 1981; Krone e cols., 1986; Evangelista, 1994; Wiley, 1994; Anonymous, 1997; Botelho, 2004; Jango-Cohen, 2004; Lupien e Lin, 2004; Snoodgrass, 2004; Paschke, 2009; Keikothaile e cols., 2010).

Leituras recomendadas

1. [No authors listed]. Resurvey of the nutrient content of canned foods. Nutr Rev. 1974;32(1):27-8.
2. Clarence Birdseye (1886-1956): Retail Frozen Foods. [Internet] [Acesso em 20 set 2015]. Disponível em: http://web.mit.edu/invent/iow/birdseye.html
3. Archer TE. Stability of DDT in foods and feeds, transformation and food processing, removal during food and feed processing. Residue Rev. 1976;61:29-36.
4. Botelho I. A história do congelamento e seu processo. [Internet] [Acesso em set 2015]. Disponível em: http://www.sociedadedigital.com.br/artigo.php?artigo=133&item=2
5. Cavalieri D, McGovern PE, Hartl DL, Mortimer R, Polsinelli M. Evidence for S. cerevisiae fermentation in ancient wine. J Mol Evol. 2003;57(Suppl1):S226-SS232.
6. Evangelista J. Alimentos e nutrição. In: Evangelista J. Alimentos, um estudo abrangente. São Paulo: Atheneu, 1994. p.3- 27.
7. Graham JD. The French connection in the early history of canning. R Soc Med. 1981;74(5):374-81.
8. Harden A, Young WJ. The Alcoholic Ferment of Yeast-Juice. Proc R Soc Lond B Biol Sci. 1906;78(526):369-75.
9. Harden A, Young WJ. The enzymatic formation of polysaccharides by yeast preparations. Biochem J. 1913;7(6):630-6.
10. Hogan E, Kelly AL, Sun DW. High pressure processing of foods: an overview. In: Sun DW. Emerging technologies for food processing. USA: Elsevier, 2005. p.3- 32.
11. Hopkins FG, Martin CJ. Arthur Harden 1865-1940. Obituary Notices of fellows of the Royal Society. 1942;4(11):2-14.
12. Jango-Cohen J. Canning. In: Jango-Cohen J. The history of food. USA: Lerner Publishing Group, 2004. p.6-13.
13. Keikothaile BM, Spanoghe P, Sterbaut W. Effects of food processing on pesticide residues in fruits and vegetables: a meta-analysis approach. Food Chem Toxicol. 2010;48(1):1-6.

14. Kresge N, Simoni RD, Hill RL. Otto Fritz Meyerhof and the elucidation of the glycolytic pathway. J Biol Chem. 2005;280(4):e3.
15. Krone CA, Yeh SM, Iwaoka WT. Mutagen formation during commercial processing of foods. Environ Health Perspect. 1986;67:75-88.
16. Lupien JR, Lin DX. Contemporary food technology and its impact on cuisine. Asia Pac J Clin Nutr. 2004;13(2):156-61.
17. Madison D. In the presence of the past. In: Madison D. Preserving Food without Freezing or Canning. USA: Chelsea Green, 2007. p.VII- X.
18. Manchester KL. Biochemistry comes of age: a century of endeavour. Endeavour. 2000;24(1):22-7.
19. Paschke A. Aspects of food processing and its effect on allergen structure. Mol Nutr Food Res. 2009;53(8):959-62.
20. Raju TN. The Nobel chronicles. 1922: Archibald Vivian Hill (1886-1977), Otto Fritz Meyerhof (1884-1951). Lancet. 1998;352(9137):1396.
21. Routh CH. The nature of food: with remarks on the varieties of aliments to be supplied to the army or navy. Lond J Med. 1852;4(42):516-43.
22. Snodgrass MI. Canning. In: Snodgrass MI. Enciclopedy of Kitchen History. New York: Taylor & Francis Books, 2004. p.158-64.
23. Speck ML, Adams DM. Heat resistant proteolytic enzymes from bacterial sources. J Dairy Sci. 1976;59(4):786-9.
24. Villen RA. Biotecnologia: histórico e tendências. [Internet] [Acesso em 20 set 2015]. Disponível em: http://www.holttopos.com/regeq1.0/rafael.htm
25. Wiley RC. Preservation methods for minimally processed refrigerated fruits and vegetables. In Wiley RC- Minimally Processed Refrigerated Fruits and Vegetables. New York: Chapman & Hall, 1994. p.66-134.

5

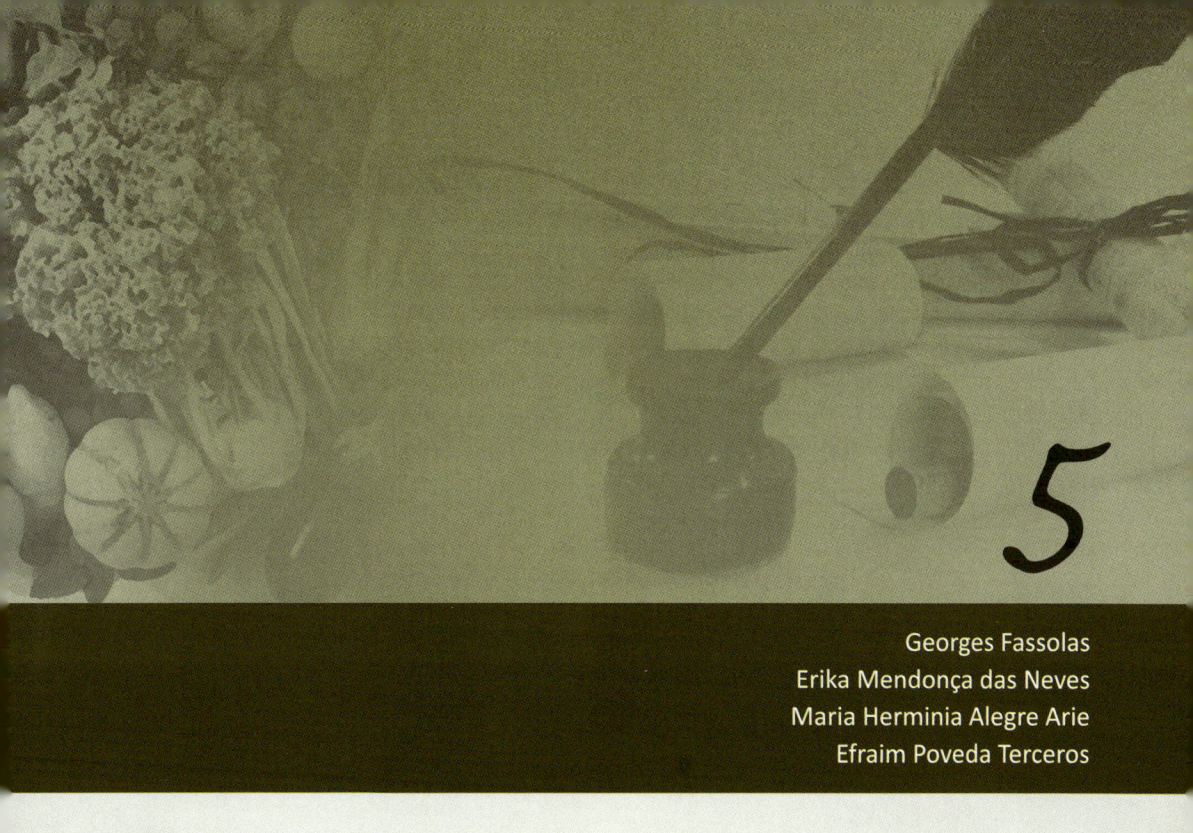

Georges Fassolas
Erika Mendonça das Neves
Maria Herminia Alegre Arie
Efraim Poveda Terceros

Digestão dos Alimentos

O tubo digestivo fornece ao organismo um suprimento contínuo de água, eletrólitos e nutrientes. Para desempenhar essa função, é necessário:
1. movimento do alimento ao longo do tubo digestivo;
2. secreção de sucos digestivos e digestão do alimento;
3. absorção dos produtos digestivos, da água e dos vários eletrólitos;
4. circulação do sangue pelos órgãos gastrointestinais para transportar as substâncias absorvidas; e
5. controle dessas funções pelo sistema nervoso e sistema endócrino (Guyton e Hall, 1997).

Para efeitos práticos no processo de digestão, os alimentos, tanto de origem animal como vegetal, são dissolvidos e reduzidos a seus elementos básicos e, assim, apropriados pelo sistema. Um exemplo dessa lei conferida pela descoberta de Liebig da analogia entre compostos vegetais e os formados no animal parece ter sido demasiado rigoroso para ser aplicado na prática. Ele foi racional ao concluir, a partir de tal fato, que, embora os animais carnívoros obtenham os elementos essenciais de seus organismos de herbívoros, dos quais predados, este último não se converteu, como anteriormente se supunha, os legumes em que eles se alimentavam em seus elementos finais antes da sua transformação para os ele-

Aristóteles

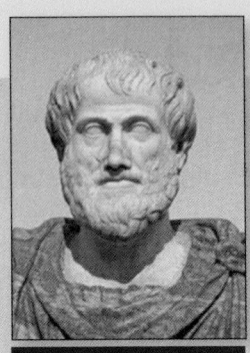

(384 a.C.-322 a.C.)

Aristóteles foi um filósofo grego, discípulo de Platão. Seus ensinamentos cobriram muitas áreas de conhecimento, como física, metafísica, poesia, teatro, música, lógica, retórica, política, ética, biologia e zoologia. Com Platão e Sócrates (mestre de Platão), Aristóteles é um dos mais importantes fundadores da fisiologia ocidental. Nas ciências físicas, seus pontos de vista moldaram profundamente a educação medieval, e sua influência se estendeu até a renascença. Nas ciências biológicas, algumas de suas observações foram confirmadas como corretas somente no século XIX. O aristotelismo influenciou no pensamento filosófico e teológico das tradições islâmicas e judaicas na idade média e continuou a influenciar na teologia cristã, especialmente na teologia ortodoxa do oriente e na tradição escolástica da igreja católica.

Retirado de <http://en.wikipedia.org/ki/Aristotle>

---

mentos próximos de seus próprios corpos, mas por uma simples solução análoga à efetuada na digestão dos carnívoros.

Uma das principais questões no estudo da nutrição é a digestão dos alimentos. O homem primitivo tinha pouco conhecimento sobre digestão. Foi somente na era científica que o homem começou a ponderar porque a digestão era necessária e o porquê do trato gastrointestinal e dos sucos digestivos. A história da digestão começa na Antiguidade (4000 a.C.-476 d.C.), na Grécia antiga, com os filósofos pré-socráticos. Sem bases científicas, mas orientados em observações, raciocínio, conhecimento da anatomia animal e mentes abertas para imaginação e especulação, os filósofos gregos conseguiram os conceitos mais primitivos sobre o processo da digestão. O calor, eles diziam, seria o fator universal com muitas funções vitais e associado à trituração, um processo de esmagamento e polimento, responsável pela digestão gástrica. Poucos séculos depois, seguidores de Hipócrates (460-370 a.C.) conceberam a digestão gástrica como um processo simples de cozimento e a fonte do calor do corpo. Aristóteles (384-322 a.C.), renomado filósofo e fisiologista grego, argumentou que a saliva lubrificava, a mastigação misturava, o estômago cozinhava e desnatava a comida ingerida, e o intestino absorvia o produto resultante. Erasistratus (304-250 a.C.), proeminente médico e fisiologista grego, observou contrações estomacais e concluiu que a digestão era um processo mecânico e não um processo de cozimento.

Finalmente, Claudius Galeno (130-200 d.C.), médico grego, fisiologista e dissecador de animais, que praticou em Roma, previu a fórmula que foi acatada por 1.500 anos, afirmando que o cozido formado no estômago pelo alimento ingerido era transportado para o intestino, onde o suco esplênico facilitava a absorção da mistura pelas veias (uma parte

Paracelso, pseudônimo de Philippus Aureolus Theophrastus Bombastus von Hohenheim

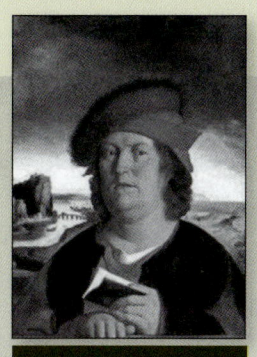

(1493-1541)

Famoso médico, alquimista, físico e astrólogo suíço, cujo pseudônimo significa "superior a Celso (médico romano)", foi, dentre todas as figuras erráticas do renascimento, pontada pela agitação da sua vida e pela incoerência das suas opiniões e doutrinas. No estudo da sua biografia, fatos têm sido gradualmente separados da fantasia, mas nenhum acordo foi alcançado quanto à natureza e sentido de seu ensino. Ele é considerado por muitos como um reformador do medicamento. Outros elogiam suas realizações em Química e como fundador da Bioquímica. Aparece entre cientistas e reformadores, como Andreas Vesalius, Copérnico e o saxônico Georgius Agrícola (1494-1555), o pai da Geologia, e, portanto, é visto como um moderno. Por outro lado, sempre teve uma aura mística, e até mesmo obscura. Durante séculos o seu trabalho tem sido criticado como não científico, fantástico e na fronteira com a demência, e muitas de suas obras são puramente religiosas, sociais e éticas de caráter.

Retirado de <http://pt.wikipedia.org/wiki/Paracelso>

não absorvida seria excretada). Ela era então transportada pelas veias para o fígado, convertido em sangue nutritivo e distribuída para todo o corpo. Galeno considerava o calor do estômago o agente dissolvente e responsável pelo primeiro estágio da digestão, e essa teoria prevaleceria até a Renascença (final do século XIII a meados do século XVII). A idade média (476 d.C.-1453) foi uma época árida, os cientistas, satisfeitos com os pontos de vista de Aristóteles e Galeno, pouco contribuíram para a história da digestão, e ideias novas começaram a aparecer com a Renascença, época menos obstruída pela teologia. No século XVII, já idade moderna (1453-1789), o feudalismo deu lugar a novos modos de produção de alimentos, ocorrendo grande entusiasmo pelos trabalhos científicos. Cientistas foram libertados do autoritarismo religioso, e instituições eram fundadas (sociedades científicas como a "Royal Society") para encorajar e promover a ciência e experiências laboratoriais, e os conhecimentos em mecânica, química e física floresceram. Foi nesse cenário que viveu Phillipus Aureolus Theophrastus Bombastus von Hohenheim (1493-1541), o Paracelso, importante inovador suíço interessado em alquimia e com papel importante em destruir a influência de Aristóteles e Galeno na medicina e na ciência. Ele afirmava que o ácido em água mineral ajudava a digestão, mencionando que o ácido atuava no estômago e preparou o caminho para van Helmont, que cem anos mais tarde descobriria que o ácido auxiliava a digestão no estômago. Seus vastos conhecimentos de alquimia e química forneceram ferramentas importantes para os conhecimentos da digestão. Acreditava que havia diferenças nos gêneros alimentícios e que cada criatura teria sua própria alimentação com variações essenciais na digestibilidade ("avestruz consome ferro; cachorro, osso; pássaros pretos, aranhas; cegonha, cobras peçonhentas, e o pavão, lagartos").

Jean Baptista van Helmont

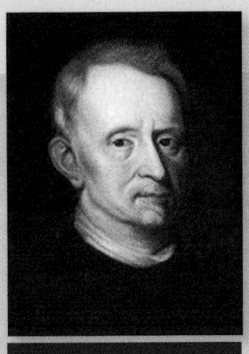

(1580-1644)

O belga van Helmont, médico, químico e fisiologista, defensor da abiogênese (Geração Espontânea) e da hipótese de Aristóteles – afirmava a existência de um "princípio ativo" (capacidade de originar seres vivos) – acreditava que conseguiria "fazer" um ser vivo por meio da matéria bruta. Seu famoso livro de receitas ensinava como se obter seres vivos a partir do "princípio ativo". Uma receita dizia que se deve misturar uma roupa suja de mulher com germe de trigo e esperar vinte e um dias para obter ratos, sendo verdade que os ratos são atraídos pela mistura. Van Helmont foi o fundador da escola médica iatroquímica, baseada no estudo do funcionamento do nosso organismo relacionando-o com as reações químicas.

Jean Baptiste van Helmont (1572-1644), nascido em Bruxelas, foi médico, filósofo e químico que procurava a verdade por meio da observação, de experiências e da química; estava familiarizado com os ácidos, e foi o primeiro a reconhecer a acidez gástrica. Escrevendo em belga no início dos anos 1600, achou que o conceito galênico da digestão gástrica pelo calor corporal era inaceitável, em parte devido às habilidades digestivas de peixes com sangue frio. Havia descoberto a importância da acidez gástrica na digestão, que era atribuída ao calor e à trituração, mas argumentou que a digestão gástrica não era atribuível à acidez como tal, pois nem vinagre nem suco de limão digerem o alimento, atribuindo a digestão à "acidez vital" específica. Van Helmont deu seu conceito químico de digestão como uma identidade vital afirmando que o ácido no estômago não é agente vital em si, mas torna possível essa ação, sendo a digestão gástrica não um cozimento ou desnatação, mas fermentação. Descreveu a digestão em seis passagens interligadas, cada etapa com um fermento específico. Um fermento no estômago, que não era o ácido hidroclorídrico, converteria a comida ingerida em um quimo ácido; um fermento neutralizante no intestino transformava o quimo em um quimo alcalino para a absorção pelas veias e transporte para o fígado (um fermento transformaria uma parte não absorvida em fezes para a evacuação); um fermento converteria o quimo em sangue (um subproduto líquido seria excretado pelos rins) que, via veia cava, seria levado ao coração. Com a ajuda de um fermento, o sangue no lado esquerdo do coração adquiria um "espírito vital" e distribuiria esse sangue vitalizado para cada parte do corpo. Finalmente, cada órgão receptor, com seu fermento específico, sintetizaria seu próprio produto. A escola iatroquímica, na qual foi criado Van Helmont, explicava todas as funções do corpo como sendo determinadas por reações químicas sem interferência de qualquer força espiritual ou mística. A digestão gástrica era considerada fermentação química com a saliva desempenhando papel inicial importante. A doutrina vitalista de Van Helmont da digestão ácida foi substituída pela teoria da liquefação resultante da agitação: o raciocínio era de que uma substância química no estômago capaz de converter alimentos sólidos, sobretudo carne, em um fluido dissolveria também a parede carnosa do estômago.

DIGESTÃO DOS ALIMENTOS

O esquema de Helmont foi favorecido pelos trabalhos de Franciscus de Le Boë Sylvius (1614-1672), professor de medicina em Leyden, defensor da química em medicina. Sylvius diferiu de Helmont na teoria da preparação para a absorção do quimo ácido pelos vasos quilíferos do intestino. Insistia que o processo dependeria da bile e secreções pancreáticas e não de fermentos neutralizantes do intestino. A introdução de uma função para os vasos quilíferos foi uma importante contribuição ao esquema de Helmont. Apesar dos pontos de vista de Helmont e Sylvius, o fisiologista Giovanni Borelli (1608-1679) declarava que a digestão no estômago era uma operação de esmagamento e trituração, e chegou à conclusão de que o estômago podia exercer uma força compressiva de 400.000 libras.

Regnier de Graaf, discípulo de Sylvius, então com 22 anos, fez importante contribuição ao esquema de van Velmont, em 1664, ao coletar e provar o gosto do suco pancreático, em 1664. De Graaf inseriu a pena de um pato selvagem no ducto pancreático, e a adaptou a uma garrafa coletora fixada no corpo do animal, e no suco pancreático coletado observou sabor ácido. Por mais de duzentos anos, o método de Graaf permaneceu esquecido até que Claude Bernard, no século XIX, o reconfirmou.

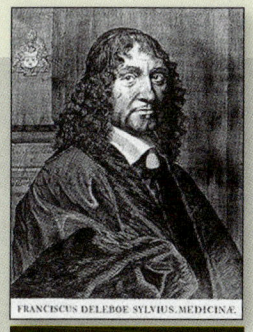

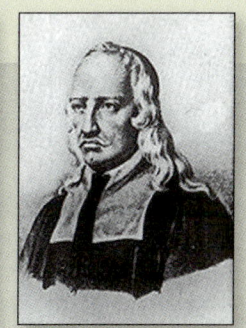

Franciscus Sylvius e Giovanni Alfonso Borelli

(1614-1672)   (1608-1679)

Franciscus Sylvius, nascido Franz de le Boë foi um médico, químico, fisiologista holandês. Foi um dos primeiros defensores dos trabalhos e teorias de René Descartes (1596-1650), o filósofo e matemático francês nomeado pai da moderna filosofia e também responsável pelo sistema das coordenadas cartesianas, van Helmont, o belga que descreveu a digestão, e William Harvey (1578-1657), o médico inglês que primeiro descreveu a circulação sistêmica. Foi um dos primeiros a defender a circulação sistêmica na Holanda. Sylvius é mais conhecido por seus trabalhos anatômicos no cérebro, tendo descrito o aqueduto cerebral ou aqueduto de Sylvius. Giovanni Borelli foi um médico, fisiologista e matemático italiano que muito contribuiu para os modernos princípios das investigações científicas; contribuições mais importantes foram a respeito da biomecânica, sendo o primeiro a reconhecer que o músculo não exerce movimento vital a não ser a contração, e foi o primeiro a negar a influência corpuscular nos movimentos musculares. É conhecido como o pai da biomecânica.

Retirado de <http://en.wikipedia.org/wiki/Franciscus_sylvius> e de <http://en.wikipedia.org/wiki/Giovanni_Borelli>

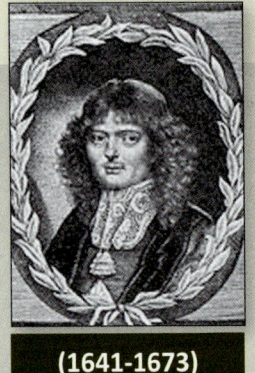

Regnier de Graaf

(1641-1673)

Graaf foi médico e anatomista holandês que fez importantes descobertas na biologia digestiva e reprodutiva. Discípulo de Sylvius, sua tese de doutorado foi sobre o pâncreas, com posição única na história da reprodução. Suas contribuições incluem as descrições dos túbulos testiculares, dos ductos deferentes, do corpo lúteo das tubas de Falópio e a hidrossalpinge. De Graaf pode ter sido o primeiro a entender a função reprodutiva das tubas uterinas ao descrever a hidrossalpinge, ligando-a à esterilidade feminina. Seu legado foi o epônimo folículo de Graaf, que ele próprio assinalou que não foi o primeiro a apresentar, mas fez a descrição do seu desenvolvimento. Da observação de gestações em coelhas, ele concluiu que o folículo continha o oócito, embora ele nunca o tenha observado. O estágio maduro do folículo é denominado folículo de Graaf.

Retirado de <http://en.wikipedia.org/wiki/Regnier_Graaf>

René Antoine Ferchault de Réaumur

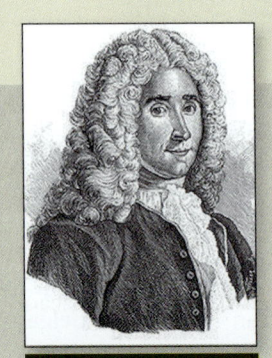

(1683-1757)

Cientista francês que fez importantes contribuições, sobretudo no estudo dos insetos. Iniciou seus trabalhos científicos, em 1708, resolvendo problemas gerais da geometria, e terminou em 1756 com estudos sobre a forma dos ninhos de pássaros. Descreveu rios auríferos, minas de turquesas, florestas e sítios arqueológicos na França, e inventou o termômetro de escala (termômetro de Réaumur). Descobriu um método de conservar o ferro, ainda hoje utilizado, e investigou as diferenças entre o ferro e o aço; Réaumur escreveu muito sobre ciências naturais: descreveu o sistema locomotor das *Equinodermatas*; demonstrou a veracidade de que crustáceos repõem seus membros perdidos; escreveu sobre a possibilidade de que aranhas pudessem ser utilizadas para produzir seda; estudou a relação entre o crescimento dos insetos e a temperatura, a taxa de crescimento de populações de insetos notando que deveria haver uma parada natural, visto que números nunca eram atingidos. Estudou métodos para preservar aves e ovos; elaborou um sistema de incubação artificial; fez importantes observações sobre a digestão em pássaros; sobre a aparência, hábitos e localização de todos os insetos conhecidos. Entre outros trabalhos importantes, demonstrou que os corais são animais e não vegetais. Por sua dedicação e escrúpulos, era chamado por seus contemporâneos de Plínio do século XVIII.

Retirado de http://en.wikipedia.orgRen%A9_Antoine_Ferchault_R%C3A9aumur

DIGESTÃO DOS ALIMENTOS

Lazzaro Spallanzani

Spallanzani foi um padre católico, biólogo e fisiologista que fez importantes contribuições para a ciência. Estudando sobre a geração espontânea e vida celular, demonstrou que os micróbios movem pelo ar e podem ser mortos pela fervura. Essas experiências destruíram a teoria da "força vital" e pavimentaram os trabalhos de Louis Pasteur. Fez importantes contribuições no estudo do processo da digestão. Ele também estudou a reprodução de mamíferos, demonstrando a necessidade tanto do óvulo quanto do espermatozoide. Foi o primeiro a realizar a fertilização *in vitro*, em sapos e a inseminação artificial em cadelas. No entanto, seu trabalho mais importante foi sobre a navegação dos morcegos na mais completa escuridão, tendo ele concluído que esses animais utilizam sons e ouvidos para se locomoverem.

Retirado de <http://en.wikipedia.org/wiki/Lazzaro_Spallanzani>

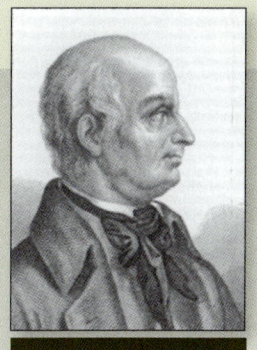

(1729-1799)

No início do século XVIII, haviam muitas teorias sobre o mecanismo da digestão gástrica. Foi nessa época que o entomologista francês René Antoine de Réaumur (1683-1757), em uma série de experiências originais, conseguiu colher e provar o suco gástrico. Ele alimentou, com uma variedade de alimentos em tubos perfurados, um falcão domesticado, que tinha o raro talento de regurgitar substâncias não digeríveis. No vômito, Réaumur notou a ausência de putrefação e a ação solvente do suco gástrico evidente nas soluções de carne e osso e moderada ação sobre vegetais e grãos; alimentando o falcão com esponjas envoltas, conseguiu coletar suco gástrico puro, cujo sabor ele notou salgado e ácido. Réaumur descobriu que o alimento era amolecido, mas não dissolvido. Nessas experiências, demonstrou que a digestão não era fermentação, putrefação ou trituração, mas uma ação solvente do suco gástrico.

Em 1780, Lazzaro Spallanzani (1729-1799), um cientista italiano, alimentou andorinhas com comida envolta em tubos perfurados que ele recuperava *"per anum"*, e observou que a comida estava em solução quando pré-mastigada; notou a ausência de putrefação e a impureza em comida pútrida. Spallanzani demonstrou que a mistura do alimento com o suco gástrico rapidamente se dissolvia quando mantido à temperatura corporal (erro de Réaumur) e que a taxa da solução era proporcional ao volume de fluido gástrico em torno de uma dada quantidade de comida.

John Young, em 1803, jovem estudante norte-americano que morreu aos 21 anos de tuberculose, em sua tese de doutoramento, descreveu que o conteúdo gástrico regurgitado não sofria fermentação acética como se acreditava, e também demonstrou que alimentos vegetais submetidos à digestão gástrica em animais poderiam sofrer digestão em animais carnívoros e alimentos animais poderiam ser digeridos por animais herbívoros. No início dos anos 1800, a digestão da carne por secreções gástricas e a conversão do amido em

William Prout

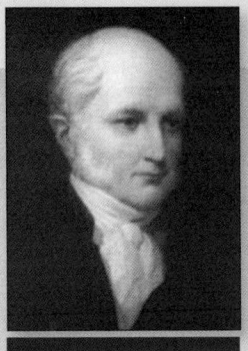

(1785-1850)

Prout foi um médico, químico e teólogo inglês mais lembrado hoje pela hipótese de Prout. Passou sua vida profissional como médico praticante em Londres, mas também ocupou-se com pesquisas em química. Era um trabalhador ativo em química biológica e realizou muitas análises das secreções de organismos vivos, que acreditava fossem produzidas pelo colapso dos tecidos corporais. Em 1823, descobriu que o suco gástrico contém ácido clorídrico, que pode ser separado do suco gástrico por destilação. Em 1827, propôs a classificação das substâncias nos alimentos em açúcares e amidos, corpos oleosos e albúmen, que mais tarde se tornariam conhecidas como carboidratos, gorduras e proteínas. Prout hoje é mais conhecido pela Hipótese de Prout, aventada em 1815, segundo a qual os átomos de todos os elementos eram formados por átomos de hidrogênio.

Retirado de <pt.wikipedia.org/wiki/William_Prout>

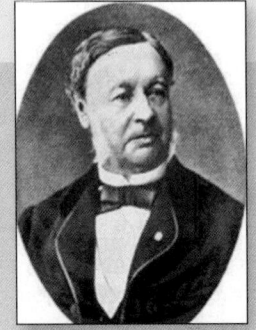

Theodor Schwann

(1810-1882)

Schwann foi astrônomo, professor de matemática e ator muito bem-sucedido, polonês, co-fundador e melhor amigo de Matthias Schleiden, da teoria celular e neonuclear. Schwann estudou medicina em Berlim, onde teve como professor Johannes Peter Müller. Aí, descobriu e preparou a primeira enzima de um tecido animal: a pepsina (uma das enzimas digestivas). Em 1838, Schwann tornou-se professor na Universidade de Lovaina, na Bélgica, e na de Liège, dez anos depois. Estudou a fermentação do açúcar e do amido, as propriedades e o funcionamento dos músculos e das células nervosas. O estudo destas últimas levou-o à descoberta das chamadas células de Schwann. Foi também o criador do termo "metabolismo" para designar os processos químicos de um organismo biológico. Além disso, foi responsável por importantes contribuições na área da embriologia, ciência que praticamente fundou, ao estudar o desenvolvimento da primeira célula resultante da fecundação – o ovo – até a formação de um organismo completo.

Retirado de <http://en.wikipedia.org/wiki/theodorschwann>

DIGESTÃO DOS ALIMENTOS

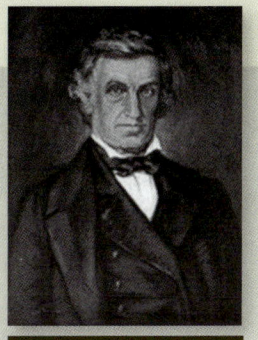

William Beaumont

Cirurgião militar norte-americano, Beaumont ficou conhecido como o "pai da fisiologia gástrica" após suas pesquisas sobre a digestão humana que realizou na fístula gástrica do baleado Alexis St. Martin.

Retirado de <http://en.wikipedia.org/wiki/William_Beaumont>Retirado de <http://en.wikipedia.org/wiki/theodorschwann>

(1785-1853)

açúcares por extratos de plantas e pela saliva já eram conhecidas. No entanto, a verdadeira causa da digestão e da reação do suco gástrico dependeram dos avanços químicos que se tornaram disponíveis para os pesquisadores somente a partir do século XIX, já na era atual, a idade contemporânea (1789 até hoje). Foi assim que, em 1824, William Prout (1785-1850), químico e fisiologista inglês, provou que a acidez do suco gástrico era causada pelo ácido hidroclorídrico. Prout também suspeitava da existência de elementos nas secreções gástricas que causavam a quebra dos alimentos.

As suspeitas de Prout sobre a existência de elementos nas secreções gástricas que causavam a quebra dos alimentos foram confirmadas pelo médico alemão Theodor Schwann (1810-1882), que em extratos da parede gástrica demonstrou que um fator, outro que não o ácido clorídrico, estava operando na digestão. Dois anos mais tarde, em 1836, Schwann isolou o princípio ativo que ele denominou pepsina.

Em 1833, o cirurgião militar americano William Beaumont publicou seu trabalho "*Experiments and observations on the gastric juice*", relatando que cuidou, durante quase 10 anos, de um jovem baleado acidentalmente no estômago cuja ferida deixou uma fístula permanente, por meio da qual podia se colher ou introduzir amostras. Durante esse período, Beaumont observou que o suco gástrico, secretado apenas em resposta à alimentação, sempre continha ácido clorídrico, e que os alimentos gordurosos eram digeridos lentamente, mas que a digestão era acelerada fracionando-os em formas diminutas. Naquela época, acreditava-se que estômago era o principal local da digestão.

No entanto, em 1856, em seu "*Mémoire sur le pancréas*", Claude Bernard descreve que as secreções pancreáticas no intestino delgado, juntamente com o efeito emulsificante da bile, eram mais importantes para a absorção da gordura após sua digestão em glicerol e ácidos graxos livres. Essa observação fez com que a digestão puramente gástrica parecesse menos importante. Por essa época, acreditava-se que as proteínas ingeridas eram absorvidas praticamente intactas e então ligeiramente modificadas, se necessário, para, por exemplo, converter fibrina em albumina.

Claude Bernard

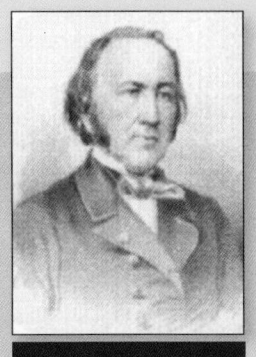

(1813-1878)

Considerado o pai da moderna fisiologia experimental, o médico e fisiologista francês Claude Bernard, que sempre teve como objetivo estabelecer o uso do método científico na medicina, descartou muitos conceitos equivocados anteriores, não considerando qualquer conceito como verdadeiro até que fosse provado por meio de experiências. Ao contrário da maioria de seus contemporâneos, insistiu que todas as criaturas vivas estavam vinculadas às mesmas leis que a matéria inanimada. O primeiro trabalho importante de Claude Bernard foi sobre as funções do pâncreas, cujo suco ele provou ser de grande importância no processo da digestão. A segunda investigação, talvez a mais célebre, foi sobre a função glicogênica do fígado, que o levou a concluir que o fígado, além de secretar bile, é sede de uma secreção interna, sintetizando açúcar a partir de elementos do sangue que passam através dele; essa conclusão teve aplicação no conhecimento das causas do diabetes melito. A terceira pesquisa resultou na descoberta do sistema vasomotor, pois, por volta de 1851, ao examinar os efeitos produzidos na temperatura de várias partes do corpo pela secção dos nervos, observou que a secção do simpático cervical causava aumento da circulação e da pulsação das artérias em certas partes da cabeça; alguns meses depois, ele verificou que a excitação elétrica na porção superior ao nervo seccionado mostrava efeito contrário. Desse modo, ele estabeleceu a existência de nervos vasomotores, tanto dilatadores como constritores. No entanto, o nome de Claude Bernard está fundamentalmente associado ao conceito de meio interno. Escreveu: "La fixité du milieu intérieur est la condition d'une libre et indépendante" ("A constância do meio interno é a condição para uma vida livre e independente"). Esse ainda é o princípio subjacente da homeostase hoje.

Retirado de <http://en.wikipedia.org/wiki/Claude_Bernard>

A história da digestão poderia ser dada como encerrada quando, em 1929, estudando a fisiologia da digestão, o bioquímico americano John Howard Northrop (1891-1987) isolou, cristalizou e caracterizou a estrutura da pepsina, enzima gástrica secretada pela parede do estômago, que na presença do ácido clorídrico converte proteínas em derivados mais solúveis; no entanto, o próprio Northrop demonstrou que o pâncreas secretava uma outra substância, a tripsina que ainda clivava as peptonas, os produtos das proteínas tratados pela pepsina, para produzir materiais que não eram coaguláveis, difusíveis em pergaminhos e incluíam as substâncias químicas tirosina e leucina (Northrop, 1929; Singer, 1950; Florkin, 1957; Texter Jr., 1975; Bono, 1984; Bloch, 1986; Bloch, 1987; Sródka, 2000; Fruton, 1947; Carpenter, 2003a; Carpenter, 2003b; Rosenfeld, 2003a; Rosenfeld, 2003b; Wong e Jenkins, 2007).

John Howard Northrop

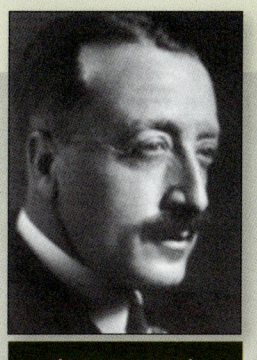

(1891-1987)

Bioquímico norte-americano que dividiu o Prêmio Nobel de Química de 1956 por seus trabalhos no isolamento, cristalização e estudo de enzimas, proteínas e vírus. Em 1929, isolou, cristalizou e determinou a estrutura da pepsina. Em 1938, foi o primeiro a isolar e cristalizar um bacteriófago (um vírus pequeno que ataca bactérias), e determinou que este era uma nucleoproteína. Northrop também isolou o pepsinogênio (precursor da pepsina), a tipsina, a quimiotripsina e a carboxipeptidase.

Retirado de <http://en.wikipedia.org/wili/John_Howard_Northrop>

Leituras recomendadas

1. Bloch H. Paracelsus: resolute renaissance pioneer. South Med J. 1986;79(12):1564-6.
2. Bloch H. Man´s curiosity about food digestion: an historical overview. J Nat Med Assoc. 1987;79(11):1223-7.
3. de Bono D. Spring Books: Cardiological salad bowl. Br Med J (Clin Res Ed). 1984;288(6423):1066.
4. Carpenter KJ. A short history of nutritional science: part 1 (1785-1885). J Nutr. 2003;133(3):638-45.
5. Carpenter KJ. A short history of nutritional science: part 2(1885-1912). J Nutr. 2003;133(4):975-84.
6. Florkin M. [Discovery of pepsin by Theodor Schwann]. Rev Med Liege. 1957;12(5):139-44.
7. Fruton JS. The isolation of pure amino acids. Yale J Biol Med. 1947;19(6):999-1012.
8. Guyton AC, Hall JE. Princípios gerais de função gastrintestinal – motilidade, controle nervoso e circulação sanguínea. In: Guyton AC, Hall JE. Tratado de Fisiologia Médica. Rio de Janeiro: Guanabara Koogan, 1997. p.715-23.
9. Northrop JH. Crystalline Pepsin. Science. 1929;69(1796):580.
10. Rosenfeld L. Justus Liebig and animal chemistry. Clin Chem. 2003;49(10):1696-707.
11. Rosenfeld L. William Prout: early 19th century physician-chemist. Clin Chem. 2003;49(4):699-705.
12. Singer F. The problem of retention in full lower prosthesis. Riv Ital Stomatol. 1950;5(11):1489-504.
13. Sródka A. The short history of gastroenterology. J Physiol Pharmacol. 2003;54 Suppl 3:9-21.
14. Texter JH Jr. Misfortune to fame. The story of William Beaumont, M.D. and his famous patient Alexis St. Martin. Va Med Mon. 1975;102(10):821-6.
15. Wong JMW, Jenkins DA. Carbohydrate digestibility and metabolic effects. J Nutr. 2007;137(11):2539S-2546S.

6

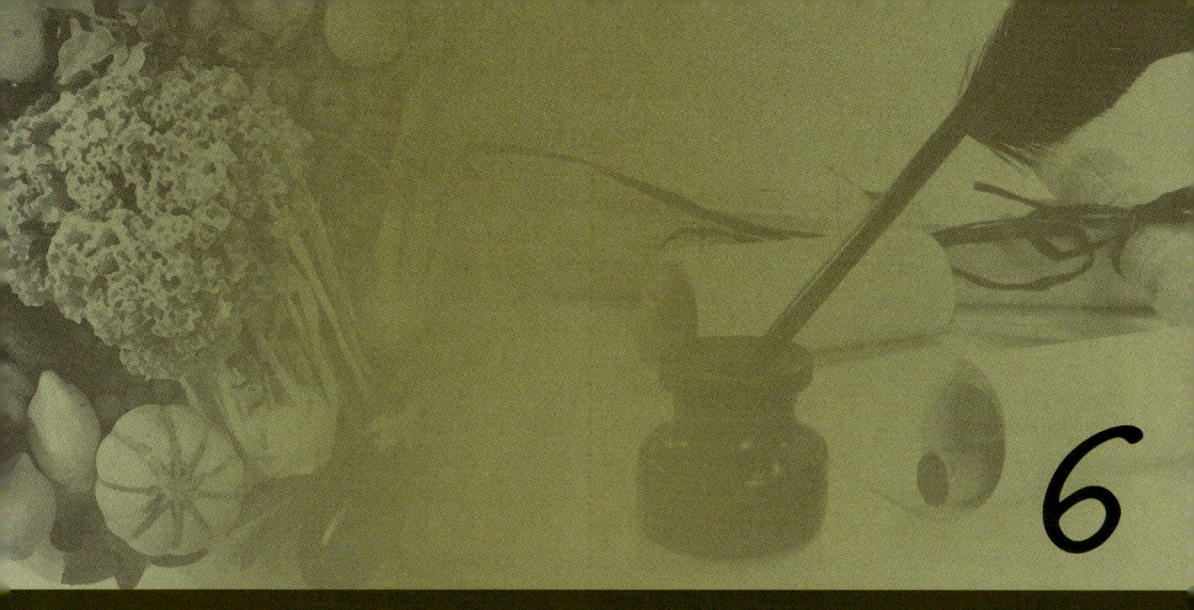

Vicente Renato Bagnoli
Ricardo Shinji Arie
José Maria Soares Júnior
Jucilene Salles da Paixão Silva

Energia e os Alimentos

De onde vem a energia responsável pela força que move o ser humano? Desde os tempos dos antigos filósofos gregos, sabe-se que os alimentos são o combustível para produção de calor e, na ausência de ingestão de alimentos, os depósitos de energia do corpo podem manter a vida, mas se extinguem em torno de 60 dias, ocasionando a morte. Os filósofos gregos da escola de Pitágoras (570 a.C.-495 a.C.) imaginaram o universo formado por quatro elementos: terra, ar, fogo e água, com quatro qualidades, opostas aos pares: quente e frio, seco e úmido. Essa estrutura quaternária universal transposta para o campo da biologia deu origem à concepção dos quatro humores. O conceito de humor (*khymós*, em grego), na escola do pai da medicina Hipócrates (460-377 a.C.), era de uma substância existente no organismo, necessária à manutenção da vida e da saúde. A princípio, falava-se em número indeterminado de humores, mas posteriormente verificou-se a tendência de simplificação, reduzindo-se o número de humores para quatro. No livro "Das Doenças", os humores eram o sangue, a fleuma, a bile amarela e a água. Na evolução dos conceitos, a água, que já figurava como um dos componentes do universo, foi substituída pela bile negra. Admite-se que a crença na existência de uma bile negra tenha sido fruto da observação clínica nos casos de hematêmese, melena e hemoglobinúria. No tratado "Da natureza do homem", um dos mais tardios da coleção hipocrática, atribuída a Polybus (c400 a.C.),

Pitágoras de Samos

A biografia do "pai da filosofia", o matemático grego Pitágoras, está envolta em lendas. Diz-se que o nome significa "altar da Pítia", sacerdotisa do templo de Apolo, ou "o que foi anunciado pela Pítia", pois sua mãe, ao consultar a pitonisa, soube que a criança seria um ser excepcional. Pitágoras foi o fundador de uma escola de pensamento grega denominada, em sua homenagem, pitagórica. Teve como sua principal mestra a filósofa e matemática Temstocleia.

Retirado de <pt.wikipedia.org/wiki/Pitágoras_de_Samos

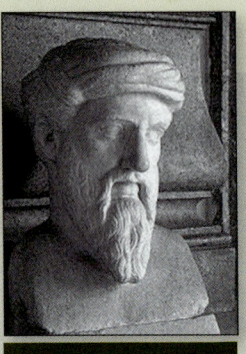

(570 a.C.-495 a.C.)

genro de Hipócrates, a bile negra é incorporada como um dos quatro humores essenciais ao organismo. Segundo a doutrina dos quatro humores, o sangue é armazenado no fígado e levado ao coração, onde se aquece, sendo considerado quente e úmido; a fleuma, que compreende todas as secreções mucosas, provém do cérebro e é fria e úmida por natureza; a bile amarela é secretada pelo fígado e é quente e seca, enquanto a bile negra é produzida no baço e no estômago e é de natureza fria e seca. A doutrina dos quatro humores encaixava-se perfeitamente na concepção filosófica da estrutura do universo. Estabeleceu-se uma correspondência entre os quatro humores com os quatro elementos (terra, ar, fogo e água), com as quatro qualidades (frio, quente, seco e úmido) e com as quatro estações do ano (inverno, primavera, verão e outono). O estado de saúde dependeria da exata proporção e da perfeita mistura dos quatro humores, que poderiam alterar-se por ação de causas externas ou internas. O excesso ou deficiência de qualquer dos humores, assim como o seu isolamento ou mistura inadequada, causariam as doenças com os seus sintomas. Segundo a concepção hipocrática da patologia humoral, quando uma pessoa se encontra enferma, há uma tendência natural para a cura; a natureza (*Physis*) encontra meios de corrigir a desarmonia dos humores (discrasia), restaurando o estado anterior de harmonia (eucrasia). Esse processo se realiza em três etapas nas doenças agudas: apepsia, pepsia (cocção) e crisis. A crisis tem tendência a ocorrer em dias certos, o que levou Hipócrates a estudar os dias críticos de várias enfermidades. A recuperação do enfermo acompanha-se da eliminação do humor excedente ou alterado. O médico pode auxiliar as forças curativas da Natureza, retirando do corpo o humor em excesso ou defeituoso, a fim de restaurar o equilíbrio. Com essa finalidade, surgiram os quatro principais métodos terapêuticos, que perduraram por séculos: sangrias, purgativos, eméticos e clisteres (Giolito, 1999; Shoja e cols., 2008; Rezende, 2009).

O médico e filósofo romano de origem grega Cláudio Galeno (c130-c200 d.C.) revitalizou a doutrina humoral e ressaltou a importância dos quatro temperamentos, conforme o predomínio de um dos quatro humores: sanguíneo, fleumático, colérico (de cholé, bile) melancólico (de *melános*, negro + *cholé*, bile). Colérico, portanto, é aquele que tem mais bile amarela, e melancólico, o que tem mais bile negra. Transfere-se, desse modo, para os

Rudolf Ludwig Karl Virchow

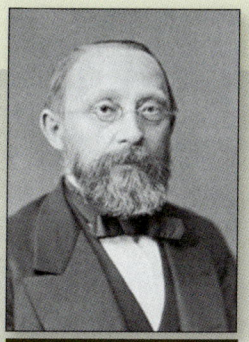

(1821-1902)

Médico e político alemão, Virchow é considerado o pai da patologia moderna e da medicina social, além de antropólogo e político liberal. Filho de açougueiro, graduou-se em 1843 em Medicina, em Berlim, pela Academia Militar da Prússia. Tornou-se professor em 1847. Por participação ativa na Revolução de Março (1848-1849), mudou-se para Würzburg, onde trabalhou como anatomista. Em 1856, Virchow retornou a Berlim para assumir a cátedra de anatomia patológica da Universidade de Berlim. Durante a Guerra Franco-Prussiana, liderou pessoalmente o primeiro hospital móvel para atender os soldados no *front*. Além disso, envolveu-se em atividades sociais, como saneamento básico, arquitetura de construção hospitalar, melhoramento de técnicas de inspeção de carne e higiene escolar. A ele são creditadas várias descobertas significativas. Elucidou o mecanismo do tromboembolismo, cujos fatores são conhecidos até hoje como tríade de Virchow. Foi o primeiro a publicar um trabalho científico sobre leucemia, pelo qual todas as formas de lesão orgânica começam com alterações moleculares ou estruturais das células, afirmando que as doenças eram uma mudança na célula. Foi membro ativo na vida política do II Reich Alemão, opositor ao Chanceler Otto von Bismarck.

Retirado de <en.wikipedia.org/wiki/Rudolf_Virchow>

comportamentos das pessoas, a noção de equilíbrio e harmonia dos humores. As expressões "bom humor", "mau humor", são reminiscências dos conceitos de eucrasia e discrasia. A doutrina da patologia humoral guiou a prática médica por mais de 2.000 anos e só começou a perder terreno com a descoberta da estrutura celular dos seres vivos graças ao desenvolvimento da microscopia. Os órgãos e os tecidos deixaram de ser considerados como massas consistentes resultantes da solidificação dos humores e passaram a ser vistos como aglomerados de células individuais, adaptados à natureza e à função de cada órgão. Coube ao médico alemão Rudolf Karl Virchow (1821-1902), considerado o "pai da moderna patologia", estabeleceu as bases da nova patologia, fundamentada nas alterações celulares causadas pelas doenças. A milenar doutrina da patologia humoral foi substituída pela patologia celular, que representou um marco na evolução da teoria e da prática da medicina.

Ao mesmo tempo, o estudo da embriologia e do processo de divisão celular levou à descoberta das estruturas intracelulares, em especial do núcleo, dos cromossomas, dos genes, e, finalmente, do DNA (ácido desoxirribonucleico), substância primordial de todas as formas de vida, que encerra o código genético, define os caracteres hereditários e assegura a continuidade das espécies. A identificação cristalográfica e química do DNA permitiu identificar sua estrutura helicoidal e pode ser considerada um dos feitos mais notáveis da pesquisa biológica. Na complexidade e diversidade das diferentes formas de vida, uma surpresa: o ressurgimento do número quatro nas quatro bases que integram o DNA – adenina, timina, guanina e citosina. Todos os seres vivos – animais, plantas, bactérias e muitos vírus – são resultados de diferentes sequenciamentos e combinações dessas quatro bases na dupla hélice do DNA, e as quatro bases, por sua vez, são formadas de quatro elementos químicos – carbono, oxigênio, hidrogênio e nitrogênio (Wagner, 1999; Tan e Brown, 2006; Rezende, 2009; Jirsu e Winuwater, 2010).

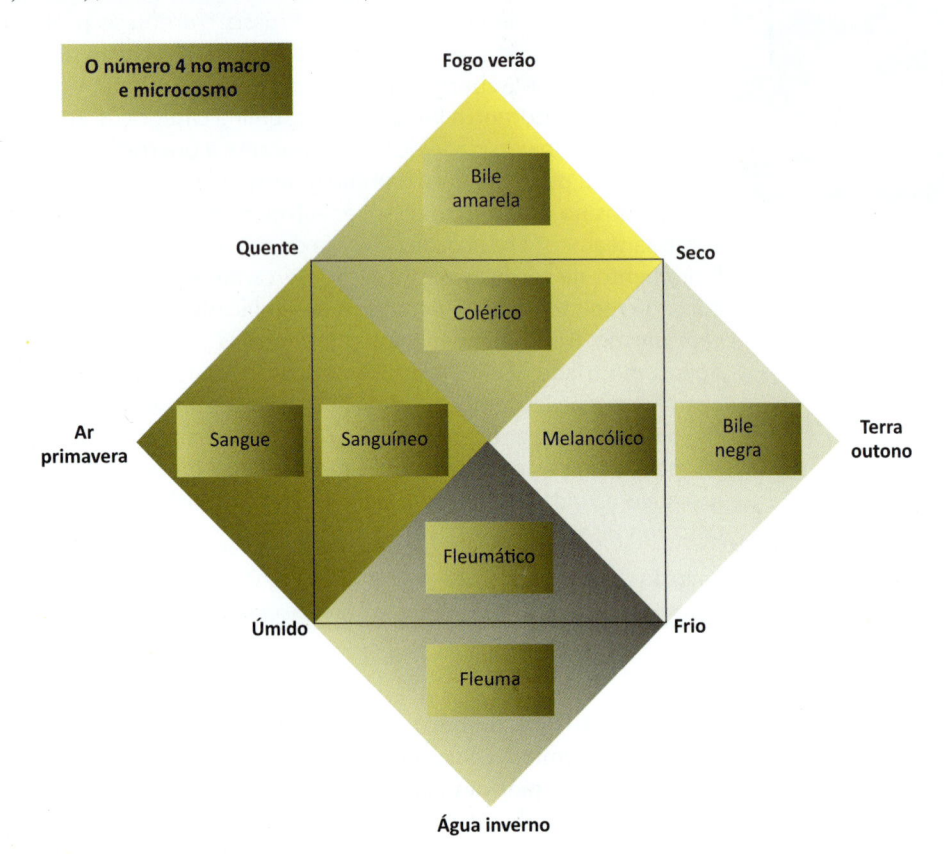

Os quatro elementos e os quatro temperamentos. De Pitágoras a Galeno

Pitágoras idealizou o Universo em quatro elementos (terra, água, fogo e ar). A escola hipocrática desenvolveu a teoria dos quatro humores, e Galeno, os quatro temperamentos.

Retirado de Rezende, 2009.

ENERGIA E OS ALIMENTOS

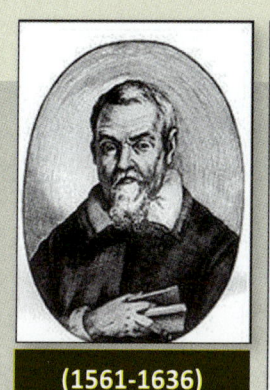

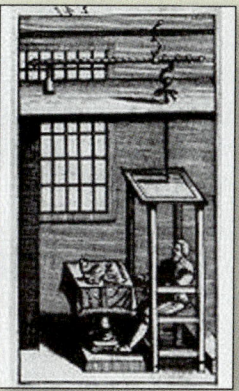

Santorio Santorio e a famosa cadeira-balança

Também conhecido como Santorio Santorii, Sanctorius Santori ou Sanctorius de Pádua foi médico, professor e fisiologista italiano. Professor em Pádua entre 1611 e 1624, onde realizou experiências sobre temperatura, respiração e peso. Estudou o que ele designou como "perspiração insensível". Pioneiro no estudo do metabolismo, inventou o termômetro e o *pulsilogium*, o primeiro aparelho utilizado em medicina. Seu livro "Ars de statica medecina" teve cinco reedições; a última em 1737.

(1561-1636)

Retirado de <pt.wikipedia.org/wiki/Santorio_santorio

    A história do estudo científico da energia em nutrição estende-se por quatro séculos, tendo evoluído da observação de organismos animais inteiros até o estudo de reações metabólicas individuais na bioquímica moderna. As primeiras experiências conduzidas de modo controlado foram realizadas pelo médico e professor italiano Santorio Santorio (1561-1636), que, durante trinta anos, tomou o seu peso e o de todos os alimentos e bebidas que ingeriu, assim como o peso da sua urina e fezes. Ele comparou o peso do que ingeriu com o de suas excreções, verificando que este último era menor e formulou a sua teoria da "perspiração insensível" de modo a explicar essa diferença. Santorio, três anos após ser nomeado professor de medicina teórica na Universidade de Pádua, publicou essa experiência, em 1614, no seu livro "Ars de statica medecina". Ficou famoso pela "cadeira-balança" que construiu para a sua experiência; em uma época que os mecanismos dos processos metabólicos não eram conhecidos e se acreditava que o tecido vivo era animado por uma "força vital", Santorio estava realizando o primeiro estudo científico, apesar da metodologia empírica, sobre o metabolismo e demonstrou o gasto energético ou catabolismo (Eknoyan, 1999; Diamandopoulos e Goudas, 2000).

    Como o alimento pode sustentar a vida é a questão responsável pela origem da teoria do Vitalismo, filosofia que postula a existência de uma força ou impulso vital sem a qual a vida não poderia ser explicada. Tratar-se-ia de uma força específica, distinta da energia estudada pela Física e outras ciências naturais, que atuando sobre a matéria organizada daria como resultado a vida. Essa postura opõe-se às explicações mecanicistas que apresentam a vida como fruto da organização dos sistemas materiais que lhe servem de base. Os vitalistas estabelecem uma fronteira clara entre o mundo vivo e o inerte. A morte, diferentemente da interpretação que lhe é dada pela ciência moderna, não seria efeito da deterioração da organização do sistema, mas resultado da perda do impulso vital e da sua separação do corpo material. Segundo a medicina tradicional ocidental, fundada por Hipócrates (460-370 a.C.), a "força vital" era associada aos quatro elementos (terra, fogo, vento e água). O médico grego Erasístratus (304-250 a.C.) acreditava que a "força vital" era absorvida do ar pelos pulmões. Essa hipótese seria defendida também pelo

Georg Ernst Stahl

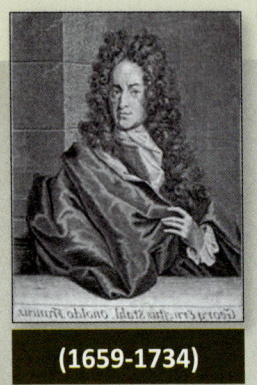

Stahl foi um químico, médico e metalúrgico alemão que no começo do século XVIII elaborou a teoria do flogisto, na qual os corpos combustíveis possuem uma essência chamada flogisto que era liberada para o ar durante a queimada. A teoria foi desmentida no final do século XVIII pelo químico francês Antoine Lavoisier.

Retirado de <pt.wikipedia.org/wiki/Georg_Ernst_Stahl

(1659-1734)

médico greco-romano Galeno de Pérgamo (129-199 d.C.). Com o advento de novas tecnologias, como o microscópio que possibilitou o desenvolvimento da teoria celular e da microbiologia, o papel dos quatro humores na medicina ocidental foi confrontado, e com o melhor conhecimento do processo da manutenção da vida reduzindo a necessidade de explicações em termos da mística "força vital". No século XVI, o matemático e filósofo francês René Descartes (1596-1650) ignorou a questão dizendo que o organismo era apenas uma máquina. Embora as ideias vitalísticas tenham sido comuns na medicina tradicional, tentativas para construir modelos científicos confiáveis iniciaram no século XVII considerando que as substâncias existiam em duas formas radicalmente diferentes, observáveis em relação ao comportamento diante do calor. Essas duas formas eram denominadas orgânicas e inorgânicas. As substâncias inorgânicas podiam ser modificadas pelo calor mas também podiam ser restauradas em sua condição anterior pela remoção do calor. Os compostos orgânicos quando aquecidos transformavam-se em novas formas que não podiam ser restauradas para as formas originais. Argumentava-se que a diferença essencial entre as duas formas de substâncias era a força vital, presente apenas nos compostos orgânicos. Foi somente em torno de 1703 que o médico e químico alemão Georg Ernst Stahl (1659-1734) desenvolveu a teoria do flogisto, segundo a qual os corpos combustíveis possuiriam uma matéria chamada flogisto, liberada ao ar durante os processos de combustão (material orgânico) ou de calcinação (oxidação dos metais). "Flogisto" vem do grego e significa "inflamável", "passado pela chama" ou "queimado". A absorção dos flogistos do ar seria feita pelas plantas. Essa teoria do flogisto foi acatada por boa parte da comunidade científica da época porque apresentava a primeira explicação de fenômenos químicos. Ela explicava vários fenômenos observados, como a perda de massa na combustão de um material (por perda de flogisto), a impossibilidade de um combustível arder sem a presença de ar (porque o ar é necessário para absorver o flogisto libertado), o término de uma combustão, e a morte de um animal pequeno num recipiente fechado, ambos devido à saturação do ar com flogisto. No entanto, vários conceitos "quase-vitalistas" eram ainda empregados por muitos cientistas para explicar muitos problemas da vida, desenvolvimento e pensamento do homem. No início do século XIX, o médico e químico sueco Jöns Jakob Berzelius (1774-1848), um dos precursores da química moderna, ainda que rejeitasse as explicações místicas do vitalismo, arguia que deveria haver uma força dentro da matéria viva para manter suas funções; no entanto, favorecido pelos avanços tecnológicos, o químico alemão Friedrich Wöhler (1800-1882) conseguiu sintetizar a ureia a partir de componentes inorgânicos em 1828, e logo escreveu para Berzelius, seu antigo mestre, que ele "testemunhara uma grande tragédia, a destruição de uma bela hipótese por um fato horrível". A bela hipótese era o vitalismo, e o fato horrível, uma porção de cristais de ureia (Anonymous, 1911; Glatzer-Levy, 1976; Schoeller, 1988; Zarrilli, 1989; Chang, 2002; Tan e Hu, 2004; Hargrove, 2006; Merchant, 2006).

Embora alguns químicos da época tenham sido fascinados pela teoria do flogisto e ela ter perdurado até o final do século XVIII, esta teoria foi contestada desde seu anúncio, porque enquanto na combustão de compostos orgânicos existia perda de massa, o mesmo não acontecia no caso dos metais. Segundo a teoria, os metais deveriam perder flogisto quando expostos ao aquecimento, mas de acordo com os próprios defensores da teoria eles ganhavam peso. Um dos maiores adversários da teoria do flogisto foi o químico francês Antoine Laurent de Lavoisier (1743-1794), "pai da química moderna", um dos cientistas que comprovou o ganho de peso pela combustão dos materiais inorgânicos através das suas experiências (apresentadas em 1772) sobre a calcinação do fósforo e do enxofre), que o levou a refletir sobre o que haveria acontecido com o elusivo flogisto. Tal fato não constituía um problema para Stahl, que considerava o flogisto como uma essência, que não tinha forçosamente de ter massa, e considerava que o flogisto era uma espécie de essência que podia fluir entre materiais. Em 1772, Lavoisier declarou que estava disposto a causar uma revolução na física e na química e levou muitos anos tentando derrubar definitivamente essa teoria, mas somente com a descoberta acidental do oxigênio, feita pelo cientista britânico Joseph Priestley (1733-1804), que o batizou de "ar deflogisticado", em 1774, é que o "pai da nutrição" teve base para enfrentar a teoria do flogisto. Ao contrário de Priestley, percebeu que o "ar desflogisticado" não era uma essência e sim o componente do ar que vinha procurando. Por meio de intensas investigações repetindo os experimentos de Priestley, entre os anos de 1775 a 1780, Lavoisier ficou convencido de que o ar de Priestley era o princípio ativo da atmosfera. Lavoisier mostrou que o ar contém 20 por cento de oxigênio e que a combustão é devida à combinação de uma substância combustível com o oxigênio. Provou também o seu papel na respiração. Em 1789, Lavoisier batizou a substância de oxigênio, nome que vem do grego e significa "formador de ácido", porque ele acreditava que todos os ácidos continham oxigênio, o que mais tarde

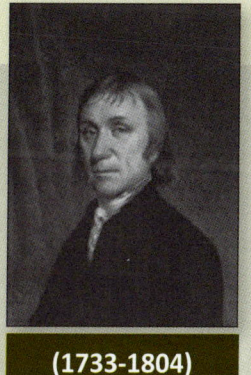

Joseph Priestley

(1733-1804)

Priestley foi teólogo, clérigo dissidente, filósofo natural, educador, teórico e político britânico que publicou mais de 150 obras. A ele normalmente é creditada a descoberta do oxigênio. Durante sua vida, a reputação científica de Priestley baseou-se em seu invento da "água carbonatada", seus escritos sobre a eletricidade, e sua descoberta de vários "ares" (gases), sendo a mais famosa dentre suas descobertas o "ar deflogisticado" (oxigênio). No entanto, sua determinação em defender a teoria do flogisto para rejeitar o que passaria a ser a revolução química eventualmente deixava a descoberta oculta no interior da comunidade científica.

Retirado de <pt.wikipedia.org/wiki/Joseph_Priestley

provou-se não ser verdade (Chang, 2002; Severinghaus, 2003; Tan e Hu, 2004; Sternbach e Varon, 2005; Guy, 2006; Fara, 2010).

Até a chamada Revolução química iniciada na França, em meados do século XVIII, a Ciência ainda estava em sua infância. Nessa época, ainda se acreditava que a água, se adequadamente aquecida, tornava-se terra. A circulação sanguínea já havia sido descrita pelo médico inglês William Harvey (1578-1657), porém sua função ainda era desconhecida. Mas, o químico e físico irlandês Robert Boyle (1627-1691) já tinha provado que o ar era necessário para a sobrevivência dos animais e para a combustão da chama. A respiração era considerada uma brisa para refrigerar o sangue. A teoria vigente sobre a energia era a do flogisto. Os cientistas estavam apenas começando a descobrir que o ar continha importantes substâncias químicas. Durante séculos, estudos químicos começaram a fundamentar o que seria o estudo sistemático sobre a composição energética dos alimentos, assim, em 1665,

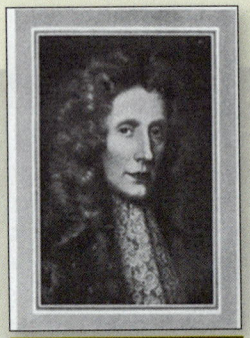

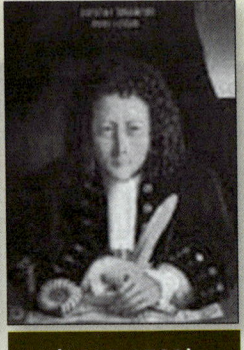

Robert Boyle e Robert Hooke

(1627-1691)

(1635-1703)

Boyle foi um filósofo natural, químico e físico irlandês que se destacou por trabalhos no âmbito da física e da química. Dentre as descobertas científicas de Boyle, podem ser citadas: a lei dos gases que tem seu nome, um indicador colorido para os ácidos (xarope de violeta), o enxofre, melhoramento da bomba de ar ou bomba de vácuo, melhoramento do termômetro de Galileu, o abaixamento do ponto de ebulição dos líquidos no vácuo, uma explicação do paradoxo hidrostático, uma refutação das teorias de Aristóteles sobre os quatro elementos, a acetona, o isolamento do hidrogênio, a prova que o ar é uma mistura, a primeira noção de elemento químico, a fosfina, o sulfato de mercúrio, o álcool metílico e a descoberta da sublimação da água. Hooke foi um cientista experimental inglês e uma das figuras chave da revolução científica, momento histórico que inicia no século XVI e perdura até o século XVIII e desvincula a ciência da filosofia, tornando-a mais estruturada e prática. Dentre suas realizações, incluem a invenção da junta universal, a construção do primeiro telescópio refletor e do telescópio gregoriano e a descoberta da primeira estrela binária. Construiu uma mola de balanço utilizada para regular o fluxo de energia que vem da mola principal; enrola-se e desenrola-se com periodicidade natural permitindo o ajuste fino do tique-taque. Inventou o escapamento de âncoras, passo importante para o desenho de relógios precisos. Desenvolveu uma bomba de ar precisa que foi utilizada pelo químico e físico Robert Boyle nos estudos sobre o comportamento dos gases. Aperfeiçoou instrumentos como barômetros, higrômetros, medidores de chuva, anemômetros, diafragma íris em câmaras, além de inventar o primeiro relógio portátil de corda. Utilizou uma mola para construir um relógio de pêndulo imune às perturbações marítimas que veio a ser o princípio do cronômetro marítimo.

Retirado de <pt.wikipedia.org/wiki/Robert_Boyle e de pt.wikipedia.org/org/wiki/Robert_Hooke

o cientista inglês Robert Hooke (1635-1703) publicou uma teoria sobre combustão; em 1774, o teólogo, filósofo, político e cientista inglês Joseph Priestley (1733-1804) descobriu o "ar deflogisticado" ou oxigênio; em 1766, o físico e químico britânico Henry Cavendish (1731-1810) descobriu o "ar inflamável" ou hidrogênio e o professor de Medicina e químico escocês Joseph Black (1728-1799), a formação do dióxido de carbono (CO_2). Essas descobertas, não necessariamente ligadas à nutrição, é que permitiram ao "pai da Nutrição", o químico francês Antoine Lavoisier (1743-1794), em 1780, demonstrar a natureza da combustão e entender o processo de produção de energia em relação ao alimento. Muitos químicos envolvidos na "Revolução Química" na França, incluindo seu mais famoso membro, Antoine Lavoisier (1743-1793), estavam interessados no estudo do metabolismo e da origem da energia do corpo (Turner, 1956; Foregger, 1957; Buess, 1970; Kempler, 1974; Burns, 1982; Tan e Hu, 2004; Tomory, 2009).

Em 1780, Lavoisier, trabalhando com o matemático Pierre-Simon, Marquês de Laplace (1743-1827), estudou o calor produzido nas reações químicas sobre a capacidade calorífica das substâncias. Para esse trabalho, realizado com a utilização de porquinhos-da-índia, os dois cientistas utilizaram um aparelho muito elaborado e que recebeu de Lavoisier, em 1789, o nome de calorímetro de gelo. Embora os resultados desse trabalho tenham sido imprecisos, pelo menos mostrou que a maior parte do calor nos tecidos dos porquinhos-da--índia é derivada da combustão lenta de compostos orgânicos (Lavoisier e Laplace; 1780; Bassalo, 1992; Carpenter, 2003a; Tan e Hu, 2004).

Mais tarde, em 1789, em colaboração com seu assistente Armand Seguin, Lavoisier mediu a quantidade expelida de gás carbônico (CO_2) na respiração humana, tanto em repouso como durante exercícios, e mostrou que ela crescia com o aumento da atividade. Essa observação foi um importante avanço na Ciência porque supunha-se ainda que o único objetivo da respiração era o de esfriar o sangue e que o balanço do corpo para as necessidades entre o peso do material ingerido e o não expelido nas fezes e urina era perdido pela perspiração insensível (Seguin e Lavoisier, 1789; Bassalo, 1992; Carpenter, 2003b; Tan e Hu, 2004).

Foi em 1777 que o químico sueco Torbern Olof Bergman (1735-1784) propôs o termo química orgânica. A química orgânica era definida como um ramo químico que estuda

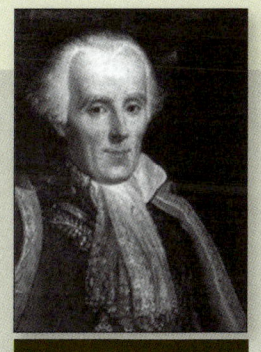

Pierre Simon, Marquês de Laplace

(1749-1827)

O matemático, astrônomo e físico francês Laplace organizou a astronomia matemática, sumarizando e ampliando o trabalho de seus predecessores nos cinco volumes do seu Mécanique Céleste (1700-1825). Essa obra-prima traduziu o estudo geométrico da mecânica clássica usada por Isaac Newton para um estudo baseado em cálculo, conhecido como mecânica física. Além disso, formulou a equação de Laplace que, transformada, aparece em todos os ramos da física matemática, campo em que teve papel principal na formação. O operador diferencial de Laplace, da qual depende muito a matemática aplicada, também recebe seu nome.

Retirado de <pt.wikipedia/org/wiki/Pierre_Simon_Laplace>

Utilização do calorímetro de gelo

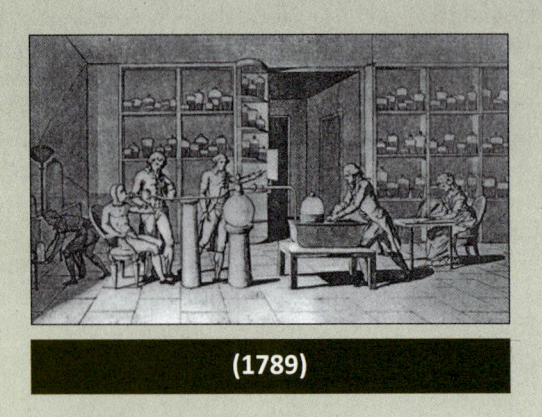

(1789)

Lavoisier medindo a quantidade exalada de CO_2 de seu colaborador Armand Seguin enquanto sua esposa anota os resultados. Desenho esquemático feito pela pintora Marie Anne Pierrete, esposa e colaboradora de Lavoisier.

Retirado de Carpenter, 2003.

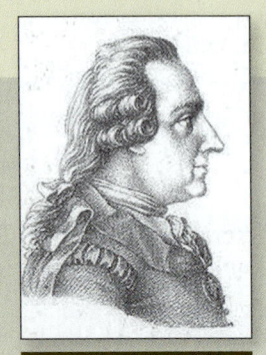

Torbern Olof Bergman

(1735-1784)

O químico sueco introduziu a nomenclatura binominal dos sais e é autor de uma classificação química dos minerais, baseada na sua composição. Separou os metais (cátions) em grupos, dando origem à análise química sistemática; é frequentemente considerado como o fundador da análise inorgânica quantitativa e um dos fundadores da mineralogia química. Desenvolveu um esquema de classificação dos minerais que se baseava nas características químicas e aparência. Salientam-se suas pesquisas sobre química dos metais, em especial do bismuto e níquel. Desenvolveu métodos quantitativos para determinar o cálcio, chumbo e ácido sulfúrico. Identificou o manganês, isolou o tungstênio e obteve, por oxidação do açúcar, o ácido oxálico. Estudou a química do alume. Introduziu a ideia de proporções de combinação constantes. Sua dissertação sobre afinidades eletivas contém as maiores tabelas de afinidade química publicadas. Bergman foi o primeiro químico a utilizar o sistema de notação A, B, C etc. para espécies químicas. Desenvolveu uma teoria reticular dos cristais, estudou o dióxido de carbono e desenvolveu procedimentos para produzir água mineral artificial, em 1777.

Retirado de <pt.wikipedia.org/wiki/Torbern_Bergman>

os compostos extraídos dos organismos vivos. A primeira análise quantitativa em alimentos foi feita pelo médico e químico inglês George Pearson (1751-1828), quando publicou, em Londres, o trabalho "Experiments and observations on the constituent parts of the potato root", em 1795. Ele estimou a proporção de água, amido, material fibroso, cinzas e outras eventuais substâncias, e também reconheceu a existência de lipídios, ácidos e açúcares. No início dos anos 1800, os elementos carbono, nitrogênio, hidrogênio e oxigênio foram reconhecidos como os componentes primários dos alimentos, e métodos para medir suas proporções foram desenvolvidos.

Em 1816, o médico fisiologista francês François Magendie (1783-1855) distinguiu as diferenças entre carboidratos, gorduras e proteínas nos alimentos e, em 1844, mostrou que os nutrientes entram no fígado pela circulação portal. Em 1827, em "On the ultimate composition of simple alimentary substances, with some preliminary remarks on the analysis of organized bodies in general", o mais importante trabalho do médico e químico escocês William Prout (1785-1850), o autor faz a primeira classificação dos produtos alimentares que, além da água, incluía os sacarinosos (carboidratos), oleaginosos (lípides) e albuminosos (proteínas). Afirmou que a dieta adequada devia incluir todos os quatro tipos de produtos alimentares e ser modelada no grande protótipo alimentar da época, o leite. Mais tarde, o químico alemão Justus von Liebig (1803-1873) dividiu os alimentos em nitrogenados ou plásticos, como carne, sangue e caseína, e alimentos não nitrogenados, como gorduras, carboidratos e bebidas alcoólicas, que respondem pelo crescimento e produção de energia no homem. Posteriormente, Liebig, em 1851, compilou uma tabela com o teor nutritivo de uma lista de alimentos, baseada nesse conceito. Ele acreditava que as proteínas seriam os verdadeiros combustíveis da alimentação. Hoje sabemos que a produção de energia pela nutrição é feita pela glicólise. A importância da glicólise na economia energética é relacionada com a disponibilidade de glicose no sangue, assim como com a habilidade de a glicose produzir o trifosfato de adenosina ou simplesmente ATP, um nucleotídeo responsável pelo armazenamento de energia em suas ligações químicas. Como o ATP não pode ser armazenado, a energia é estocada na forma de carboidratos ou de lípides. A glicose é o principal carboidrato da dieta e é o açúcar que circula no sangue para assegurar que todas as células tenham suporte energético contínuo. Tanto os lípides quanto as proteínas podem ser transformados em glicose pela neoglicogênese (Carpenter, 2003a e b).

O termo caloria como unidade do calor foi cunhado entre 1787 e 1824. O químico francês Antoine Lavoisier que estudou especificamente o calor da água e outros materiais e conduziu algumas das primeiras experiências envolvendo a calorimetria direta e indireta, nunca utilizou esse termo. Em 1789, ele cunhou o termo "calorimeter" e, embora tenha cunhado o termo "oxigênio" e muitos outros termos químicos, ele não incluiu o termo caloria na lista das novas palavras, mas nos seus trabalhos estão incluídos os termos "calorique" e "chaleur". Naquela época o termo "calorique" era utilizado como uma substância e não como unidade de calor. Lavoisier, em 1791, foi membro da Comissão de pesos e medidas da Academia Francesa de Ciências e auxiliou a definir o kilograma (Kg). Uma definição estrita de caloria requer unidade métrica, e Lavoisier utilizou uma quantidade chamada "livre" (cerca de 400 g) e não kg, e o sistema métrico foi adotado somente em 1789, após a morte de Lavoisier. Alguns historiadores afirmam que o termo "kilocalorie" originou-se em um trabalho alemão de Fabre e Silbermann, publicado em 1852; mas esse termo foi introduzido por Clément, entre 1819 e 1824.

Nicolas Clément

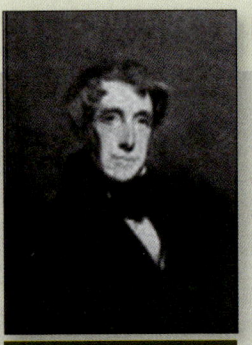

(1779-1842)

Clément foi um físico e químico francês conhecido também como Nicolas Clément-Desormes. Foi colega do químico e físico francês Charles Desormes (1771-1862), com o qual realizou a famosa experiência Clément-Desormes para demonstrar o valor do gama na termodinâmica, com o qual determinou corretamente seu valor na lei dos gases, relacionando a capacidade calorífica do ar quando expandido em uma pressão constante ou a uma temperatura constante. Pesquisaram o iodo e demonstraram que este era um elemento químico. As pesquisas com o iodo possibilitaram que outros inventassem o processo da fotografia, sendo considerados pioneiros na história da indústria fotográfica. Elucidaram as reações químicas na produção de ácido sulfúrico, além de diversas outras contribuições na físico-química. Ao casar com a filha de Desormes, adotou seu sobrenome.

Retirado de <en.wikipedia.org/wiki/Nicolas_Clément>

James Joule, jovem inglês, em 1843, estabeleceu uma boa medida para o equivalente mecânico do calor, "joule", que foi então usado para calcular a eficiência do esforço muscular humano e proposta como uma unidade elétrica em 1882, mas não entrou nos dicionários de língua inglesa. No sentido de unidade de calor, o termo caloria (cal) somente foi introduzido na língua inglesa em 1860, através do dicionário de Webster, que definia caloria como "um princípio do fogo ou calor"; no entanto, esse vocábulo era pouco utilizado pelos ingleses. Tal situação mudou quando, em 1863, o livro do médico francês Adolphe Ganot foi traduzido para o inglês, com a mesma definição dos franceses: "a quantidade

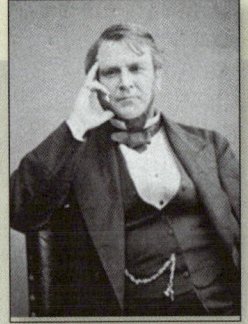

Edward Smith e seu calorímetro portátil

(1819-1874)

O médico britânico é mais conhecido pelos nutricionistas pelas importantes contribuições na área da fisiologia da Nutrição e pelos estudos pioneiros no campo da ingestão de alimentos em relação à necessidade das pessoas de baixo nível econômico: trabalhando com prisioneiros, postulou que pessoas alimentadas com dietas que continham 93% de carboidratos não eram capazes de realizar trabalhos pesados e eram mais propensas a cometer crimes.

Retirado de Carpenter, 1991.

de calor necessária para aumentar um kilograma de água em um grau centígrado". Ganot especificava que a temperatura inicial da água seria de 0° centígrado. Nos EUA, começou a ser utilizado caloria (hoje kcal) após Wilbur Olin Atwater introduzi-lo como uma unidade de energia para alimentos, em 1887. Sua série de cinco artigos sobre constituintes dos alimentos, publicada em periódico popular chamado "Century Magazine", é destinada a educar o público leigo (Favre e Silbermann, 1857; Carpenter, 2003a e b; Hargrove, 2006; Hargrove, 2007).

Foi o médico britânico Edard Smith (1819-1874) quem se encarregou da requisição feita pelo "British Privy Council" por inquéritos alimentares e estabelecimento de padrões alimentares como parte dos esforços para enfrentar a fome e doenças associadas que ocorreram durante os primeiros anos de 1860, devidas à desarticulação industrial e ao desemprego. Smith utilizou seu calorímetro, com o qual media a exalação do CO_2, sob diferentes condições, e propôs que a ração diária deveria conter cerca de 3.000 kcal com 81 g de proteínas. Foi baseado nos estudos de Smith que o médico e físico alemão Hermann Helmholtz (1824-1894), estudando condenados a trabalhos forçados, estimou que a máquina humana funciona com apenas 25% de eficiência (Helmholtz, 1861; Harper, 1991; Carpenter, 2003a e b).

Em 1842, Liebig publicou o livro "Animal Chemistry or Organic Chemistry in its Application to Physiology and Pathology", um sucesso de vendas, no qual ele argumenta que, devido a suas análises terem falhado em demonstrar a presença de gordura e carboidratos nos músculos, a energia necessária para a contração muscular precisaria originar-se da explosiva quebra das moléculas de proteínas, resultando na produção e excreção de ureia. Portanto, para Liebig, a proteína seria o único nutriente verdadeiro, que providenciaria a máquina do corpo e o combustível para o seu trabalho.

Para testar a hipótese de Liebig, e que as proteínas seriam os únicos nutrientes verdadeiros, responsáveis pela estrutura e pela energia nos músculos, o médico Adolf Fick e o químico Johannes Wislicenus idealizaram interessante experiência. Em 1866, eles viajaram até uma montanha na Suíça onde havia uma trilha que levava ao hotel no topo. Eles se alimentaram, antes e durante o experimento, com uma dieta muito pobre em nitrogênio e

Adolf Eugen Fick

Fick foi um médico alemão que inventou a tonometria. Em 1866, apresentou a Lei de Fick, que governa a difusão de gás por meio de uma membrana líquida, além de muitos estudos em metabolismo, sobretudo sobre a mecânica dos músculos esqueléticos.

Retirado de pt.wikipedia.org/wiki/Adolf_Eugen_Fick

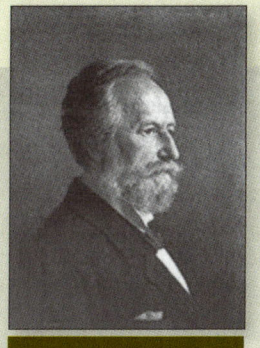

(1829-1901)

Sir Edward Frankland

Químico inglês, Frankland foi professor de ciência em diversas instituições britânicas, sintetizou os primeiros compostos organometálicos, concluindo que cada elemento químico pode se combinar com apenas um número limitado de átomos de putro elemento, ideia básica da teoria da valência.

Retirado de <pt.wikipedia.org/wiki/Edward_Frankland>

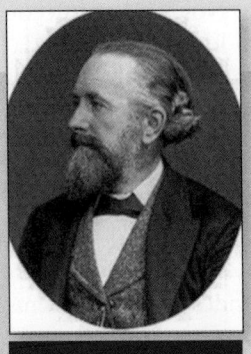

(1825-1899)

coletaram urina durante e por 6 horas após a subida. Análises das amostras de urina mostraram que eles tinham excretado, em média, uma quantidade de nitrogênio equivalente ao conteúdo de nitrogênio de 35,0 g de proteína. Usando o fator de conversão, usual na época, "N x 6.25", eles calcularam a energia que poderiam obter pela combustão dessa quantidade de proteína, que forneceram valores altos de 6,73 kcal/g de proteína. Mesmo com esses valores, eles calcularam que a energia obtida era menor que o trabalho que eles fizeram contra a gravidade da subida.

Na mesma época, Edward Frankland, cunhado de Fick, estava desenvolvendo uma técnica para medir diretamente o calor da combustão de alimentos e da ureia, fez analogia do músculo com uma máquina a vapor na qual não se consumiria quando trabalhandomas permaneceria intacta utilizando um combustível totalmente diferente. Liebig não aceitou essa conclusão, mesmo sabendo que ele e seus colegas tivessem obtido, com cães, resultados comparáveis, sugerindo que os sistemas biológicos seriam capazes de obter mais energia em uma reação do que seria obtido *in vitro* ou que as proteínas liberariam sua energia gradualmente, tanto que mesmo músculos em repouso ganhariam gradualmente energia mecânica potencial comparável à mola enrolada em um relógio (Fick e Wislicenus, 1866; Frankland, 1866; Liebig, 1870; Harper, 1991; Carpenter, 2003a e b).

Após o trabalho de Lavoisier e Seguin, em 1789, diversos cientistas na França e na Alemanha gradualmente melhoraram os equipamentos para medir as trocas respiratórias de animais e a produção de calor sob diferentes condições. Com a contribuição do médico alemão Max Joseph von Pettenkoffer, o também médico alemão Carl Von Voit (1831-1908) desenhou uma câmara, capaz de acomodar um homem, equipada para tornar possível a observação contínua das trocas gasosas por muitas horas. O aparelho foi um grande desenvolvimento sobre os já utilizados e possibilitou uma série de descobertas no estudo da energia.

Finalmente, o médico alemão Max Rubner (1854-1932) construiu um calorímetro que registrava a quantidade de calorias produzidas em animais e media o CO_2 expirado e também o nitrogênio na urina e nas fezes. Esse aparelho tornou possível a Rubner, em 1894, demonstrar, em cães, que a produção de calor era exatamente igual ao calor da

ENERGIA E OS ALIMENTOS

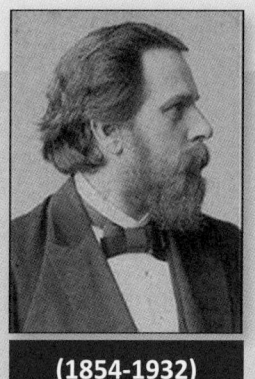

Max Rubner

O higienista alemão é lembrado por seus trabalhos em metabolismo, fisiologia da energia, higiene e termogênese alimentar. Realizou importantes estudos envolvendo o metabolismo energético da criança. Autor da hipótese da superfície de que o índice metabólico de pássaros e mamíferos mantém uma temperatura corporal constante que é, grosseiramente, proporcional à superfície do corpo. Além disso, é autor da teoria do índice de sobrevida, que propõe que o baixo metabolismo prolonga a longevidade, e que animais maiores têm índices metabólicos mais baixos.

(1854-1932)

Retirado de <en.wikipedia.org/wiki/Max_Rubner>

combustão da comida que os cães estavam metabolizando, como medido pela produção de ureia e trocas de gases medidos simultaneamente. Esta seria a lei da soma constante de calor, ou seja, em uma reação química, o total de calor produzido ou absorvido é sempre o mesmo, independente da rota seguida pelos produtos finais (Seguin e Lavoisier, 1789; Rubner, 1894; Mitchell, 1937; Anonymous, 1965; Trout, 1977; McLean e Yobin, 1987; Carpenter, 2003a).

Em 1898, C. F. Langworthy, nutricionista americano, colaborador de Altwater, resumiu os conhecimentos do fim do século XIX sobre a nutrição humana: "Os alimentos têm duplo propósito; construção e reparação. Energia para o calor e trabalho. Os alimentos consistem dos nutrientes proteínas, gorduras e carboidratos e vários sais minerais". As gorduras e carboidratos eram considerados somente como os "combustíveis" para a energia. Foi nessa época que Wilbur Olin Atwater, considerado o pai da Nutrição nos EUA, renomado nutricionista, começou os trabalhos com o seu calorímetro. A grande ambição de Atwater era a de construir um calorímetro humano, e para isso preparou-se cuidadosamente. Ele esperava obter evidências precisas sobre as necessidades fisiológicas e os valores nutritivos dos alimentos, assim como as variações das necessidades no ser humano. Em sua primeira estadia na Europa ele conheceu Voit e seu laboratório, onde estudou o calorímetro de Voit e Pettenkoffer. Em 1887, em nova visita ao laboratório de Voit observou o calorímetro respiratório de Rubner para animais pequenos. Com os fundos obtidos por meio do Departamento de Agricultura dos EUA (USDA), do qual era funcionário, Atwater, recrutou Edward Ross, professor de Física da Universidade de Wesley, onde lecionava, para desenhar e supervisionar os trabalhos. O principal trabalho com o calorímetro tornou possível ao grupo da Wesley publicar os valores da energia metabolizável dos principais nutrientes da alimentação habitual do americano. Seus valores foram 4,0; 4,0 e 8,9 kcal/g para proteína, carboidrato e gordura respectivamente. Nesse trabalho, carboidratos significava a diferença para outros constituintes, e os valores incluíam as fibras no conteúdo da dieta. Os valores foram diferentes dos encontrados por Rubner anos antes, que eram de 4,1; 4,1; e 9,3 kcal/g, mas Rubner não havia ajustado os alimentos para a digestão incompleta como

Michelangelo di Lodovico Buonarroti Simoni e a embriaguez de Noé

(1475-1564)

Simplesmente conhecido como Michelangelo, foi pintor, escultor, poeta e arquiteto italiano, considerado um dos maiores criadores da história da arte do ocidente. Sua carreira se desenvolveu na transição do Renascentismo e seu estilo sintetizou influências da arte da Antiguidade clássica, do primeiro Renascimento, dos ideais do Humanismo e do Neoplatonismo, centrado na representação da figura humana e em especial no nu masculino, que retratou com enorme pujança. Várias de suas criações estão entre as mais célebres da arte do ocidente, destacando-se, entre outras, na pintura do vasto ciclo do teto da Capela Sistina. Ainda em vida foi considerado o maior artista de seu tempo e chamavam-no O Divino. Foi um dos primeiros artistas ocidentais a ter sua biografia publicada ainda em vida. Sua fama era tamanha (como nenhum artista anterior ou contemporâneo seu) que sobrevivem registros numerosos sobre sua carreira e personalidade, e objetos que ele usara ou simples esboços para suas obras eram guardados como relíquias por uma legião de admiradores. Para a posteridade, Michelangelo permanece como um dos poucos artistas que foram capazes de expressar a experiência do belo, do trágico e do sublime numa dimensão cósmica e universal.

Retirado de <pt.wikipedia.org/wiki/Michelangelo>

no trabalho de Atwater (McLean e Yobin, 1987; Carpenter, 1994; Combs, 1994; Darby, 1994; Galbraith, 1994; Carpenter, 2003a e b).

No entanto, o trabalho que mais repercutiu com o calorímetro de Atwater foi o referente ao consumo de álcool. Em 1899, referiu que se uma pessoa ingerisse álcool equivalente a uma garrafa de vinho de 750 mL, em pequenas porções ao longo do dia, o álcool seria quase todo oxidado e substituiria o equivalente calórico da gordura ou carboidrato. Em outras palavras, nesse nível ele atuaria como alimento. Tal notificação foi imediatamente tomada pela indústria de bebidas e usada em propagandas. Nesse período, havia um movimento, centrado na Igreja Metodista, que recomendava a abstinência total do álcool, movimento este que foi capaz de mudar a legislação obrigando o ensino às crianças de que o álcool era veneno em qualquer nível. Atwater caiu em desgraça em sua igreja, que administrava inclusive a Universidade de Wesley. A história das bebidas alcoólicas teve origem na Pré-História, mais precisamente durante o período Neolítico quando surgiu a agricultura e a invenção da cerâmica. A partir de um processo de fermentação natural, ocorrido há cerca de 10.000 anos, o ser humano passou a consumir e a atribuir diferentes significados ao uso do álcool. Os povos da Antiguidade registraram, de algum modo, o consumo e a produção de bebidas alcoólicas. Na Bíblia (Gênesis 9:20-25) há menção à primeira videira. Noé, herói do Dilúvio, ancora sua arca no Monte Ararat (atual Turquia). Logo planta uma parreira e com as uvas faz, acidentalmente, o vinho. Fez uso da bebida a ponto de se embriagar, e Noé

ENERGIA E OS ALIMENTOS

gritou, tirou a roupa e desmaiou. Momentos depois seu filho Cam o encontrou "tendo à mostra as suas vergonhas". No teto da Capela Sistina, no Vaticano, existe um célebre afresco do artista italiano Michelangelo Buonarroti (1475-1564), inspirado na embriaguez de Noé. Foi o primeiro relato que se tem conhecimento de um caso de embriaguez. Nota-se, assim, que não apenas o uso de álcool, mas também a sua embriaguez, são aspectos que acompanham a humanidade desde seus primórdios.

Os antigos egípcios acreditavam que tinha sido o mitológico deus Osíris quem tinha ensinado a cultivar a primeira videira e também a fabricar o vinho. Eles deixaram documentados nos papiros as etapas de fabricação, produção e comercialização da cerveja e do vinho. Além disso, acreditavam que as bebidas fermentadas eliminavam os germes e parasitas e deveriam ser usadas como medicamentos, especialmente na luta contra os parasitas provenientes das águas do Nilo. Na Antiguidade, o solo e o clima na Grécia e em Roma eram especialmente ricos para o cultivo da uva e produção do vinho. Os gregos e romanos também conheceram a fermentação do mel e da cevada, mas o vinho era a bebida mais difundida nos dois impérios, tendo importância social, religiosa e medicamentosa. No século V a.C., o dramaturgo grego Eurípedes (484-406 a.C.) menciona nas "Bacantes" duas divindades de primeira grandeza para os humanos: Deméter, a deusa da agricultura que fornece os alimentos sólidos para nutrir os humanos; Dionísio, o Deus do vinho e da festa (Baco para os romanos); e o historiador Heródoto (484-420 a.C.) que elogiou a robustez do povo egípcio que, carecendo de vinhedos, não bebia outro vinho senão a cerveja feita de cevada. Ainda na Grécia antiga, por volta de 385 a.C., Hipócrates descreveu o álcool como causador de diversas doenças e relatou sobre o *delirium tremens* em seu livro sobre as epidemias. Não obstante o vinho participar ativamente das celebrações sociais e religiosas greco-romanas, o abuso de álcool e a embriaguez alcoólica já eram severamente censurados pelos dois povos.

No começo do século IV d.C., os romanos levavam uma vida de prazer e de luxúria e a administração do vasto império romano tinha se tornado difícil e onerosa. Em 476, com a queda do império romano no Ocidente, tem início a Idade Média. Embora a cerveja e o vinho tenham sido parte integrante da civilização desde a sua origem, o álcool destilado era

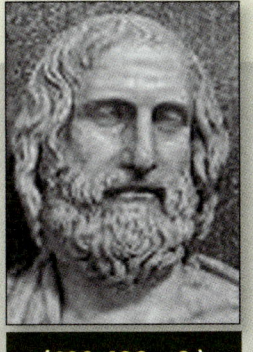

Eurípedes e o Deus Baco, segundo Caravaggio

(490-406 a.C.)

O poeta grego Eurípedes, que com Ésquilo e Sófocles foi um dos três grandes expoentes da tragédia grega clássica, ressaltou em suas obras as agitações da alma humana, em especial a feminina. Tratou dos problemas triviais da sociedade ateniense de seu tempo, com o intuito de moderar o homem em suas ações, que se encontravam descontroladas e sem parâmetros, pois o que se firmava naquela sociedade era uma mudança de valores de tradições que atingiam diretamente o modo de pensar e agir dos homens gregos.

Retirado de <pt.wikipedia.org/wiki/Euripidis>

Abu Musa Jabir Ibn Hayyan

Também conhecido pelo nome latino "Geber", foi alquimista islâmico proeminente, além de farmacêutico, filósofo, astrônomo e físico. Foi chamado de "o pai da química árabe" pelos europeus. A origem étnica não é clara, embora a maioria das fontes a atribuam à origem árabe ou persa. Geber é responsável pela introdução da experimentação na alquimia, assim como a invenção de vários processos importantes usados na Química moderna, como as sínteses dos ácidos nítrico e clorídrico, a destilação e a cristalização.

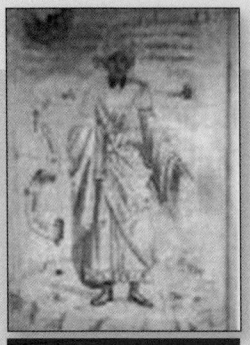

(c721-c815)

Retirado de <pt.wikipedia.org/wiki/Geber>

desconhecido até a Idade Média, quando alquimistas medievais descobriram a técnica de criar a "*Aqua vitae*", como ele era conhecido. Por volta do ano 800, surgiram os primeiros estudos científicos documentados sobre destilação, um método de separação baseado no fenômeno de equilíbrio líquido-vapor de misturas, realizado pelo alquimista islâmico Jabir Ibn Hayyan (c721-c815), que foi, inclusive, o inventor do alambique, aparelho usado até hoje para fazer destilações de bebidas alcoólicas, como a cachaça. No entanto, o álcool destilado era utilizado como medicamento tomado em colheres. Durante a Idade Média, a comercialização do vinho e da cerveja cresceu, assim como sua regulamentação. A intoxicação alcoólica deixa de ser apenas condenada pela Igreja e passa a ser considerada um pecado por essa instituição. Foi na Idade Média que provavelmente surgiu uma lenda árabe, dividindo os três graus de embriaguez em fases caracterizadas pelos seguintes animais: o macaco, o leão e o porco que constituem os três estados da embriaguez:

1. fase de excitação (macaco) – o indivíduo apresenta um comportamento inquieto, falante, mas ainda consciente de seus atos e palavras, e, além disso, às vezes consegue atingir níveis de persuasão, por estar mais eloquente, que talvez não fosse capaz antes;
2. fase de confusão (leão) – quando o embriagado torna-se eventualmente nocivo: fica voluntarioso, age irrefletida e violentamente; e
3. fase superaguda (porco) – dá-se a embriaguez completa, provocando o coma ou sono, no qual o perigo representado recai no próprio indivíduo que, sem mais freios, cai em toda parte, descuida completamente de sua higiene, como o bêbado contumaz.

A Idade Moderna tem início com a tomada de Constantinopla pelos turcos otomanos e coincide com as grandes navegações marítimas. Quando partiu rumo ao desconhecido, a frota de Pedro Álvares Cabral zarpou de Lisboa no dia 9 de março de 1500. Para manter o nível da tripulação em alta, preparar e higienizar alimentos, dar vinhos para as missas diárias celebradas em cada uma das 13 naus de sua esquadra, um dos navios foi abastecido com 65.000 litros do vinho tinto mais barato da época, conhecido pelo nome de Pera Manca,

Pedro Álvares Cabral

Cabral foi um fidalgo, comandante militar, navegador e explorador português, creditado como descobridor do Brasil. Realizou a primeira exploração significativa da costa nordeste da América do Sul, reivindicando-a para Portugal. Embora os detalhes da vida de Cabral sejam esparsos, sabe-se que veio de uma família nobre de província interior e recebeu boa educação formal.

Retirado de <pt.wikipedia.org/wiki/Pedro_Álvares_Cabral>

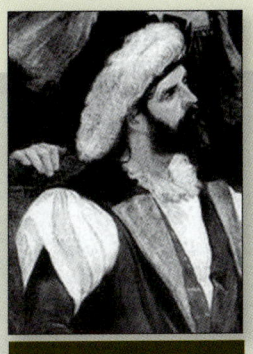

(1467-1520)

produzido nos arredores de Évora, no Alentejo. Esse vinho ainda existe, mas sua qualidade melhorou muito, assim como seu preço: uma garrafa de 750 mL sai por mais de 500 reais.

Durante a Renascença, passa a haver fiscalização dos cabarés e tabernas, sendo estipulados horários de funcionamento. No século XVII, na França, o uso da cerveja era severamente combatido e, em Paris, as discussões sobre o assunto tornaram-se tão acirradas que foi preciso intervenção do governo. Em 1666, após dois meses de estudo na Faculdade de Medicina, com 75 votos contra 45, foi decidido que a cerveja era nociva à saúde. O fato despertou interesse e foi discutido no Parlamento francês que, em 1670, permitiu o uso da levedura e o aperfeiçoamento da cerveja. As indústrias de bebidas alcoólicas destiladas começam a ser introduzidas a partir do século XVII, na Inglaterra, durante a primeira revolução industrial. Os cabarés e tabernas eram considerados locais onde as pessoas podiam se manifestar livremente, e o uso de álcool participa dos debates políticos que mais tarde iriam desencadear a Revolução Francesa, no fim da Idade Moderna, em 1789. No final dessa era, com a crescente produção e comercialização do álcool destilado, tanto na Europa como nos EUA, seu consumo aumentou muito. As consequências do uso abusivo e problemas decorrentes a ele levou a opinião pública a pressionar ou os cientistas da época a desenvolverem pesquisas. Um dos campeões na luta contra o alcoolismo foi o médico e político americano Benjamin Rush (1746-1813). Em 1777, enquanto servia no Exército de Washington, Rush escreveu um panfleto chamado "Directions for preserving the health of soldiers", no qual, entre outros pontos, adverte contra o uso abusivo dos "spiritous liquors" (destilados como gim, rum e uísque) para combater o frio e o calor ou para aliviar os efeitos da fadiga. Em 1782, escreveu longa carta pública para os editores dos jornais da Pensilvânia alertando contra a difusão das bebidas destiladas. É de Rush a célebre frase: "Beber inicia num ato de liberdade, caminha para o hábito e, finalmente, afunda na necessidade". Em 1788, um cirurgião naval escocês chamado Thomas Trotter (1761-1832) submeteu sua tese "De ebrietate" para obtenção de seu grau em medicina, nessa época a profissão de cirurgião era exercida por pessoas não instruídas. O assunto era

Benjamin Rush

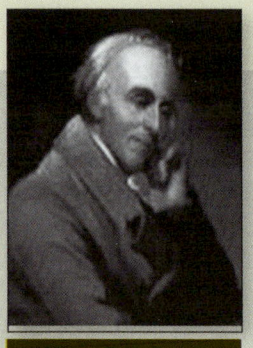

(1746-1813)

O americano Rush, um dos fundadores dos EUA, foi médico, escritor, educador, humanista, religioso e político. Além de ser um dos signatários da Declaração da Independência, foi membro do Congresso americano. Fundou a Dicknson College, a primeira da então recente república e a 16ª mais antiga dos EUA. Rush é considerado pelos americanos o "pai da Psiquiatria".

Retirado de <em.wikipedia.org/wiki/Benjamin_Rush>

o alcoolismo e foi muito elogiado. Em 1804 e 1813, ele publicou versões revisadas de sua tese sob o título "An Essay, Medical, Philosophical, and Chemical, on Drunkenness and Its Effects on the Human Body". Foi a primeira vez que o alcoolismo foi apresentado sob o ponto de vista médico: "Drunkenness is an illness of unknown cause which upsets the healthy equilibrium of the body", escreveu Trotter.

O início da Idade Contemporânea no fim do século XVIII e a Revolução Industrial são acompanhados de mudanças demográficas e de comportamentos sociais na Europa. Durante esse período, o uso excessivo de bebida passa a ser visto por alguns como uma doença ou desordem. Em 1849, o médico sueco Magnus Huss (1807-1890) introduziu o termo alcoolismo e o definia como sendo "o conjunto de manifestações patológicas do sistema nervoso, nas suas esferas psíquica, sensitiva e motora, observado nos sujeitos que consumiram bebidas alcoólicas de modo contínuo e excessivo durante longo período". Ainda nesse século, alguns estudiosos passaram a tecer considerações sobre as diferenças entre as bebidas destiladas e as bebidas fermentadas, em especial o vinho. Nesse sentido, Pasteur, em 1865, não encontrando germes maléficos no vinho, declara que esta é a mais higiênica das bebidas. No início do século XX, países como a França passam a estabelecer a maioridade de 18 anos para consumo de álcool e surge, nos EUA, um movimento social denominado "Temperança" com o objetivo de controlar o uso de álcool. Esse movimento que tinha o apoio da Igreja Metodista, aquela de Atwater, culminou, em janeiro de 1920, com a Lei Seca que durou quase 12 anos. A Lei Seca proibia a fabricação, venda, troca, transporte, importação, exportação, distribuição, posse e consumo de bebida alcoólica e foi considerada um desastre para a saúde pública e a economia americana. No ano de 1952, com a primeira edição do "Diagnostic and Statistical Manual of Mental Disorders" (DSM-I) o alcoolismo passou a ser tratado como doença. Em 1967, o conceito de doença do alcoolismo foi incorporado pela Organização Mundial de Saúde à Classificação Internacional das Doenças (CID-8), a partir da 8ª Conferência Mundial de Saúde. No CID-8, os problemas relacionados ao uso de álcool foram inseridos dentro de uma categoria mais ampla de transtornos de personalidade e de neuroses. Esses problemas foram divididos em três categorias: dependência, episódios de beber excessivo (abuso) e beber excessivo habitual.

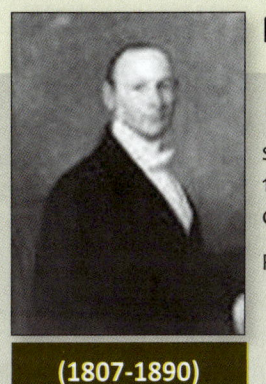

Magnus Huss

(1807-1890)

O sueco Russ foi médico e professor da Karolinska Institutet. Em seu "Alcoholismus chronicus eller chronisk alkoholssjukdom", de 1849-1951, descreve detalhadamente o desenvolvimento do abuso do álcool e introduz o termo alcoolismo.

Retirado de <sv.wikipefia.org/wiki/Magnus_Huss>

A dependência de álcool foi caracterizada pelo uso compulsivo de bebidas alcoólicas e pela manifestação de sintomas de abstinência após a cessação do uso de álcool (McLean e Yobin, 1987; Katcher, 1993; Carpenter, 1994; Combs, 1994; Darby, 1994; Galbraith, 1994; Meyer, 1996; Goodwin e cols., 1999; Marques, 2001; Carpenter, 2003a e b; Gigliotti e Bessa, 2004; Guerra, 2011; Sicard e Legras, 2011).

Em 1902, Atwater publicou um "USDA Farmer's Bulletin" no qual enfatizou a importância da variedade, proporcionalidade e moderação da alimentação saudável nas dietas dos homens americanos. Em sua pesquisa, determinou que a caloria era uma maneira de medir a eficiência da dieta, e verificou que diferentes tipos de alimentos produziam diferentes quantidades de energia, alertando sobre a importância da dieta eficiente e barata que incluía mais proteínas, grãos e vegetais, e para limitar a ingestão de gorduras, açúcares e outros carboidratos amiláceos. Em 1917, é publicado o primeiro guia nutricional do Departamento de Agricultura dos EUA (USDA), com o título "How to select foods" que foi escrito pela professora de economia doméstica, a nutricionista americana Caroline Hunt (1865-1927), que ignorou a recomendação de Atwater em restringir a ingestão de gorduras e carboidratos e enfatizou os recém-descobertos minerais e vitaminas. Os alimentos recomendados foram agrupados em 1- leite e carne; 2- cereais; 3- vegetais e frutas; 4- gorduras e alimentos gordurosos; e 5- açúcar e alimentos adocicados. Houve alterações nesse guia básico para auxiliar as famílias durante o racionamento dos tempos de guerra, mas somente em 1940, quando foi publicado o primeiro "Recommended dietary allowance" (RDA) pela Academia Nacional de Ciências, que o USDA alterou as suas recomendações novamente. Em 1943, foi criado o guia nutricional nacional em tempos de guerra, e revisado em 1946 como guia nacional em nutrição. Esse guia agrupou os alimentos apoiando os requerimentos do RDA: 1- leite e produtos lácteos; 2- carne, aves, peixes, ovos, grãos, ervilhas e nozes; 3- pão, farinha e cereais; 4- folhas verdes e vegetais amarelos; 5- batatas e batatas-doce; 6- frutas cítricas, tomate, ervilhas e saladas verdes; e 7- manteiga e margarina fortificada. Durante esse período, muitos outros guias foram criados com opiniões contraditórias. Em 1956, em virtude dessa confusão, as várias recomendações existentes foram revisadas e agrupadas no "Basic four" que continha também a quantidade do alimento recomendado; as conclusões foram publicadas no livreto chamado "Essentials of an adequate diet. Facts for nutrition programs": 1- leite; 2-carne; 3- frutas e vegetais; e 4- cereais (Welsh, 1994; Harper, 1991).

No ano de 1935, Clive McCay, Crowell e Maynard publicaram o artigo "The effect of retarded growth uppon the lenght of life span and upon the ultimate body size", que demonstrou cientificamente que a restrição calórica, sem malnutrição, prolonga a expectativa de vida comparada aos alimentados *ad libitum*. Nesse trabalho foi demonstrado que a expectativa de vida de ratos alimentados com restrição de calorias aumentou em 50%, de 3 para 4,5 anos. Os pesquisadores descobriram ainda que a dieta não apenas prolongava a vida dos ratos, mas também estabilizava as funções mentais e o condicionamento físico. Após a publicação do trabalho de McCay e seu grupo, diversos outros se seguiram para verificar a associação entre a restrição calórica e a longevidade, como do grupo de Mattison que demonstrou que mesmo a restrição calórica modesta, em primatas não humanos, pode melhorar significativamente as doenças relacionadas com a idade e diminuir de modo significativo o índice de mortalidade (McCay e cols., 1934; Mattison e cols., 2007 McDonald e Ramsey, 2010).

Em 1940, a química inglesa Elsie May Widdowson (1908-2000), e seu parceiro científico, o professor de medicina experimental Robert McCance (1898-1993), publicaram o "The chemical composition of foods", o livro que se tornou a base do pensamento nutricional do Ocidente. Widdowson e Cance encabeçaram a obrigatoriedade da adição de vitaminas e minerais nos alimentos, iniciando com a adição de cálcio no pão e foram os responsáveis pela formulação da dieta britânica durante a Segunda Guerra. Enquanto nos EUA, a Academia Nacional de Ciências organizou uma equipe, que tinha a famosa nutricionista Hazel Katherine Stiebeling (1896-1989) como membro, com o objetivo de investigar problemas nutricionais que pudessem "afetar a segurança nacional". Em 1941, o comitê foi chamado de "Food and Nutritional Board", que começou a deliberar sobre as recomendações sobre as rações padronizadas diárias (*standard daily allowance*) para cada tipo de nutriente. Essas padronizações poderiam ser utilizadas para recomendações nutricionais e serviriam tanto para militares como para civis, não apenas da América do Norte, mas de todo

Hazel Katherine Stiebeling

A nutricionista americana Hazel foi pioneira no desenvolvimento dos programas de nutrição do Departamento de Agricultura dos EUA, inclusive das RDAs para vitaminas e minerais.

Retirado de Harper, 2003.

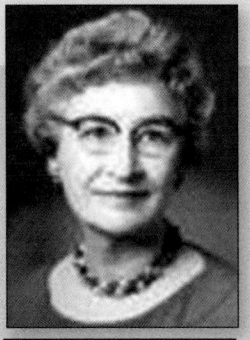

(1896-1989)

o mundo. A diretriz final do comitê, que continha as necessidades de energia e de oito nutrientes, chamada de RDA – *Recommended Dietary Allowances*, foi apresentada em 1941 e, a partir daí, a "Food and Nutrition Board" revisou a RDA a cada cinco a dez anos.

O médico francês Jean Vague, em 1947, fez interessante observação: a obesidade na parte superior do corpo predispunha ao diabetes, aterosclerose, gota e calculose. Essa observação abriu caminho para o estudo da síndrome metabólica. Em 1978, o epidemiologista americano Gerald B. Phillips desenvolveu o conceito de que os fatores de risco para infarto do miocárdio concorriam para formar uma "constelação de anomalias" que está associada não somente à doença cardiovascular mas também ao envelhecimento, obesidade e outras condições; e sugeriu que os hormônios sexuais fossem o fator de ligação entre as diversas condições e que a terapia hormonal pudesse auxiliar na prevenção da doença cardiovascular. Finalmente, em 1988, o endocrinologista americano Gerald M. Reaven propôs a teoria acatada hoje da síndrome metabólica: o fator de ligação entre as manifestações da síndrome metabólica é a resistência à insulina; e denominou a constelação de anormalidades síndrome X e, mais tarde, síndrome metabólica X. O termo síndrome metabólica é universalmente acatado nos dias atuais.

Em 1953, o Prêmio Nobel de Medicina e Fisiologia foi outorgado aos cientistas alemães Fritz Albert Lipmann (1899-1986) e Hans Adolf Krebs (1900-1981), o primeiro por ter descoberto a coenzima A, que, ligada de maneira covalente à acetila, forma a acetilcoenzima A, composto intermediário chave no metabolismo celular. A acetilcoenzima A provém do metabolismo dos carboidratos e dos lípides, e, em menor proporção, do metabolismo das proteínas, as quais, assim como os aminoácidos, podem alimentar o ciclo em outros locais diferentes que os do acetil. O médico e bioquímico alemão Krebs teve seus principais trabalhos de pesquisa em torno das análises do metabolismo, sobretudo na transformação dos nutrientes em energia dentro das células. Descobriu que certas reações conhecidas dentro das células estavam relacionadas entre si, nomeando, em 1937, essa sucessão de reações do ciclo do ácido cítrico, mais tarde renomeado em sua honra de ciclo de Krebs. O ciclo do ácido cítrico é o conjunto de reações energéticas que se produzem nos tecidos dos

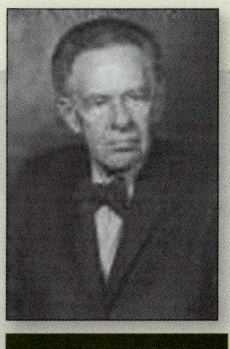

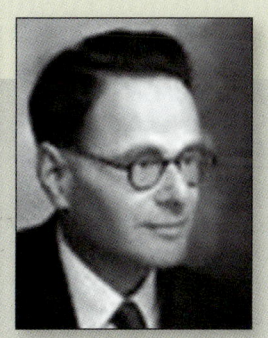

Albert Lipmann e Hans Adolf Krebs

(1899-1986) (1900-1981)

Vencedores do Prêmio Nobel de Fisiologia/Medicina de 1953. Lipmann foi um bioquímico americano nascido na Alemanha e agraciado pela descoberta da coenzima A. O médico e bioquímico alemão Krebs recebeu a honra por ter descrito o ciclo do ácido cítrico.

Retirado de <pt.wikipedia.org/wiki/Fritz_Albert_Lipmann e de pt.wikipedia.org/wiki/Hans_Adolf_Krebs>

mamíferos. Os trabalhos de Lipmann e Krebs foram os frutos de descobertas anteriores que começaram com o estudo da fermentação.

Foi em 1878 que, estudando a fermentação do açúcar, o químico e microbiologista francês Louis Pasteur (1822-1895) concluiu que a transformação do açúcar para o álcool pelas leveduras, era catalisada por substâncias desses fungos, às quais ele chamou de "fermentos". Ele escreveu que a fermentação alcoólica era um ato relacionado com a vida e a organização das células das leveduras, não relacionado com a morte e putrefação das células. Pasteur só não recebeu o Prêmio Nobel porque ele somente começou a ser entregue em 1901, após a morte de seu idealizador, o químico sueco Alfred Nobel (1803-1896), inventor da dinamite. E, em 1897, o químico alemão Edward Buschner (1860-1917) descobriu as enzimas. A experiência que proporcionou o prêmio Nobel a Buschner consistiu em produzir um extrato livre de células de fungos e mostrar que esse extrato era capaz de fermentar o açúcar. O extrato foi preparado com leveduras secas, trituradas em um pilão com quartzo e triatomita e, então, umedecido. Adicionando açúcares ao extrato foi possível observar a fermentação. Estudos microscópicos constataram ausência de células vivas. Buchner verificou a presença de proteína no extrato e hipotetizou que as leveduras secretariam proteína, que denominou zimase, em seu ambiente a fim de fermentar os açúcares, e que esta, como se acreditava, não ocorria no interior das células. A descoberta das enzimas marcou nova era na história da bioquímica e novos conhecimentos cresceram rapidamente durante o século XX. Assim, em 1905, os bioquímicos ingleses Arthur Harden (1865-1942), que recebeu o Prêmio Nobel de Química em 1929, e William Young (1878-1942) mostraram que a zimase de Buschner podia ser separada em dois extratos: um contendo moléculas grandes e sensíveis ao calor (que hoje sabemos serem as enzimas) e uma fração de moléculas menores e pouco sensíveis ao calor (que sabemos hoje serem as coenzimas), e que estes só fermentavam o açúcar quando juntos.

A grande descoberta em termos de energia e nutrição foi do bioquímico alemão Karl Lohmann, que descobriu o trifosfato de adenosina (ATP), a molécula-chave, fonte de energia em todas as coisas vivas. Em 1929, ele isolou o ATP de extratos de músculo e fígado e

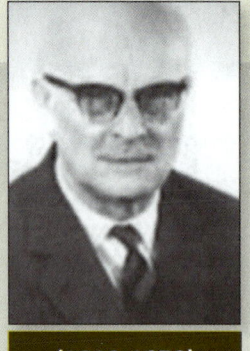

Hans Karl Heinrich Adolf Lohmann

(1898-1978)

Bioquímico alemão que descobriu o ATP. Além disso, também descobriu a cocarboxilase, hoje conhecida como tiamino-pirofosfatase (TPP) que produz o difosfato de tiamina, um derivado da vitamina B1. Em 1935, em um fenômeno ainda conhecido como reação de Lohmann, demonstrou que o ATP e o fosfato de creatina são equilibrados pela creatina-kinase. Durante os regimes totalistas na Alemanha ele nunca se submeteu aos partidos nazista e comunista. Aposentou-se em 1964 e morreu em 1978. Deixa seu nome no Karl Lohmann Prize, premiação da German Society for Biological Chemistry.

Retirado de <www.bbaw.de/.../april/blog-pic=015-lohmann.jpg>

originalmente o denominou ácido inosínico. Trabalhou vários anos com Otto Meyerhof, laureado com o Nobel pela descrição do ciclo do ácido lático. Contudo, Lohmann não recebeu o Prêmio Nobel, embora a descoberta do ATP tenha sido a mais importante das descobertas nos primórdios da bioquímica, já que o ATP tornou possível a elucidação da glicólise.

Glicólise (do grego, *glykos*, adocicado; e *lysis*, quebra, degradação) é a sequência metabólica composta por um conjunto de dez reações catalisadas por enzimas livres no citosol, na qual a glicose é oxidada produzindo duas moléculas de piruvato, duas moléculas de ATP e dois equivalentes reduzidos de $NADH^+$, que serão introduzidos na cadeia respiratória ou na fermentação. A glicólise é uma das principais rotas para produção de ATP nas células e está presente em todos os tipos de tecidos. A via glicolítica detalhada foi determinada nos anos 1940, com as contribuições do médico e bioquímico alemão Otto Fritz Meyerhoff (1884-1951), Nobel de Medicina e Fisiologia em 1922, e alguns anos depois pelo médico e químico franco-argentino Luis Federico Leloir (1906-1987), único Nobel de Química sul-americano, concedido em 1970. A maior dificuldade na determinação da via é devido ao curto tempo de vida e baixas concentrações dos intermediários, que faz a glicólise uma via metabólica muito rápida. Louis Pasteur já tinha verificado que a levedura crescia 10 vezes mais rápido quando digeria o açúcar na fermentação do que usando o oxigênio (Ochoa, 1971; Kohler Jr., 1973; Kohler Jr., 1974; Guyton e Hall, 1997; Raju, 1999; Manchester, 2000; Martinez-Palomo, 2001; Kreger e cols., 2005; Langen e Hucho, 2008).

A avaliação do gasto energético nos seres humanos é essencial para a compreensão completa das doenças metabólicas. Desde o antigo calorímetro de Atwater, novos métodos têm sido estudados. Um dos métodos mais sensíveis e específicos é o método da água duplamente marcada (*doubly labeled water method*). O desenvolvimento desse método foi traçado com um trabalho, utilizando água com oxigênio marcado, publicado em 1949 por Nathan Lifson e seu grupo de pesquisadores da Universidade de Minneapolis nos EUA. Entre 1955 e 1958, o grupo de Lifson publicou cinco trabalhos que estabeleceram as

Nathan Lifson

Médico norte-americano, foi professor de fisiologia da University of Minnesota, tornando-se titular em 1949, aposentou-se como professor emérito em 1981; em 1987, Lifson recebeu o prêmio internacional Rank Prize, por sua descoberta de um método simples para medir o gasto energético. Lifson foi também editor das revistas American Journal of Physiology e Journal of Applied Physiology.

Retirado de <blog.lib.umn.edu/mmf/news/assers_c/2010/07/ro...>

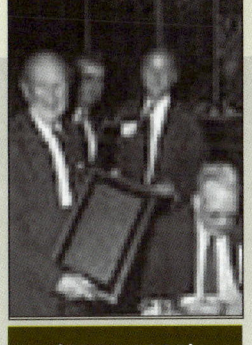

(1911-1989)

bases teóricas e a validade do método da água com o hidrogênio e o oxigênio marcados. Os métodos utilizando laboratórios de pesquisas são demorados e restritivos; por isso, alguns métodos foram elaborados para serem realizados externamente, desde entrevistas até calorímetros portáteis: os métodos rápidos e baratos, como as entrevistas, são pouco sensíveis e não reproduzíveis, enquanto os métodos mais sensíveis e específicos, como os calorímetros portáteis, são demorados e caros. Com a revolução da tecnologia em computadores miniaturizados, monitores mecânicos e elétricos são a grande esperança para as pesquisas futuras e os resultados provavelmente serão algo nunca antes imaginado (Lifson e cols., 1949; Lifson e cols., 1955; Schoeller, 1988; Schoeller e Racette, 1990; Davidsson e Tanumihardjo, 2011).

Em 1992, o Departamento de Agricultura dos EUA (USDA) criou a pirâmide alimentar que tem sua origem na prática da química agrícola no final do século XIX, com o químico agrícola americano Wilbur Olin Atwater (1804-1907) que fundou e dirigiu o "Office of Experiments Stations" para o USDA, e publicou a primeira diretriz nutricional dos EUA. A pirâmide alimentar norte-americana, criada em 1992, era dividida em seis secções horizontais contendo as descrições e as quantidades diárias dos alimentos de cada agrupamento. Em abril de 2005, o USDA substituiu a pirâmide alimentar por uma nova, denominada *MyPyramid*, que enfatizava a atividade física e, diferentemente da anterior, era dividida por linhas verticais e não horizontais. O *MyPiramid* foi concebido para educar as pessoas a respeito de estilo de vida correto e representava a posição oficial do governo norte-americano em política nutricional. Em junho de 2011, num esforço de reestruturar as diretrizes nutricionais, o USDA substituiu a *MyPyramid* pelo programa *MyPlate*. O *MyPlate* é dividido em quatro quadrantes de tamanhos ligeiramente diferentes, com as frutas e vegetais tomando metade do espaço e os grãos e proteínas a outra metade. As porções dos grãos e dos vegetais são as maiores (Harper, 1991).

Leituras recomendadas

1. [No authors listed]. Vitalism. Brit Med J. 1911;2(2645):1299-302.
2. [No authors listed]. Max Rubner (1854-1932): Energy physiologist. J Am Med Assoc. 1965;194(1):86-7.
3. Bassalo JMF. A crônica do calor: calorímetro. Rev Bras Ensino Física. 1992;14(1):29-38.
4. Buess H. William Harvey and the foundation of modern haemodynamics by Albrecht von Haller. Med Hist. 1970;14(2):175-82.
5. Burns T. Robert Boyle (1627-1691): a foundation stone of Analytical Chemistry in the British Isles. Part I. Life and thought. Anal Proc. 1982;19:224-33.
6. Carpenter KJ. Edward Smith (1819-1874). J Nutr. 1991;121(10):1515-21.
7. Carpenter KJ. The 1993 W. O. Atwater Centennial Memorial Lecture. The life and times of W. O. Atwater (1844-1907). J Nutr. 1994;124(9 Suppl):1707S-1714S.
8. Carpenter KJ. A short history of nutritional science: part 1 (1785-1885). J Nutr. 2003;133(3):638-45.
9. Carpenter KJ. A short history of nutritional science: part 2 (1885-1912). J Nutr. 2003;133(4):975-94.
10. Chang KM. Fermentation, phlogiston and matter theory: chemistry and natural philosophy in Georg Ernst Stahl's Zymotechnia Fundamentalis. Early Sci Med. 2002;7(1):31-64.
11. Combs GF. Celebration of the past: nutrition at USDA. J Nutr. 1994;124(9 Suppl):1728S--1732S.
12. Darby WJ. Contributions of Atwater and USDA to knowledge of nutrient requirements. J Nutr. 1994;124(9 Suppl):1733S-1737S.

13. Davidsson L, Tanumihardjo S. New frontiers in science and technology: nuclear techniques in nutrition. Am J Clin Nutr. 2011;94(2):691S-695S.
14. Diamandopoulos AA, Goudas PC. Nephrology a newly rich speciality, is looking for an illustrious ancestry: what about a famous grandfather? Am J Nephrol. 2000;20(2):163-5.
15. Eknoyan G. Santorio Sanctorius (1561-1636) - founding father of metabolic balance studies. Am J Nephrol. 1999;19(2):226-33.
16. Fara P. Joseph Priestley: Docter Phlogiston or Reverend Oxygen? Endeavour. 2010;34(3):84-6.
17. Favre PA, Silbermann JT. Recherches sur lês quantités de chaleur degagées dans lês actions chimiques et moléculaires. Ann Chem Phys. 1857;34:357-450.
18. Fick A, Wislicenus J. On the origin of muscular power. Philos Mag London (Ser. 4). 1866;31:485-503.
19. Foregger R. Joseph Black and the identification of carbon dioxide. Anesthesiology. 1957;18(2):257-64.
20. Frankland E. On the origin of muscular power. Philos Mag London (Ser 4). 1866;32:182-99.
21. Galbraith CA. Wilbur Olin Atwater. J Nutr. 1994;124(9 Suppl):1715S-1717S.
22. Gigliotti A, Bessa MA. Síndrome da dependência do álcool: critérios diagnósticos. Rev Bras Psiqu. 2004;26(Suppl 1):11-3.
23. Giolito FB. [Traces of Hippocratic medicine in two late Roman tracts: Polybus of Kos]. Koinonia. 1999;23:39-54.
24. Glatzer L. Psychic energy: a historical perspective. Ann Psychoanal. 1976;4:44-61.
25. Goodwin DW, Gabriell WF, Penick EC, Nickel EJ, Chilliber S, Knop J, et al. Breast-feeding and alcoholim: The Trotter hypothesis. Am J Psychatry. 1999;156(4):650-2.
26. Guerra A. História do álcool. [Internet] [Acesso em 20 set 2015]. Disponível em: www.cisa.org.br/categoria.html?FhldTexto
27. Guy JM. Leading a double life in 17th-century Oxford: Ralph Bathurst (1620-1704), physician--physiologist and cleric. J Med Biogr. 2006;14(1):17-22.
28. Guyton AC, Hall JE. Metabolismo dos carboidratos e formação do trifosfato de adenosina. In: Guyton AC, Hall JE. Tratado de Fisiologia Médica. Rio de Janeiro: Guanabara Koogan, 1997. p.771-80.
29. Hargrove JL. History of the calorie in nutrition. J Nutr. 2006;136(12):2957-61.
30. Hargrove JL. Does the history of food energy units suggest a solution to "Calorie confusion"? Nutr J. 2007;6:44.
31. Harper AE. The science and the practice of nutrition: reflections and directions. Am J Clin Nutr 1991; 53: 413-420.
32. Harper AE. Contributions of women scientists in the U.S. to the development of Recommended Dietary Allowances. J Nutr. 2003;133(11):3698-702.
33. Helmholtz H. On the application of the law of the conservation of force to organic nature. R Inst Proc. 1861;3:347-57.
34. Jirsu F, Winuwater V. [Intestinal helminths in the works of Galen]. Wien Klin Wochenschr. 2010;122(Suppl 3):14-8.
35. Katcher BS. Benjamin Rush's educational campaign against hard drinking. Am J Public Health. 1993;83(2):273-81.
36. Kempler K. [The discovery of oxygen (the life of Joseph Priestley)]. Orv Hetil. 1974;115(14):810-4.
37. Kohler RE Jr. The enzyme theory and the origin of biochemistry. Isis. 1973;64(222):181-96.
38. Kohler RE Jr. The background to Arthur Harden's discovery of cozymase. Bull Hist Med. 1974;48(1):22-40.

39. Kreger N, Simoni RD, Hill RL. Otto Fritz Meyerhof and the elucidation of the glycolytic pathway. J Biol Chem. 2005;280(4):a3.
40. Langen P, Hucho F. Karl Lohmann and the discovery of ATP. Angew Chem Int Ed Engl. 2008;47(10):1842-7.
41. Lavoisier AL, Laplace PS. Mémoire sur la chaleur. Mém Acad Sci (Paris). 1780:355-408.
42. Liebig J. The source of muscular power. Pharm J Trans (Ser. 3). 1870;1:161-3, 182-5.
43. Lifson N, Gordon GB, Visscher MB, Nier AO. The fate of utilized molecular oxygen and the source of heavy oxygen of respiratory carbon dioxide, studied with the aid of heavy oxygen. J Biol Chem. 1949;180(2):803-11.
44. Lifson N, Gordon GB, McClintock R. Measurement of total carbon dioxide production by 2D18O. J Appl Physiol. 1955;7(6):704-10.
45. Manchester KL. Biochemistry comes of age: a century of endeavour. Endeavour. 2000;24(1):22-7.
46. Martinez-Palomo A. The science of Louis Pasteur: a reconsideration. Q Rev Biol. 2001;78(1):37-45.
47. Marques ACFR. O uso do álcool e a evolução do conceito de dependência do álcool e outras drogas e tratamento. Rev IMESC. 2001;3:77-86.
48. Mattison JA, Roth GS, Lane MA, Ingram DK. Dietary restriction in aging nonhuman primates. Interdiscip Top Gerontol. 2007;35:137-58.
49. McCay CM, Crowell CM, Crowell MF. Prolonging the Life Span. Scientific Monthly. 1934;39(5):405-414.
50. McDonald RB, Ramsey JJ. Honoring Clive McCay and 75 years of caloric research. J Nutr. 2010;140(7):1205-10.
51. McLean JA, Yobin G. Historical In McLean JA, Yobin G. Animal and human calorimetry. Cambridge: Cambridge University Press, 1987. p.6-23.
52. Merchant J. The developmental/emergent model of archetype, its implications and its application to shamanism. J Anal Psychol. 2006;51(1):125-44.
53. Meyer RE. The disease called addiction: emerging evidence in a 200-years debate. Lancet. 1996;347(8995):162-6.
54. Mitchell HH. Editorial review: carl von voit. J Nutr. 1937;13:3-13.
55. Ochoa S. Luis Federico Leloir: Nobel Prize in chemistry 1970. Acta Physiol Lat Am. 1971;21(3):171-6.
56. Raju TN. The Nobel chronicles 1953: Hans Adolf Krebs (1900-1981) and Fritz Albert Lipmann (1899- 1986). Lancet. 1999;353(9164):1628.
57. Rezende JM. Dos quatro humores às quatro bases. Artigo publicado em 2009 no livro À sombra do plátano pela Editora UNIFESP. [Internet] [Acesso em 26 set 2015]. Disponível em: usuários.cultura.com.br/jmrezende/humores.htm
58. Rubner M. Die Quelle der thierischen Wärme. Z Biol. 1894;30:73-142.
59. Schoeller DA. Measurement of energy expenditure in free-living humans by using doubly labeled water. J Nutr. 1988;118(11):1278-89.
60. Schoeller DA, Racette SB. A review of field techniques for the assessment of energy expendidure. J Nutr. 1990;120 Suppl 11:1492-5.
61. Seguin A, Lavoisier AL. Premier mémoire sur la transpiration des animaux. Mém Acad Sci (Paris). 1789:601-61.
62. Severinghaus JW. Fire-air and dephlogistication. Revisionisms of oxygen's discovery. Adv Exp Med Biol. 2003;543:7-19.
63. Shoja MM, Tubbs RS, Loukas M, Ardalan MR. Wrong theories of the origin of blood vessels: Polybus and De Natura Hominis. Int J Cardiol. 2008;126(3):313-5.

64. Sicard D, Legras JL. Bread, neer and wine: yeast domestication in the Saccharomyces sensu strict comples. C R Biol. 2011;334(3):220-36.
65. Sternbach GL, Varon J. The discovery and rediscovery of oxygen. J Emerg Med. 2005;28(2):221-4.
66. Tan SY, Hu M. Antoine-Laurent Lavoisier (1743-1794): founder of modern chemistry. Singapore Med J. 2004;45(7):303-4.
67. Tan SY, Brown J. Rudolph Virchow (1821-1902): pope of pathology. Singapore Med J. 2006;47(7):567-8.
68. Tomory L. Let it burn distinguishing inflammable airs: 1776-1790. Ambix. 2009;56(3):253-72.
69. Trout DL. Max Joseph von Pettenkoffer (1818-1901): a biographical sketch. J Nutr. 1977;107(9):1567-74.
70. Turner HD. Robert Hooke and theories of combustion. Centaurus. 1956;4(4):297-310.
71. Wagner RP. Anecdotal, historical and critical commentaries on genetics. Rudolph Virchow and the genetic basis of somatic ecology. Genetics. 1999;151(3):917-20.
72. Welsh S. Atwater to the present: evolution of nutrition education. J Nutr. 1994;124(9 Suppl):1799S-1807S.
73. Zarrilli PD. Three bodies of practice in a traditional South Indian martial art. Soc Sci Med. 1989;28(12):1289-309.

7

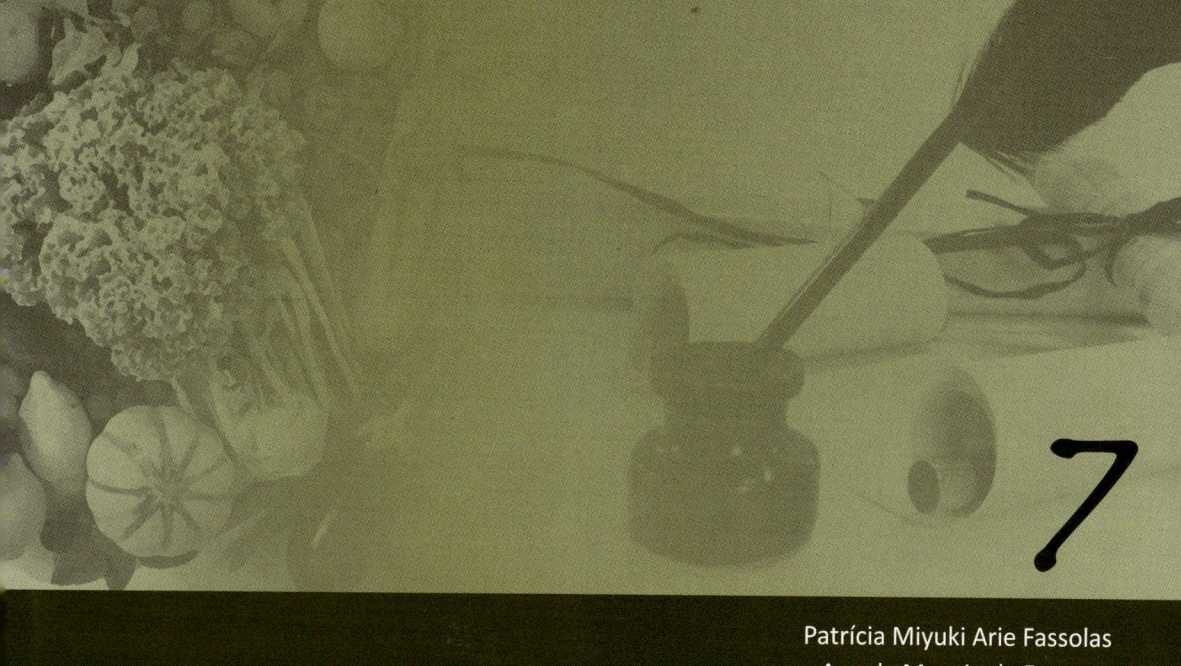

Patrícia Miyuki Arie Fassolas
Angela Maggio da Fonseca
Josefina Odete Polak Massabki
Paulo Augusto de Almeida Junqueira

Proteínas e os Alimentos

O conceito de que os animais requerem substâncias orgânicas nitrogenadas para seu apropriado crescimento e manutenção já era reconhecido pelos primeiros estudiosos da Nutrição. O químico sueco Carl Wilhelm Scheele (1742-1786) observou, em 1772, que o ar era uma mistura de dois gases, um que chamou ar de fogo (*fire air*), porque é inflamável, e outro de ar inútil (*foul air*), porque sobrava após o ar de fogo (oxigênio) ter sido queimado. A primazia da descoberta do nitrogênio ficou, por muito tempo, creditada ao químico e clérigo britânico Joseph Priestley (1733-1804) por ter publicado, em 1774, antes da publicação do livro de Scheele, de 1777. Mais tarde, foi demonstrado que o novo gás era um constituinte do nitro, nome dado ao nitrato de potássio (KNO_3) e por isso foi chamado de nitrogênio pelo químico francês Jean-Antoine-Claude Chaptal (1756-1832), em 1790. O nitrogênio foi considerado elemento químico por Lavoisier, cuja explicação do papel do oxigênio na combustão derrubou a teoria do flogisto, teoria desenvolvida pelo médico e químico alemão Georg Ernst Stahl (1659-1734) segundo a qual os corpos combustíveis possuiriam uma matéria chamada flogisto, liberada ao ar durante os processos de combustão de material orgânico ou de calcinação, oxidação de metais. A inabilidade do nitrogênio de dar suporte à vida (do grego, *zoe*), levou Lavoisier a chamá-lo de azoto, termo ainda utilizado na França como sinônimo de nitrogênio. No início, acreditava-se que o processo de nutrição e digestão dos animais devia consistir da combinação dos alimentos vegetais com o nitrogênio atmosférico para a "animalização" do vegetal. Em particular, esta teoria explicaria o lento processo da digestão e o longo armazenamento gástrico em ruminantes. Desde então, os conhecimentos sobre as necessi-

Carl Wilhelm Scheele

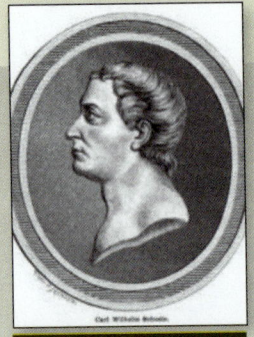

(1742-1786)

Os estudos do químico sueco Scheele levaram-no à descoberta do oxigênio e nitrogênio entre 1772-1773, cujo trabalho publicou no seu livro "Chemische Abhandlung von der Luft und dem Feuer" ("Tratado Químico sobre Ar e Fogo") em 1777, perdendo parte da fama para Joseph Priestley, que independentemente descobriu o oxigênio, em 1774. Scheele descobriu também outros elementos químicos, como cloro (1770), bário (1774), manganês (1774), molibdênio (1778) e o tungstênio (1781), assim como diversos compostos químicos, como o ácido nítrico, o glicerol e o cianeto de hidrogênio (também conhecido como ácido prússico). Além disso, descobriu um processo semelhante à pasteurização. Como muitos químicos da sua época, Scheele frequentemente trabalhou sob condições difíceis e perigosas, o que explica a sua morte prematura, que curiosamente foi devida à queda de um vidro contendo solução de ácido cianídrico (HCN), substância que ele mesmo descobriu e que ainda hoje é usada para casos de pena de morte nos estados americanos do Norte.

Retirado de pt.wikipedia.org/wiki/Carl_Wilhelm_Scheele

dades de proteínas/aminoácidos e sobre a dinâmica do metabolismo proteico, como síntese e degradação tanto em humanos como em animais, apresentaram grande desenvolvimento (Calloway DH, Spector HCalloway DH, Spector HCalloway e Spector, 1954; Carpenter, 1986; Severinghaus, 2003; Severinghaus Severinghaus Severinghaus Sundelöf, 2009).

No início do século XVIII, os alimentos eram considerados necessários para os adultos apenas para reconstituir os tecidos desgastados do corpo. Duas classes de alimentos eram reconhecidas, os alcaliscentes e os acicentes, ou seja, aqueles que quando decompostos no calor e secados se tornavam alcalinos, amoniacais e pútridos, e aqueles que fermentados se tornavam ácidos. Vegetais e frutas eram geralmente acicentes e achava-se que havia maior necessidade de digestão e preparação para tranformá-los em corpos alcaliscentes do que os corpos animais que já tinham essa forma. Os alimentos alcaliscentes continham a então denominada "substância animal". Para os estudiosos em nutrição havia uma questão óbvia: como o reino animal que sobrevive totalmente do reino vegetal converte o que come na aparentemente tão diferente substância animal? Os seres humanos, assumia-se, tinham o mesmo sistema nutricional dos animais. Algumas descobertas feitas no século XVIII trouxeram alguma luz para o problema. Em 1728, quando o italiano Jacopo Bartolomeo Beccari (1682-1766) mostrou que a farinha de trigo continha uma fração, o glúten, que tinha propriedades alcaliscentes, e sugeriu que era essa fração a responsável pelo valor nutritivo da farinha de trigo. Com a descoberta do nitrogênio, que Lavoisier preferia chamar de azoto ("sem vida"), nos anos 1770 pelo médico escocês Daniel Rutherford (1749-1819) e o desenvolvimento de métodos para determinar suas concentrações em materiais orgânicos, os progressos no estudo das proteínas continuaram (Bailey, 1941; Munro, 1964; Holmes, 1975; Carpenter, 1986; Carpenter, 1991; Carpenter e Harper, 2006).

PROTEÍNAS E OS ALIMENTOS

Jacopo Bartolomeo Beccari

Químico italiano, um dos protagonistas da vida científica bolonhesa do início do século XVIII, é reconhecido como descobridor do glúten. Em 1737, introduziu o primeiro curso de química ligado a uma universidade italiana. Fez ainda importantes pesquisas sobre a fosforescência dos corpos, dos quais sobressaem a mensuração da intensidade da luz emitida e a ação da luz sobre a prata.

Retirado de it.wikipedia.org/wiki/Jacopo_Bartolomeo_Beccari

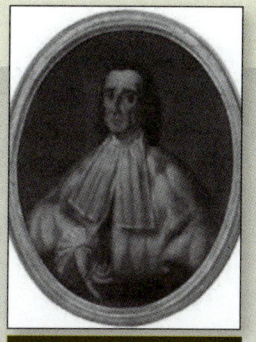

(1682-1766)

Em 1785, o médico francês Claude Bertollet (1748-1822) comunicou à Academia de Ciências da França que o vapor emanado da decomposição de substâncias animais era a amônia, um gás composto por três volumes de hidrogênio e um de nitrogênio (NH3). Esse trabalho, dada as condições técnicas da época, iniciava a história das proteínas na Nutrição (Berthollet, 1785; Carpenter, 1986; Carpenter, 2003a).

Assim como Beccari, Antoine François Fourcroy (1755-1809), em 1789, descobriu um material nitrogenado em plantas crucíferas com as mesmas propriedades da albumina da clara de ovo. Outros investigadores obtiveram extratos nitrogenados de numerosos vegetais, cuja aparência, solubilidade e coloração se assemelhavam aos de produtos de origem animal. Os termos albumina, fibrina e caseína foram aplicados a esses compostos nitrogenados derivados das plantas (Holmes, 1975; Rosenfeld, 2003).

Antoine François de Fourcroy

O Conde de Fourcroy foi um químico francês contemporâneo de Antoine Lavoisier, e colaborou na elaboração do *"Méthode de nomenclature chimique"*, trabalho que ajudou a normatizar a nomenclatura química.

Retirado de em.wikipedia. org/wiki/Antoine_François_comte_Fourcroy)

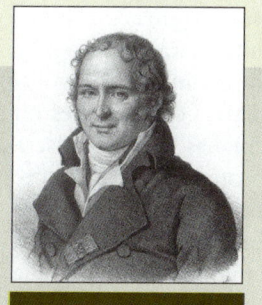

(1755-1809)

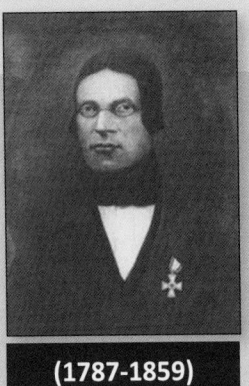

Carl Philipp Sprengel

(1787-1859)

O botânico alemão Sprengel foi o primeiro a formular a teoria do mínimo na química agrícola, significando que o crescimento da planta é limitado pelos nutrientes essenciais nas concentrações mais baixas. Essa teoria é quase sempre atribuída a Justus von Liebig, que apenas a popularizou cientificamente.

Retirado de em.wikipedia.org/wiki/Carl_sprengler

Trabalhos como os de Beccari e Fourcroy tornaram possível ao botânico suíço Theodore de Saussare (1765-1845) estabelecer, em 1804, que os vegetais retiravam seu nitrogênio do solo em que cresciam e não da atmosfera. A princípio, o trabalho de Saussare não chamou a atenção, mas quando, em 1828, o agrônomo-químico alemão Carl Sprengel (1787-1859), que conhecia o trabalho dele, recomendou a utilização além do nitrogênio (N), cálcio (Ca), potássio (K), fósforo (P), enxofre (S), ferro (Fe), manganês (Mn), cloro (Cl), e cobre (Cu), que constam da lista dos 13 elementos hoje sabidamente essenciais como nutrientes dos vegetais, foi iniciada a era dos fertilizantes minerais (Van der Pioeg e cols., 2001).

No século XIX, os estudos básicos da Nutrição estavam centrados na França e depois na Alemanha; cães eram os animais mais utilizados nas experiências devido ao seu tamanho, docilidade e caráter omnívaro, semelhante ao nosso. O médico fisiologista francês François Magendie (1783-1855), a quem é creditado o mérito de ter demonstrado pela primeira vez a necessidade de proteínas na dieta, começou suas pesquisas em 1815, ano em que Napoleão foi derrotado na França. Ele escreveu: "A Nutrição quase sempre tem sido sujeita a conjecturas e hipóteses engenhosas pelos fisiologistas, mas o nosso atual conhecimento é tão insuficiente que sua única utilização é para tentar satisfazer nossa imaginação. Se pudéssemos trazer alguns fatos mais exatos, eles poderiam ser importantes para a fisiologia e também teria sua aplicação na Medicina". Admitir ignorância era por si uma ideia revolucionária. Em 1816, Magendie demonstrou que cães alimentados apenas com açúcares ou gorduras perdiam as proteínas de seu corpo e morriam em poucas semanas, mas, se fossem alimentados também com proteínas, sobreviviam, mostrando que a proteína é componente essencial na nutrição. A famosa experiência de Magendie foi tão simples que alguns não acreditam porque não tenha sido tentada antes: utilizou um alimento que não continha nitrogênio, mas que era considerado nutritivo, e alimentou cães, uma espécie que podia consumir alimentos de origem vegetal e animal. Alimentou um cão com açúcar e o animal continuou a comer bem durante duas semanas, quando começou a perder peso e desenvolveu úlcera de córnea, morrendo após um mês. Repetiu a experiência, utilizando óleo de oliva, goma e manteiga como alimentos únicos, e em cada caso o resultado foi o mesmo, exceto que não encontrou a ulceração de córnea no cão que recebeu óleo de oliva. Suas conclusões foram de que esses alimentos não eram "essencialmente nutritivos" (ou seja, não preenchiam todas as necessidades dos cães), mesmo sabendo que eles eram bem absorvidos, e também que a maior parte do nitrogênio nos tecidos de cães deve vir de sua alimentação. Certamente ocorreram falhas metodológicas como a falta de controle positivo, por exemplo açúcar mais albumina ou glúten e os alimentos utilizados fossem deficientes em outros nutrientes além dos compostos nitrogenados. Em um trabalho de 1816, escreveu "todos sabem que cães vivem muito bem se alimentados apenas com pão", mas posteriormente, ao testar essa afirmativa, ele verificou que "um cão não sobrevive por mais de cinquenta dias". Sua conclusão final, que ainda está nas atuais diretrizes dietéticas, foi que "diversidade e multiplicidade de alimentos é uma importante regra dietética, sendo indicada para nós pelos nossos instintos. Nessa época havia dúvidas se a gelatina, obtida pela fervura de ossos, poderia ser usada como substituto econômico da carne nos hospitais franceses. Magendie foi chamado pela Academia de Ciência para resolver a questão. Após dez anos de pesquisas com resultados aparentemente paradoxais, relatou, em 1841, "como ocorre em pesquisas, resultados inesperados contradizem expectativas razoáveis. Ficou claro que a gelatina não é um alimento completo para cães, como também não o é a carne, após ter sido extraída com água". Ele sugeriu que químicos investigassem qual material essencial que seria extraído da carne que "poderia ser o ferro ou outros sais, material gorduroso ou ácido lático". Foram necessários 75 anos para que essa questão fosse elucidada com a descoberta das vitaminas (Leverton, 1967; Carpenter, 1991; Carpenter, 2003a; Bergen, 2007; Tubbs e cols., 2008).

Nos anos 1830, o químico francês Jean Baptiste Boussingault (1802-1887), trabalhando com colheitas de plantas, demonstrou que as plantas leguminosas, mas não os grãos de cereais, eram capazes de utilizar nitrogênio atmosférico durante o crescimento. Depois, estudando vacas e cavalos, cuja alimentação tinha a reputação de ser extremamente precária em nitrogênio, demonstrou que o nitrogênio contido no feno e na batata ingeridos pelas vacas era suficiente para balancear as quantidades presentes no leite juntamente com outras perdas diárias de nitrogênio. Portanto, não havia necessidade de supor que o nitro-

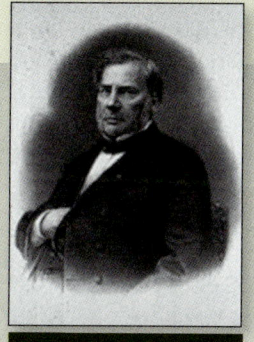

Jean-Baptiste Joseph Dieudonne Boussingault

(1802-1887)

Químico e político francês, seus primeiros trabalhos foram referentes às recordações de sua viagem pela América do Sul, com temas como o bócio nas cordilheiras, os gases dos vulcões, as chuvas tropicais, dentre outros. A partir de 1836, Boussingault se dedicou principalmente à química agrícola e à fisiologia animal e vegetal, e à química mineral, incluindo trabalhos sobre a quantidade de nitrogênio em diferentes alimentos, a quantidade de glúten em diferentes raízes e a questão se plantas podem assimilar nitrogênio da atmosfera, a respiração das plantas, as funções das folhas dos vegetais e a ação e valor dos adubos.

Retirado de http://en.wikipedia.org/wiki/Jean_Baptiste_Boussingault

gênio atmosférico estivesse envolvido na nutrição dos animais. Boussingault observou que alimentos com altas concentrações de nitrogênio eram também de alto valor nutritivo, e concluiu que os alimentos vegetais deveriam ser avaliados em termos da quantidade relativa de nitrogênio. Assim, acreditava que feijão seco, com cerca de duas vezes mais nitrogênio que o contido nos grãos, tivesse o dobro do valor nutricional. Nessa época, trabalhos sobre a composição das plantas demonstraram que, embora todas as plantas contivessem compostos nitrogenados, a maioria delas, ao contrário do glúten, eram solúveis em água, podendo ainda ser precipitados pelo calor e pelo ácido (Carpenter 1984,1986, 2003a e b).

Em 1838, Gerrit Jan Mulder (1802-1880), médico holandês que pessoalmente fazia análises químicas, publicou um comunicado no qual todas as "substâncias animais" que tinha analisado continham a mesma fórmula básica de 40 átomos de carbono, 62 de hidrogênio, 10 de nitrogênio e 12 de oxigênio que poderia ser expresso mais simplesmente como $C_{40}H_{62}N_{10}O_{12}$. Eles diferiam em suas propriedades apenas porque tinham diferentes números de átomos de enxofre e/ou fósforo aderidos a eles. Ele enviou seu trabalho para Jacob Berzelius, que considerou que esta foi a mais importante descoberta sobre "a substância fundamental ou primária da nutrição animal", e que tal substância merecia ser chamada de "proteína" derivada do deus grego Proteus (Brouwer, 1952; Anonymous, 1965; Carpenter, 1986; Carpenter, 2003a).

Em 1845, o químico orgânico alemão Justus von Liebig (1803-1873), considerado o "pai" da Química moderna na Alemanha, confirmou os achados de Mulder. Acreditando que a energia necessária para a contração dos músculos era originada apenas da fragmentação de suas próprias proteínas, que após novas decomposições tinham sua porção nitrogenada transformada em ureia e eliminada pela urina, Liebig desenvolveu uma série de regras dogmáticas sobre as funções dos nutrientes no corpo. Argumentava que todos os

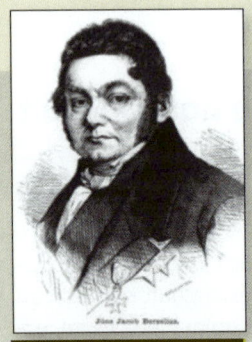

Jöns Jacob Berzelius

(1779-1848)

O químico sueco Berzelius foi um dos fundadores da química moderna, formulando alguns dos seus conceitos fundamentais. Considerado na Suécia o pai da Química Moderna, começou sua carreira como médico, mas suas pesquisas em química foram de fundamental importância. Num período de dez anos, estudou em torno de dois mil compostos químicos, descrevendo vários elementos químicos até então desconhecidos: o cério (1803), selênio (1817) e tório (1828). Entre muitos outros elementos, isolou pela primeira vez o silício (1823), o zircônio (1824) e o titânio (1825). Deve-se a Berzelius a estruturação da atual notação química e a introdução dos conceitos de isomeria, halogênios, ação catalítica e radical orgânico, o que faz dele um dos fundadores da Química moderna. No fim de sua carreira, trabalhou como secretário da Academia Sueca de Ciências.

Retirado de em.wikipeddia.org/wiki/Jöns_Jacob_Berzelius

compostos nitrogenados poderiam ser classificados de acordo com suas solubilidades em diversas condições em albumina, fibrina, caseína, glúten etc., diferindo somente superficialmente em sua composição química e poderiam prontamente ser convertidos uns em outros no corpo do animal. Além disso, dizia que esses materiais, denominados proteínas, além de proporcionar a estrutura dos músculos, eram responsáveis pela energia necessária para a contração por meio de sua decomposição no órgão. O requerimento proteico de um sujeito era, assim, proporcional à sua performance de atividade física. Segundo ele, do ponto de vista químico, somente os vegetais teriam o poder de sintetizar as proteínas e a digestão dos animais apenas dissociariam as moléculas para torná-las solúveis e absorvíveis para a corrente sanguínea e imediatamente disponíveis para a deposição no sistema animal. A função dos carboidratos e das gorduras na alimentação, dizia ele, era reduzida apenas à função de reagir com o oxigênio nos pulmões e serviria apenas para proteger os tecidos da ação tóxica do oxigênio, e como resultado serviria também como fonte de calor animal. Portanto, as proteínas eram os únicos nutrientes verdadeiros, enquanto os outros compostos orgânicos seriam apenas "respiratórios". Ele reconhecia que os tecidos animais continham também minerais, mas não acreditava que a sua suplência fosse necessária. Os cientistas franceses da época aceitaram os argumentos de Liebig, mas acrescentaram que os óleos e carboidratos vegetais eram também necessários, pois sua combustão era necessária dentro do corpo para manter o calor do animal (Buttner, 2000; Kyle e Shampo, 2001; Carpenter, 1986; Carpenter, 2003a).

As ideias de Liebig eram hipóteses especulativas pronunciadas como dogmas e geralmente aceitas como tais. Elas se tornaram um padrão de ideias aceito como paradigmas que eram aplicadas pela maioria dos cientistas. Observamos a influência de Liebig nas ideias sobre o escorbuto que estavam sendo formuladas na época: começava a se acreditar que a prevenção e o tratamento do escorbuto dependiam da suplementação de frutas ou vegetais que continham alguns ácidos orgânicos. Como esses compostos "carbono-hidrogênio-oxigênio" eram considerados apenas "respiratórios", a ideia foi abandonada. Da mesma maneira, o médico escocês Robert Christison (1797-1882), em seu estudo sobre a epidemia de escorbuto na Escócia, em 1847-1848, que coincidiu com a fome da batata, concluiu que o baixo consumo da batata não foi o responsável, mas que a doença era causada pela deficiência de proteínas de boa qualidade. Essa afirmativa ocasionou ligeira modificação do paradigma porque o conteúdo total de nitrogênio na dieta era adequado, mas quase totalmente na forma de glúten. Christison argumentou que havia limite na extensão da transformação do glúten para albumina. Outros autores argumentavam que a associação do escorbuto com a carne salgada nas longas viagens marítimas seria porque a carne estaria exaurida (lixiviada) ou indigerível. Outra doença considerada causada pela deficiência proteica era o beribéri. Em 1883, o médico naval japonês Kanehiro Takaki (1849-1920), em missão de treinamento do Japão para o Havaí, via Nova Zelândia e América do Sul, que durou nove meses, observou grande incidência de beribéri entre os cadetes: 169 homens, de 376, desenvolveram a doença, e 25 morreram. Takaki fez uma petição ao imperador Meiji para estudar os efeitos de mais leite, carne, pão e vegetais, ou seja, uma dieta hiperproteica, na alimentação dos marinheiros, e em 1884, em outra missão com a mesma rota, aconteceram apenas 16 casos de beribéri entre os 333 homens. Como a dieta continha mais nitrogênio, Takaki concluiu, erroneamente, sabe-se agora, que a carência proteica era o fator primordial no beribéri (Christison, 1847; Takaki, 1885; Itokawa, 1976; Carpenter, 1986; Clarkson e Crawford, 2001; Carpenter, 2003a).

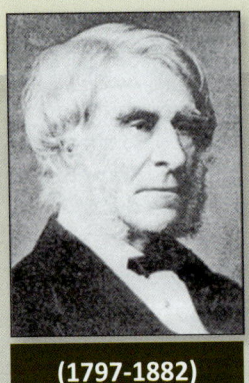

Sir Robert Christison, 1st Baronet

Christison, médico toxicologista escocês presidente da Royal College of Physicians of Edinburg e depois da British Medical Association. Ficou famoso por seu tratado de toxicologia e por ter estudado os efeitos da fisostigmina, quando a ingeriu, sem hesitar, na forma de sementes de calabar.

Retirado de em.wikipedia.org/wiki/Robert_Christson.

(1797-1882)

Em 1862, o médico e nutricionista britânico Edward Smith (1819-1874) resolveu um dos mais importantes problemas na história das proteínas na nutrição: a avaliação do catabolismo proteico. Smith estava interessado no bem-estar de prisioneiros e estava preocupado com os esforços que eles faziam nas oficinas de trabalho. Ele mediu a excreção urinária de ureia nas 24 horas subsequentes aos dias de oito horas de trabalho, e novamente nos dias subsequentes aos dias de descanso, e não encontrou diferenças nos resultados. Essa observação era o contrário do que defendia Liebig de que toda a energia despendida provinha da decomposição de proteínas. Desde então o metabolismo das proteínas tem sido avaliado pela excreção urinária de ureia, que ocupou importante papel na história da química orgânica: foi descoberta na urina, em 1727, pelo cientista holandês Herman Boerhave (1668-1738). Em 1828, o químico alemão Friedrich Wohler (1800-1882) conseguiu sintetizar ureia tratando isocianato de prata com cloreto de amônia. A síntese de ureia foi um marco na história da Ciência, pois derrubou a teoria da força vital, segundo a qual os compostos orgânicos somente poderiam ser sintetizados a partir de materiais orgânicos (Smith, 1862; Kurzer e Sanderson, 1956; Ramberg, 2000).

Na famosa experiência dos alemães, o médico Adolf Fick (1829-1901) e o químico Johannes Wislicenus (1835-1902), em 1866, após se alimentarem com dieta praticamente isenta de nitrogênio, escalaram uma montanha na Suíça e coletaram urina durante 6 horas após a subida. As análises das amostras de urina demonstraram conclusivamente que não houve consumo de proteínas que seriam necessárias para o gasto energético utilizado na escalada. No entanto, essa demonstração não foi suficiente para deter os sucessores de Liebig, na Alemanha, da ideia que o esforço físico requeria proteínas. Nos anos 1880, o renomado professor de Química, o alemão Carl Von Voit (1831-1908), por muitos considerado o pai da Dietética, ainda comparava o metabolismo das proteínas no músculo ao curso da água de um moinho que se move continuamente, mas somente produz energia mecanicamente quando a água é desviada para a roda de água (Fick e Wislicenus, 1866; Lusk, 1908; Sigerist, 1989).

Nos anos 1890, o químico americano Wilbur Olin Atwater (1831-1908), que viria a ser o maior nutricionista dos EUA, após completar seus estudos na Alemanha, retornou

Friedrich Wöhler

Wöhler foi um químico alemão, mais conhecido por sua síntese da ureia mas também por ter sido o primeiro a isolar diversos elementos químicos. A síntese de ureia foi um marco na história da Ciência, pois derrubou a teoria da força vital, segundo a qual os compostos orgânicos somente poderiam ser sintetizados a partir de materiais orgânicos.

Retirado de em.wikipedia.org/wiki/Fridrich_Wöhler

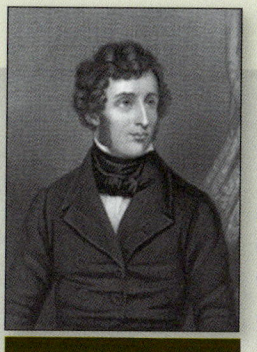

(1800-1882)

---

ao seu país como um grande entusiasta das proteínas. Funcionário do Departamento de Agricultura dos EUA (USDA), organizou muitos estudos sobre ingestão de nitrogênio e energia e sobre metabolismo em diferentes grupos de pessoas. Ele seguiu um princípio geral já adotado pelo alemão Voit, de que, onde alguém tivesse meios suficientes para fazer uma livre escolha da dieta, sua ingestão deveria corresponder tanto às suas necessidades de proteínas como as de calorias. Suas normas, então, simplesmente refletiam o que já era feito na Alemanha. Como tinha a opinião de que os americanos trabalhavam mais do que os alemães, não foi surpresa que suas recomendações para proteínas, que variavam de 112 a 159 g/dia, fossem maiores que as de Voit. Portanto, mecânicos que ingerissem 100 g de proteínas por dia estariam abaixo de suas reposições e necessitariam de correção. Seus estudos sobre dietas de esportistas mostraram que durante treinamento intenso eles ingeriam grande quantidade de proteínas (cerca de 155 g) e de calorias, porque recebiam

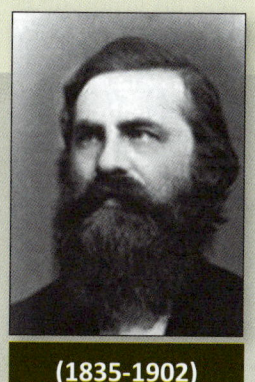

Johannes Adolf Wislicenus

O químico alemão Wislicenus descobriu, em 1872, que o ácido lático existia em duas formas, e, desse modo, descobriu a isomeria.

Retirado de pt.wikipedia.org/wiki/Johannes_Adolf_Wislicenus

(1835-1902)

Russell Henry Chittenden

(1856-1943)

Chittenden foi um químico e fisiologista americano que realizou pesquisas pioneiras em bioquímica da digestão e da nutrição. Foi professor de química fisiológica da Universidade de Yale e membro fundador da American Physiological Society, tendo sido seu presidente de 1895 a 1903. Nos EUA, ele é conhecido como o pai da bioquímica.

Retirado de en.wikipedia.org/wiki/Russell_Henry_Chittenden

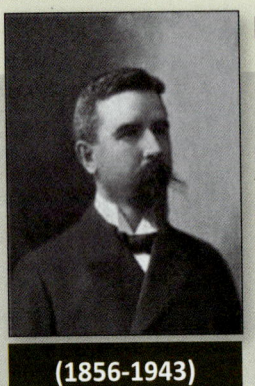

---

dietas especiais organizadas por seus treinadores que tinham a percepção de que a carne conferia força muscular. Como Atwater não conseguiu demonstrar que o esforço físico resultava em aumento do metabolismo proteico, ele sugeriu que o esforço intenso no esporte requer energia nervosa, e esta depende da ingestão de muita proteína. A USDA, em torno de 1900, estava preocupada em recomendar apenas proteínas e calorias suficientes que poderiam ser adquiridas economicamente. Suas recomendações oficiais não incluíam frutas e vegetais verdes, porque eram considerados economicamente não viáveis. Qualquer opinião sobre a nutrição produzia reação contrária, e grupos diziam que as recomendações da USDA levariam à obesidade, que carnes e gorduras de animais deveriam ser reduzidas, e o consumo de grãos integrais e frutas incentivado porque eram importantes por sua grande provisão. Nessa época, as recomendações da USDA foram consideradas oriundas de alguma mente lunática, mas hoje muito semelhantes às das atuais diretrizes nutricionais da USDA. Não se pode censurar Atwater e seus colegas por não conhecerem o que ainda não havia sido descoberto (Carpenter, 1986).

Um desafio direto à filosofia nutricional de "bastante proteína" veio do grupo de fisiologistas da Universidade de Yale, sob o comando de Russell Henry Chittenden (1856-1943), que demonstrou que homens poderiam manter sua saúde e força esportiva com metade da ingestão de proteínas recomendada por Atwater (Carpenter, 1986).

A partir de 1915, com os avanços dos conhecimentos das vitaminas, começou a ser entendido que algumas das virtudes dos alimentos são derivadas desses fatores acessórios mais do que das proteínas. Em torno de 1920, aceitava-se que normas menos rigorosas em relação às proteínas eram adequadas, mesmo incluindo grande margem de segurança. De 1920 a 1950, houve diminuição do interesse sobre as necessidades humanas e o consumo de proteínas ou na possibilidade delas não serem consumidas. As pesquisas nutricionais centralizaram-se nas vitaminas e nos aminoácidos. Historicamente, o isolamento dos aminoácidos antecedera sua síntese. Foi o bioquímico britânico William Hyde Wollaston (1766-1828) que em 1819, por sua descoberta em cálculo urinário – que mais tarde seria chamado cisteína –, iniciou os esforços dirigidos para o isolamento dos aminoácidos. A

Joseph Louis Proust

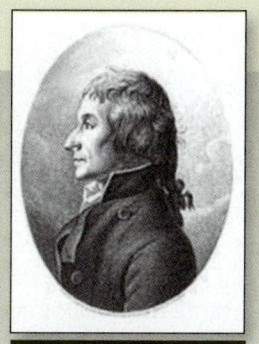

(1754-1826)

O químico francês Proust enunciou a lei das proporções definidas, em 1806, uma das bases do atomismo químico, e que recebe seu nome. A lei foi formulada em 1808 por John Dalton, mas é o trabalho de Proust que fornece as provas empíricas que determinaram sua aceitação. Ele empreendeu estudos que resultaram na descoberta de um processo de extrair açúcar da uva. Ele ainda pesquisou os sais dos ácidos orgânicos. Foi eleito para a Academia de Ciências da França, em 1816, e é um dos fundadores da análise química.

Retirado de pt.wikipedia.org/wiki/Joseph_Louis_proust

demonstração de que esse aminoácido contendo enxofre poderia ser isolado pela hidrólise de proteínas ocorreu apenas em 1899. A honra de terem sido os primeiros aminoácidos reconhecidos como constituintes de proteínas coube a dois outros aminoácidos, glicina e leucina, isolados pelo químico francês Henri Bracconot (1780-1865), em 1820, a partir de um hidrolisado com ácido sulfúrico de gelatina. O aminoácido leucina foi também isolado em 1819 pelo químico francês Joseph Louis Proust (1754-1826) a partir de um extrato aquoso de glúten fermentado. Essas descobertas foram importantes no desenvolvimento dos estudos das proteínas, e os trabalhos desses pioneiros foram aperfeiçoados nos anos seguintes (Sherman, 1920; Fruton, 1947; Fournier, 1999; Finkestein, 2000; Labrude e Becq, 2003).

Em 1901, o bioquímico inglês Frederick Gowland Hopkins (1861-1947) reconheceu "fatores alimentares acessórios", que não calorias, proteínas e minerais, como materiais orgânicos necessários essenciais para a saúde, mas que o organismo não pode sintetizar. Em 1906, Hopkins demonstrou que o aminoácido triptofano era necessário para a sobrevivência de ratos: alimentando um grupo deles com uma mistura de alimentos contendo todos os nutrientes que se acreditava serem essenciais para a sobrevivência, os ratos morriam; um segundo grupo foi alimentado com uma quantidade de leite e os ratos sobreviveram. O triptofano é um aminoácido natural precursor da serotonina (Needham, 1962; Braun, 2011; Ellis, 2011).

Em 1935, o nutricionista e bioquímico americano William Cumming Rose (1887-1985) descobriu que a treonina, presente na caseína do leite, é um aminoácido essencial, e classificou os aminoácidos em essenciais, ou seja, aqueles que não podem ser sintetizados pelo corpo humano e não essenciais (McCoy e cols., 1935; Johnson e Haines, 1992; Carter e Coon, 1995).

Em 1950, as proteínas voltaram a ser preocupação como resultado de estudos sobre uma doença infantil chamada *kwashiokor*, vocábulo originado de um dialeto de Gana, significando "doença do 1º filho" mostrando que a criança era acometida logo após o nascimento do 2º filho, e o 1º era desmamado. O termo *kwashiorkor* foi introduzido na literatura

Cicely D. Williams

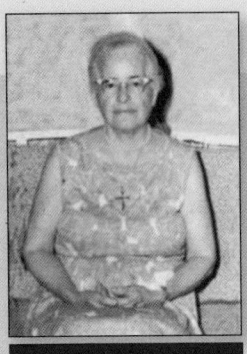

(1893-1992)

Em 1927, a pediatra jamaicana Williams foi trabalhar em Gana a serviço da "British Colonial Service". Permaneceu nesse país sete anos, aprendendo a falar o dialeto twi e trabalhando para melhorar as condições sanitárias. Criou clínicas e hospitais e melhorou o sistema de arquivos. Ela também trabalhou com fitoterapeutas africanos com quem aprendeu que o tratamento de doenças para a medicina europeia não tinha cura. O trabalho mais importante de Williams na África foi sobre o *kwashiorkor*, doença comum e quase sempre fatal. A publicação desse trabalho, salientando que ela era causada por deficiência nutricional, sobretudo de proteínas, a tornou conhecida no meio médico. Transferida para a Malásia, foi capturada pelos japoneses durante a Segunda Guerra e sofreu quase a morte em seus campos de concentração. Após seu retorno à Malásia, se tornou ferrenha opositora das companhias que promoviam a substituição do aleitamento materno pelo leite em pó ou embalado. De 1940 até meados dos anos 1960, trabalhou como conferencista, primeiro na Organização Mundial da Saúde e depois em universidades da Jamaica, Inglaterra e Líbano. Permaneceu ativa até seus noventa anos dando conferências em muitos países sobre saúde materno-infantil, especialmente nutrição, amamentação e controle da natalidade.

Retirado de www.joyousja,.info/jamaicanhistoryfebruary2004/id9.html

médica em 1935 pela pediatra jamaicana Cicely D. Williams (1893-1992), em um trabalho publicado na revista Lancet. Esta séria doença, que geralmente acometia crianças de seis meses a dois anos de idade, foi a princípio descrita na África e depois na América Central, tinha altos índices de mortalidade e ocorria logo após um surto de diarreia. Acreditava-se que a doença fosse semelhante à cirrose hepática do adulto que estava associada à dieta deficiente em proteínas. De 1950 a 1975, a divisão de nutrição da "Food and Agriculture Organization" (FAO), organização criada pelas Nações Unidas em 1945, logo após o término da Segunda Guerra Mundial, trabalhou com a tese de que a "deficiência proteica era um problema universal". O assunto teve tanta publicidade e atenção política que resultou em uma assembleia geral das Nações Unidas, que concluiu pela necessidade da cooperação internacional para encontrar o "The World Protein Gap" – aquilo que estava ameaçando a capacidade de trabalho de toda a população. Nos países desenvolvidos, esforços foram feitos para desenvolver alimentos não convencionais hiperproteicos que teriam de provar serem econômicos e praticáveis pelo 3º Mundo. Tais alimentos incluiriam farinha de peixe, concentrados de sementes oleaginosas e, posteriormente, proteínas concentradas feitas a partir de organismos monocelulares, alguns cultivados em frações de petróleo. Muitos milhões de dólares e muito tempo de técnicos e cientistas foram investidos nesse projeto. Embora muitos autores considerem o projeto um fracasso, com o alarmante índice de crescimento da população aumentando a demanda pela produção de alimentos no 3º Mundo, ainda há uma escancarada lacuna entre a demanda e o fornecimento. Essa situação acarreta aumento do número de indivíduos famintos e cronicamente malnutridos, inclusive no Brasil (Williams, 1935; Clark,1951; McLaren, 1974; Carpenter, 1986; Anupama, 2000; Ferreira e cols., 2011).

Leituras recomendadas

1. [No authors listed]. Jöns Jacob Berzelius (1779-1848). J Am Med Assoc. 1965;193:153-4.
2. Anupama, Ravindra P. Value-added food: single cell protein. Biotechnol Adv. 2000;18(6):459-79.
3. Bailey CH. A translation of Beccari's lecture "Concerning Grain" (1728). Cereal Chem. 1941;18:555-61.
4. Bergen WG. Contribution of research with farm animals to protein metabolism concepts: a historical perspective. J Nutr. 2007;137(3):706-10.
5. Berthollet CL. Analyse de l'alkali volatil. Mém Acad Sci (Paris). 1785;316-26.
6. Braun R. Accessory food factors: understanding the catalytic function. J Mol Biol. 2011;44(3):483-504.
7. Brouwer E. Gerrit Jan Mulder (1802-1880). J Nutr. 1952;46:3011.
8. Brock J, Autret M. Kwashiokor in Africa. Geneva: World Health Organization, 1952.
9. Buttner J. Justus von Liebig and his influence on clinical chemistry. Ambix. 2000;47(2):96-117.
10. Calloway DH, Spector H. Nitrogen balance as related to caloric and protein intake in active young men. Am J Clin Nutr. 1954;2(6):405-12.
11. Carpenter KJ. The history of enthusiasm for protein. J Nutr. 1986;116(7):1364-70.
12. Carpenter KJ. Possible importance of protein digestibility and bioavailability of amino acids. Am J Clin Nutr. 1984;40(3 Suppl):705-10.
13. Carpenter KJ. Contribution of the dog to science of nutrition. J Nutr. 1991;121(11 Suppl):S1-S7.
14. Carpenter KJ. A Short History of Nutritional Science: Part 1 (1785–1885). J Nutr. 2003;113(3):638-45.
15. Carpenter KJ. A Short History of Nutritional Science: Part 2 (1885–1912). J Nutr. 2003;113(4):975-84.
16. Carpenter KJ, Harper AE. Evolution and knowledges of essential nutrients. In: Shils ME, Shike M, Ross AC, Cabarello B, Cousins RJ. Modern Nutrition in health and diseases. 19th ed. Philadelphia: Lippincoti Williams & Wilkins, 2006. p.3-16.
17. Carter HE, Coon MJ. William Cumming Rose- April 4, 1887- September 25, 1985. Biogr Mem Natl Acad Sci. 1995;68:253-71.
18. Clark M. Kwashiokor. East Af Med J. 1951;28(6):229-36.
19. Clarkson La, Crawford EM. The anatomy of famine. In: Clarkson La, Crawford EM. Feast and famine: a history of food and nutrition in Ireland 1500-1920. England: Oxford University Press, 2001. p.134-63.
20. Christison R. Account of scurvy as it has lately appeared in Edinburgh, and an epidemic of it among railway labourers in the surrounding country. Monthly J Mede. 1847;6:1.
21. Clarkson La, Crawford EM. The anatomy of famine. In: Clarkson La, Crawford EM. Feast and Famine: a History of Food and Nutrition in Ireland 1500-1920. England: Oxford University Press, 2001. p.134-63.
22. Ellis H. Sir Frederick Gowland Hopkins: Nobel Laureate and pioneer Britsh biochemist. Br J Hosp Med (London). 2011;72(7):414.
23. Ferreira HS, Lamenha MLD, Xavier Jr FS, Cavalcante JC, Santos AM. Nutrição e saúde em crianças das comunidades remanescentes dos quilombolas no estado de Alagoas, Brasil. Rev Panam Salud Publica. 2011;30(1):51-6.

24. Fick A, Wislicenus J. On the origen of muscular power. Philos Mag London (4th ser). 1866;31:485- 503.
25. Finkestein JD. Homocystein: a history of progress. Nutr Rev. 2000;58(7):193-204.
26. Fournier J. Was Louis-Joseph Proust (1754-1826) a pharmacist? Rev Hist Pharm (Paris). 1999;47(321):77-96.
27. Fruton JS. The isolation of pure amino acids. Yale J Biol Med. 1947;19(6):999-1012.
28. Holmes FL. The transformation of the science of nutrition. J Hist Biol. 1975;8(1):135-44.
29. Itokawa Y. Kanehiro Takaki (1849-1920)--a biographical sketch. J Nutr. 1976;106(5):581-8.
30. Johnson JE, Haines WJ. Role of amino acids in human nutrition. FASEB J. 1992;6(6):2361-2.
31. Kurzer F, Sanderson PM. Urea in the history of organic chemistry: Isolation from natural sources. J Chem Educ. 1956;33:452.
32. Kyle RA, Shampo MA. Justus von Liebig- leading teacher of organic chemistry. Mayo Clin Proc. 2001;76(9):921-2.
33. Labrude P, Becq C. [Pharmacist and chemist Henri Bracconnot]. Rev Hist Pharm (Paris). 2003;51(337):61-78.
34. Leverton R. Building blocks and stepping stones in protein nutrition. J Nutr. 1967;91(Suppl 1):39-43.
35. Lusk G. Carl Von Voit. Science 1908;27(686):315-6.
36. McCoy RH, Meyer CE, Rose WC. Feeding experiments with mixtures of highly purified amino acids. VIII. Isolation and identification of a new essential amino acid. J Biol Chem. 1935;112:283-302.
37. McLaren DS. The great protein fiasco. Lancet. 1974;2(7872):93-6.
38. Munro HN. Historical introduction: The origin and growth of our present concepts of protein metabolism. In: Munro HN, Allison JB. Mammalian Protein Metabolism, Vol I. New York: Academic Press, 1964. p.1-29.
39. Needham J. Frederick gowland hopkins. Perspect Biol Med. 1962;6:2-45.
40. Ramberg PJ. The death of vitalism and the girth of organic chemistry: Wohler´s urea synthesis and the disciplinary identity of organic chemistry. Ambix. 2000;47(3):170-95.
41. Rosenfeld L. Justus Liebig and animal chemistry. Clin Chem. 2003;49(10):1696-707.
42. Severinghays JW. Fire-air and dephlogistication. Revidionism of oxigen´s discovery. Adv Exp Med Biol. 2003;537:7-19.
43. Sherman HC. Protein requirement of maintenance in man and efficiency of bread protein. J Biol Chem. 1920;41:97-103.
44. Sigerist HE. The history of dietetics. 1941. Gesnerus. 1989;46:249-50.
45. Smith E. On the elimination of urea and urinary water. Philos Trans R Soc (London). 1862;151:747-834.
46. Sundelöf LO. Air and fire - Carl Wilhelm Scheele, Torbern Bergman, the Royal Society of Science and the discovery of oxygen in Upsala in the year 1772. Adv Exp Med Biol. 2009;645:1-6.
47. Takaki K. On the cause and prevention of kak´ke. Sei-I-Kwai Med J. 1885;4:29-37.
48. Tubbs RS, Loukas M, Shoja MM, Shokouhi G, Oakes WJ. François Magendie (1783-1855) and his contributions to the foundations of neuroscience and neurosurgery. Neurosurg. 2008;108(5):1038-42.
49. van der Pioeg RR, Schweirget RJ, Bachmann J. Use and misuse of nitrogen in agriculture: the german story. Scientific World Journal. 2001;1(Suppl2):737-44.
50. Williams CD. "Kwashiorkor: a nutritional disease of children associated with a maize diet". Lancet. 1935;226:1151-2.

8

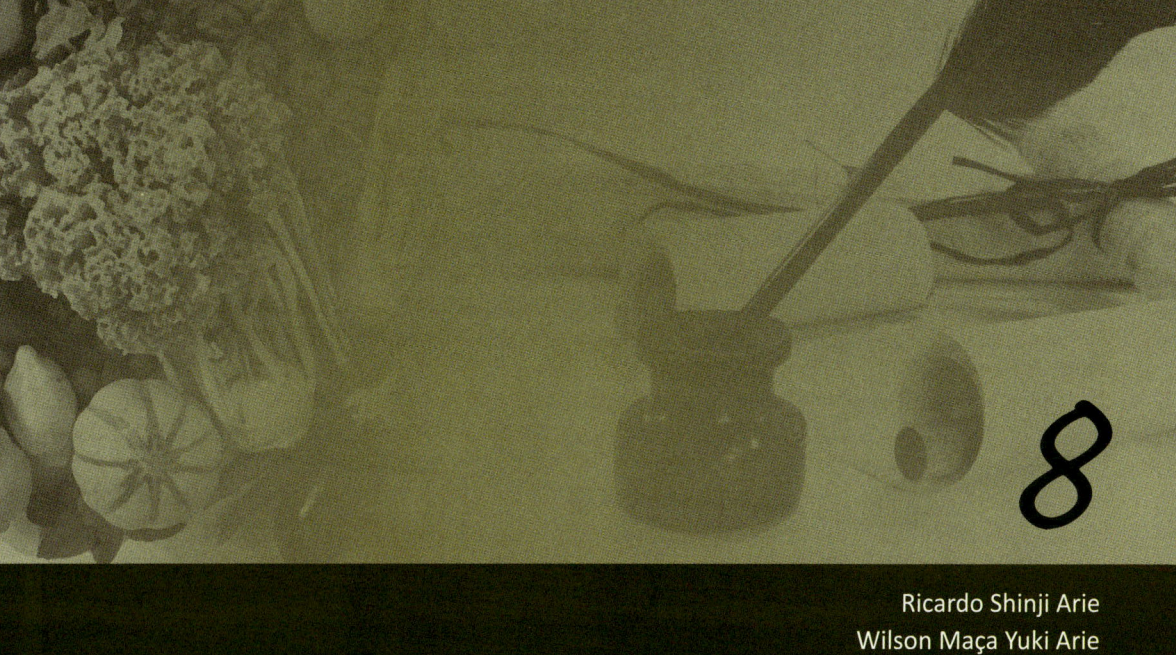

Ricardo Shinji Arie
Wilson Maça Yuki Arie
Juliana Antunes Valente Rodrigues Arie
Ana Lucia Cavalcanti

Minerais e os Alimentos

O estudo dos minerais na alimentação e seu papel na nutrição assumiu importância a partir de 1920, depois que os químicos americanos Thomas Burr Osborne (1859-1929) e Lafayette Benedict Mendel (1872-1935), tendo enunciado a lei do mínimo com relação às proteínas, decidiram ocupar-se com os problemas dos elementos inorgânicos da dieta e o papel que desempenhavam no organismo, sugerindo a hipótese de que os vários elementos poderiam também obedecer à lei do mínimo.

Denomina-se elemento químico um conjunto de átomos que possuem o mesmo número de prótons em seu núcleo, ou seja, o mesmo número atômico. O termo elemento químico refere-se também a elementos fundamentais da matéria, que não podem decompor-se em substâncias mais simples por métodos químicos (elementos indivisíveis). Este último conceito algumas vezes é chamado de substância elementar, diferindo da primeira definição e, às vezes, o mesmo conceito é usado em ambos os casos. A ideia de se classificar os elementos químicos é antiga e resultou na criação da tabela periódica. Em 1789, o químico francês Antoine Lavoisier (1743-1794) publicou uma lista de 33 elementos químicos. Embora Lavoisier tenha classificado os elementos em gases, metais, não metais e terras, os químicos passaram o século seguinte à procura de um esquema de construção mais precisa. Em 1811, o químico sueco Jöns Jacob Berzelius (1779-1848) compilou uma tabela com os pesos atômicos dos elementos, onde o oxigênio estava alocado em 100 e incluía todos os

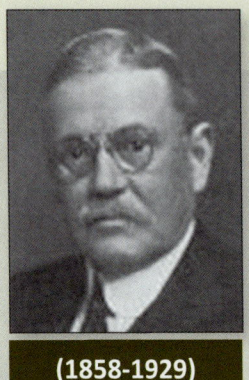

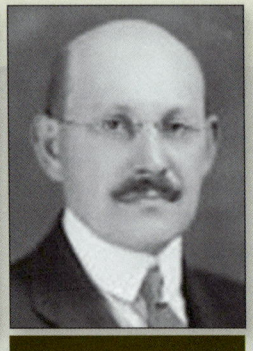

Thomas Burr Osborne e Lafayette Benedict Mendel

Os bioquímicos norte-americanos trabalharam na Connecticut Agricultural Experiment Station e publicaram mais de 100 trabalhos. Eles descobriram, na manteiga, a vitamina A, em 1913, e também a vitamina B no leite, e estabeleceram a importância dos aminoácidos essenciais.

Retirado de en.wikipedia.org/wiki/ Thomas_Burr_Osborne en.wikipedia.org/wiki/ Lafayette_Benedict_Mendel

(1858-1929) (1872-1935)

---

elementos conhecidos na época, valorizando a teoria atômica, proposta em 1803 pelo cientista inglês John Dalton (1766-1844), que afirmava que os elementos químicos inorgânicos eram combinados em quantidades absolutas. Em 1829, o químico alemão Johann Wolfgang Döbereiner (1780-1849) observou que muitos dos elementos poderiam ser agrupados em tríades (grupos de três) com base em suas propriedades químicas. Lítio, sódio e potássio, por exemplo, foram agrupados como sendo metais suaves e reativos. Döbereiner observou também que, quando organizados por peso atômico, o segundo membro de cada tríade tinha quase a média do primeiro e do terceiro, observação que ficou conhecida como a lei das tríades. O químico alemão Leopold Gmelin (1708-1853) trabalhou com esse sistema e, por volta de 1843, tinha identificado dez tríades. O químico francês Jean Baptiste Dumas (1800-1884) publicou um trabalho em 1857 descrevendo as relações entre

Dmitri Ivanovich Mendeleiev

Mendeleiev químico russo, criador da primeira versão da tabela periódica dos elementos químicos, prevendo as propriedades de elementos que ainda não tinham sido descobertos.

Retirado de pt.wikipedia.org/wiki/ Dmitri_Ivanovich_Mendeleev

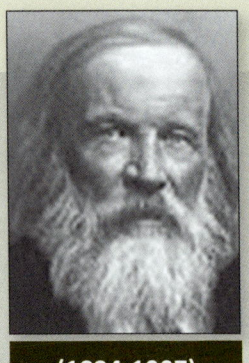

(1834-1907)

os diversos grupos de metais, e, embora houvesse diversos químicos capazes de identificar relações entre pequenos grupos de elementos, não havia um esquema capaz de abranger todos eles. A tabela periódica consiste em ordenamento dos elementos conhecidos de acordo com as suas propriedades físicas e químicas, e os elementos que apresentam propriedades semelhantes são dispostos em colunas. Esse ordenamento foi proposto pelo químico russo Dmitri Mendeleiev (1834-1907), substituindo o ordenamento pela massa atômica. Ele publicou a tabela periódica em seu livro Princípios da Química, em 1869, época em que eram conhecidos apenas cerca de 60 elementos químicos (Cintas, 2004).

Com exceção dos elementos que se unem para formar moléculas orgânicas (carbono, hidrogênio, oxigênio e nitrogênio) os demais são considerados componentes minerais das células vivas. Existem elementos químicos que são considerados essenciais para a vida humana, e para ser assim considerados devem cumprir quatro condições:

1. a ingestão insuficiente do elemento provoque deficiências funcionais, reversíveis se o elemento voltar a ter concentrações adequadas;
2. sem o elemento, o organismo não cresce e nem completa o seu ciclo vital;
3. o elemento influi diretamente no organismo e está envolvido em seus processos metabólicos; e
4. o mesmo efeito no organismo não pode ser conseguido por nenhum outro elemento.

Arbitrariamente, classificam-se os minerais segundo sua ocorrência em macroelementos, quando o elemento corresponde a, pelo menos, 0,005% do peso corporal, e microelementos, ou elemento-traço, quando em quantidades menores. Os macroelementos são, pela ordem de abundância, o cálcio, fósforo, enxofre, potássio, sódio, cloro e magnésio. Os microelementos essenciais, por ordem alfabética são, boro, cobalto, cobre, cromo, ferro, flúor, iodo, selênio, vanádio e zinco (Vickery, 1929; Smith, 1936; Smith, 1963; Chaves, 1978; Rocha-Filho e Chagas, 1999; Rouvray, 2004; Scerri, 2007; Ham, 2008; Silver, 2011; Anonymous, 2009; Boden e cols., 1996; Hopkins e Mohr, 1971 e 1974; Jackson,1912; Lyonnet e cols., 1899; Levander, 2000; Nielsen, 1974 e 1991). Neste capítulo vamos rever os mais importantes marcos históricos sobre os minerais, de modo especial, os macronutrientes e micronutrientes.

Tabela periódica

A tabela periódica dos elementos químicos é a disposição sistemática dos elementos, na forma de uma tabela, em função de suas propriedades. São úteis para que sejam previstas as características e tendências dos átomos. Torna possível, por exemplo, prever o comportamento de átomos e das moléculas deles formadas, ou entender porque certos átomos são extremamente reativos enquanto outros são praticamente inertes, e prever propriedades como eletronegatividade, raio iônico, energia de ionização.

Retirado de pt.wikipedia.org/wiki/Tabela_Pweiódica

MACROELEMENTOS

Minerais podem ser definidos como o que resta nas cinzas após a combustão de um tecido animal ou vegetal. Quando um mineral é requerido na dieta em quantidades superiores a 50 mg por dia ele, é chamado de elemento principal ou macroelemento. No ser humano, ordenados por ordem de abundância, os macroelementos são: cálcio, fósforo, enxofre, potássio, sódio, cloro e magnésio (Belitz e cols., 2009).

O cálcio (Ca) é um elemento químico, de número atômico 20 e massa atômica 40 u. É um metal da família dos alcalino-terrosos, isolado pela primeira vez em 1808, em forma impura, pelo químico britânico Humphry Davy mediante a eletrólise de uma amálgama de mercúrio (HgO) e cal (CaO). Davy misturou cal umedecida com óxido de mercúrio que colocou sobre uma lâmina de platina, o anodo, e submergiu uma parte de mercúrio no interior da pasta funcionando como cátodo. Na eletrólise, obteve uma amálgama que destilada originou um resíduo sólido facilmente oxidável. Davy, no entanto, não ficou convencido de que havia obtido uma substância pura.

Em 1854, o químico alemão Robert Bunsen (1811-1899) isolou o metal por eletrólise do cloreto de cálcio ($CaCl_2$) e o Nobel de Química de 1906, o francês Henri Moissan (1852-1907), obteve o cálcio com pureza de 99% por eletrólise do iodeto de cálcio (CaI_2). Muitos compostos contendo cálcio já eram conhecidos desde a Antiguidade. Os romanos já preparavam a cal, ou calx (óxido de cálcio, CaO) desde o século I; em 975 d.C., o gipso desidratado (gesso, $CaSO_4$) já era citado na literatura da época para engessar pernas e braços com fraturas ósseas. Desde a Antiguidade, tanto o gesso como a cal já eram utilizados para alvenaria.

MINERAIS E OS ALIMENTOS

Robert Wilhelm Eberhard von Bunsen

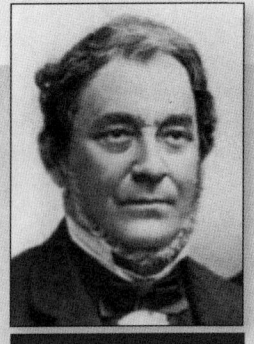

(1811-1899)

O químico alemão foi quem aperfeiçoou um queimador, conhecido hoje como bico de Bunsen, inventado pelo físico-químico britânico Michael Faraday (1791-1867), e trabalhou com emissões espectrais de elementos químicos aquecidos. Iniciou seus estudos experimentais sobre a (in)solubilidade dos sais metálicos do ácido arsenioso. Sua descoberta do uso do óxido de ferro hidratado como um agente precipitante é, ainda, o melhor antídoto conhecido para combater o envenenamento por arsênico. Em 1836, começou a estudar derivados da arsina. Embora o trabalho de Bunsen seja aclamado, quase morreu de envenenamento por arsênio. Custou-lhe também a perda da visão de um olho, quando uma explosão projetou um fragmento de vidro no seu olho. Em 1841, Bunsen criou o eletrodo de carbono que poderia substituir o caríssimo eletrodo de platina utilizado na bateria inventada pelo físico inglês William Robert Grove (1811-1896). Em 1852, Bunsen, usando o ácido nítrico, passou a produzir metais puros como cromo, magnésio, alumínio, manganês, sódio, bário, cálcio e lítio por eletrólise. Com a colaboração do químico inglês Sir Henry Roscoe (1833-1915), iniciou, em 1852, o estudo da obtenção do cloreto de hidrogênio a partir do hidrogênio e do cloro. Em 1859, interrompeu seu trabalho com Roscoe e, junto com o físico alemão Gustav Kirchhoff (1824-1889), passou a estudar o espectro de emissão de elementos aquecidos. Para essa finalidade, Bunsen aperfeiçoou um queimador de gás especial, inventado pelo cientista Michael Faraday, em 1785, que mais tarde foi denominado "queimador de Bunsen" ou "bico de Bunsen". Quando aposentou-se com 78 anos, deslocou seu interesse para a geologia, que tinha sido seu passatempo por muito tempo.

Retirado de pt.wikipedia.org/wiki/Robert_Wilhelm_Bunsen

O médico escocês George Fordyce (1736-1802) reconheceu, em 1790, o cálcio como necessário para a sobrevivência das galinhas, mas foi em 1883 que Sidney Ringer demonstrou que o coração de rã necessita da presença de cálcio na solução de banho para continuar pulsando. Essa observação abriu um campo de estudos em relação ao papel do cálcio no organismo, o cálcio é um nutriente essencial. É importante para a transmissão nervosa, coagulação do sangue e contração muscular; atua também na respiração celular, além de garantir boa formação e manutenção dos ossos e dentes. Por sua presença na formação óssea, o cálcio é um dos elementos mais abundantes no corpo humano. Por ser essencial para o funcionamento do organismo, quando há deficiência de cálcio no sangue o organismo tende a repor a deficiência retirando cálcio dos ossos. A deficiência de cálcio pode levar à osteopenia e osteoporose, na qual os ossos se deterioram e há aumento no risco de fraturas, especialmente nos ossos mais porosos. Sua deficiência também pode causar agitação, unhas quebradiças, propensão a cáries, depressão, hipertensão arterial, insônia, irritabilidade, dormência no corpo e palpitações. Seu excesso pode ocasionar a calculose renal, que são, na

Henning Brand

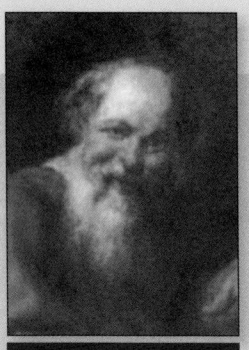

(1630-1710)

Brand (1630-1710) foi o alquimista alemão que descobriu o elemento químico fósforo. Em 1669, reuniu 50 galões de urina no porão de sua casa e adicionou-lhes produtos químicos que foi escolhendo arbitrariamente. A pasta resultante foi submetida a um processo de destilação, cujos vapores deveriam transformar-se em ouro quando resfriados em água. O que obteve, porém, foi uma substância que brilhava na escuridão. Em vez de chegar ao ouro, descobriu o fósforo. Pois, com as adições de Henning Brand, a urina, um fosfato sódico de amônia, foi transformada num fosfito sódico, que, levado à ebulição, decompôs-se de maneira a liberar o fósforo, um material branco que brilhava no escuro e ardia como uma chama brilhante. Por esse efeito, Brand deu-lhe o nome de fósforo. Brand manteve essa descoberta em segredo até 1675 quando mostrou o material aos seus amigos, tornando-se notícia em Hamburgo. Para superar dificuldades financeiras, Brand vendeu uma quantia de fósforo para o comerciante e alquimista alemão Johann Daniel Kraft. Em 1677, por mediação de Gottfried Leibniz, vendeu o segredo da produção em troca de um salário fixo.

Retirado de pt.wikipwdia.org/wiki/Henning_Brand

verdade, pequenos aglomerados de uma substância conhecida como oxalato de cálcio. Esse tipo de formação é mais comum em decorrência da ingestão de cálcio de origem mineral (presente no solo e consequentemente na água de determinadas regiões) e também em alguns suplementos alimentares, já que esse tipo de cálcio não é muito bem absorvido pelo organismo. Consumir cálcio em excesso também pode ocasionar redução de outros minerais, como o magnésio. Seu excesso também pode causar anorexia, dificuldade de memorização, depressão, irritabilidade e fraqueza muscular. Os principais alimentos fontes de cálcio são os laticínios (leite e derivados, como iogurtes e queijos), hortaliças (como brócolis), couve-flor, couve e repolho, verduras verde escuras, com exceção do espinafre, devido ao alto teor de ácido oxálico, e outros alimentos, como algas marinhas, gergelim integral, amêndoas, feijões, etc. (Copp, 1967; Hegsted, 1967; Toledo, 1986; Rocha-Filho e Chagas, 1999; Coley, 2001; Jaiswal, 2001; Scerri, 2007; Ham, 2008; Belitz e cols., 2009; Hegsted, 2009).

O fósforo (P) é um elemento químico de número atômico 15 e massa atômica igual a 31 u. Por sua etimologia significa "luz pequena" e provém do latim *phosphorus*, que por sua vez se originou no grego *phosphoros*, formada de *phos* (luz) e do sufixo *phoros* (portador). É um nome genérico dado a inúmeras combinações distintas de fosfatos. O fósforo elementar é encontrado na natureza sob duas formas principais, o fósforo branco e o fósforo vermeho. Não é encontrado no estado nativo porque é muito reativo, oxidando-se espontaneamente em contato com o oxigênio do ar atmosférico, emitindo luz (fenômeno da fosforescência). O fósforo foi descoberto em 1669, por Henning Brand.

MINERAIS E OS ALIMENTOS

O fósforo foi o primeiro elemento químico a ser descoberto. A descoberta ocorreu em Hamburgo, em 1669, quando o alquimista alemão Henning Brand, em sua busca pela pedra filosofal, que transformaria metal em ouro, encheu 50 baldes com urina e os deixou putrificar e criar vermes, ferveu o material até adquirir uma pasta branca que foi aquecida com areia e, finalmente, destilada. O material que obteve brilhava e, por essa razão, Brand batizou a substância de "*Phosphoros*", que quer dizer "aquele que traz a luz, que ilumina". Em 1680, o químico e físico britânico Robert Boyle (1627-1691), um dos mentores e fundadores da química moderna, observou que uma chama era produzida ao provocar atrito entre um pedaço de papel com fósforo em um pedaço de madeira coberto com enxofre. Boyle acreditava que o fogo não era provocado apenas pelo atrito, mas por algo próprio àquelas substâncias. E estava certo; tinha descoberto o princípio que levaria à invenção do palito de fósforo. Antoine Lavoisier reconheceu o fósforo como elemento em 1777. Depois da descoberta do fósforo, vários aparelhos químicos para produzir fogo foram desenvolvidos na Europa. Alguns usavam a descoberta de Boyle, outros, hidrogênio, porém eram todos complicados e arriscados. Em 1827, o farmacêutico inglês John Walker (1781-1859) descobriu que se combinasse, na ponta de um palito, sulfeto de antimônio, clorato de potássio, cola e amido, ele poderia ser aceso por atrito em qualquer superfície árida. Walker chamou os seus palitos de "congreves", em homenagem ao dramaturgo inglês Sir William Congreve (1670-1729). Havia nascido o palito de fósforo, colocado à venda por Walker, em 7 de abril de 1827. A princípio, um artifício perigoso, pois soltava chispas e costumava queimar as pessoas ou chamuscar suas roupas, até que, em 1832, o austríaco J. Siegal conseguiu fabricar os primeiros fósforos de segurança. Não obstante o apoio de amigos, Walker decidiu não patentear sua invenção, pois desejava que ela fosse um bem público. Por isso, muitas pessoas a replicaram, começando até a se vender os palitos com o nome de "Lucifers" (um dos nomes dados ao diabo). Embora cheirassem mau e fossem perigosos, pois eram explosivos e às vezes acendiam sozinhos dentro da própria embalagem, os

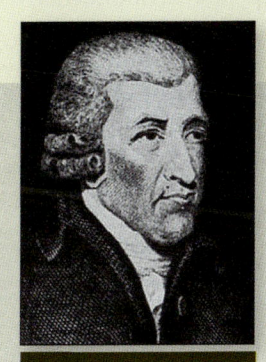

John Walker

(1781-1859)

Walker foi um químico inglês que inventou o palito de fósforo por fricção, e tinha especial interesse em obter fogo facilmente. Diversas misturas químicas eram conhecidas que poderiam iniciar uma súbita explosão, mas ainda se desconhecia como transmitir a chama para uma substância de combustão lenta como a madeira. Em certa ocasião, quando Walker estava preparando uma mistura de clorato de potássio e sulfuro de antimônio, repentinamente inflamou uma fricção acidental no fogão. O enxofre da mistura servia para comunicar a chama a um palito de madeira. Em 1827, começou a comercializar sua descoberta sob o nome de luzes de fricção. Embora aconselhado a patentear sua invenção, ele não quis fazê-lo.

Retirado de en.wikipedia.org/wiki/John_Walker_inventor

CAPÍTULO 8

"Lucifers" ficaram famosos entre fumantes. Para evitar acidentes, os primeiros palitos eram carregados em estojos de metais ou de porcelana. Os mais finos eram feitos de ouro e prata e eram trabalhados como uma joia. Em 1906, foi realizada na Suíça a Convenção de Berna que determinou a proibição da utilização do fósforo branco na produção dos palitos de fósforo. O fósforo branco foi o responsável por uma das mais temíveis doenças industriais já notificadas, a necrose fosfórica da mandíbula, uma doença que acometia dentes e gengivas, extremamente dolorosa e corrosiva, e que matava cerca de 20% das pessoas acometidas, quase sempre crianças e mulheres que trabalhavam nas fábricas de palitos de fósforo da era vitoriana. Foi esse incidente que iniciou a legislação sobre as doenças industriais. Os palitos de fósforo atuais são fabricados com sulfato de antimônio, súlfuros e agentes oxidantes, como clorato de potássio. Como o fósforo foi o 13º elemento químico a ser descrito e por estar ligado a complicações, ele já foi denominado elemento do diabo.

O fósforo é o único macronutriente que não existe na atmosfera, encontrado somente na forma sólida nas rochas. Ao mineralizar-se, é captado pelas raízes das plantas e se incorpora à cadeia trófica dos consumidores e devolvido ao solo, nos excrementos ou após a morte. Uma parte do fósforo é transportada por correntes de água. Ali, se incorpora na cadeia trófica marinha ou se acumula e se perde nos solos marinhos, onde não pode ser aproveitado pelos seres vivos, até que o afloramento de algas profundas possam reincorporá-lo na cadeia trófica. A partir do "guano" ou excremento de aves pelicaniformes, o fósforo pode ser reutilizado como "guano" reiniciando um novo ciclo. Os compostos de fósforo intervêm em funções vitais para os seres vivos, sendo considerado elemento químico essencial. A maior parte do fósforo no corpo humano se encontra no esqueleto combinado ao cálcio. Está, como o cálcio, sob a influência da vitamina D e do hormônio paratireoidiano. O fósforo tem relevante papel na formação dos ácidos nucleicos, compostos químicos de elevada massa molecular que possuem ácido fosfórico, açúcares e bases purínicas e pirimidínicas. Ocorrem em todas as células vivas e são responsáveis pelo armazenamento e transmissão da informação genética e por sua tradução que é expressa pela síntese precisa das proteínas. Os ácidos nucleicos são as biomoléculas mais importantes do controle celular, pois contêm a informação genética. Existem dois tipos de ácidos nucleicos: ácido desoxirribonucleico (DNA) e ácido ribonucleico (RNA). A estrutura da molécula de DNA foi descoberta conjuntamente por três cientistas: o norte-americano James Dewey Watson (1928-), o britânico Francis Harry Compton Crick (1916-2004) e o neozelandêz Maurice Hugh Frederick Wilkins (1916-2004). O trabalho desses cientistas publicado, na revista Nature em 7 de março de 1953, lhes valeu o Prêmio Nobel de Fisiologia/Medicina em 1962. O fósforo participa ainda de numerosas atividades enzimáticas, bem como do trifosfato de adenosina (ATP) que as células utilizam para armazenar e transportar a energia na forma de fosfato de adenosina. Funciona como íons tampões, impedindo a acidificação ou a alcalinização do protoplasma. Na célula, tem papel estrutural, notadamente como fosfolipídios, constituintes das membranas celulares. As necessidades em fósforo são largamente cobertas pela alimentação, encontrando-se em grandes quantidades em numerosos alimentos, notadamente aqueles que contêm cálcio (leite, queijo, frutas secas). As hipofosfatemias podem ser assintomáticas ou provocar alguns sinais clínicos dominados por uma forte diminuição dos reflexos, parestesias, fraqueza muscular e distúrbios da atenção. O fósforo é classicamente prescrito em caso de desmineralização óssea, de sobrecarga física e intelectual e na espasmofilia. Os fosfatos são muito utilizados na indústria agroalimentícia e fazem parte dos aditivos de numerosos alimentos, como salsichas, queijos fundidos, sobremesas-creme, sorvetes e

MINERAIS E OS ALIMENTOS

Johan Gottlieb Gahn

Johan Gottlieb Gahn, sueco, foi químico, físico, mineralogista, cientista, cristalógrafo, pensador, escritor, poeta, professor e engenheiro de minas. Foi professor na Universidade de Uppsala e, com seu amigo Carl Wilhelm Scheele (1742-1786), descobriu o ácido fosfórico (1770). Foi o primeiro químico a isolar o magnésio puro, em 1774. Além disso, descobriu o elemento químico manganês, em 1774. Guardou várias notas, papéis e cartas suas e de Scheele, mas publicou pouco em relação ao muito que produziu. O mineral "gahnite" foi assim denominado em sua memória.

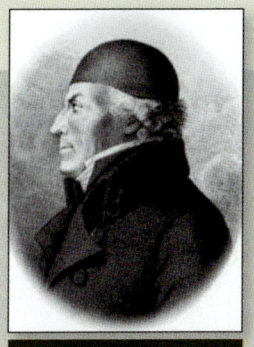

(1745-1818)

Retirado de pt/wikipedia/org/wiki/Johan_Gottlieb_Gahn

bebidas. Seu excesso causaria mobilização exagerada do cálcio ósseo, com aumento dos riscos de osteoporose nas mulheres menopáusicas, hipótese que fica a ser provada, mas que mostraria uma vez mais a necessidade de um aporte equilibrado dos diversos minerais e oligoelementos (Hughes e cols., 1962; Krafft, 1969; Myers e McGlothlin, 1996; Rocha-Filho e Chagas, 1999; Scerri, 2007; Ham, 2008; Belitz e cols., 2009; Lee e Weber, 2010; Ashley e cols., 2011; Shen e cols., 2011; Anderson, 1996).

O enxofre (S) é elemento químico, número atômico 16 e de massa atômica 32 u. À temperatura ambiente, o enxofre encontra-se no estado sólido. É um não metal insípido e inodoro, facilmente reconhecido na forma de cristais amarelos que ocorrem em diversos minerais de sulfito e sulfato, ou mesmo em sua forma pura (sobretudo em regiões vulcânicas). O enxofre é um elemento químico essencial para todos os organismos vivos, constituinte importante de muitos aminoácidos. É utilizado em fertilizantes, além de ser constituinte da pólvora, de medicamentos laxantes, de palitos de fósforos e de inseticidas. Ele é escrito em latim de diversas formas: "sulpur, sulphur e súlfur". É um nome latino e não originado do grego clássico; o enxofre em grego é *thion* e daí o prefixo *thio*. No final dos anos 1770, a comunidade científica convenceu-se, por intermédio de Antoine Lavoisier, de que o enxofre era um elemento químico e não um composto.

Sendo abundante na natureza em sua forma nativa, o enxofre era conhecido desde a Antiguidade, e na Bíblia está escrito que o Inferno, com "cheiro de enxofre", seria o destino dos pecadores onde arderiam eternamente no fogo e enxofre. De acordo com o papiro de Ebers, uma pomada de enxofre era usada no antigo Egito para tratar granulações nas pálpebras. Uma forma natural de enxofre, o "shiliuhuang", encontrado em Hanzhong, era conhecido na China desde a dinastia de Zhou, no século VI a.C. Por volta do século III, os chineses descobriram que o enxofre podia ser extraído da pirita. Taoístas chineses estudaram a inflamabilidade do enxofre e a sua reatividade com certos metais, e suas primeiras utilizações práticas foram introduzidas na medicina tradicional chinesa. Um tratado militar de 1044, da Dinastia Song, descreve fórmulas diferentes para a pólvora preta, que é uma mistura de nitrato de potássio (KNO_3), carvão vegetal e enxofre. Os antigos alquimistas

Hermann Frasch

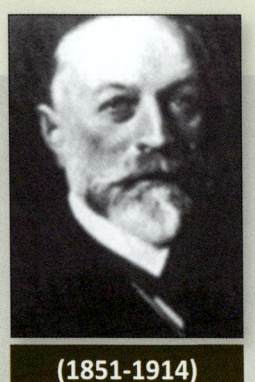

Frasch foi um químico, engenheiro de minas e inventor alemão, conhecido por seu trabalho com petróleo e enxofre.

Retirado de pt.wikipedia.org/wiki/hermann_Frasch

(1851-1914)

deram ao enxofre seu próprio símbolo alquímico, que era um triângulo na parte superior de uma cruz. O enxofre elementar era usado no tratamento da pele pela medicina tradicional, antes da era moderna da medicina científica, sobretudo como parte de cremes para aliviar várias condições, como sarna, micose, eczema, psoríase e acne. O mecanismo de ação não é conhecido, embora o enxofre elementar oxide lentamente para ácido sulfuroso, que, por sua vez, através da ação de sulfito, atue como agente antibacteriano e seja agente redutor suave. Em 1777, Antoine Lavoisier ajudou a convencer a comunidade científica que o enxofre era um elemento e não um composto. No final do século 18, os fabricantes de móveis usavam enxofre derretido para produzir ornamentos decorativos em seu ofício. Por causa do efeito tóxico do dióxido de enxofre produzido durante o processo de fusão de enxofre, a produção de ornamentos de enxofre foi abandonada. Enxofre derretido é usado ainda para definir parafusos de aço em buracos perfurados de concreto onde a resistência ao choque é desejada. Enxofre em pó puro foi usado como um tónico medicinal e laxante. No século XIX, o enxofre era produzido principalmente na Sicília sendo controlado sobretudo pelo mercado francês. Houve um debate sobre a quantidade de importação de enxofre entre a França e a Grã-Bretanha, que levou a um confronto sangrento entre as duas nações em 1840. Em 1867, o enxofre foi descoberto em depósitos subterrâneos nos EUA, e o bem-sucedido processo desenvolvido em 1894, para extração desse recurso pelo engenheiro de minas e inventor alemão Herman Frasch (1851-1914), diminuiu a necessidade de sua importação. Com o advento do processo de contato, hoje o enxofre é usado para fazer o ácido sulfúrico e para uma vasta gama de utilizações, particularmente fertilizantes.

O enxofre é um elemento essencial para o ser humano: os aminoácidos cisteína, metionina, homocisteína e taurina contêm enxofre, formando as pontes de dissulfeto entre os polipeptídeos, ligações de grande importância para a formação das estruturas espaciais das proteínas. Foi o bioquímico americano Vincent du Vigneaud (1901-1978), Prêmio Nobel de Química de 1955, quem mais se dedicou ao estudo dos aminoácidos sulfatados. É constituinte de algumas vitaminas, participando na síntese do colágeno, neutraliza os tóxicos e ajuda o fígado na secreção da bílis. É encontrado em legumes como aspargo, alho-poró,

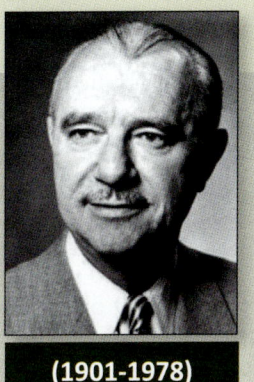

Vincent du Vigneaud

Du Vigneaud foi um bioquímico americano conhecido por seus trabalhos com os aminoacilfatados e agraciado com o Nobel de Química de 1955, por sua investigação sobre a ocitocina.

Retirado de en.wikipedia.org/wiki/Vincent_du_Vigneaud

(1901-1978)

alho, cebola, e também em pescados, queijos e gema de ovos; diferentemente do inorgânico, o enxofre dos alimentos não é tóxico e seu excesso é eliminado pela urina. Sua deficiência retarda o crescimento. As plantas absorvem o enxofre do solo como íon sulfato, e algumas bactérias utilizam o sulfeto de hidrogênio da água como doadores de elétrons num processo similar à fotossíntese primitiva (Vigneaud e cols., 1954; Bruchey e cols., 1960; Chaves, 1978; Kelly, 1979; Bing, 1982; Yunming, 1986; Gutyon e Hall, 1997; Lin e cols., 1988; Kelly, 1995; Rocha-Filho e Chagas, 1999; Simaan, 2005; Scerri, 2007; Ham, 2008; Belitz e cols., 2009; Ashley e cols., 2011).

O potássio (K) é um elemento químico, número atômico 19 e massa atômica 39 u. É um metal alcalino, coloração branco prateada, abundante na natureza, encontrado sobretudo nas águas salgadas e em outros minerais. Oxida-se rapidamente com o oxigênio do ar, é muito reativo especialmente com a água e se parece quimicamente com o sódio. É um elemento químico essencial para o homem, encontrado em muitas hortaliças, e essencial para o crescimento das plantas. O potássio elementar e seus sais não eram conhecidos na Antiguidade, e o nome latino não é derivado do latim clássico e sim do neolatinismo. O nome latino *kalium*, nome original do hidróxido de potássio (KOH), foi tomado da palavra "alkali", que por sua vez originou-se do árabe *al-qalyah*, cinzas de plantas. A palavra álcali tem a mesma raiz e também o símbolo K. O nome do elemento potássio deriva da palavra *potash*, referindo ao método como o "potash" era obtido: lixiviando cinzas de madeiras ou de galhos de árvores queimados e evaporando o material obtido em um pote. "Potash" era primariamente uma mistura de sais de potássio porque as plantas têm pouco ou nenhum conteúdo de sódio e o principal conteúdo mineral do restante da planta consiste de sais de cálcio, de solubilidade em água relativamente baixa. Embora o "Potash" tenha sido usado desde os tempos antigos, não foi compreendido, na maior parte de sua história, que era uma substância fundamentalmente diferente dos sais minerais de sódio. Foi somente em 1702 que o médico alemão Georg Ernst Stahl (1659-1734) teve evidência experimental que sugeria que os sais de sódio e de potássio eram fundamentalmente diferentes.

O agrônomo francês Henri Louis Duhamel du Monceau, em 1736, mostrou que as composições químicas exatas dos compostos de potássio e sódio e o *status* como elementos químicos do sódio e do potássio eram desconhecidos até que o químico francês Antoine Laurent Lavoisier (1743-1794) incluiu o "álcali" na lista dos elementos químicos, em 1789. O nome potássio vem do latim científico *potassium*, e este do holandês *pottasche*, cinza de pote, nome dado por Humphry Davy ao ser descoberto em 1807. Foi o primeiro elemento metálico isolado por eletrólise, no caso a partir da potassa (KOH), composto de cujo nome latino, *Kalium*, originou o símbolo químico do potássio. O próprio Davy descreveu o seguinte relato de sua descoberta à Sociedade Real Britânica de Londres, em 19 de novembro de 1807: "Coloquei um pequeno fragmento de potassa sobre um disco isolado de platina comunicando-o com o lado negativo de uma bateria elétrica de 250 placas de cobre e zinco em plena atividade. Um filamento de platina em contato com o lado positivo foi posto em contato com a parte superior da potassa. Todo o aparato funcionando ao ar livre. Nessas circunstâncias, manifestou-se uma atividade muito viva; a potassa começou a fundir-se nos dois pontos de eletrização. Na parte superior (positiva) ocorreu uma viva efervescência, determinada pelo desprendimento de um fluido elástico; na parte inferior (negativa) não ocorreu nenhum desprendimento de fluido elástico, porém apareceram pequenos glóbulos de vivo brilho metálico semelhantes aos glóbulos de mercúrio. Alguns desses glóbulos, à medida que formavam, ardiam explosivamente numa chama brilhante, outros perdiam pouco a pouco o seu brilho e encobriam-se finalmente de uma crosta branca. Esses glóbulos formavam a substância que eu buscava, era a base de um combustível peculiar, era a base da potassa: o "potássio". A importância da descoberta é a confirmação da hipótese de Antoine Lavoisier de que a soda e a potassa reagiam com os ácidos do mesmo modo que os óxidos de chumbo e prata, porque eram formados de um metal combinado com o oxigênio, finalmente confirmado com o isolamento do potássio e, uma semana após, o sódio pela eletrólise da soda. A obtenção do potássio tornou possível ainda a descoberta de outros elementos, já que, devido à sua elevada reatividade, é capaz de decompor óxidos retirando-lhes o oxigênio; desse modo, foram isolados o silício, o boro e o alumínio. A descoberta pelo químico alemão Justus von Liebig (1803-1873), em 1840, de que o potássio é um elemento necessário para plantas e que em muitos tipos de solos falta potássio causou grande demanda pelos sais de potássio. As cinzas de madeira de abeto foram inicialmente utilizadas como uma fonte de sais de potássio para o fertilizante, mas, com a descoberta em 1868 de depósitos minerais contendo cloreto de potássio na Alemanha, a produção de potássio contendo fertilizantes começou em escala industrial. Outros depósitos de potássio foram descobertos, e, na década de 1960, o Canadá se tornou o produtor dominante.

Desde a descoberta pelo químico alemão Justus von Liebig (1803-1873), em 1840, de que o potássio é um elemento necessário para plantas ficou provado que ele é essencial para o ser humano. O íon K^+ está presente nos telômeros dos cromossomos estabilizando sua estrutura. O cromossomo é uma longa sequência de DNA que contém vários genes, e outras sequências de nucleotídeos com funções específicas nas células dos seres vivos. Nos cromossomos dos eucariontes, ou seja, seres vivos, o DNA encontra-se em forma semiordenada dentro do núcleo celular, agregado a proteínas estruturais, as histonas, e denominada cromatina. Os procariontes – seres unicelulares – não possuem histonas nem núcleo. Na sua forma não condensada, o DNA pode sofrer transcrição, regulação e replicação. O primeiro investigador a observar cromossomos foi o botânico suíço Karl Wilhelm von Nägeli (1817-1891), em 1842, e o seu comportamento foi descrito em detalhes pelo biólogo alemão

Thomas Hunt Morgan

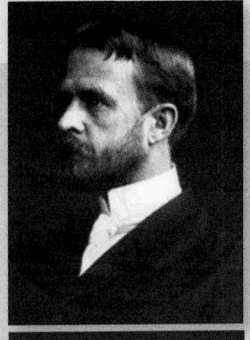

(1866-1945)

Morgan foi um zoólogo e geneticista norte-americano que trabalhou em história natural, zoologia e macromutação da Drosophila. Ao trabalhar no desenvolvimento embriônico da Drosophila (a mosca da fruta) na Universidade da Columbia, ficou interessado em hereditariedade. As teorias de Gregor Mendel tinham sido recentemente re-descobertas por volta de 1900 e Morgan estava interessado em testar essas teorias em animais. Ele começou por tentar criar híbridos da Drosophila, mas não teve sucesso durante dois anos. Finalmente, em 1910, ele reparou num mutante macho com os olhos brancos no meio dos machos que normalmente têm os olhos vermelhos. Ele cruzou esse macho de olhos brancos com uma fêmea de olhos vermelhos. A sua progenia tinha olhos vermelhos, sugerindo que a característica era recessiva. Morgan deu o nome "white" ao gene, começando assim a tradição de nomear os genes pelos seus alelos mutantes. À medida que Morgan continuava a cruzar os seus mutantes, reparou que apenas os machos exibiam a característica dos olhos brancos. Concluiu que 1) alguns traços estão ligados ao sexo; 2) a característica era provavelmente transportada pelos cromossomos sexuais (cromossomos X e Y); e 3) outros genes eram também provavelmente transportados em cromossomos específicos. Ele e os seus estudantes contaram as características de milhares de moscas da fruta e estudaram as suas heranças. Usando a recombinação de cromossomos, formaram um mapa das localizações dos genes no cromossomo. Devido ao seu trabalho, a Drosophila tornou-se um dos principais modelos animais na área da genética. Por provar que os cromossomos são portadores de genes Morgan, recebeu o Nobel de Fisiologia/Medicina de 1933. Morgan e os seus estudantes também escreveram o livro "The Mechanism of Mendelian Heredity".

Retirado de pt.wikipedia.org/wiki/Thomas_Hunt_Morgan

Walther Flemming (1843-1905), em 1882. Em 1910, o zoólogo e geneticista americano Thomas Hunt Morgan (1886-1945) provou que os cromossomos são os portadores dos genes. O íon hexaidratado (igual ao correspondente íon magnésio) estabiliza a estrutura do DNA e do RNA compensando a carga negativa dos grupos fosfatos. A bomba de sódio é um mecanismo pelo qual se conseguem as concentrações requeridas de íons K^+ e Na^+ dentro e fora da célula – concentrações de íons K^+ mais altas dentro da célula do que no exterior – para possibilitar a transmissão do impulso nervoso. A diminuição do nível de potássio no sangue provoca hipopotassemia. Hortaliças, como beterraba e couve-flor, e frutas, como abacate, banana, damasco, cereja, ameixa, pêssego, são alimentos ricos em potássio. As manifestações clínicas da hipopotassemia são variadas, envolvendo diversos sistemas orgânicos. Fraqueza muscular e arritmias cardíacas são as manifestações mais comuns, mas também se observam, poliúria, polidipsia, constipação ou ser assintomática. Seu excesso, a hipercalemia ou hiperpotassemia, nos humanos tem como principal manifestação clínica a debilitação da condução cardíaca. A manifestação mais precoce é o apiculamento das ondas T no eletrocardiograma. Com níveis crescentes de potássio sérico, o intervalo PR se prolonga, o complexo QRS se alarga, a atividade atrial é perdida e, por fim, ocorre fibrilação ventricular. Manifestações neuromusculares, como parestesias, fraqueza e paralisia flácida, ocorrem com menor frequência (Siegfried, 1963; Chavez, 1978; Gysel, 1983; Gutyon e Hall, 1997; Rocha-Filho e Chagas, 1999; Kaji, 2003; Rouvray, 2004; Skou, 2004; Simaan, 2005; Glebich e cols., 2007; Scerri, 2007; Cheung, 2008; Ham, 2008; Thomas e cols., 2008).

O sódio (Na) é elemento químico de número atômico 11 e massa atômica 23 u. É um metal alcalino, sólido na temperatura ambiente, macio, untuoso, de coloração branca, ligeiramente prateada. O sódio metálico emprega-se em síntese orgânica como agente redutor. É também componente do cloreto de sódio (NaCl), necessário para a vida. É um elemento químico essencial. O cátion sódio (do italiano "soda": sem sabor) é conhecido em diversos compostos. Foi isolado em 1807 pelo químico e inventor inglês Sir Humphry Davy (1778-1829) por meio da eletrólise da soda cáustica fundida (se a eletrólise for feita com solução de soda cáustica, irá se obter hidrogênio e oxigênio apenas). O símbolo do sódio (Na) provém de *natron* (ou *natrium*, do grego *nítron*) nome que recebia antigamente o carbonato de sódio. Esse símbolo foi publicado pela primeira vez em 1828, pelo químico sueco Jons Jacob Berzelius (1778-1848) em seu sistema de símbolos atômicos.

A soda (carbonato de sódio, Na2CO3), dos lagos salgados do Egito, e o "potash" (carbonato de potássio, K2CO3), obtido de cinzas de vegetais, eram conhecidos desde a Antiguidade e utilizados como sabão. Não se fazia distinção entre ambas as substâncias que eram chamadas de "neter" pelos israelitas, de "nitron" pelos gregos e "nitrum" pelos romanos. Derivados destas surgiu a palavra "natrom", o nome utilizado pelos alquimistas europeus para a "soda" e "potash". Na Arábia, a mesma substância era chamada de "alkali". A palavra "soda" é derivada de "sodanum", nome neolatino para um remédio para dor de cabeça. Esta palavra é derivada do árabe "sudã" (soda). Na Europa medieval, era empregado como remédio para as enxaquecas um composto de sódio denominado *sodanum*. A diferença entre as duas substâncias somente foi reconhecida pelo químico alemão Andreas Sigismundi Magraf (1709-1782) em 1758. O sal de cozinha tem sido importante para a comodidade nas atividades humanas, como mostrado pela palavra "salário", que deriva de *salarium*, barras de sal, dadas aos soldados romanos juntamente com outros pagamentos. Na Europa medieval, um composto de sódio com o nome latino "sodanum" foi utilizado como remédio para dor de cabeça. Acredita-se que a palavra sódio originou-se a partir do árabe "suda" que significa dor de cabeça, porque o alívio desse sintoma pelas propriedades de carbonato de sódio ou soda eram bem conhecido desde os primeiros tempos. A abreviatura química de sódio foi publicada pela primeira vez pelo químico sueco Jöns Jakob Berzelius (1779-1848) em seu sistema de símbolos atômicos, é uma contração de *natrium*, nome do elemento em latim, que se refere ao *natron* egípcio, um sal mineral natural feito sobretudo de carbonato de sódio hidratado. O *natron* historicamente teve vários importantes usos industriais e domésticos, mais tarde substituído por outros compostos de sódio. Embora o sódio, algumas vezes chamado de soda, tenha sido reconhecido em compostos, o metal em si somente foi isolado em 1807 pelo químico e inventor britânico Humphry Davy (1778-1829) por meio da eletrólise do hidróxido de sódio. Em chamas, o sódio confere uma cor amarelo intensa. Em 1860, os cientistas alemães Gustav Robert Kirchhoff (1824-1887) e Robert Wilhelm Eberhard Bunsen (1811-1899), ambos alemães, observa-

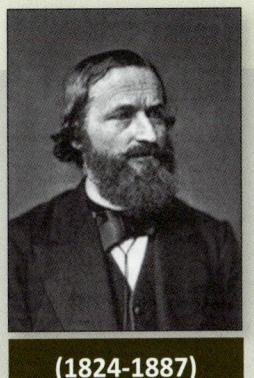

Gustav Robert Kirchhoff

(1824-1887)

Kirchhoff foi um físico alemão e suas contribuições científicas foram sobretudo no campo dos circuitos elétricos, na espectroscopia, na emissão de radiação dos corpos negros e na teoria da elasticidade (modelo de placas de Kirchhoff-Love). Kirchhoff propôs o nome de "radiação do corpo negro", em 1862. É autor de duas leis fundamentais da teoria clássica dos circuitos elétricos e da emissão térmica. Kirchhoff e Bunsen encontraram um meio de determinar a composição das estrelas, analisando seus espectros, e com isso mostraram que o Sol contina os mesmos elementos que a Terra, embora, é claro, em diferentes proporções e em outras condições (devido à pressão, temperatura etc.); com isso também descobriram elementos até então desconhecidos.

ram a alta sensibilidade de um teste de chama de sódio, e publicaram na revista Annalen der Physik und Chemie: "Em um canto da nossa sala de 60 m², o mais distante do aparelho, explodimos 3 mg de clorato de sódio com açúcar de leite, enquanto observávamos a chama não luminosa pela fenda. Depois de um tempo, ele brilhava um amarelo brilhante e mostrou uma linha forte de sódio que desapareceu somente após dez minutos. A partir do peso do sal de sódio e o volume de ar na sala, nós calculamos facilmente que uma parte em peso de ar não pode conter mais do que 1/20 milionésimo de peso de sódio".

O sódio tem papel importante no balanço hídrico da água corporal. Nos mamíferos, a diminuição da pressão arterial e da concentração de sódio no sangue são detectadas pelos rins, resultando na produção de renina, um hormônio que atua de várias formas, sendo uma delas a liberação indireta de aldosterona, um hormônio que diminui a excreção de sódio na urina, e consequentemente provoca retenção de sódio e água. Por outro lado, a vasopressina atua diminuindo a concentração sanguínea de sódio, pois somente atua na retenção de água corporal, também no âmbito renal. A vasopressina é o principal hormônio no controle da natremia (concentração plasmática de sódio). Os cátions de sódio são importantes para a correta função dos neurônios e de diversas outras células animais. O sódio é o principal cátion do líquido extracelular (líquido corporal que está fora das células), onde está numa concentração muito maior do que no compartimento intracelular. Essa diferença de concentração se deve sobretudo à existência da bomba de sódio e potássio, e são esses dois eletrólitos os maiores responsáveis pelo potencial de ação celular em animais. A bomba de sódio foi descoberta por Jens Christian Skou, em 1957, e publicada na Biochimica et Biophysica Acta (vol. 23, pp. 394-401), o artigo intitulado "The Influence of some Cations on an Adenosine Triphosphatase from Peripheral Nerves". Nessa época, ele era professor assistente no Departamento de Fisiologia Universidade de Aarhus, Dinamarca (Skou, 1957; Chavez, 1978; Chalmers e Szabadvàry, 1980; Guyton e Hall, 1997; Rocha-Filho e Chagas, 1999; Skou, 2004; Simaan, 2005; Scerri, 2007; Ham, 2008; Belitz e cols., 2009; Riegels, 2011).

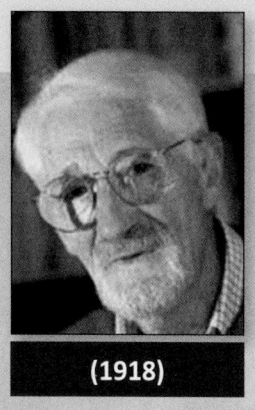

Jens Christian Skou

O médico e químico dinamarquês, com 95 anos, foi laureado em 1997 com o Nobel de Química, por seu trabalho junto com John Ernest Walker e Paul Delos Boyer sobre o trifosfato de adenosina (ATP).

Retirado de pt.wikipedia.org/wiki/Jens_Christian_Skou

(1918)

O cloro (Cl), do grego "χλωρος", que significa "amarelo verdoso", foi descoberto em 1774 pelo químico sueco Carl Wilhelm Scheele (1742-1786), que o chamou de ácido marinho deflogisticado e erradamente achou que contivesse oxigênio, pois tinha sido produzido pela reação do dióxido de manganês com ácido clorídrico (MnO_2 + 4 HCl → $MnCl_2$ + Cl_2 + 2 H_2O). Scheele observou várias propriedades do "gás cloro", como seu efeito branqueador sobre o tornassol, seu efeito letal sobre insetos, sua coloração verde-amarelo e a similaridade de aroma com a "*aqua regia*". Os processos anteriores às técnicas de eletrólise, que seria descoberta em 1778, se baseavam nessa reação ou na reação direta de HCl com o ar ou oxigênio puro, produzindo água e cloro. Com essas técnicas começava a produção de cloro para alvejamento de roupas e papel. Scheele, quando descobriu o cloro, não o reconheceu como um elemento, acreditava apenas que era um composto que continha um dos gases do ar. No entanto, Scheele não conseguiu publicar os resultados de seus trabalhos na época.

Em 1810, o químico britânico Sir Humpry Davy demonstrou que a substância descoberta por Scheele se tratava de um elemento químico, e lhe deu o nome de cloro devido à sua coloração amarelo-esverdeada. Davy também demonstrou que o oxigênio não poderia ser obtido da substância conhecida como ácido óxido-muriático (HCl), derrubando a definição de ácido dada pelo "pai da nutrição", o químico francês Antoine Laurent Lavoisier, de que os ácidos eram compostos de oxigênio. O cloro e seus derivados são utilizados de diversas formas: alguns cloretos metálicos são empregados como catalisadores; o ácido hipocloroso (HClO) é empregado na depuração de águas e alguns sais como agente alvejante, como o ácido cloroso ($HClO_2$); o sal de sódio correspondente ($NaClO_2$), é usado para produzir dióxido de cloro (ClO_2), usado como desinfetante; o clorato de sódio ($NaClO_3$), também pode ser usado para produzir dióxido de cloro, empregado para o branqueamento do papel, assim como para a obtenção de perclorato; o ácido perclórico ($HClO_4$), é um ácido oxidante empregado na indústria de explosivos, e o perclorato de sódio ($NaClO_4$), usado como oxidante na indústria têxtil e papeleira. Compostos de cloro, como os clorofluorocarbonetos (CFCs), contribuem para a destruição da camada de ozônio. Alguns compostos orgânicos de cloro são empregados como pesticida, como, por exemplo, o hexaclorobenzeno (HCB), o para-diclorodifeniltricloroetano (DDT), o toxofano e outros. Muitos compostos organoclorados criam problemas ambientais devido à sua toxicidade, como os pesticidas citados anteriormente, os difenilos policlorados (PCB) e as dioxinas. Na Primeira Guerra Mundial, o cloro foi a primeira substância utilizada como arma química. Em 22 de abril de 1915, membros de uma unidade especial do exército alemão abriram as válvulas de mais de 6.000 cilindros postados nas trincheiras ao longo do perímetro defensivo de Ypres, na Bélgica. Os cilindros continham cloro líquido. Em 10 minutos, foram liberados 160 toneladas de gás clorídrico. O gás levado pelos ventos matou mais de mil soldados franceses e algerianos e inaugurou as chamadas armas de destruição de massas (químicas, biológicas e nucleares). Foi sob o comando pessoal do famoso químico alemão Fritz Haber (1868-1934) que os alemães, durante a noite, soterraram centenas de barris de cloro, quase 170 toneladas, distribuídos numa linha de cerca de seis quilômetros. De charuto na boca, o químico alemão mostrava cuidadosamente os melhores lugares para enterrá-los. Durante vários dias, os alemães esperaram que o vento soprasse na direção correta e com boa velocidade: se fosse muito forte, o veneno dispersar-se-ia sem ter tempo de agir; se fosse muito fraco, os atacantes correriam o risco do retorno perigoso das emanações venenosas. O comando alemão impaciente retirou uma parte das tropas, enfraquecendo seu potencial ofensivo. E o ataque só ocorreu no dia 22 de abril: tão logo abertos, os tambores largaram uma nuvem esverdeada que, lentamente, seguiu na direção dos franceses. O efeito foi terrível: o veneno corrói as mucosas da boca, olhos e brônquios, causando hemorragia. Asfixiados, muitos homens, com as duas mãos na garganta, sem fôlego, corriam cuspindo sangue. Outros, cegos, davam pequenos pulos, caíam, e iam morrer, lentamente, no meio de grande sofrimento. Alguns soldados que não tinham sido atingidos tentavam socorrer os amigos e eram colhidos por metralhadoras. Nada é de surpreender que muitos soldados abandonassem as posições, procurando ar respirável, abrindo brechas nas defesas. As tropas do Kaiser aproveitaram para tomar as trincheiras abandonadas: a sorte da guerra estava por um fio. Mas as guarnições que o comando retirara faziam falta. Além disso, os alemães caíram na própria ratoeira: sobrava cloro nas depressões do terreno. Isso obrigou-os a retirarem-se, permitindo aos aliados reorganizarem-se. No dia seguinte, eles lutaram com determinação: era uma resistência redobrada pela indignação. No dia 24 de abril, novos barris de cloro foram abertos, dessa vez contra os ingleses. Mas o efeito surpresa deixara de existir. Em 27 de abril, terminada a batalha, os aliados haviam retomado parte do terreno perdido, mesmo à custa de baixas pesadas: pelo menos 15.000, dos quais 5.000 mortos. Esse crime de guerra, que sujará para sempre o nome de Fritz Haber, repercutiu-se de maneira terrível na sua família: de volta a casa, na noite de 1º de maio, no meio de uma violenta discussão, a sua esposa indignada pegou num revólver e matou-se. A detonação acordou o filho de catorze anos que, aterrorizado, tentou socorrer a mãe moribunda, banhada de sangue. Contudo, será obrigado a enterrá-la sozinho: ao amanhecer, Fritz Haber partiu para a frente oriental. Em 1916, Haber tinha começado a dirigir uma fundação destinada a melhorar as novas armas, ou seja, para descobrir outros gases venenosos. Conscienciosamente, assumiu essa função até o fim da guerra, tendo sob sua responsabilidade cerca de 200 pesquisadores. "O Alto Comando encontrou em Haber – diria Ludwig Harber acerca de seu pai – uma mente brilhante e um organizador extremamente enérgico, determinado e talvez até mesmo inescrupuloso". Haber desenvolveu o uso de substâncias ainda mais mortais que o cloro, como o fosgênio e a "yperite". Além disso, não se esqueceu de aumentar a produção de amoníaco, cuja síntese ele descobrira, matéria-prima indispensável para as mu-

Fritz Haber

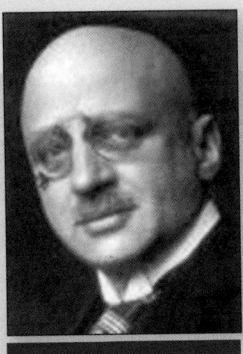

(1868-1934)

O químico alemão foi laureado com o Nobel de Química de 1918, pela descoberta da síntese do amoníaco. Foi professor do Instituto de Tecnologia Química da Universidade de Karlsruhe, entre 1894 e 1911. Foi o inventor, nessa época, juntamente com o também químico alemão Carl Bosch (1874-1940), do processo Haber-Bosch, que é a reação do nitrogênio com o hidrogênio para a produção do amoníaco (a síntese do amoníaco) sob elevadas condições de temperatura e pressão. A partir da oxidação do amoníaco, em presença de catalisador, é obtido o ácido nítrico. Esse trabalho lhe rendeu o Nobel. A descoberta do processo Haber-Bosch foi um importante feito para a indústria química, pois tornou possível a produção de produtos químicos nitrogenados, como fertilizantes, explosivos e outras matérias-primas independente da utilização de depósitos naturais, especialmente do nitrato de sódio, do qual o Chile era o maior produtor. Também investigou ativamente as reações de combustão, a separação do ouro da água, os efeitos da absorção e a eletroquímica. Organizou o departamento de guerra química do Ministério da Guerra da Alemanha, responsável pelo uso de certos gases durante a Primeira Guerra Mundial (entre os anos de 1915 e 1917). Em 1934, com a chegada ao poder de Hitler, por ser judeu, foi obrigado a abandonar a Alemanha. Dirigiu-se à Inglaterra, onde foi convidado para a Universidade de Cambridge. Sua principal obra foi "Thermodynamik technische Gasreaktionen", escrita em 1905.

Retirado de pt.wikipedia.org/wiki/Fritz_Haber

nições. Hoje, sabemos que a guerra química não deu a vitória à Alemanha, pois em pouco tempo os beligerantes polvilhavam-se mutuamente com gases venenosos. Em novembro de 1918, o império alemão desmoronou e a república foi proclamada. Procurado como criminoso de guerra, Haber refugiou-se na Suíça, onde obteve a nacionalidade. Em novembro de 1919, recebeu o Nobel de Química relativo ao ano 1918, o que causou, imediatamente, uma onda de protestos por parte de cientistas franceses, ingleses e americanos, eles mesmos também produtores de armas químicas.

No organismo, o cloro é encontrado predominantemente em líquidos extracelulares e intracelulares. A quantidade de cloro no homem adulto normal de 70 kg corresponde a 0,12% do peso corporal. É absorvido de modo rápido no trato gastrointestinal. Esse mineral é um dos mais importantes na regulação da pressão osmótica, pois o cloro ionizado, juntamente com o sódio, mantém o balanço aquoso. Participa no equilíbrio ácido-básico e na manutenção do pH sanguíneo. O pH é o símbolo para a grandeza físico-química potencial hidrogeniônico, que indica a acidez, neutralidade ou alcalinidade de uma solução aquosa. O termo pH foi introduzido, em 1909, pelo bioquímico dinamarquês Søren Peter Lauritz Sørensen (1868-1939), com o objetivo de facilitar seus trabalhos no controle de qualidade de cervejas. O "p" vem do alemão "potenz", que significa poder de concentração, e o "H" é para o íon de hidrogênio (H⁺). Às vezes, é referido do latim *pondus hydrogenii*. O cloro secretado pela mucosa gástrica como ácido clorídrico acarreta a acidez necessária para a digestão no estômago e para a ativação de enzimas. As principais fontes de cloro são: sal de cozinha, frutos do mar, leite, carnes, ovos. Normalmente, o organismo hígido retém a sua disponibilidade de cloro e calcula-se que, relacionada à quantidade de água ingerida, o consumo de 2 a 3 g de sal de cozinha seria suficiente para cobrir as necessidades de cloro nas 24 horas. Em excesso, o cloro provoca irritação no sistema respiratório, especialmente em crianças. No estado gasoso irrita as mucosas, e no estado líquido queima a pele. Pode ser detectado no ar pelo seu odor a partir de 3,5 ppm, sendo mortal a partir de 1.000 ppm. Foi usado como arma química a partir da Primeira Guerra Mundial. Uma exposição não letal a altas concentrações de cloro pode provocar edema pulmonar, e a exposição crônica abaixo do nível letal debilita os pulmões, aumentando a susceptibilidade a outras enfermidades pulmonares. Em muitos países é fixado o limite de exposição no trabalho em 0,5 ppm, média de 6 horas diárias, 40 horas semanais (Inhoffene cols., 1968; Chaves, 1978; Guyton e Hall, 1997; Rocha-Filho e Chagas, 1999; Beede, 1991; Simaan, 2005; Fitzgerald, 2008; Fors, 2008; Lafont, 2008; Belitz e cols., 2009; Scerri, 2007; Ham, 2008).

O magnésio (Mg), elemento químico de número atômico 12 e massa atômica 24 u, é um metal alcalino-terroso, sólido nas condições ambientais. É o sétimo elemento mais abundante na crosta terrestre, onde constitui cerca de 2% da sua massa, e o nono no Universo conhecido, no seu todo. Essa abundância do magnésio está relacionada com o fato de se formar facilmente em supernovas pela adição sequencial de três núcleos de hélio ao carbono (que é, por sua vez, feito de três núcleos de hélio). A alta solubilidade dos íons de magnésio na água assegura-lhe a posição como terceiro elemento mais abundante na água do mar. É empregado principalmente como elemento de liga com o alumínio. Outros usos incluem *flashes* fotográficos, pirotecnia e bombas incendiárias. O nome é originário de Magnésia, que em grego designava uma região da Tessália. Em 1755, o escocês Joseph Black reconheceu o magnésio como um elemento químico.

Søren Peter Lauritz Sørensen

Sørensen, químico dinamarquês, desde 1901, foi o chefe do prestigioso laboratório Carlsberg, da cervejaria homônima, em Copenhague. O conceito químico de pH foi introduzido por ele.

Retirado de pt.wikipedia.org/wiki/Søren_Sørensen

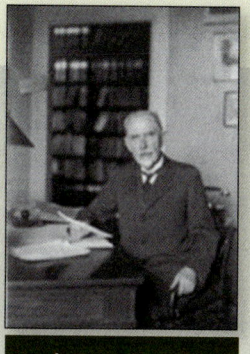

(1868-1939)

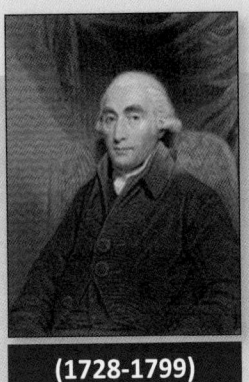

Joseph Black

(1728-1799)

Black, físico e químico escocês, descobriu o dióxido de carbono (que ele chamou de "ar fixo") em 1754. Em 1756, descreveu como os carbonatos se tornam mais alcalinos quando perdem o dióxido de carbono, enquanto o recolher dióxido de carbono reconverte-os. Em 1761, descobriu que o gelo absorve calor sem mudar de temperatura enquanto derrete. Concluiu desse fato que o calor deve ter-se combinado com as partículas do gelo e se tornado latente. Em 1755, descobriu o magnésio.

Retirado de pt.wikipedia.org/wiki/Robert_Black

A origem do nome magnésio é complexa. Na Antiguidade, haviam dois minerais negros em Magnésia, uma região da Tessália, na atual Grécia. Ambos eram chamados de magnésio, devido ao local de origem, mas acreditava-se que diferiam em relação ao sexo. O magnésio macho atraía o minério de ferro que hoje conhecemos como magnetita, e que provavelmente originou o termo magneto. O magnésio feminino não atraía ferro e era usado para descolorir o vidro. Esse magnésio feminino mais tarde foi chamado de magnésia, conhecida agora nos tempos modernos como pirolusita ou dióxido de manganês. Nem este nem o mineral manganês em si são magnéticos. No século XVI, o dióxido de manganês foi chamado manganesum por vidreiros, possivelmente como corrupção e concatenação de duas palavras, uma vez que os alquimistas e fabricantes de vidro tiveram que diferenciar uma magnésia negra (o minério preto) da magnésia alba (um minério branco, também encontrada em Magnésia e também útil em vidraria). Michele Mercati (1541-1593), médico italiano e autor do livro Metallotheca chamou a magnésia negra de manganesa e, finalmente, o metal isolado tornou-se conhecido como o manganês. O nome de magnésio foi então usado para se referir apenas à magnésia alba (óxido de magnésio), o que proporcionou o nome de magnésio para esse elemento livre, quando foi finalmente isolado, mais tarde. O magnésio pode ser encontrado nos grandes depósitos de magnesita, dolomita e outros minerais, e em águas minerais, onde íon de magnésio é solúvel. Em 1618, um fazendeiro em Epsom, na Inglaterra, tentou dar de beber às suas vacas água de um poço da região. As vacas se recusaram a beber por causa do gosto amargo da água, mas o fazendeiro notou que a água parecia curar arranhões e erupções cutâneas. A substância isolada tornou-se conhecida como sais de Epsom. Sua fama propagou-se, e o sal foi finalmente reconhecido como sulfato de magnésio hidratado, $MgSO_4$. O metal em si foi produzido pela primeira vez por Sir Humphry Davy, na Inglaterra, em 1808 por meio da eletrólise de uma mistura de magnésia e óxido de mercúrio. Antoine Bussy preparou magnésio em maior quantidade, em 1831. A sugestão de Davy para o elemento foi de magnium, mas magnésio agora é o nome adotado.

O magnésio é um elemento químico essencial para o homem, e a maior parte no organismo encontra-se nos ossos e seus íons desempenham papéis de importância na atividade de muitas enzimas. Enzimas são um grupo de substâncias orgânicas de natureza proteica, com atividade intra ou extracelular catalisando reações químicas. Isso é conseguido através do abaixamento da energia de ativação necessária para que se dê uma reação química, resultando no aumento da velocidade da reação e possibilitando o metabolismo dos seres vivos. A capacidade catalítica das enzimas torna-as adequadas para aplicações industriais, como na indústria farmacêutica ou na alimentar. As enzimas foram descobertas no século XIX, pelo cientista francês Louis Pasteur (1822-1896), que concluiu que a fermentação do açúcar em álcool pela levedura é catalisada por fermentos. Em 1878, o fisiologista alemão Wilhelm Friedrich Kühne (1837-1900) empregou pela primeira vez o termo enzima – do grego levedo – para descrever esse fermento. O termo passou a ser mais tarde usado apenas para as proteínas com capacidade catalítica, enquanto o termo "fermento" se refere à atividade exercida por organismos vivos. Em 1897, o químico alemão Eduard Buchner (1860-1917) descobriu que os extratos de levedo podiam fermentar o açúcar até álcool e provou que as enzimas envolvidas na fermentação continuavam funcionando mesmo quando removidas das células vivas. Essa descoberta valeu-lhe o Prêmio Nobel de Química, em 1907. Os íons do magnésio têm importância em reações que dependem da ATP. Além disso, exerce um papel estrutural, o íon Mg^{2+} tem uma função estabilizadora para a estrutura de cadeias de DNA e RNA. Dependendo do peso e da altura, a quantidade diária necessária e recomendada varia entre 300 e 350 mg, quantidade que pode ser obtida facilmente, visto o magnésio estar presente na maioria dos alimentos, sobretudo nas folhas verdes das hortaliças, nas sementes, nozes, leguminosas e cereais integrais. Contudo, a agricultura intensiva produz alimentos carentes desse mineral. O aumento na ingestão de cálcio, proteína, vitamina D e álcool, bem como o estresse físico e psicológico aumentam as necessidades de magnésio. A sua carência nos humanos pode causar: agitação, anemia, anorexia, ansiedade, mãos e pés gelados, perturbação da pressão sanguínea (tanto com hipertensão como hipotensão arterial), insônia, irritabilidade, náuseas, fraqueza e tremores musculares, nervosismo, de-

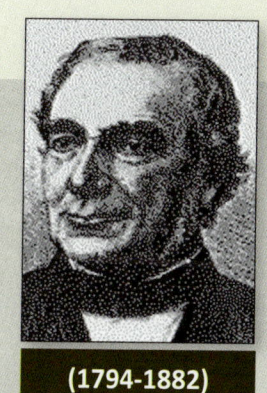

Antoine Alexandre Brutus Bussy

(1794-1882)

Bussy foi um farmacêutico e químico francês. Fez os seus estudos na École Polytechnique e defendeu sua tese de doutorado em química na Escola de Farmácia de Paris, em 1823. Em 1832, doutorou-se em ciências médicas. Ensinou na Escola de farmácia de 1824 a 1874. Foi eleito membro da Académie des Sciences em 1850. Tornou-se presidente da Académie de Médecine, em 1856, e da Sociedade de Farmácia de Paris, em 1868. Em 1828, isolou pela primeira vez o elemento berílio. Depois que Humphry Davy, em 1809, preparou uma pequena quantidade do elemento magnésio por eletrólise, Bussy conseguiu, em 1830, preparar o mesmo elemento, porém em maior quantidade. Empreendeu pesquisas no domínio dos compostos orgânicos e atribuiu, em 1833, o nome acetona a um desses compostos.

Retirado de pt.wikipedia.org/wiki/Antoine_Bussy

sorientação, alucinações, cálculos renais e taquicardia. Essencial para a fixação correta do cálcio no organismo, a deficiência de magnésio pode causar endurecimento das artérias e calcificação das cartilagens, articulações e válvulas cardíacas; sua carência pode causar descalcificação nos ossos (osteoporose). Seu excesso (no nível de nutriente) nos humanos pode causar: rubor facial, hipotensão, fraqueza muscular, náuseas, insuficiência respiratória, boca seca e sede crônica (Eklund e Davis, 1972; Muthauf, 1976; Günther, 1977; Sakula, 1984; Kubena e Durlach, 1990; Rocha-Filho e Chagas, 1999; Scerri, 2007; Ham, 2008; Belitz e cols., 2009; Silver, 2011).

ELEMENTOS-TRAÇO

Certos elementos, embora em quantidades diminutas nos tecidos, são nutrientes essenciais. A descoberta dos elementos-traço na nutrição teve início no século XIX com a análise química dos elementos em amostras biológicas e a demonstração que certos elementos eram essenciais para o crescimento de microrganismos. Em 1869, é descoberta a importância dos elementos-traço (também denominados oligoelementos ou microelementos) na alimentação, com a descoberta pelo químico francês Jules Leonard Raulin (1836-1896), de que o zinco é essencial para o crescimento de um dos fungos mais comuns do gênero Aspergillus, o *Aspergillus niger*, que produz uma doença chamada mofo negro em certas frutas e vegetais, como uvas, cebolas e amendoins, e é um contaminante comum de alimentos.

A evolução no conhecimento sobre os oligoelementos tem sido lenta e a maior parte de seus conhecimentos ocorreu a partir da primeira metade do século XX. Embora a presença desses micronutrientes tenha sido reconhecida há muito tempo e mesmo depois de identificados, a ausência de métodos sensíveis para análise, juntamente com a falha em reconhecer a sua importância, levaram a ser conhecidos depreciativamente como elementos-traço. O cientista australiano Eric J. Underwood (1905-1980), em 1971, dividiu os elementos-traço em três grupos:

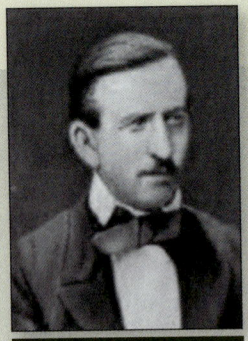

Jules Leonard Raulin

(1836-1896)

O microbiologista francês Raulin foi discípulo e assistente de Louis Pasteur (1822-1895). Teve especial interesse no fungo *Aspergillus niger* e, empregando os meios de cultura criados por Pasteur, descobriu as condições mais favoráveis para o seu desenvolvimento. Desenvolveu um método útil na seleção de sementes das crisálidas; criou um meio de cultura, denominado por Pasteur líquido de Raulin. Avaliou a quantidade de oxigênio utilizado pela levedura da cerveja. Seu trabalho "Études chimique sur la végétation, et recherches sur le développement d'une Mucédinée, dans un milieu artificiel" foi agraciado com o prêmio de Fisiologia experimental.

Retirado de www.pasteurbrewing.com/.../Jules-leonard-raulin...

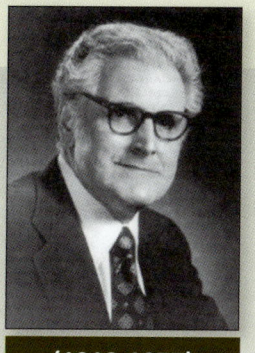

George Constantin Cotzias

Cotzias foi um médico e cientista grego-americano mais conhecido pelo desenvolvimento do tratamento com L-Dopa, o mais usado no tratamento da doença de Parkinson. Além disso, estudou os efeitos danosos dos elementos-traço.

Retirado de Dole, 1995.

(1918-1977)

a) aqueles essenciais para os animais superiores,
b) os possivelmente essenciais, e
c) os não essenciais.

Para ser considerado essencial, um elemento-traço deve preencher os postulados do médico grego-americano George Constantin Cotzias (1918-1977), de 1964:

a) o elemento está presente em todos os tecidos de todos os organismos,
b) sua concentração neles é relativamente constante, e
c) a retirada produz anormalidades estruturais e fisiológicas similares em diferentes espécies que são prevenidas ou revertidas pela adição do elemento.

Existem onze elementos-traço presentes em hormônios, vitaminas, enzimas e outras proteínas, com papéis biológicos os mais diversos. A deficiência de algum desses elementos causa uma desordem metabólica, diretamente associada à ausência ou diminuição da atividade de enzimas metabólicas. Mais importante que a deficiência dos elementos-traço essenciais é a intoxicação por eles, que ocorre também com os essenciais. Os onze oligoelementos essenciais para o homem conhecidos são, em ordem alfabética, cobalto, cobre, cromo, ferro, flúor, iodo, manganês, molibdênio, níquel, selênio e zinco (Cotzias, 1964; Reinholdt, 1975; Dole, 1995; Filgueiras, 1996; Belitz e cols., 2009).

O cobalto (Co) é o elemento químico número atômico 27 e massa atômica 59 u, encontrado em temperatura ambiente no estado sólido. É um metal de transição, utilizado para a produção de superligas usadas em turbinas de gás de aviões, ligas resistentes à corrosão, aços rápidos, carbetos e ferramentas de diamante. O radioisótopo Co-60 é usado como fonte de radiação gama em radioterapia e esterilização de alimentos. Foi o químico sueco Georg Brandt que descobriu o elemento em torno de 1730.

O nome do elemento é proveniente do alemão *kobold*, que no folclore alemão eram espíritos maliciosos que se deleitavam em destruir os trabalhos de mineiros, causando intermináveis dissabores, chamado assim pelos mineiros devido à sua toxicidade, e os problemas que ocasionava eram semelhantes aos do níquel, contaminando e degradando os elementos que se desejava extrair. Os mineiros rezavam nas igrejas para se livrarem desses

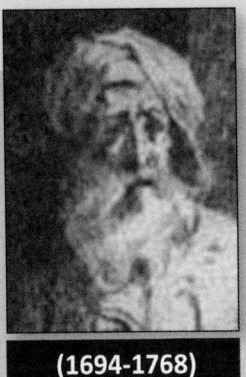

Georg Brandt

(1694-1768)

Brandt foi o químico e mineralogista sueco que descobriu o cobalto. Foi a primeira pessoa a descobrir um metal desconhecido na Antiguidade. Professor de Química na Universidade de Uppsala, foi capaz de demonstrar que a cor azulada no vidro, previamente atribuída ao bismuto era devida ao cobalto. Ele demonstrou as diferenças entre o cobalto e o bismuto, metais encontrados, juntos, em algumas rochas.

Retirado de en.wikipedia.org/wiki/Georg_Brandt

mal-intencionados espíritos. Outra possível etimologia dessa palavra é atribuída a mineiros, que sentiam-se logrados, já que, além de não possuir o valor esperado, esse metal era nocivo à saúde e à prata (metal que ocorre junto com o cobalto); segundo a lenda, acreditavam os mineiros que um duende roubava a prata, deixando o cobalto em seu lugar. O cientista e vidraceiro Christoph Schürer (1500-1560) de Platten, Bohemia, em meados do sáculo XVI, observou que o minério cobalto coloria vidros e cerâmicas com um azul mais intenso que o cobre. Minérios com baixo teor de cobalto começaram a ser usados como solução de anil para neutralizar o amarelamento natural das roupas. Em 1730, o químico sueco Georg Brandt (1694-1768), ao descobrir o cobalto, se tornou a primeira pessoa a descrever um metal desconhecido na Antiguidade, Brandt estava tentando provar que a propriedade de certos minerais em colorir vidros de azul era dada por um elemento desconhecido e não ao bismuto, como se acreditava. O cobalto é normalmente encontrado como um subproduto na mineração e refinamento do níquel, prata, chumbo, cobre e ferro. Em 1742, Brandt isolou o cobalto e verificou que ele era magnético e se ligava facilmente ao ferro. O cobalto foi considerado um elemento apenas quando o químico francês Antoine Lavoisier (1743-1794) redefiniu o termo. Em 1781, o químico suecoTorben Bergman (1735-1784), o primeiro a obter cobalto puro, confirmou os achados de Brandt. Durante o século XIX, entre 70 e 80% da produção mundial de cobalto era obtido na fábrica norueguesa Blaafarveværket do industrial e diplomata norueguês Jacob Benjamin Wegner (1795-1864). Em 1938, os cientistas americanos John Livingood e o nobelista de Química de 1951, Glenn Theodore Seaborg (1912-1999), descobriram o cobalto-60. A primeira máquina de radioterapia, a Eldorado A ou bomba de cobalto também chamada de bomba da paz, foi construída no Canadá por uma equipe liderada por Ivan Smith e Roy Errington, utilizada em um paciente em 27 de outubro de 1951. Essa máquina tratava 16 novos pacientes por mês e hoje se encontra exposta no Saskatoon Cancer Centre, na cidade de Saskatoon (Saskatchewan).

O cobalto é um elemento-traço essencial porque é parte da cobalamina (vitamina B12). A deficiência de vitamina B12 causa a anemia perniciosa, doença descrita pelo médico inglês Thomas Addison (1793-1860), em 1849, que a relatou como forma letal (perniciosa) de

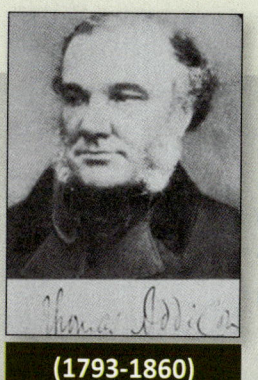

Thomas Addison

(1793-1860)

Addison foi um médico britânico especialmente conhecido pelo seu trabalho "Essay on the Constitutional and Local Effects of Disease of the Suprarenal Capsules" (1855), no qual descreve, pela primeira vez, o mal hoje conhecido por Doença de Addison. Foi o primeiro a descrever detalhadamente a anemia perniciosa.

Retirado de pt.wikipedia.org/wiki/Thomas_Addison

anemia que poderia estar relacionada com alterações da mucosa gástrica associadas com ausência de ácido clorídrico no estômago. A deficiência de cobalto em ruminantes foi demonstrada por Marston e seus colaboradores em 1930, que nos casos mais graves eram acompanhados de anemia megaloblástica, sugerindo que a deficiência de cobalto pudesse causar anemia falciforme em humanos. A descoberta que o cobalto faz parte da molécula da cobalamina ocorreu em 1948 pelo bioquímico britânico Ernest Lester Smith (1904-1992). O cobalto é um elemento essencial para a vida em quantidades muito pequenas. O valor da dose letal média (DL50) para sais solúveis de cobalto foi estimado em 150 a 500 mg por kilo de peso; assim, para uma pessoa de 50 kg a DL50 seria de cerca de 10 gramas. Depois do níquel e do cromo, o cobalto é a principal causa de dermatite de contato. No Canadá, em 1966, a adição de compostos de cobalto para estabilizar a espuma de cerveja causou uma cardiomiopatia, conhecida como cardiomiopatia do bebedor de cerveja (Smith, 1948; Aspin e Sass-Kortsak, 1981; Gusenius, 1967; Sandstead, 1986; Cuthbertson e Page, 1994; Barceloux, 1999 a e b; Rocha-Filho e Chagas, 1999; Basketter e cols., 2003; Scerri, 2007; Ham, 2008; Belitz e cols., 2009).

O cobre (Cu) é o elemento químico número atômico 29 e massa atômica 63,6 u. À temperatura ambiente, o cobre encontra-se no estado sólido. É um metal de transição, de coloração avermelhada, dúctil, maleável e que apresenta alta condutibilidade elétrica e térmica, só superada pela da prata. O metal e suas ligas foram utilizados por milhares de anos. Na era romana, o cobre era obtido sobretudo das minas de Cyprus (Cípria), daí o nome *aes cyprium* (da Cípria) mais tarde encurtado para *cuprum*. Conhecido desde a pré-história, o cobre é hoje utilizado, para a produção de materiais condutores de eletricidade (fios e cabos) e em ligas metálicas, como latão e bronze. O cobre nativo, primeiro metal usado pelo homem, era conhecido por algumas das mais antigas civilizações que se tem notícia e tem sido utilizado pelo menos há 10.000 anos; ao norte do Iraque foi encontrado um colar de cobre de 8700 a.C., porém o descobrimento acidental do metal pode ter ocorrido vários milênios antes. Na Europa, o homem de gelo encontrado no Tirol (Itália), em 1991, cujos restos têm uma idade de 5.300 anos, estava acompanhado de

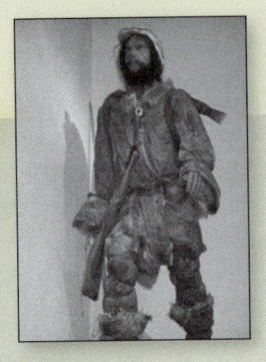

Reconstituição de Ötzi ou Múmia do Similaun (Museu de Bélesta em Ariège)

Múmia masculina bem conservada com cerca de 5.300 anos. A múmia foi encontrada por alpinistas nos Alpes italianos em 1991, em uma geleira dos Alpes de Ötztal perto do monte Similaun, na fronteira da Áustria com a Itália. O apelido Ötzi deriva do nome do vale da descoberta. Ele rivaliza a múmia egípcia "Ginger" no título de mais velha múmia humana conhecida, e oferece uma visão sem precedentes da vida e hábitos dos homens europeus na Idade do Cobre.

Retirado de pt.wikipedia.org/wiki/Örtzi)

um machado de cobre com pureza de 99,7%, e os elevados índices de arsênico encontrados em seu cabelo levam a supor que fundiu o metal para a fabricação da ferramenta. Em 5000 a.C. já se realizava a fusão e refinação do cobre a partir de óxidos, como malaquita e azurita, resultando no bronze.

O uso do bronze predominou de tal maneira durante um período da história da humanidade que terminou denominando-se "Era do Bronze". O período de transição entre o neolítico (final da Idade da Pedra) e a Idade do Bronze foi denominado período calcolítico, limite que marca a passagem da pré-história para a história. Descobriram-se moedas, armas, utensílios domésticos sumérios de cobre e bronze de 3000 a.C., assim como egípcios da mesma época, inclusive tubos de cobre. Os egípcios também descobriram que a adição de pequenas quantidades de estanho facilitava a fusão do metal e aperfeiçoaram os métodos de obtenção do bronze; ao observarem a durabilidade do material, representaram o cobre com o "Ankh", símbolo da vida eterna. Na antiga China, o uso do cobre é conhecido desde 2000 anos antes de nossa era, e em 1200 a.C. já se fabricavam bronzes de excelente qualidade estabelecendo domínio na metalurgia sem comparação com a do Ocidente. Fenícios importaram o cobre da Grécia, não tardando em explorar as minas do seu território, como atestam os nomes das cidades Calce, Calcis e Calcitis (de *calcos*, bronze), ainda que tenha sido Chipre, a meio caminho entre Grécia e Egito, por muito tempo o país do cobre por excelência, ao ponto de os romanos chamarem o metal de *aes cyprium* ou simplesmente *cyprium* e *cuprum*, de onde provém seu nome. O cobre foi representado com o mesmo signo que Vênus (a Afrodite grega), pois Chipre estava consagrada à deusa da beleza e os espelhos eram fabricados com esse metal. O símbolo, espelho de Vênus da mitologia e da alquimia, modificação do egípcio "Ankh", foi posteriormente adotado pelo cientista sueco Carlos Lineu (1707-1778), pai da moderna taxonomia, para simbolizar o gênero feminino(♀).

Em 1925, Hart descobriu que quantidades mínimas de cobre eram necessárias para a absorção do ferro. Durante os anos 1920, o bioquímico americano Edwin Bret Hart (1874-1952) juntou-se aos jovens colegas Conrad Arnold Elvehjem (1901-1962), que em 1937 identificaria a vitamina B3 ou niacina, e Harry Steenbock (1906-1967), que demonstraria que a irradiação de alimentos com raios ultravioleta aumenta a quantidade de vitamina D. Esses três cientistas iniciaram um estudo minucioso sobre o papel do ferro na alimentação. Alimentaram ratos anêmicos com sais de ferro inorgânico ou com cinzas de alface seca (material rico em ferro, que eles tinham previamente utilizado para tratar coelhos com anemia), ou de materiais de origem animal, como fígado ou rins ou milho amarelo. Eles descobriram que sais inorgânicos de ferro eram ineficazes em aumentar a hemoglobina dos ratos, mas que as cinzas da alface seca, de fígado de vaca e de milho amarelo eram efetivos em curar a anemia. Desses resultados, concluíram que os extratos continham outras substâncias inorgânicas necessárias para a produção da hemoglobina. Mais tarde Hart e seus colegas demonstraram que a substância inorgânica que faltava era o cobre, pois tanto solução com sulfato de cobre como estratos de fígado contendo cobre eram igualmente eficazes em tratar ratos anêmicos. O cobre participa, no caso do organismo humano, no processo de fixação do ferro na hemoglobina do sangue. Grandes concentrações são encontradas no cérebro e fígado. Em certos organismos chega a assumir o papel do ferro em integrar moléculas responsáveis pelo transporte de oxigênio, a exemplo da hemocianina cuprosa, que inusitadamente confere a esses animais sangue de coloração azulada em vez do vermelho tradicional. Po meio do sangue azul de Límulos (uma espécie de caranguejo), produz-se uma substância conhecida por Limulus Amebocyte Lysate, cujo poder bactericida e antiendotoxinas é bem conhecido. O litro de sangue desse animal chega na casa dos milhares de dólares no mercado associado. A sangria pode ser feita de modo controlado e sem o óbito do animal, e, durante a vida útil, um único espécime pode render mais de 2.500 dólares americanos.

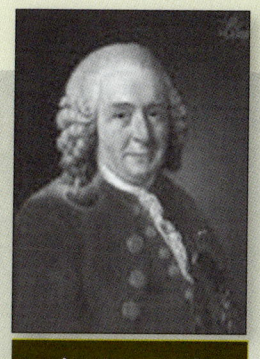

Carl Nilsson Linnæus

(1707-1778)

Carl Nilsson Linnæus ou Carolus Linnaeus, em latim, ou, após sua nobilitação, Carl von Linné, foi botânico, zoólogo e médico sueco, criador da nomenclatura binomial e da classificação científica, sendo assim considerado "pai da taxonomia moderna". Foi um dos fundadores da Academia Real das Ciências da Suécia. Linnaeus participou também no desenvolvimento da escala Celsius (então chamada centígrada) de temperatura, invertendo a escala que Anders Celsius havia proposto, que tinha 0° como ponto de ebulição da água e 100° como o ponto de fusão. Lineu era o botânico mais reconhecido da sua época, sendo também conhecido pelos seus dotes literários. O filósofo suíço Jean-Jacques Rousseau enviou-lhe a mensagem: "Diga-lhe que não conheço maior homem no mundo"; o escritor alemão Johann Wolfgang von Goethe escreveu: "Além de Shakespeare e Spinoza, não conheço ninguém entre os que já não se encontram entre nós que me tenha influenciado mais". É ainda o cientista da área das ciências naturais mais famoso da Suécia e a sua figura pode ser encontrada nas atuais notas suecas de cem kronor.

Retirado de pt.wikipedia.org/wiki/Carolus_Linnaeus

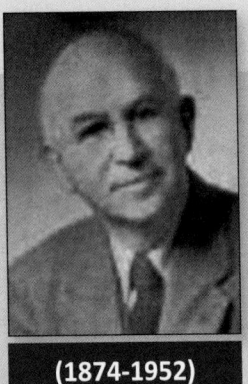

Edwin Bret Hart

(1874-1952)

O bioquímico norte americano foi o cientista que mais contribuiu nas pesquisas de minerais e vitaminas em nutrição. Ele foi instrumental na descoberta que o iodo é importante em prevenir o bócio e foi um entusiasmado defensor da iodização do sal. Estudou o papel do ferro na nutrição e descobriu que o ferro inorgânico pode prevenir a anemia se for adicionada pequena quantidade de cobre. Estudou outros micronutrientes, como o manganês, o zinco, o cobalto e o boro. Foi um dos primeiros a pesquisar os efeitos tóxicos do flúor. Teve importante papel no desenvolvimento das vitaminas, tendo trabalhado com Babcock, McCollum, Elvehjem e Steenbock.

Retirado de Elvehjem, 1953.

O excesso de cobre causa a doença de Wilson ou degeneração hepatolenticular, doença hereditária autossômica recessiva cuja principal característica é o acúmulo tóxico de cobre nos tecidos, sobretudo cérebro e fígado, que leva o portador a manifestar sintomas neuropsiquiátricos e de doença hepática. A taxa de incidência é de 1 em 30.000 pessoas, e os sintomas quase sempre aparecem entre os 6 e 20 anos de idade, embora possa ocorrer mais tardiamente. Embora alguns autores atribuam ao patologista alemão Friedrich Theodor von Frerichs (1819-1885) a primeira descrição da doença, em 1861, foi Wilson quem melhor a caracterizou. Em julho de 1911, o neurologista britânico Samuel Alexander Kinnier Wilson (1878-1937) recebeu a medalha de ouro da Universidade de Edinburgh, por sua tese "Progressive lenticular degeneration: A familial nervous disease associated with cirrhosis of the liver". No ano seguinte, publicou artigo sobre o mesmo assunto no jornal Brain. Neste, ele descreveu quatro pessoas afetadas que tinha estudado, dando detalhes da autópsia. O trabalho de Wilson introduziu o termo extrapiramidal em neurologia e focalizou atenção sobre a importância dos gânglios basais. Seguindo a apresentação do trabalho, seu nome se tornou ligado à doença, a qual também ficou conhecida como degeneração hepatolenticular (Hart e cols., 1925; Elvehjem, 1953; Rocha-Filho e Chagas, 1999; Prado e Fonseca, 2004; Scerri, 2007; Ham, 2008; Barbosa e cols., 2009; Belitz e cols., 2009).

O cromo (Cr), um elemento químico de número atômico 24 e massa atômica 52 u, sólido em temperatura ambiente, é um metal empregado especialmente em metalurgia em processos denominados eletrodeposição. Alguns de seus óxidos e cromatos são usados como corantes. Em 1761, o geólogo alemão Johann Gottlieb Lehmann (1719-1767) encontrou nos Urais (Rússia) um mineral de cor laranja avermelhada que denominou "chumbo vermelho da Sibéria". Esse mineral era a crocoíta ($PbCrO_4$), e acreditou-se, na época, que era um composto de chumbo com selênio e ferro.

Em 1770, o cientista alemão e professor da Academia de Ciências de São Petersburgo Peter Simon Pallas (1741-1811) escavou no mesmo lugar que Lehmann e encontrou o mi-

MINERAIS E OS ALIMENTOS

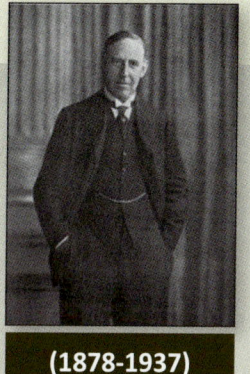

Samuel Alexander Kinnier Wilson

O médico britânico Wilson especializou-se em neurologia clínica e fez contribuições importantes nos estudos sobre a epilepsia, narcolepsia, apraxia e distúrbios da fala. Em 1912, descreveu a degeneração hepatolenticular em sua tese, premiada com uma medalha de ouro, intitulada "Degeneração lenticular progressiva". Foi homenageado por sua pesquisa sobre a doença e, posteriormente, o transtorno se tornou conhecido como "doença de Wilson". Credita-se a ele a introdução do termo "extrapiramidal" na neurologia, neste mesmo trabalho.

(1878-1937)

Retirado de pt.wikipedia.org/wiki/Samuel_Alexander_Kinnier_Wilson

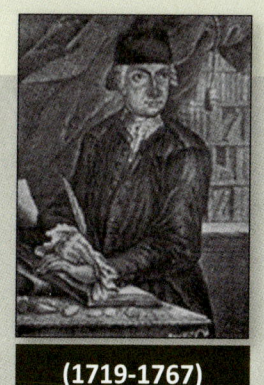

Johann Gottlieb Lehmann

O mineralogista e geologista alemão Lehmann é reconhecido pela anotação de seus trabalhos em geologia que desencadearam o desenvolvimento da estratigrafia. Médico formado, começou a desenvolver interesse na indústria de mineração e publicou um trabalho sobre a composição química de depósitos minerais. Em 1750, a Royal Prussian Academy of Sciences o comissionou para estudar as práticas de mineração pela Prússia. Em 1761, a Academia Imperial de ciência da Rússia o convidou para St. Petersburg, onde se tornou professor de química e diretor do museu imperial. No depósito de Beryozovskoye nos Urals, ele descobriu um metal amarelo-avermelhado ($PbCrO_4$), ao qual denominou "Rotbleierz" (chumbo vermelho); hoje chamado de crocoíta. O maior mérito de Lehmann foi sua acurada descrição da estratificação das rochas (Flötzgebirge).

(1719-1767)

Retirado de em.wikipedia.org/wiki/Johann_Gottlieb_Lehmann

neral, verificando ser muito útil devido às suas propriedades, como pigmento em pinturas. Essa aplicação como pigmento difundiu-se rapidamente. Em 1797, Louis Nicolas Vauquelin recebeu amostras desse material. Foi capaz de, a partir dele, produzir o óxido de cromo (CrO_3) misturando crocoíta com ácido clorídrico (HCl). Em 1798, descobriu que podia isolar o cromo aquecendo o óxido em um forno de carvão. Além disso, pode detectar traços

Louis Nicolas Vauquelin

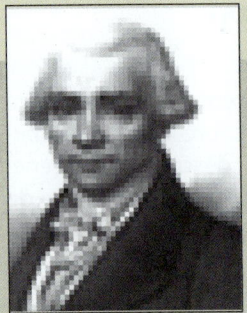

(1763-1829)

Vauquelin, farmacêutico e químico francês, de 1790 a 1833, tem seu nome associado a 376 relatórios científicos, desde química orgânica, química inorgânica até a bioquímica de animais e vegetais. Entre suas principais funções acadêmicas, exerceu as atividades de professor do Instituto Politécnico (1794), Colégio da França (1801), e a partir de 1809 assumiu a sua cátedra na Faculdade de Medicina. Entre suas várias descobertas, destacam-se: em 1797, o elemento crômio e seus compostos de um mineral proveniente da Sibéria (crocoíta); em 1798, o berílio no mineral berilo; em 1806, o primeiro aminoácido – a asparagina – extraída do aspargo; em 1809, foi o primeiro a observar a nicotina, alcaloide volátil do tabaco; e ainda realizou vários trabalhos sobre a respiração dos animais, em especial dos insetos. Entre todos os seus trabalhos publicados, o mais conhecido é "Manuel de l'essayeur".

Retirado de pt.wikipedia.org/wiki/Louis_Nicolas_Vauquelin

de cromo em pedras preciosas, como, por exemplo, em rubis e esmeraldas. Denominou o elemento cromo (do grego *chroma*, que significa "cor"), devido às diferentes colorações que apresentam os compostos desse elemento. O cromo foi empregado sobretudo como corante em pinturas. No final do século XIX, começou a ser utilizado como aditivo em aço. Hoje, em torno de 85% do cromo consumido é utilizado em ligas metálicas.

A importância do cromo como nutriente essencial foi descoberta pelos cientistas alemães Klaus Schwarz (1914-1978) e Walter Mertz (1923-2002), em 1957, quando estes autores estavam à procura do fator 3, que impedia o aparecimento da necrose hepática em ratos alimentados com a chamada dieta necrogênica, que terminou com a identificação do selênio como fator 3. Os autores também foram capazes de identificar, em 1957, um segundo fator, que causava desequilíbrio na tolerância à glicose que os ratos desenvolviam em poucos dias se alimentados com a dieta necrogênica e foi chamado de "fator de tolerância à glicose"; em 1959, identificaram o fator como sendo o cromo. A essencialidade do cromo na nutrição humana foi documentada por Jeejeebhoy e cols. em 1977, quando uma paciente em nutrição parenteral total desenvolveu um quadro semelhante a diabete melito severo, refratário à insulina. Antes da suplementação de cromo, a paciente apresentava perda de peso, intolerância à glicose e neuropatia, mesmo recebendo 50 unidades de insulina ao dia. Quando foram adicionados 200 mg de cloreto de cromo nas soluções de nutrição parenteral por três semanas, os sintomas melhoraram e não houve mais necessidade de insulina. O diabetes melito já era conhecido desde a Antiguidade. Foi o médico turco Areteu, o Capadócio (81-138) quem, no século II, deu a essa doença o nome de "diabetes", que em grego significa "sifão", referindo-se ao seu sintoma mais chamativo, que é a eliminação exagerada de água pelos rins, expressando que a água entrava e saía do organismo do diabético sem fixar-se nele, polidipsia e poliúria, características da doença por ele avaliada. Em 1679, o médico inglês Thomas Willis (1621-1675) fez uma magistral descrição do diabetes, ficando reconhecido por sua sintomatologia como entidade clínica. Foi ele quem, referindo-se ao sabor doce da urina, deu-lhe o nome de diabetes melito (sabor de mel), apesar de esse fato já ter sido registrado cerca de mil anos antes na Índia, por volta do ano 500. Os primeiros trabalhos experimentais relacionados com o metabolismo dos glicídios foram realizados pelo médico e fisiologista francês Claude Bernard (1813-1878), que descobriu, em 1848, o glicogênio hepático e provocou a aparição de glicose na urina excitando os centros bulbares. A busca de um suposto hormônio produzido pelas ilhotas de Langerhans, células do pâncreas descritas em 1869 pelo patologista e fisiologista alemão Paul Langerhans (1847-1888), iniciou-se de imediato, o qual foi conseguido pelos jovens cientistas canadenses Frederick Grant Banting (1891-1941) e Charles Herbert Best (1899-1978), que, em 1921, isolaram a insulina e demonstraram seu efeito hipoglicêmico. Essa descoberta foi uma das maiores conquistas médicas do século XX porque transformou as expectativas e a vida dos diabéticos e ampliou horizontes no campo experimental e biológico para o estudo da diabetes e do metabolismo dos glicídios. Em princípio, se considera o cromo (em seu estado de oxidação +3) um elemento químico essencial, ainda que não se conheça com exatidão suas funções. Parece participar do metabolismo dos lipídios e dos hidratos de carbono, assim como em outras funções biológicas. Tem-se observado que alguns dos complexos do crômio parecem participar da potencialização da ação da insulina, sendo, por isso, denominado "fator de tolerância à glicose" devido à relação com a atuação da insulina. A ausência de cromo provoca intolerância à glicose e, como consequência, o aparecimento de diversos distúrbios. Até hoje não foi encontrada nenhuma metaloproteína com atividade biológica que contenha crômio, por isso ainda não se pode explicar como atua. Sua carência nos seres humanos pode causar ansiedade, fadiga e problemas de crescimento. Em contraposição, seu excesso (em nível de nutriente) pode causar dermatites, úlcera, problemas renais e hepáticos. Por outro lado, os compostos de cromo no estado de oxidação +6 são muito oxidantes e são cancerígenos, com altos riscos de câncer de pulmão e nasossinusal, sobretudo em pessoas frequentemente expostas. Entretanto, não há casos comprovados de câncer por exposição ao cromo metálico sozinho. O sistema respiratório absorve rapidamente a forma oxidada hexavalente, proveniente de soldagens e aerossóis, podendo acarretar efeitos adversos ao próprio sistema respiratório, mucosas e pele, além de exercer efeito negativo, em menor grau, nos rins. Dentre as formas oxidadas, a trivalente é a menos tóxica. (Schwarz e Mertz, 1957; Allan, 1972; Schwarz e Mertz, 1959; Schroeder e cols., 1962; Schroeder, 1968; Henschen, 1969; Jeejeebhoy e cols., 1977; Anderson, 1986; Sakula, 1988; Kyle e Shampo, 1989; Mertz, 1993; Rocha-Filho e Chagas, 1999. Scerri, 2007; Ham, 2008; Smith Jr. e Maret, 2008; Belitz e cols., 2009.)

O ferro (Fe), do latim *ferrum* é um elemento químico de número atômico 26 e massa atómica 56 u. À temperatura ambiente, o ferro encontra-se no estado sólido. É extraído da natureza sob a forma de minério de ferro que, depois de passado para o estágio de ferro--gusa, através de processos de transformação, é usado na forma de lingotes. Adicionando--se carbono, dá-se origem a várias formas de aço. É o quarto elemento mais abundante da crosta terrestre (cerca de 5%) e, entre os metais, somente o alumínio é mais abundante. É um dos elementos mais abundantes do Universo; o núcleo da Terra é formado sobretudo por ferro e níquel (NiFe). Este ferro está em uma temperatura muito acima da temperatura de Curie do ferro, dessa forma, o núcleo da Terra não é ferromagnético. O ferro tem sido

Frederick Grant Banting e Charles Herbert Best

Os canadenses, o médico Banting, que foi o mais jovem cientista a receber o Nobel de Fisiologia ou Medicina em 1923, e seu assistente Best, foram figuras de destaque nas pesquisas sobre sangue e diabetes. Eles foram os responsáveis pela descoberta da insulina, em 1921.

Retirado de pt.wikipedia.org/wiki/Frederick_Grant_Banting e pt.wikipedia.org/wiki/Charles_Herbert_Best

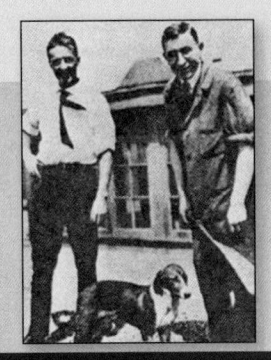

(1891-1941) (1899-1978)

historicamente importante, e um período da história recebeu o nome de Idade do Ferro. A produção de ferro em escala industrial se deve ao inventor inglês Abraham Darby I (1678-1717) que em 1709 desenvolveu um método de produção de ferro fundido em um alto forno alimentado por carvão mineral no lugar de carvão vegetal usado anteriormente. Essa invenção foi um dos principais marcos que possibilitou a Revolução Industrial, que teve início justamente na Inglaterra. O ferro é utilizado hoje extensivamente para a produção de aço, liga metálica para a produção de ferramentas, máquinas, veículos de transporte (automóveis, navios etc.), como elemento estrutural de pontes, edifícios, e uma infinidade de outras aplicações.

Abraham Darby I

Abraham Darby I foi o primeiro e o mais famoso de três gerações com o mesmo nome de uma família Quaker inglesa que tiveram papéis importantes na Revolução Industrial. Darby I desenvolveu um método de produção de ferro fundido em forno alimentado por carvão mineral no lugar de carvão vegetal usado anteriormente, e foi importante passo na produção de ferro como matéria-prima para a Revolução Industrial.

Retirado de en,Wikipedia.org/wiki/Abraham_Darby_I

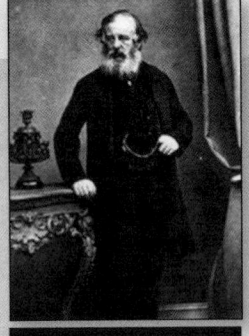

(1678-1717)

Tem-se indícios do uso de ferro, seguramente procedente de meteoritos, quatro milênios a.C., pelos sumérios e egípcios. Na Mesopotâmia, Anatólia e Egito foram encontrados objetos de ferro que se distinguiam do ferro proveniente dos meteoritos pela ausência de níquel, datados entre o segundo e terceiro milênio antes de Cristo. Entretanto, seu uso provavelmente se destinava a fins cerimoniais, porque, na época, era um metal muito caro, mais do que o ouro. Sugere-se que o ferro tenha sido obtido como subproduto da obtenção do cobre. Entre 1600 e 1200 a.C., observou-se aumento de seu uso no Oriente Médio, porém não como substituto do bronze. No Oriente Médio, entre os séculos XII e X a.C., ocorreu a substituição das armas de bronze pelas de ferro. Essa transição talvez tenha ocorrido devido à escassez de estanho e à melhoria na tecnologia em trabalhar com o ferro. Esse período, que ocorreu em diferentes ocasiões segundo o lugar, denominou-se Idade do Ferro, substituindo a Idade do Bronze. Na Grécia, iniciou-se por volta do ano 1000 a.C., e não chegou à Europa ocidental antes do século VII a.C. A substituição do bronze pelo ferro foi paulatina, pois era difícil produzir peças de ferro: localizar o mineral, extraí-lo, proceder a sua fundição a temperaturas altas e depois forjá-lo. Na Europa Central, a Idade do Ferro surgiu no século IX a.C.: no sítio arqueológico de Hallstatt foram encontradas espadas de ferro em meio a outras de bronze. Datando aproximadamente do ano 450 a.C., foram encontradas cerca de quarenta espadas de ferro no sítio arqueológico de La Tène no lado norte do lago de Neuchâtel na Suíça. Em 1857, o arqueólogo Hansli Kopp, que procurava antiguidades para o coronel Frédéric Schwab, descobriu várias fileiras de estacas de madeira que se estendiam cerca de 50 cm para dentro da água onde o tesouro de artefatos foi descoberto. O ferro era usado em ferramentas, armas e joias, embora ainda tenham sido encontrados objetos de bronze. Junto com essa transição do bronze para o ferro descobriu-se o processo de carburação, que consiste em adicionar carbono ao ferro. O ferro era obtido misturado com a escória, contendo carbono ou carbetos, e era forjado retirando-se a escória e oxidando o carbono, criando-se assim o produto já com uma forma. Esse ferro continha uma quantidade de carbono muito baixa, não sendo possível endurecê-lo com facilidade ao esfriá-lo em água. Observou-se que se podia obter um produto muito mais resistente aquecendo a peça de ferro forjado num leito de carvão vegetal para então submergi-lo na água ou óleo. O produto resultante, apresentando uma camada superficial de aço, era menos duro e mais frágil que o bronze. Na China, o primeiro ferro utilizado também era proveniente dos meteoritos. Foram encontrados objetos de ferro forjado no noroeste, perto de Xinjiang, do século VIII a.C. O procedimento utilizado não era o mesmo que o usado no Oriente Médio e na Europa. Nos últimos anos da Dinastia Zhou (550 a.C.), na China, obteve-se um produto resultante da fusão do ferro (ferro fundido). O mineral encontrado ali apresentava alto conteúdo de fósforo, com o qual era fundido em temperaturas menores que as aplicadas na Europa e outros lugares. Todavia, durante muito tempo, até a Dinastia Qing (anos 200 a.C.), o processo teve grande repercussão. O ferro fundido levou mais tempo para ser obtido na Europa, pois não se conseguia a temperatura necessária. Algumas das primeiras amostras foram encontradas na Suécia, em Lapphyttan e Vinarhyttan, de 1150 a 1350 d.C. Na Idade Média, e até final do século XIX, muitos países europeus empregavam como método siderúrgico a "farga catalana". Obtinha-se ferro e aço de baixo carbono empregando-se carvão vegetal e minério de ferro. Esse sistema já estava implantado no século XV, conseguindo-se obter temperaturas de até 1200° C. Esse procedimento foi substituído pelo emprego de altos fornos. No princípio se usava carvão vegetal para a obtenção de ferro como fonte de calor e como agente redutor. No século

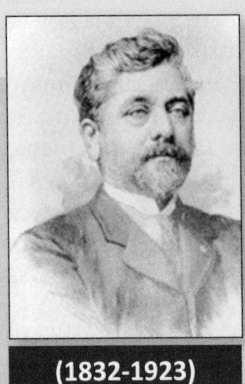

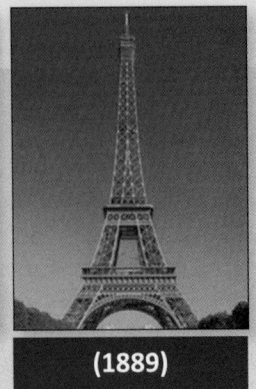

Alexandre Gustave Eiffel e a Torre Eiffel

(1832-1923)

(1889)

Eiffel foi um engenheiro francês que participou da construção da Estátua da Liberdade, em Nova Iorque, e da Torre Eiffel, em Paris. Está sepultado no cemitério de Levallois-Perret em Paris. A Torre Eiffel é uma torre treliça de ferro do século XIX localizada no Champ de Mars, em Paris, que se tornou um ícone mundial da França e uma das estruturas mais reconhecidas no mundo, o edifício mais alto de Paris, e o monumento pago mais visitado do mundo; milhões de pessoas sobem à torre a cada ano. A torre foi construída como o arco de entrada da Exposição Universal de 1889.

Retirado de pt.wikipedia.org/wiki/Gustave_Eiffel

XVIII, na Inglaterra, o carvão vegetal começou a escassear e tornar-se caro, iniciando-se a utilização do coque, um combustível fóssil, como alternativa. Foi utilizado pela primeira vez pelo inventor inglês Abraham Darby (1678-1717), que em 1709, construiu, em Coalbrookdale, um alto forno. Mesmo assim, o coque só foi empregado como fonte de energia na Revolução Industrial. Nesse período, a procura foi se tornando cada vez maior devido à sua utilização, como, por exemplo, em estradas de ferro. O alto forno foi evoluindo ao longo dos anos. O mestre ferreiro inglês Henry Cort (1741-1800), em 1784, aplicou novas técnicas que melhoraram a produção. Em finais do século XVIII e início do século XIX, começou-se a empregar amplamente o ferro como elemento estrutural em pontes, edifícios e outros. Entre os principais edifícios construídos com o metal pode-se mencionar a Torre Eiffel, em Paris, construída em 1889 para a Exposição Universal, na qual foram utilizadas milhares de toneladas de ferro.

A clorose, a doença verde, era um problema comum em mulheres jovens na adolescência. Em torno de 1800, já se sabia que o sangue das pacientes com clorose mostrava diminuição do número e do volume dos glóbulos vermelhos e proporcionalmente diminuição dos níveis de hemoglobina (anemia microcítica hipocrômica). Em 1832, o médico francês Pierre Blaud (1774-1858) introduziu a "pílula de Blaud", contendo sulfato ferroso e carbonato de potássio para o tratamento da clorose. O sangue e principalmente seus glóbulos ricos em ferro já era de conhecimento dos médicos desde meados do século XVIII, pelos trabalhos de autores franceses e italianos, e, além disso, era conhecido que os níveis de ferro no sangue de pacientes com clorose estivessem diminuídos. Nessa época, acreditava-se que os poderes das substâncias químicas orgânicas proviessem de sua síntese por vegetais, e seria improvável que o corpo humano pudesse sintetizar hemoglobina a partir de ferro inorgânico. Em 1880, o químico fisiologista alemão Gustav von Bunge (1844-1920), professor da Universidade de Basel, ao discutir os efeitos adversos do ferro, e não acreditando nos efeitos da pílula, que considerava placebo, escreveu: "If a poison is to be used in such psychotherapy, it is better that one pick a unabsorbable poison. In that case, one should stick with Blaud's pills, or better yet bread pills. A good physician knows how to suggest without pills". Ainda assim, muitos médicos, inclusive Sir William Osler (1849-1919), o médico canadense considerado o "pai" da medicina moderna, continuaram a se utilizar das "pílulas de Blaud" relatando sucessos; no seu livro de 1899, Osler escreveu: "I have for years used Blaud pills in the treatment of chlorosis with greatest sucess... The treatment affords one of the most brilliant instances – of wich we have but three or four – of the specific action of a remedy wich we can trace with the accuracy of a scientific experiment". As investigações clínicas de Ralph Stockman (1861-1946), professor de Matéria Médica da Universidade de Glasgow e eminente autoridade em farmacologia, em 1893 e 1895, demonstraram a deficiência de ferro em pacientes com clorose, demonstrando que a deficiência ou a perda de oligoelementos (ferro) do organismo causa uma doença específica (anemia por falta de ferro). Segundo Osler, em 1892, à luz dos conhecimentos e da prática médica da época, essas descobertas foram revolucionárias.

A ingestão de grandes quantidades de ferro pode causar níveis excessivos no sangue, que pode ocorrer de forma aguda, caracterizando a intoxicação pelo ferro e cronicamente levando à deposição do ferro em diversos tecidos, caracterizando a hemocromatose. A intoxicação pelo ferro ocorre quando existe ferro livre na célula, geralmente quando os níveis de ferro excedem a capacidade de transferrina para a ligação com o ferro. O ferro livre em níveis sanguíneos elevados pode reagir com peróxidos produzindo radicais livres, que são altamente reativos e danificam o DNA, proteínas, lípides e outros componentes celulares. Os seres humanos experimentam toxicidade com níveis de ferro acima de 20 miligramas por quilo de peso, e concentração de 60 miligramas por quilograma é considerada letal. O consumo excessivo de ferro, muitas vezes em crianças que ingerem grandes quantidades de comprimidos de sulfato ferroso destinados a adultos, é uma das

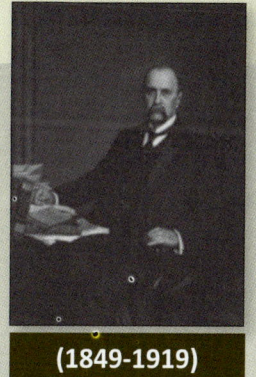

Sir William Osler

Osler foi um médico canadense, um dos ícones da medicina moderna. Como conhecedor e defensor da Reflexologia, certa vez disse: "Quando os nervos dos olhos e dos pés forem corretamente entendidos, haverá menos necessidade de intervenções cirúrgicas".

Retirado de pt.wikipedia.org/wiki/William_Osler

(1849-1919)

Friedrich Daniel von Recklinghausen

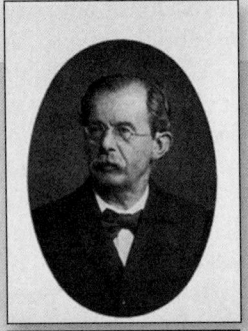

(1833-1910)

Von Recklinghausen, patologista alemão, em agosto 1855, com 22 anos, doutorou-se com uma tese sobre "As teorias de piemia, um envenenamento do sangue". Em 1865, conseguiu ser o primeiro professor no Departamento de Anatomia Patológica na Albertina de Königsberg. O tema do seu discurso inaugural foi "De articulorum liberis corporibus". De 1866 a 1872, von Recklinghausen foi professor da Universidade de Würzburg, onde continuou suas pesquisas sobre a piemia. Von Recklinghausen foi o primeiro envolvido na hemocromatose e introduziu esse termo técnico da medicina. Em 1862, demonstrou a importância das lesões bacterianas dos vasos sanguíneos, e a importância das células ameboides (macrófagos), atribuindo corretamente como leucócitos. Ele explicou o método de coloração pela prata para a detecção de ligações celulares. Em Estrasburgo, trabalhou principalmente com a patologia do sistema cardiovascular. Em 1881, escreveu um clássico artigo sobre neurofibromatose, doença que viria a ser chamada de neurofibromatose de von Recklinghausen.

Retirado de pt.wikipedia.org/wiki/Friedrich_Daniel_von_Recklinghausen

causas mais comuns de morte por intoxicação em crianças menores de seis anos. Os casos ligeiros de overdose de ferro são frequentes, já que os suplementos vitamínicos que contêm esse metal se utilizam amplamente e se encontram presentes em muitos lares. Contudo, uma dose de ferro excessiva pode ser grave ou inclusive mortal. Hemocromatose é uma doença na qual ocorre depósito de ferro nos tecidos em virtude de seu excesso no organismo. Os principais locais de depósito são o fígado, o pâncreas, o coração e a hipófise, que podem perder, progressivamente, suas funções. Quem denominou a doença do excesso de ferro hemocromatose foi o patologista alemão Friedrich Daniel von Recklinghausen (1833-1910), em 1890. Nos EUA, a hemocromatose hereditária é a doença genética mais comum – uma em cada oito pessoas tem o gene de mutação, e a doença ocorre em uma para cada grupo de 200 pessoas, de acordo com o CDC (U.S. Centers for Disease Control and Prevention). Além da hemocromatose hereditária ou primária, que é o tipo mais comum, há outras chamadas de hemocromatoses secundárias, encontradas em pacientes que desenvolvem anemias hemolíticas ou naqueles que realizam muitas transfusões de sangue. A Dietary Reference Intake (DRI), a diretriz nutricional que substituiu, em 1989, a Recommended Dietary Allowances (RDAs) nos EUA, salienta que o nível de ingestão tolerável (UL) para adultos é de 45 mg/dia e para crianças menores de 14 anos de idade a UL é de 40 mg/dia (Stockman, 1895 a e b; Bothwell e Charlton, 1988; Carpenter, 1992; Sandstead e Klevay, 2000; Beutler, 2002; Scerri, 2007; Ham, 2008; Belitz e cols., 2009).

O flúor (F), elemento químico de número atômico 9 de massa atômica 19 u, está situado no grupo dos halogênios da tabela periódica dos elementos. Em sua forma biatômica

(F2) e em condições normais de temperatura e pressão (CNTP), é um gás de coloração amarelo-pálido. É o mais eletronegativo e reativo de todos os elementos, e na forma ionizada (F–) é extremamente perigoso, podendo ocasionar graves queimaduras químicas em contato com tecidos vivos. O flúor, por ser extremamente reativo, só foi isolado em 1886 pelo químico francês Henri Moissan (1852-1907).

O flúor formando parte da rocha fluorita, CaF2, foi descrito em 1529 pelo "pai" da Geologia, o médico alemão Georgius Agricola (1494-1555) por seu uso como fundente, empregado para reduzir os pontos de fusão de metais ou minerais; ele deu o nome de fluorspar, do latim *fluere* = fluir. Agricola alegou que o fluorspar poderia ser adicionado à fundição de minérios metálicos, tornando-os mais líquidos e mais fáceis de trabalhar. O fluorspar tornou-se, então, objeto de intensos estudos pelos químicos da época. Em 1670, o mestre vidraceiro alemão Heinrich Schwanhard (1625-1693) descobriu que a mistura do fluorspar e ácido poderia ser usado para gravar vidros. A reação química deixa uma imagem fosca, tornando possível produzir formas artísticas em vidros, bem como em instrumentos científicos de medição precisa. A mistura de Schwanhard foi identificada em 1771 pelo químico sueco Carl Wilhelm Scheele (1742-1786), que descreveu, em detalhes, as propriedades desse material – o ácido fluorídrico (HF). Seu trabalho partiu de um estudo intenso do ácido e de sua composição. Um dos objetivos era encontrar formas de quebrar o ácido fluorídrico em elementos. Entretanto, devido à sua elevada reatividade, não conseguiu isolá-lo porque, quando separado de algum composto, imediatamente o flúor reage com outras substâncias. Os químicos suspeitavam do elemento que nunca tinha sido descrito antes, porém mal sabiam que o novo elemento seria tão perigoso. Durante os estudos do ácido fluorídrico, muitos químicos sofreram acidentes pela inalação do fluoreto de hidrogênio e o químico belga Paulin Louyet (1818-1850) morreu pela exposição ao produto. Em 1886, o flúor foi finalmente isolado pelo químico francês Henri Moissan que hidrolisou uma mistura dissolvida de potássio hidrogenado e fluoreto de hidrogênio. Mesmo depois do isolamento do flúor por Moissan, as dificuldades nas pesquisas utilizando o elemento desencorajavam a maioria dos químicos, e até a Segunda Guerra Mundial não houve progressos na área. A primeira produção do

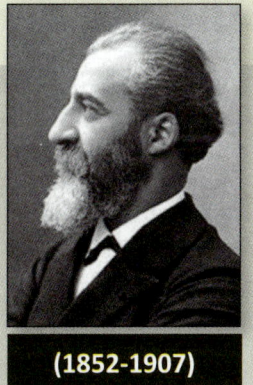

Ferdinand Frederick Henri Moissan

Químico francês que recebeu o Prêmio Nobel de Química de 1906 por seu trabalho no isolamento do flúor a partir de compostos fluoretados.

Retirado de en.wikipedia.org/wiki/Henri_Moissan

(1852-1907)

Paulin-Laurent-Charles-Évaléry Louyet

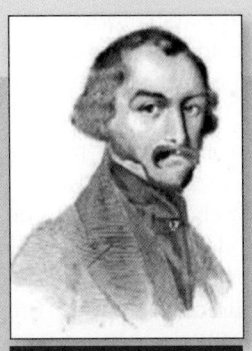

(1818-1850)

Os primeiros trabalhos do químico belga Louyet apareceram na "Courrier belge", e discorreram sobre uma "mémoire sur le magnétisme animal dans ses rapports avec les sciences physiques". Em 1842, redigiu uma carta que foi ajuntada na terceira edição de sua obra "Faits curieux et intéressants produits par la puissance du magnétisme animal". Publicou diversos trabalhos sobre substâncias químicas e tóxicas. Ele também estudou o flúor e seus compostos e escreveu uma nota sobre um processo de douramento de metais, com correntes úmidas e elétricas.

Retirado de wiki.arts.kuleuven.be/wiki/.../Louyet,_Paulin-Laurent_Charles_-Évaléry

flúor em larga escala foi para a bomba atômica do Projeto Manhattan para a obtenção do hexafluoreto de urânio, UF6, usado como carreador gasoso do urânio para separar os isótopos do urânio 235U e 238U. O tetrafluoreto de urânio (UF4), que era preparado do dióxido de urânio (UO2) e fluoreto de hidrogênio (HF), era convertido no UF6 pela reação com flúor. Portanto, utilizando reações químicas com o flúor, as bombas atômicas foram construídas e explodidas sobre Hiroshima e Nagasaki no Japão, dando fim à Segunda Guerra.

O flúor é um dos elementos-traço mais discutidos. Embora presente em mamíferos na forma de fluoretos, sua essencialidade nunca foi comprovada inequivocamente. O fluoreto tem sido apontado como substância protetora contra a formação de cáries dentárias. Cárie dentária é uma doença infecciosa, particularmente *Streptococcus mutans* e lactobacilos, de caráter multifatorial, influenciada pelos carboidratos da dieta e ação dos componentes salivares. É um processo patológico de origem externa que se inicia depois da erupção dentária e determina amolecimento de tecido duro do dente, evoluindo para formação de uma cavidade. Etimologicamente, a palavra cárie significa material podre. Apresenta-se como moléstia crônica que acomete grande parte da humanidade, com certo predomínio em algumas áreas, dependendo da alimentação, higienização e fatores genéticos. A cárie dentária é uma doença que acompanha a humanidade desde o seu início, como evidenciam os registros arqueológicos. A incidência de cáries permaneceu estável até a Idade Média, quando a utilização do açúcar da cana se tornou mais disponível. Nessa época, o tratamento das cáries era feito com ervas e magias e, às vezes, até com sangria. Enquanto os cirurgiões barbeiros prestavam seus serviços extraindo os dentes, os fervorosos católicos, para aliviar as dores de dentes, oravam para a virgem Santa Apolônia, cujos dentes foram arrancados durante seu martírio e se tornou a padroeira dos dentistas. Ao longo do tempo, foram propostos diferentes conceitos sobre a etiologia da cárie dentária, uma das primeiras de que as cáries eram causadas por vermes dentários. Essa teoria foi rejeitada pelo "pai" da Odontologia, o médico francês Pierre Fauchard (1678-1761), o primeiro a relatar que o açúcar era prejudicial ao dente e à gengiva. No final do século passado o dentista americano Willoughby D. Miller (1853-1907) introduziu a teoria quimiositária, afirmando que diversos microrganismos da cavidade bucal eram capazes de produzir ácido por meio da fermentação do açúcar, e que estes dissolviam os cristais de hidroxiapatita dos dentes. No início do século XX, a cárie dentária era extremamente comum na maioria dos países desenvolvidos: o não cumprimento da regulamentação de apresentar um mínimo de seis dentes opostos foi a maior causa de rejeição ao serviço militar em ambas as Grandes Guerras. Não existia medidas efetivas para prevenir a doença, e o tratamento mais comum era a extração dentária. Foi nessa época que começaram a surgir evidências que o fluoreto pudesse evitar as cáries dentárias. O fluoreto, o íon do elemento flúor, é encontrado quase universalmente no solo e na água, mas geralmente em concentrações muito baixas (< 1,0 ppm). Devido à associação entre fluoreto e alterações cosméticas no esmalte, atribuía-se ao fluoreto alterações no esmalte durante o desenvolvimento do dente e acreditava-se que o flúor incorporado no esmalte durante o desenvolvimento dentário resultaria em um mineral mais resistente à acidez. No entanto, pesquisas laboratoriais e epidemiológicas sugerem que o flúor previne a cárie dentária predominantemente após a erupção do dente na boca, e suas ações são principalmente tópicas para adultos e crianças. Esses mecanismos incluem:

1. inibição da desmineralização,
2. melhoria da remineralização, e
3. inibição da atividade bacteriana na placa dentária.

Ao estabelecer sua prática odontológica em Colorado Springs, Colorado, em 1901, o dentista americano Frederick S. McKay (1874-1959) observou que muitos de seus pacientes apresentavam uma mancha marrom (mosqueamento dos dentes) no esmalte dentário, de caráter permanente e denominada "Colorado brown stain" pelos residentes na área. Depois de anos de investigações de campo, McKay concluiu que, provavelmente, um agente no abastecimento público de água seria o responsável pelo mosqueamento dos dentes. McKay também observou que os dentes afetados por essa condição pareciam menos susceptíveis a cáries dentárias, e começou a procurar a causa com a ajuda de um dos fundadores da moderna Odontologia, o médico americano Greene Vardman Black (1836-1915), da Universidade Northwestern, em Chicago, Illinois. Em 1916, McKay e sua equipe acreditavam que o mosqueamento dos dentes era causado por alguma coisa na água de beber dos pacientes. Em 1930, Harry Van Osdall Churchill, um químico da Aluminum Company of America, empresa de fabricação de alumínio que tinha minas de bauxita na cidade, usou um novo método de análise espectrográfica, que identificou altas concentrações de flúor (13,7 partes por milhão) na água de um poço abandonado. Ao ouvir do novo método analítico, McKay enviou a Churchill amostras de água das áreas onde o mosqueamento dos dentes era endêmico; essas amostras continham altos níveis de fluoreto (2,0 a 12,0 ppm). Em 1931, McKay encontrou o que estava procurando: descobriu que as pessoas que bebiam água contendo nível elevado de fluoreto de ocorrência natural tinham elevado grau de mosqueamento dos dentes. A identificação de um possível agente etiológico do mosqueamento dos dentes levou à criação, em 1931, da Unidade de Higiene Dental no Instituto Nacional de Saúde dirigido pelo dentista americano Henry Trendley Dean (1893-1962). A principal responsabilidade de Dean foi investigar a associação entre o fluoreto e o mosqueado dentário. Adotando o termo "fluorose" para substituir "mosqueamento dentário", Dean realizou extensas pesquisas

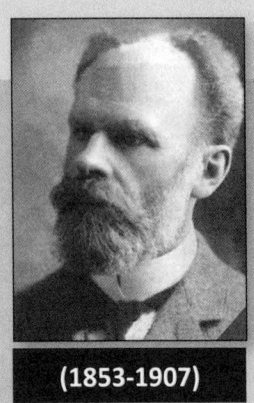

Willoughby Dayton Miller

(1853-1907)

Miller foi um dentista americano e o primeiro a estudar a microbiologia da cavidade oral. Quando esteve em Berlim, foi professor de odontologia cirúrgica da Universidade de Berlim e trabalhou no laboratório de microbiologia do médico alemão Heinrich Hermann Robert Koch (1843- 1910), o descobridor do bacilo da tuberculose, nobelista de 1905 e considerado um dos "pais" da microbiologia. Fez diversas pesquisas que introduziram princípios biológicos na moderna odontologia. Acreditava que a doença periodontal era causada por diversas bactérias e não por um agente específico.

Retirado de en.wikipedia.org/wiki/Willoughby_D._MillerEm cache - Similares

observacionais e epidemiológicas, e, em 1942, já tinha documentado a prevalência de fluorose dentária em grande parte dos EUA. Determinou que uma parte por milhão era o nível ideal de flúor na água potável, pois esse montante reduz substancialmente as cáries dentárias sem causar o mosqueamento dos dentes. O governo norte-americano começou então a realizar programas para a fluoretação da água. O primeiro programa comunitário para a fluoretação da água foi instituído em Grand Rapids nos EUA, em 1945. Outros importantes programas de avaliação se seguiram nos EUA e no Canadá no mesmo ano; na Holanda, em 1953; na Nova Zelândia, em 1954; no Reinos Unidos, em 1954; e na Alemanha Ocidental, em 1959. Os resultados desses programas experimentais foram publicados nas décadas de 1950 e 1960 mostrando eficácia de até 60% na redução das cáries. Então, muitos países adotaram a fluoretação da água, inclusive o Brasil. Entretanto, a fluoretação da água potável é motivo de controvérsias entre muitos cientistas, políticos e ativistas, pois o flúor é considerado medicamento pela Organização Mundial da Saúde, que endossa sua adição na água, leite ou sal como forma eficaz de combater a cárie; porém sua eficácia não pode ser comprovada por falta de grupos de controle.

O flúor em altas concentrações, se ingerido de modo agudo, causa a intoxicação pelo flúor e, se ingerido de modo prolongado, a fluorose. Em altas concentrações de sais ou soluções (compostos), os fluoretos são tóxicos, e o contato com a pele ou olhos é perigoso. Se referirmos ao sal de flúor, fluoreto de sódio (NaF), a dose letal estimada para a maioria dos seres humanos adultos é de 1 a 10 gr ou cerca de 28 mg por quilo de peso, ou seja, o consumo único de 500 mg causa parada cardíaca e morte em crianças, e doses a partir de 2 g de fluoreto de sódio podem matar um adulto. Como a maioria dos materiais solúveis, os compostos de flúor são prontamente absorvidos pelo estômago, intestino e excretado pela urina. Vestígios são incorporados aos ossos. Exames de urina têm sido utilizados para determinar as taxas de excreção, a fim de definir os limites máximos de exposição aos compostos de flúor e os efeitos associados prejudiciais à saúde. A ingestão de fluoreto a princípio atua/interage localmente na mucosa intestinal e forma ácido fluorídrico no estômago, que, posteriormente, se liga ao cálcio e interfere com várias enzimas. Historicamente, a maioria dos casos de intoxicação por flúor tem sido causada por ingestão acidental de inseticidas ou raticidas contendo flúor. Hoje, a maioria dos casos é devida à ingestão de dentifrícios. A intoxicação causada pelo mau funcionamento dos equipamentos de fluoretação da água tem acontecido muitas vezes; a severidade dos sintomas depende da quantidade de flúor ingerida, que incluem dor abdominal, diarreia, disfagia, hipersalivação, lesão da mucosa, náuseas, vômito; distúrbios eletrolíticos, como hipercalemia, hipocalcemia, hipoglicemia e hipomagnesemia também podem ocorrer. Os sintomas neurológicos incluem dor de cabeça, fraqueza muscular, hiper-reflexia, espasmos musculares, convulsões, parestesias, contrações tetânicas e tremores. Em casos graves, a falência de órgãos múltiplos poderá ocorrer. A morte usualmente resulta de parada cardíaca, choque e ocorrência de várias arritmias. A ingestão crônica de flúor causa a fluorose, deposição de flúor nos dentes (fluorose dentária), caracterizada por alteração na coloração do esmalte dentário e nos ossos (fluorose óssea), caracterizado por fragilização óssea e dores nos ossos e articulações. O termo fluorose foi introduzido pelo dentista americano Henry Trendley Dean (1893-1962), encarregado pelo governo americano de investigar a associação entre o fluoreto e o mosqueado dentário, e adotou o termo fluorose dentária para substituir mosqueamento dentário. A ingestão excessiva está rela-

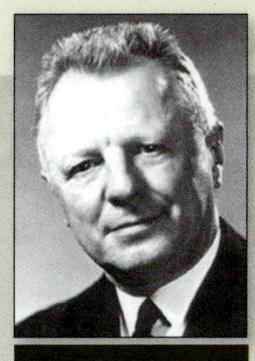

Henry Trendley Dean

(1893-1962)

O dentista americano Dean foi o primeiro diretor da U.S. National Institute of Dental Research e um pioneiro na fluoretação da água para prevenção da cárie dentária. Durante a Primeira Guerra Mundial, serviu no Exército dos EUA até 1919. Em 1921, entrou no Serviço de Saúde Pública dos EUA e foi postado em vários hospitais do Corpo de Fuzileiros Navais até 1931, quando foi colocado no comando da pesquisa odontológica no Instituto Nacional de Saúde, avançando para diretor da seção de pesquisa odontológica em 1945. Após a Segunda Guerra Mundial, dirigiu estudos epidemiológicos para o Exército na Alemanha. Quando o Congresso estabeleceu o Instituto Nacional de Pesquisa Dental, em 1948, Dean foi nomeado seu diretor, cargo que ocupou até se aposentar, em 1953. O legado de Dean vem quase inteiramente de sua pesquisa sobre a fluoretação da água. Incentivado por Frederick McKay e outros preocupados com a coloração marrom de dentes em certas regiões do país, Dean foi convidado para fazer essa tarefa como seu primeiro trabalho no Instituto. Com a ajuda dos seus colegas investigadores e a cooperação de dentistas e outros profissionais de saúde no campo, estabeleceu que grandes quantidades de flúor na água potável causava o mosqueamento do esmalte dos dentes e reduzia as taxas de cáries dentárias. O resto da vida profissional de Dean foi dedicado a encontrar o nível ideal de flúor para prevenir a cárie dentária sem causar manchas nos dentes.

Retirado de en.Wikipedia.org/wiki/Henry_Trendley_Dean

Bernard Courtois

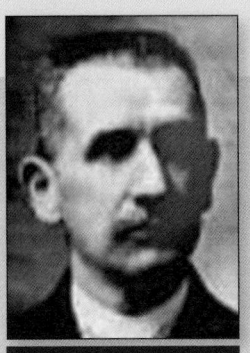

(1777-1838)

Bernard Courtois foi um químico francês conhecido pelas descobertas da morfina e sobretudo do iodo, com consequências na medicina e no desenvolvimento da fotografia. Filho do químico Jean-Baptiste Courtois, entrou em 1798 para a Escola Politécnica da França antes de ser incorporado no serviço de saúde dos Exércitos da Primeira República Francesa. De regresso à vida civil (1801), descobre a morfina extraindo-a do ópio. Produtor do nitrato de potássio, descobre o iodo em 1811. Bernard, de notoriedade limitada, pouco proveito tira das suas pesquisas. O fim das guerras napoleônicas leva-o à falência. Acaba arruinado, apesar do prêmio da Academia das Ciências, atribuído em 1831, pela sua descoberta do iodo.

Retirado de pt.wikipedia.org/wiki/Bernard_Courtois

---

cionada com ingestão de água com grandes concentrações de fluoretos, como ocorre com pessoas vivendo próximo a fábricas de cerâmica e fertilizantes e consumidores de águas insalubres. Já foi relatado morte por intoxicação de crianças mais sensíveis. A água com mais de 1,5 ppm deve ser tratada com adsorção, floculação, destilação ou osmose reversa. A fluoretação foi considerada uma das melhores políticas de saúde pública pelo CDC nos EUA (ainda que sob muitas críticas de cientistas contrários). Entretanto, se não houver um programa de combate à desnutrição, como há naquele país, o flúor pode não beneficiar as crianças com deficiência de cálcio, proteínas e antioxidantes. É fundamental que, expandindo-se tal prática, nutra-se as crianças carentes para termos um efeito totalmente benéfico e com grande sucesso (McKay e Black, 1916; McKay, 1928; Churchill, 1931; Dean, 1938; Burt, 1978; Richmond, 1985; Newbrun, 1989; Ringelberg e cols., 1992; Shellis e Duckworth, 1994; Whitford, 1994; Anonymous, 2000; Jones e cols., 2005; Gupta e cols., 2007; Flahaut, 2008; Okazoe, 2009; Reddy, 2009).

Iodo (I) do grego *iodés*, cor violeta – elemento químico de número atômico 53 (53 prótons e 53 elétrons) e massa atômica 126,9 u. À temperatura ambiente, o iodo encontra-se em estado sólido. É um não metal, do grupo dos halogênios (17 ou VIIA) da classificação periódica dos elementos – o menos reativo e o menos eletronegativo de todos os elementos do seu grupo. É um oligoelemento, empregado na medicina, fotografia e como corante. O iodo foi descoberto na França pelo químico francês Bernard Courtois em 1811.

Fabricante de salitre, componente da pólvora em 1811, Courtois descobriu o iodo, pois, na época das guerras napoleônicas, a França estava em guerra e o salitre tinha grande demanda. O salitre produzido a partir do minério nitro (nitrato de potássio) encontrado em minas francesas necessitava da adição de carbonato de sódio, que podia ser isolado a

MINERAIS E OS ALIMENTOS

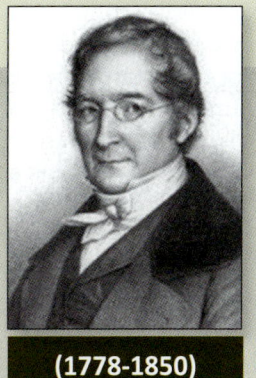

Louis Joseph Gay-Lussac

Gay-Lussac foi físico e químico francês, conhecido hoje por sua contribuição às leis dos gases. Em 1802, Gay-Lussac foi o primeiro a formular a segunda lei dos gases, que estipula que um gás se expande proporcionalmente à sua temperatura absoluta se mantida constante a pressão. Essa lei é conhecida hoje como Lei de Charles. Outra grande contribuição de Gay-Lussac é a sua lei volumétrica, segundo a qual, nas mesmas condições de temperatura e pressão, os volumes dos gases participantes de uma reação têm entre si uma relação de números inteiros e pequenos. Sua tese foi publicada em 1808, e envolvia a reação entre hidrogênio e oxigênio, cujo produto era vapor de água. Essa lei ocasionou na unidade de medida de volume para alcoóis, utilizada para medir o volume de teor alcoólico das bebidas, geralmente medida em graus.

(1778-1850)

Retirado de pt.wikipedia.org/wiki/Louis_Joseph_Buy-Lussac

partir de algas marinhas coletadas na costa da Normandia e da Bretanha. Para isolar o carbonato de sódio, as algas eram queimadas, as cinzas lavadas com água e o resíduo restante destruído pela adição de ácido sulfúrico. Certa vez, adicionando ácido sulfúrico em excesso ao resíduo, Courtois observou uma nuvem de vapor de intensa cor violeta. Notou que o vapor cristalizava em superfícies frias, tornando-se cristais escuros. Suspeitou que esses cristais eram um elemento químico desconhecido, não continuando com suas investigações por falta de dinheiro. Courtois deu amostras dos cristais para seus amigos, os químicos franceses Charles Bernard Desormes (1777-1862) e Nicolas Clément (1779-1841), para continuarem a investigação, e também deu um pouco da substância para o químico e físico Joseph Louis Gay-Lussac (1778-1850), e para o físico André-Marie Ampère (1775-1836). Em 29 de novembro de 1813, Dersormes e Clément fizeram pública a descoberta de Courtois. Eles descreveram a substância em uma reunião do Instituto Imperial de França. Em 6 de dezembro, Gay-Lussac anunciou que a nova substância era ou um novo elemento ou um composto oxigenado. Foi Gay-Lussac, quem sugeriu o nome "Iode", da palavra grega *iodes* (de violeta) por causa da cor do vapor de iodo. Ampère tinha dado um pouco de sua amostra para o químico inglês Humphry Davy (1778-1829), que fez algumas experiências com a substância e notou sua semelhança com cloro. Davy enviou uma carta datada de 10 de dezembro para a Royal Society de Londres, afirmando que ele havia identificado um novo elemento. Argumentos eclodiram entre Davy e Gay-Lussac sobre quem identificou o iodo em primeiro lugar, mas ambos os cientistas deram o crédito do descobrimento a Courtois.

O iodo é um componente dos hormônios produzidos pela glândula tireoide, sendo essencial para a vida humana. Na Antiguidade, os gregos, inclusive Cláudio Galeno (130-200 d.C.), utilizavam esponjas do mar para tratar o bócio; no entanto, foram os médicos italianos da escola de Salerno, a primeira escola de medicina da Idade Média, os primeiros a relatar a utilização específica da esponja e algas secas no tratamento do bócio. O termo bócio se refere ao aumento não neoplásico da tireoide, muitas vezes visível como uma tumoração na parte anterior do pescoço, e sua forma mais comum é o bócio endêmico causado pela carência de iodo. A incidência de bócio nessa época era extremamente alta, demonstrada em muitas pinturas sacras no Império Bizantino, Império Romano no Oriente entre a Antiguidade tardia e a Idade Média, mostravam Jesus, a Virgem Maria e outros santos com o pescoço aumentado pelo efeito do bócio. No século XIII, o médico espanhol Arnaldo de Villanova (1238-1311) advertia que o efeito da esponja sobre o bócio era limitado, pois ela poderia curar bócio de origem recente em pessoas jovens, mas teria apenas um efeito modesto sobre grandes bócios crônicos. A esponja permaneceu no arsenal médico como tratamento do bócio durante toda a Idade Média e na era Moderna. Em 1813, em plena Idade Contemporânea, entusiasmado com a descoberta do iodo em esponjas e algas marinhas, Jean François Coindet (1774-1834), médico suíço, divulga a descoberta de iodo em algas marinhas e especula que o popular tratamento do bócio com algas ou esponjas secas ou queimadas pudesse ter sucesso por seu conteúdo em iodo. Coindet, então, testou essa hipótese tratando seus pacientes com bócio com iodo em solução alcoólica em dose diária inicial de 165 mg, com duplicação gradual da dose provocando forte oposição na comunidade médica; os adversários alegavam que essa dose era venenosa e, em 1889, um crítico chegou a escrever: "It was even rumored that Coindet would not leave his house for fear of being stoned in the street by his poisoned patients", mas isso não era verdade. Em 1821, Coindet publicou muitos casos em que o tratamento obteve sucesso. Embora ele insistisse que seu tratamento era seguro quando administrado cuidadosamente, os debates calorosos sobre a segurança do iodo continuariam até o século XX, sobretudo na Europa Central. Em 1830, a associação entre o iodo na água potável e o bócio foi aventada pelo químico francês Charles Prévost (1899-1983); no entanto, coube ao médico, botânico e químico francês Gaspard Adolphe Chatin (1813-1901) a primazia em publicar, em 1851, a hipótese de que a deficiência de iodo é a causa de bócio. Chatin, diretor da Escola de Farmácia, em Paris, tinha medido a quantidade de iodo em um grande número de gêneros alimentícios e abastecimento de água em toda a Europa Ocidental e concluiu: "concentrações muito baixas de iodo nas águas de consumo em determinadas áreas parecem ser a principal causa de bócio. Alteração da fonte de água e alimentação de origem animal, sobretudo de ovos, são tratamentos racionais contra essa condição". No entanto, Chatin superestimou os teores de iodo nos alimentos em cerca de 10 vezes. Chatin recomendou a profilaxia do bócio por meio de aumento do consumo de plantas aquáticas (p. ex., agrião), no qual ele havia detectado iodo. Posteriormente, referindo-se ao trabalho de Boussingault, Chatin propôs a distribuição de sal iodado nas zonas de bócio da França. Foi em 1833 que o químico francês Jean-Baptiste Joseph Dieudonné Boussingault (1802-1887) defendeu a profilaxia do bócio com sal rico em iodo. Trabalhando em Bogotá, Boussingault mediu os níveis de iodo em rochas e em depósitos de sal da região andina, e demonstrou, em 1835, que o sal enviado de regiões livres de bócio reduzia a incidência do bócio endêmico. Boussingault relatou que o bócio em jovens desaparecia quando eles emigravam para as regiões livres de bócio. Boussingault foi o primeiro a recomendar a profilaxia do bócio endêmico com sal iodado. Em 1869, o governo francês desenvolveu o primeiro programa oficial com o uso de sal iodado. No entanto, baseado nos trabalhos de Chatin, a quantidade de iodo adicionado ao sal foi muito elevada, na ordem de 100 a 500 ppm

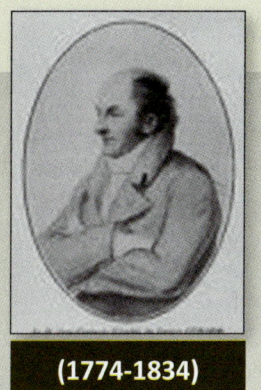

Jean-François Coindet

(1774-1834)

O médico suíço Coindet comunicou os resultados do tratamento do bócio com iodo para a "Société Helvétique des Sciences Naturelles" em Genebra, em 21 de julho de 1820. Seu trabalho tornou-se reconhecido após a publicação de três artigos (1820-1821) na "Bibliothèque Universelle" (Genebra). O primeiro e o segundo artigos também apareceram na "Annales de Chimie et de Physique" (Paris), jornal em que a descoberta e as características do iodo tinham sido previamente publicadas e traduzidas.

Retirado de http://www.eurorhyroid.com/met/coindet.html

(hoje, o sal é enriquecido com 20 a 40 ppm). Embora o programa tenha demonstrado queda de 80% na incidência de bócio em crianças, o programa foi desacreditado e interrompido pelo aparecimento de tireotoxicose induzida pelo iodo em muitos adultos. Foi em 1917, a partir do trabalho do patologista americano David Marine (1888-1976), e seu assistente O. P. Kimball, comprovou-se que a administração de iodo em meninas de Ohio reduziu a incidência do bócio endêmico, e que a iodização do sal se tornou universal.

O excesso de iodo na dieta pode provocar doença autoimune da tireoide e hipotireoidismo. De acordo com estudos em animais, a ingestão elevada de iodo pode iniciar e piorar a infiltração da tireoide por linfócitos. Os linfócitos são glóbulos brancos que se acumulam devido à lesão crônica ou irritação. Além disso, grandes quantidades de iodo bloqueiam a capacidade da tireoide de sintetizar o hormônio. Em 1994, o médico paulistano Geraldo Antonio de Medeiros-Neto relatou a autoimunidade tireoidiana associada à suplementação de iodo, o que seria comprovado por um estudo publicado no New England Journal of Medicine por um grupo de pesquisadores liderado pelo médico chinês Weiping Teng, da China Medical University, em Shenyang, o qual analisou os efeitos na tireoide de suplementação com iodo em três grupos distintos: as pessoas que estavam levemente iodo-deficientes, aqueles com ingestão de iodo adequada, e aqueles com a ingestão de iodo em excesso. O grupo concluiu que a ingestão de iodo mais do que o necessário pode levar à tireoidite autoimune e ao hipotireoidismo (Coindet, 1820; Coindet, 1821; Boussingault, 1833; Chatin, 1851; Marine e Kimball, 1917; Olesen, 1924; Towery, 1953; Reinhold, 1975; Foley Jr., 1992; Medeiros-Neto, 1994; Dissanayake e cols., 1999; Rocha-Filho e Chagas, 1999; Hetzel, 2000; Bürgi, 2005; Carpenter, 2005; Swain, 2005; Teng e cols., 2006; Scerri, 2007; Ham, 2008; Belitz e cols., 2009; Józsa, 2010).

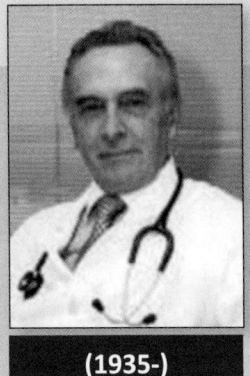

Geraldo Antonio de Medeiros Neto

(1935-)

O médico paulistano formado em 1959 pela Faculdade de Medicina da Universidade de São Paulo (FMUSP), após dois anos de residência em clínica médica geral, seguidos de dois anos em endocrinologia, foi agraciado com bolsa de estudos da James Picker Foundation para ser pesquisador e clínico no Massachussetts General Hospital na Harvard Medical School, em Boston, sob a orientação do professor John B. Stanbury, diretor da Thyroid Clinic, onde permaneceu de 1963 a 1965. Voltando a São Paulo, assumiu o cargo de professor auxiliar de endocrinologia na Primeira Clínica Médica dirigida pelo professor Ulhôa Cintra, chefiando o Laboratório de Tireoide. Defendeu tese de doutorado em 1967 e de professor livre-docente em 1973 na FMUSP e, após concurso, foi aprovado como professor associado em 1989, exercendo a função até 2005. A partir dessa data, com a aposentadoria compulsória, pleiteou e obteve o título de professor sênior de endocrinologia com contrato para continuar pesquisas moleculares no Laboratório de Investigação Médica LIM-25, continuando a ser orientador de alunos de pós-graduação. Na sua longa e profícua carreira, tornou-se, a princípio, ardoroso defensor da iodação do sal como método universal para combate às doenças da carência crônica de iodo, infelizmente, muito prevalentes nos meios rurais do Brasil. Nesse sentido, em 1986, criou, juntamente com outros colegas de vários países, a organização não governamental denominada International Council for Control of Iodine Deficiency Disorders (ICCIDD). Permaneceu quatro anos como diretor do conselho diretor dessa entidade quando teve ocasião de visitar e dar assistência a várias nações com deficiência crônica de iodo (Peru, Bolívia, Equador, Índia, Nepal, Indonésia), e representante da ICCIDD no Brasil e seu assessor junto ao Ministério da Saúde. Em seu Laboratório de Pesquisas (LIM-25), tornou-se um líder na descoberta de transtornos congênitos da hormoniogênese da glândula tireoide. Publicou 281 trabalhos científicos em revistas médicas arbitradas; dezenas de capítulos em livros; e é autor de 12 livros. Recebeu várias distinções acadêmicas como, o Paul Starr Award e o Prêmio Sidney J. Ingbar Award, ambos da American Thyroid Association. Foi agraciado com o Master Award da American College of Physicians e a Medalha Centenária da Associação Polonesa de Medicina.

Retirado de www.academiamedicinasaopaulo.org.br/.../

O manganês (Mn) é um elemento químico número atômico 25 e massa atômica 55 u. Sólido em temperatura ambiente, é o segundo metal mais abundante na crosta terrestre após o ferro e encontra-se amplamente distribuído. Não é encontrado livre na natureza e é obtido pela redução dos óxidos com alumínio. É usado em ligas com o ferro na produção de aços e em outras ligas metálicas, e também para a produção de pilhas. Para a indústria do aço, o magnésio é essencial e ela consome mais de 95 % da produção mundial desse elemento. Foi descoberto em 1774 pelo sueco Johan Gottlieb Gahn, reduzindo o seu óxido com carbono.

A origem do nome manganês é complexa, como vimos ao estudar o magnésio: na Antiguidade as duas rochas negras encontradas na região de Magnésia, atual Grécia eram chamadas de magnésio e se distinguiam pelo gênero. Os machos atraíam o ferro, contido no minério de ferro que hoje conhecemos como magnetita. O magnésio feminino não atraía ferro e era usado para descolorir vidros. Esse magnésio feminino mais tarde foi chamado de magnésia, hoje conhecida como pirolusita ou dióxido de manganês. No século XVI, Michele Mercati (1541-1593), o médico italiano que era superintendente da Vatican Botanical Garden, chamou o dióxido de manganês, a magnésia preta, de manganesa para diferenciá-la da magnésia alba (minério branco, também útil em vidraria) e, finalmente, o metal isolado tornou-se conhecido como manganês. Vários óxidos de manganês, como o dióxido de manganês, são abundantes na natureza e, devido à sua cor, estes óxidos foram utilizados desde a idade da pedra. As pinturas rupestres de Gargas, datadas de mais de 24 mil anos, contêm manganês como pigmento. Compostos de manganês foram usados por vidreiros egípcios e romanos, quer para remover, quer adicionar cor ao vidro. A utilização desses compostos continuou durante a Idade Média e é evidente em vitrais de Veneza do século XIV. Devido ao uso na fabricação de vidro, o dióxido de manganês estava disponível também para os alquimistas, os primeiros químicos, que o usavam em experiências e, assim, o alquimista alemão Johann Rudolf Glauber (1604-1670) descobriu que o dióxido de manganês pode ser convertido em permanganato, um reagente de laboratório muito útil. Em meados do século XVIII, o químico sueco Carl Wilhelm Scheele (1742-1786) utilizou o dióxido de manganês para a produção de cloro, que com o hipoclorito eram utilizados como agentes de branqueamento e produziam grande consumo de minérios de manganês. Em 1770, o químico austríaco Ignatius Gottfried Kaim (1746- 1778), em sua dissertação "De metallis dubiis", descreveu a redução do óxido de manganês com carbono e a formação de um metal quebradiço, alguns anos antes que Johan Gottlieb Gahn citasse a sua descoberta. Scheele e outros químicos estavam cientes de que o dióxido de manganês continha um elemento novo, mas eles não foram capazes de isolá-lo. Johan Gottlieb Gahn foi o primeiro a isolar uma amostra impura do metal manganês em 1774, através da redução do dióxido de manganês com carbono. O teor de manganês de alguns minérios de ferro utilizados na Grécia levou a especulações de que o aço produzido a partir de minérios que contivessem quantidades inadvertidas de manganês faziam do aço espartano excepcionalmente resistentes. Em torno do início do século XIX, o manganês foi utilizado na fabricação do aço e diversas patentes foram concedidas. Em 1816, foi observado que a adição de manganês ao ferro tornava-o mais resistente. Em 1837, o acadêmico britânico James Couper observou a associação entre exposições crônicas ao manganês em minas com uma forma de doença de Parkinson. Em 1912, foi patenteado nos EUA um método de conversão eletroquímica de fosfatação do manganês utilizado em revestimentos de proteção de armas de fogo contra a ferrugem e corrosão, e com uso generalizado desde então. A invenção do engenheiro francês Georges Leclanché (1839-1882), a célula de Leclanché, uma das primeiras baterias elétricas modernas, em 1866, e a subsequente melhoria das baterias contendo dióxido de manganês como depolarizador catódico aumentou a procura pelo dióxido de manganês. Até a introdução da bateria contendo níquel-cádmio e lítio, a maioria das baterias continha manganês. A bateria de zinco-carbono e a bateria alcalina normalmente usam dióxido de manganês, industrialmente produzido, porque o dióxido de manganês de ocorrência natural contém muitas impurezas.

Johann Rudolf Glauber

Johann Rudolf Glauber foi um alquimista alemão que recebeu prestígio e respeito dos químicos como pesquisador dedicado. Seu trabalho e experimentos resultaram na descoberta de vários métodos analíticos, sendo o primeiro a produzir o ácido clorídrico. Entre outros compostos, Glauber descobriu o sulfato de sódio, que recebeu posteriormente o seu nome (sal de Glauber), e o permanganato de potássio.

Retirado de pt.wikipedia.org/wiki/Johann_Rudolf_ Glauber

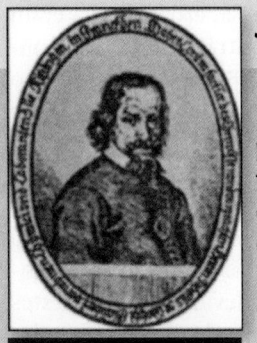

(1604-1670)

O manganês é um elemento-traço essencial para todas as formas de vida. As classes de enzimas que têm o manganês como cofator são muito amplas, e incluem oxidorredutases, transferases, hidrolases, liases, isomerases e ligases, além das lectinas e integrinas. A transcriptase reversa de muitos retrovírus (embora não os de lentivírus, como o HIV) contém manganês. A enzima contendo manganês mais conhecida é a arginase, última enzima no ciclo da ureia, que catalisa a reação: arginina + H_2O → ornitina + ureia. A arginase foi descoberta pelo Nobel de química, o alemão Ludwig Karl Martin Leonhard Albrecht Kossel (1853-1927) e seu discípulo, o químico inglês Henry Drysdale Dakin (1880-1952), famoso por seu líquido antisséptico, que publicaram em 1904 o trabalho "Uber die arginase" em uma revista alemã. A arginina sempre foi de particular interesse para Kossel, por isso, não é surpreendente que ele e Dakin descobrissem a arginase no fígado. A descoberta, no entanto, foi acidental: Dakin havia trabalhado previamente com lisados renais, mas não tinha sido capaz de encontrar a arginina. Kossel forneceu a Dakin carbonato de arginina e sugeriu que o fígado pudesse ser uma fonte melhor do que os rins. Ficaram surpresos ao verificar que os hepatócitos produziam arginina rapidamente, a uma velocidade incrível, em cinco minutos ou menos. Demonstraram que a arginina era convertida enzimaticamente em ornitina e ureia. O manganês é também importante na evolução fotossintética do oxigênio em cloroplastos de plantas. O complexo de evolução do oxigênio (OEC) é uma parte do fotossistema II, contido nas membranas tilacoides dos cloroplastos, e é responsável pela oxidação fotoquímica terminal de água durante as reações de luz da fotossíntese, e tem um núcleo metaloenzima contendo quatro átomos de manganês. Por esse motivo, a maioria dos adubos de largo espectro de plantas contêm manganês. Em 1940, Norris e Caskey relataram que porcos deficientes em manganês apresentavam ataxia e hoje se sabe que a deficiência de manganês em animais está associada com a restrição de crescimento, a função reprodutiva e a tolerância à glicose, bem como a mudanças no metabolismo de carboidratos, lipídios, além de interferir com o desenvolvimento do esqueleto. No homem, o manganês é um elemento-traço essencial, e a primeira notificação da sua deficiência foi feita por Doisy Jr. em 1972. Até aquela data havia dúvidas se a deficiência de manganês pudesse ocorrer em humanos. Doysy estava estudando a deficiência de vitamina K em um voluntário internado sob condições metabólicas detalhadas, quando notou que o paciente perdia peso e apresentou uma dermatite transitória, ocasionais náuseas e vômitos, alterações na coloração do cabelo e da barba. A síntese proteica não estava alterada, porém havia notável hipocolesterolemia. Essas alterações foram atribuídas à falha inadvertida em suprir de manganês a mistura purificada da dieta. Ele então replicou os achados em porcos, porém não repetiu o ensaio em humanos já que é provável que a deficiência de manganês cause esterilidade definitiva, demonstrando que o manganês é um elemento-traço essencial em humanos. O corpo humano contém cerca de 12 mg de manganês, armazenado sobretudo nos ossos, estando envolvido na sua formação; nos tecidos, a maior concentração ocorre no fígado e nos rins. O manganês está envolvido na formação do osso, no metabolismo do colesterol, dos hidratos de carbono e aminoácidos. Os cereais fornecem cerca de um terço das necessidades diárias de manganês, e bebidas como chás e vegetais são outros contribuintes importantes. Menos de 5% de manganês da dieta é absorvido. Em excesso, pode interferir com a absorção de ferro. O manganês é retirado do sangue pelo fígado e transportado para outros tecidos pela transferrina e, possivelmente, pela alfa2-macroglobulina ou albumina. Níveis de ferritina baixos estão associados a absorção de manganês aumentada, exercendo, portanto, efeito sobre a biodisponibilidade de manganês, que é excretado, pela bile e pelas fezes. A excreção biliar diminuída pode, portanto, aumentar o potencial de toxicidade de manganês. A excreção urinária é pequena e não relacionada com a dieta. Deficiência clínica em humanos não tem sido associada com a ingestão dietética pobre em indivíduos saudáveis. No cérebro humano, o manganês é unido a metaloproteínas, mais notavelmente a glutamina-sintetase nos astrócitos. É fornecido ao cérebro tanto pelo sangue como pelo fluido cefalorraquidiano. Existem alguns mecanismos nesse processo e a transferrina pode estar envolvida no transporte de manganês para o cérebro. Uma grande porção do teor de

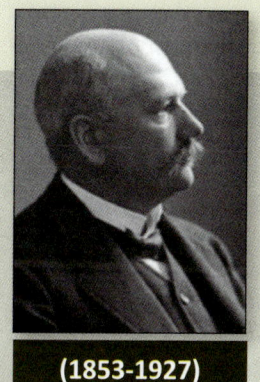

Ludwig Karl Martin Leonhard Albrecht Kossel

(1853-1927)

Kossel, bioquímico alemão e pioneiro no estudo da genética, foi agraciado com o Prêmio Nobel de Fisiologia/Medicina em 1910 por seu trabalho na determinação da composição química dos ácidos nucleicos. Kossel isolou e descreveu os cinco compostos orgânicos que estão presentes no ácido nucleico adenina, citosina, guanina, timina e uracilo. Esses compostos são a chave na formação de DNA e RNA, o material genético encontrado em todas as células vivas. Kossel foi importante colaborador de outros pesquisadores na bioquímica. Com o seu pupilo inglês Henry Drysdale Dakin, Kossel investigou a arginase, o fermento que hidrolisa a arginina em ureia e ornitina. Kossel foi editor da Zeitschrift für Physiologische Chemie (Revista de Química Fisiológica) de 1895 até sua morte.

Retirado de en.wikipedia.org/wiki/Albrecht_Kossel

manganês está ligada a metaloproteínas, especialmente da glutamina sintetase em astrócitos. Uma parte de manganês provavelmente existe nas vesículas sinápticas em neurônios glutamatérgicos e o manganês é dinamicamente acoplado à atividade eletrofisiológica dos neurônios. O manganês liberado na fenda sináptica pode influenciar na neurotransmissão sináptica, e sua deficiência na dieta pode aumentar a susceptibilidade a crises epilépticas e afetar a homeostase de manganês no cérebro.

A sobredosagem acidental de manganês pode resultar em sintomas como a dermatite escamosa, hipocolesterolemia, despigmentação dos cabelos e redução de fatores de coagulação vitamina K-dependente. Por outro lado, a ingestão crônica excessiva de manganês pela alimentação atua como agente tóxico para o cérebro, porque esse metal tem atividades pró-oxidantes. As concentrações anormais de manganês no cérebro, especialmente nos gânglios basais, estão associadas com desordens neurológicas similares às da doença de Parkinson. Compreender o movimento e ação do manganês em sinapses pode ser importante para elucidar a função e toxicidade do manganês no cérebro. Os compostos de manganês são menos tóxicos do que os dos outros metais abundantes, como o níquel e o cobre. No entanto, a exposição ao manganês não deve exceder o valor limite máximo de 5 mg/m^3, mesmo por curtos períodos, por este ser o seu nível de toxicidade. O envenenamento por manganês tem sido associado à deficiência motora e distúrbios cognitivos. O permanganato exibe maior toxicidade do que outros compostos de manganês. A dose fatal é de cerca de 10 g e várias intoxicações fatais têm ocorrido. O forte efeito oxidativo leva à necrose de mucosas. Por exemplo, o esôfago é afetado se o permanganato for ingerido. Apenas uma quantidade limitada é absorvida pelo intestino, mas esta pequena quantidade mostra graves efeitos sobre os rins e fígado. A intoxicação crônica por baixa dosagem de manganês é relacionada com doenças neurodegenerativas, como a doença de Alzheimer, a doença de Parkinson e a esclerose lateral amiotrófica. Pode também ter papel no desenvolvimento da esclerose múltipla, doença de Huntington e na síndrome das pernas inquietas . A síndrome das pernas inquietas (RLS) ou doença de Willis-Ekbom é uma desordem neurológica caracterizada por desejo irresistível de mover o corpo para parar sensações desconfortáveis. Mais comumente afeta as pernas, mas pode afetar os braços, tronco e até mesmo membros fantasmas. A movimentação da parte do corpo afetada modula as sensações, proporcionando alívio temporário. A primeira descrição conhecida na literatura médica da RLS foi feita pelo médico inglês Sir Thomas Willis (1621-1675), em 1672. Conhecido por ser observador atento dos sintomas de seus pacientes, ele destacou a perturbação do sono e movimentos dos membros experimentado por pessoas que sofrem de síndrome das pernas inquietas. A princípio, o trabalho de Willis foi publicado em latim com o título "De Anima Brutorum", mas, em 1685, foi traduzido para o inglês e publicado na revista The London Practice of Physick. No entanto, a síndrome permaneceu praticamente desconhecida até 1945 quando o neurologista sueco Karl-Axel Ekbom (1907-1977) apresentou um relatório detalhado e abrangente dessa condição em sua tese de doutorado, "Restless legs". Ekbom estudou clinicamente e cunhou o termo "pernas inquietas" e prosseguiu o trabalho sobre esse distúrbio ao longo de sua carreira. Descreveu os sintomas essenciais, o diagnóstico e o diagnóstico diferencial, a prevalência, relação com a anemia, e sua ocorrência comum durante a gravidez. Infelizmente, o trabalho de Ekbom foi ignorado até que a doença foi redescoberta pelos neurologistas norte-americanos Arthur S. Walters e Wayne A. Hening na década de 1980 (Jones, 1953; Ekbom, 1960; Sayre e Smith, 1961; Krishna e cols., 1966; Doisy Jr. 1974; Burch e cols., 1975; Rancke-Madsen, 1975; Calvet, 2003; Takeda, 2003; Rezayat e

MINERAIS E OS ALIMENTOS

Peter Jacob Hjelm

Hjelm foi um químico sueco e o primeiro a isolar o elemento molibdênio, em 1782, quatro anos após sua descoberta por Scheele. Estudou na Universidade de Uppsala, onde obteve o doutorado. Foi professor da Academia de Minas e, em 1782, foi chefe do Royal Mint. Em 1784, tornou-se membro da Academia Real das Ciências da Suécia.

Retirado de en.wikipedia.org/wiki/Peter_Jacob_Hjelm

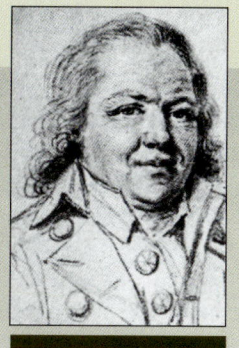

(1746-1813)

cols., 2006; Alessio e cols., 2007; Hening, 2007; Scerri, 2007; Ham, 2008; Belitz e cols., 2009; Telve e cols., 2009).

O molibdênio (Mo) é o elemento químico de número atômico 42 e massa atômica 96 u. É um metal de transição e o metal puro é de coloração branco prateado e muito duro, com um dos pontos de fusão mais altos entre todos os elementos puros. Em pequenas quantidades, é aplicado em diversas ligas metálicas de aço para endurecê-lo e torná-lo resistente à corrosão. O molibdênio não é encontrado livre na natureza e os seus compostos, como os cristais de molibdenita (MoS_2), foram confundidos com compostos de outros elementos, sobretudo carbono e chumbo, até o século XVIII. Em 1754, o químico e mineralogista sueco Bengt Andersson Qvist (1729-1799) examinou a molibdenita, e concluiu que ela não continha chumbo e, portanto, não era igual a galena, o principal minério de chumbo. Em 1778, o químico e farmacêutico sueco Carl Wilhelm Scheele (1742-1786) reagiu o mineral molibdenita (MoS_2) com ácido nítrico obtendo um composto com propriedades ácidas que chamou de "acidum molibdenae". A palavra molibdênio provém do grego *molybdos*, que quer dizer como o chumbo, pois era confundido com este elemento. Em 1782, o químico sueco Peter Jacob Hjelm (1746- 1813) isolou o metal impuro mediante a redução do composto anterior com carbono. O molibdênio foi usado muito pouco, apenas em laboratório, até finais do século XIX, quando uma empresa o empregou como agente ligante e observou as boas propriedades dessas ligas contendo molibdênio, sobretudo no aço.

O molibdênio é classificado como um elemento-traço essencial na nutrição humana demonstrado na raça humana pelo médico libanês radicado nos EUA Naji N. Abumrad e sua equipe da Vanderbilt University Medical Center, Nashville, Tennessee. Abumrad e seus colegas estavam tratando de um paciente com doença de Crohn que estava sendo submetido à nutrição parenteral por 18 meses e que, nos últimos seis meses, desenvolveu taquicardia, taquipneia, cefaleia intensa, cegueira noturna, náuseas, vômitos e escotomas centrais e cujo quadro evoluiu para letargia, desorientação e coma. O quadro laboratorial mostrava hipermetionemia, hipourecemia, hipouricosuria e uma extrema diminuição da excreção urinária de sulfato inorgânico. Pelo quadro laboratorial, foi suspeitado de deficiência de molibdê-

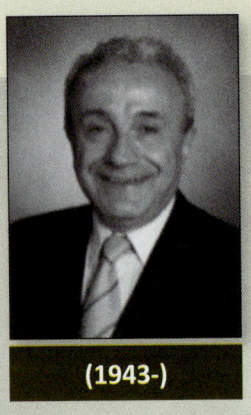

Naji Abumrad

O médico libanês radicado nos EUA é cirurgião e endocrinologista. Suas pesquisas incluem estudos sobre o mecanismo da resistência à insulina, obesidade mórbida, e está conduzindo pesquisas relacionadas à compreensão dos mecanismos envolvidos na reversão do diabete tipo 2 na obesidade mórbida após cirurgia bariátrica. Além disso, está estudando os efeitos metabólicos dos opioides, em especial a cocaína. Abumrad publicou mais de 250 artigos em revistas indexadas e diversos capítulos de livros.

(1943-)

Retirado de www.mc.vanderbilt.edu/root/vumc.php

nio, e a suplementação de molibidato de amônia 178 mcg/dia reverteu o quadro clínico. O molibdênio é um constituinte importante das enzimas contendo ferro, a xantina-oxidase, que transforma a purina em ácido úrico e está envolvida na mobilização de ferritina, o depósito de ferro, das reservas no fígado. O molibdênio é essencial para a atividade da xantina oxidase e também para as ações das enzimas sulfito-oxidase e aldeído-oxidase. A xantina oxidase transforma a hipoxantina e a xantina em ácido úrico. A sulfito-oxidase acelera a oxidação de sulfito para sulfato em proteínas, e a aldeído-oxidase oxida e desintoxica certos aldeídos, purina, pirimidina e pteridina. Ambas, a xantino-oxidase e a aldeído-oxidase, funcionam no final da cadeia respiratória em conjunto com o flavino-adenina- dinucleotídeo (FAD). Algumas desidrogenases e outras flavoenzimas contendo molibdênio são importantes em microrganismos, mas ainda não foram demonstradas em humanos. O molibdênio é um antagonista do cobre. Assim como o zinco, o excesso de molibdênio interfere com a absorção do cobre. Suspeita-se que a ingestão elevada de cobre iniba a absorção tanto do molibdênio quanto do ferro. Toxicidade pelo molibdênio foi relatada em uma província na Rússia, onde a ingestão era de 10 a 15 mg/dia. O molibdênio tem índice de toxidade muito pequeno e estudos animais estabeleceram que a toxicidade depende do composto empregado. As formas hexavalentes solúveis são as menos tóxicas, enquanto a trióxido de molibdênio é a mais tóxica. Gados alimentados em pastos com conteúdo alto de molibdênio no solo apresentam diarreia, anemia e alterações da melanogênese e alta mortalidade, quadro revertido quando os ruminantes são removidos da área (Abumrad e cols., 1981; Abumrad, 1984; Fleming, 1989; Scerri, 2007; Ham, 2008; Belitz e cols., 2009; Mendell, 2009; Schwarz e cols., 2009; Muñoz Garcia e cols., 2011).

Níquel (Ni) – elemento químico de número atômico 28 e massa atômica 58,7 u. À temperatura ambiente, encontra-se no estado sólido. É um metal de transição de coloração branco-prateada, condutor de eletricidade e calor, dúctil e maleável, porém não pode ser laminado, polido ou forjado facilmente, apresentando certo caráter ferromagnético. É encontrado em diversos minerais, em meteoritos (formando liga metálica com o ferro) e, acredita-se, existe níquel no núcleo da Terra. É resistente à corrosão, e só pode ser utilizado como revestimento por eletrodeposição. O metal e algumas de suas ligas metálicas,

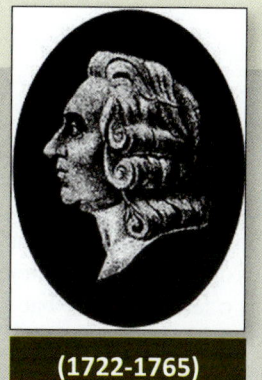

Axel Fredrik Cronstedt

Cronstedt foi químico e mineralogista sueco. Descobridor do elemento metálico magnético níquel e de suas propriedades.

Retirado de pt.wikipedoa.org/wiki/Axel_Fredrik_Cronstedt

(1722-1765)

como o metal Monel, são utilizados para manejar o flúor e alguns fluoretos porque reage com dificuldade a essas substâncias. O uso do níquel remonta aproximadamente ao século IV a.C., na maioria das vezes junto ao cobre, já que aparece com frequência nos minérios desse metal. Bronzes originários da atual Síria têm conteúdos de níquel superiores a 2%. Manuscritos chineses sugerem que o "cobre branco" era utilizado no Oriente desde 1700 a.C., entretanto a facilidade de confundir as minas de níquel com as de prata induzem a pensar que, na realidade, o uso do níquel foi posterior a partir do século IV a.C. Os minerais que contêm níquel, como a niquelina, têm sido empregados para colorir o vidro. Em 1751, Axel Fredrik Cronstedt tentando extrair o cobre da niquelina, obteve um metal branco que chamou de níquel, já que os mineiros de Hartz atribuem ao "viejo Nick" (o diabo) o motivo pelo qual alguns minerais de cobre não podiam ser trabalhados. O metal responsável por essa característica foi descoberto por Cronstedt na niquelina, o "kupfernickel", diabo do cobre, como é chamado. A primeira moeda de níquel pura foi cunhada em 1881.

O níquel passou a ser considerado essencial para o homem após a descoberta de sua essencialidade em numerosos microrganismos, vegetais e animais. O Ni tem papel biológico parecido com o ferro. Muitas, porém não todas, as enzimas hidrogenases contêm Ni, especialmente aquelas cuja função é oxidar o hidrogênio. Parece que o Ni sofre mudanças no seu estado de oxidação indicando que o núcleo de Ni é a parte ativa da enzima. O níquel também está presente na enzima metil-CoM-redutase e em bactérias metanogênicas. Em vegetais e microrganismos, constatou-se a presença de Ni em várias metaloenzimas (urease, hidrogenase, carbono-monóxido-deidrogenase). A deficiência do Ni em microrganismos causa distúrbios de desenvolvimento e, nos vegetais, má utilização dos derivados azotados. A essencialidade do níquel em animais foi demonstrada em 1970 pelos pesquisadores da United States Department of Agriculture (USDA) Forrest H. Nielson e D. A. Sauberlich em galinhas, utilizando gaiolas de plástico mantidas em isoladores de plástico e dando para as galinhas dieta contendo menos do que 80 ppb do mineral. Quando comparadas com aves-controle recebendo dieta com 5 ppm de níquel, as aves com dieta de 80 ppb apresentaram os seguintes sintomas:

1. alterações da pigmentação das patas,
2. diminuição da relação comprimento-largura da tíbia,
3. discreto espessamento dos ossos longos,
4. edema dos jarretes articulares e
5. maior retenção de níquel nos tecidos.

A essencialidade do níquel foi demonstrada também em ratos, porcos, cabras, ovelhas e bovinos, nos quais o níquel encontra-se em baixas concentrações em todos os tecidos e fluidos. As funções do Ni nos animais ainda não estão estabelecidas, mas demonstra ser essencial para ovinos, caprinos e bovinos, principalmente nos processos microbiológicos do rúmen, a primeira porção do estômago dos ruminantes. A urease de bactérias ureogênicas, o fator F430 de bactérias metanogênicas e a atividade das hidrogenases bacterianas são enzimas Ni dependentes. A necessidade de Ni parece ser maior em ruminantes do que em outras espécies. O teor de proteína bruta e o nível de ureia são dois fatores que influenciam a resposta dos ruminantes a microelementos. As maiores respostas têm sido observadas nos ruminantes alimentados com dietas pobres em proteínas. O níquel é um fator biológico facilitador da absorção intestinal do íon férrico (Fe^{+3}) e altas concentrações desse mineral na dieta de ruminantes podem causar deficiência de Fe, Cu e Zn. Os sinais da deficiência de Ni foram observados em bovinos alimentados, experimentalmente com teores de proteína baixos ou limítrofes. Os sintomas incluem a queda dos níveis de urease ruminal, ureia e nitrogênio no soro. Sinais, decorrentes de alimentação carencial em níquel, foram evidenciados em várias espécies animais, entre elas, galinhas, ratos e carneiros, com distúrbios do crescimento, problemas da hematopoiese, patologias nos fâneros e no fígado. No ser humano, o níquel é utilizado em terapêutica na França há mais de trinta anos pelos primeiros oligoterapeutas que intuitivamente o julgavam eficaz. A intuição desses terapeutas ortomoleculares era ótima, tanto que os oligoelementos que eles indicavam tiveram prova de sua essencialidade, exceto no caso do alumínio. O níquel ingerido pelo homem encontra-se distribuído entre os vários grupos de alimentos. As maiores concentrações são encontradas em alimentos enlatados, açúcares e conservantes, pães e cereais, sugerindo uma contaminação pelos equipamentos de processamento dos alimentos, sobretudo no caso dos enlatados e da gordura vegetal hidrogenada. Nos alimentos *in natura*, as maiores concentrações de níquel são encontradas nas nozes, sementes de leguminosas, mariscos, cacau e derivados. Grãos, carnes curadas e vegetais são intermediários, enquanto alimentos de origem animal, como peixes, leite e ovos geralmente apresentam baixo conteúdo de níquel. A ingestão média de níquel estimada é de 150-700 µg/dia; essa variação é dependente da quantidade de alimentos de origem animal (baixo níquel) e de origem vegetal (alto níquel) consumida. As manifestações de uma dieta com alto conteúdo de níquel pode afetar os níveis de outros nutrientes e, mais do que isso, a deficiência de alguns nutrientes (ferro, cobre, zinco, ácido ascórbico, entre outros) pode ser agravada por alto nível de níquel na dieta. A maior parte do níquel ingerido é excretada nas fezes; entretanto, alta porcentagem dele será absorvida no caso de deficiência de ferro. Sua absorção não se faz por simples difusão, mas por mecanismo ativo, o que provaria seu papel fisiológico. Seu metabolismo parece estar ligado ao do ferro. No sangue o níquel é transportado principalmente ligado à albumina sérica. Ainda não está bem esclarecida a função do níquel em humanos, entretanto, supõe-se que esteja ligado a metaloenzimas específicas como componente estrutural destas, além de cofator bioligante que facilita a absorção intestinal do ferro. O níquel é um dos metais mais tóxicos da tabela periódica, estando relacionado a numerosos problemas de saúde, notavelmente nas dermatites de contato. Ele é, com efeito, muito empregado na indústria de ligas

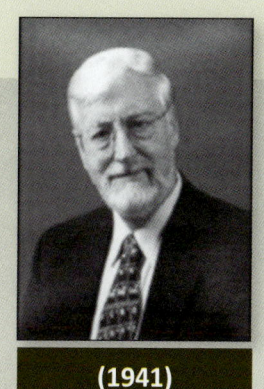

Forrest H. Nielsen

(1941)

O bioquímico americano Nielsen, após o serviço militar na U. S. Army's Medical Research and Nutrition Laboratory em Denver, Colorado, como químico pesquisador, foi designado para o atual Grand Forks Human Nutrition Research Center, tendo chegado a Grand Forks antes da abertura oficial do centro em 1970, e foi membro da primeira equipe de pesquisadores. Ele foi diretor do centro de 1985 a 2001. Nielsen é uma autoridade em elementos-traço, tendo publicado mais de 500 trabalhos científicos e 59 capítulos de livros. Hoje é pesquisador em nutrição e está estudando a deficiência subclínica do magnésio, e como ela, pela exacerbação de inflamação crônica, é fator importante na ocorrência de doença crônica, sobretudo da osteoporose associada à obesidade.

Retirado de www.ars.usda.gov/pandp/people/people.htm

---

metálicas. Profissionalmente, o níquel é potencialmente perigoso, formando com o monóxido de carbono o carbonilo de níquel, susceptível de provocar envenenamentos agudos e podendo dar origem a câncer dos brônquios. As ligas níquel-cromo são muito utilizadas em objetos, como fivelas de relógio, colchetes ou botões das roupas íntimas, caixa ou fechadura de relógios, e são responsáveis por alergias cutâneas. A ionização do metal pelo suor lhe permite atravessar a barreira cutânea e ligar-se às proteínas celulares para formar complexos alergênicos (Nielsen e Sauberlich, 1970; Spears, 1984; Smart e Sherlock, 1987; Agarwal e cols., 1997; Quintaes, 2000; Scerri, 2007; Das e cols., 2008; Ham, 2008; Belitz e cols., 2009).

O selênio (Se) é um elemento químico de número atômico 34 e com massa atómica de 78 u. Em condições normais de temperatura e pressão, encontra-se no estado sólido. É um não metal do grupo calcogênio. Um dos seus usos é na fabricação de células fotoelétricas. Foi descoberto pelo químico sueco Jöns Jacob Berzélius (1779-1848), em 1817. Ao visitar a fábrica de ácido sulfúrico de Gripsholm, ele observou um líquido pardo avermelhado que, ao ser aquecido, desprendia odor fétido que se considerava até então característico e exclusivo do telúrio. Não satisfeito com a afirmação do químico alemão Martin Heinrich Klaproth (1743-1817), o pai da química analítica, de que esta coloração residual da fabricação do ácido sulfúrico tratava-se do telúrio, Berzélius submeteu o material à análise, concluindo que o resíduo se tratava de um novo elemento químico. Estava descoberto o selênio, que recebeu esse nome por ter sido confundido com o telúrio originado do latim *tellus*, que significa deusa terra. Berzélius decidiu que o novo elemento por ele descoberto chamar-se-ia Selênio proveniente do grego *Selene*, deusa Lua. Mais tarde, o aperfeiçoamento de técnicas de análise tornou possível detectar sua presença em diversos minerais, porém sempre em quantidades extraordinariamente pequenas. Hoje, o selênio é obtido como subproduto a partir de resíduos da purificação eletrolítica de metais nobres em âmbito industrial e também é encontrado na castanha-do-pará, que é uma das fontes do elemento para os seres

Martin Heinrich Klaproth

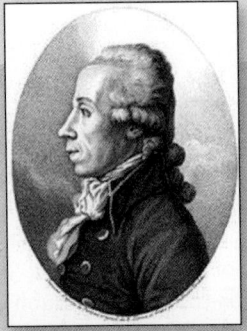

(1743-1817)

O químico alemão Klaproth, em 1780, montou o seu próprio laboratório farmacêutico e, em 1810, assumiu o cargo de professor de química da recém-fundada Universidade de Berlim. Klaproth foi considerado o principal químico de seu tempo na Alemanha. Como pesquisador minucioso e consciencioso, fez muito para melhorar e sistematizar os processos de química analítica e mineralogia. Por muitos foi considerado como o pai da química analítica. Descobriu os elementos urânio (em 1789, na pechblenda) e zircônio (em 1789, na zirconita), e foi o segundo a descobrir o titânio (em 1795, no rutilo), embora não tenha obtido nenhum desses elementos na forma metálica pura. Ainda elucidou a composição de diversas substâncias, como compostos de elementos então recentemente descobertos, como: estrôncio (em 1793, na estroncianita), cromo (1797) e o cério (1803). O telúrio foi isolado em 1789 por Klaproth.

Retirado de pt.wikipedia.org/wiki/Martin_Heinrich_Klaproth

vivos. O selênio nas quantidades adequadas faz parte da nutrição humana, encontrado em carnes e vegetais. O elemento é utilizado no processo de fabricação do vidro, em tintas de cor vermelha e no vidro como descorante. Na forma metálica, é usado na fabricação de células fotovoltaicas devido à sua propriedade de transformar energia luminosa em energia elétrica e como catalisador em reações químicas.

Até o descobrimento do selênio como nutriente essencial, ele era considerado tóxico. Foi identificado como agente tóxico nos anos 1930, quando foi demonstrado que a doença alcalina de cavalos e gado era causada por ele. Sinais dessa doença nos animais incluíam perda de pelos da crina e da cauda, desprendimento dos cascos, erosão articular e claudicação. Acreditava-se que ataxia, cegueira e insuficiência respiratória também pudessem ser causadas pelo selênio. O mecanismo da toxicidade do selênio ainda não está claro, mas o bloqueio da função de grupos SH envolvidos no metabolismo oxidativo no interior das células é uma provável resposta. Calcula-se que o nível mínimo tóxico para cavalos pode variar de 5 a 40 ppm. Tal variação talvez seja decorrente das diferenças na disponibilidade entre as fontes e outros fatores de interferência do ambiente. O reconhecimento de que o selênio é um nutriente essencial para animais foi feito pelos cientistas alemães Klaus Schwarz (1914-1978) e Walter Mertz (1923-2002), em 1957, quando estavam à procura do fator 3, o fator que impedia o aparecimento da necrose hepática em ratos alimentados com a chamada dieta necrogênica, baseada no fungo do gênero Torula, e que terminou com a identificação do selênio como o fator 3. No mesmo ano, foi demonstrado que o selênio também evitava o desenvolvimento da diátese exsudativa em porcos, condição caracterizada por edema e hemorragia subcutânea que se desenvolvia em porcos com dieta baseada no fungo Torula. Em 1973, Rotruck e cols. demonstraram que a enzima glutationa-peroxidase, que junto com a vitamina E são os principais agentes do estresse oxidativo, contém selênio em sua

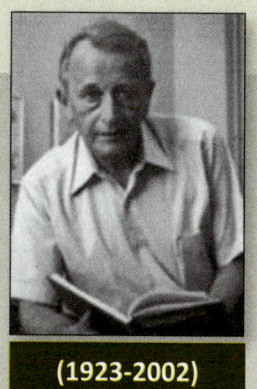

Walter Mertz

(1923-2002)

Mertz foi um médico alemão que migrou para os EUA após a Segunda Guerra Mundial, cujos trabalhos avançaram nossos conhecimentos nos aspectos metabólicos dos elementos-traço. Foi autoridade internacional sobre a nutrição humana e, como membro de numerosos comitês nacionais e internacionais, contribuiu para as recomendações nutricionais; colaborador da National Institute of Health (NIH), dos EUA, indicado para o Hall of Fame da USDA Agricultural Research Division pelas contribuições na elucidação da importância na saúde de diversos elementos-traço e por promover pesquisas em fatores dietéticos para doenças crônicas.

Retirado de Smith Jr e Maret, 2008.

molécula; mais tarde, em 1978, o sítio catalítico dessa enzima seria identificado no fígado de rato como a selenocisteína. Entre 1979 e 1981, equipes de investigadores independentes demostraram a reversibilidade dos sintomas clínicos em duas síndromes presumivelmente atribuídas à carência de selênio: a enfermidade de Keshan, uma miocardiopatia endêmica prevalente na China, e a distrofia muscular que surge após períodos prolongados de nutrição parenteral. O selênio exerce ainda ação protetora contra os efeitos de envenenamento de muitos metais pesados, como chumbo, arsênio, mercúrio e alguns agentes tóxicos biológicos (como paraquat), em aves, mamíferos e no homem.

O selênio é tóxico para o homem e animais em grandes quantidades. A primeira descrição de envenenamento pelo selênio foi feita por Marco Polo, durante sua viajem pela China Ocidental em 1295, mas novos casos de selenose não foram descritos com segurança nem em homens, nem em animais até 1966, quando no condado de Enshi, província de Hubei, surgiu uma endemia em humanos de causa desconhecida caracterizada por queda de cabelos e unhas e, nos casos mais severos, sintomas neurológicos, desde uma simples parestesia até uma hemiplegia. No vilarejo mais afetado, apenas um idoso de 82 anos e três lactentes não foram afetados. Todos os indivíduos foram levados para áreas seguras e, tão logo suas dietas foram modificadas, recuperaram-se prontamente, exceto pelos sintomas neurológicos que levaram mais tempo para recobrar. Sugeriu-se que a doença seria causada pela ingestão de milho contaminado por fungos devido a uma estranha coloração avermelhada no topo. Mais tarde, descobriu-se que a coloração era causada por selênio puro (Painter, 1941; Pinsent, 1954; Schwartz e Foltz, 1957; McConnell, 1963; Enoch e Lester, 1972; Rotruck e cols., 1973; Forstron e cols., 1978.Wilber, 1980; Robinson e cols., 1981; Yang e cols., 1983; Reilly, 1996; Scerri, 2007; Ham, 2008; Belitz e cols., 2009).

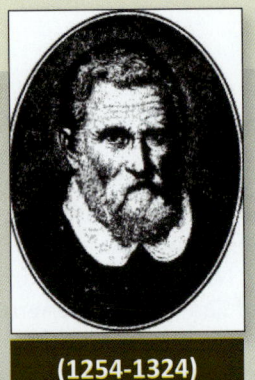

Marco Polo

O veneziano Marco Polo foi um mercador, embaixador e explorador que, juntamente com o seu pai, Nicolau Polo, e o seu tio, Matteo, foram um dos primeiros ocidentais a percorrer a Rota da Seda. Partiram no início de 1272 do porto de Laiassus (Layes), na Armênia. O relato detalhado das suas viagens pelo Oriente, incluindo a China, foi durante muito tempo uma das poucas fontes de informação sobre a Ásia no Ocidente.

Retirado de pt.wikipedia.org/wiki/Marco_Polo

(1254-1324)

O zinco (Zn) é elemento químico de número atômico 30 e massa atômica 65,4 u. À temperatura ambiente, o zinco encontra-se em estado sólido. É um metal de coloração branco-azulada que arde no ar com chama verde-azulada. O ar seco não o ataca, porém, na presença de umidade, forma uma capa superficial de óxido ou carbonato básico que isola o metal e o protege da corrosão. Esse elemento é pouco abundante na crosta terrestre, porém pode ser obtido com facilidade. O metal apresenta grande resistência à deformação plástica a frio que diminui com o aquecimento, obrigando a laminá-lo acima dos 100 °C. O zinco é empregado na fabricação de ligas metálicas, como o latão e o bronze, além de ser utilizado na produção de telhas e calhas residenciais. O zinco é, ainda, utilizado como metal de sacrifício para preservar o ferro da corrosão em algumas estruturas, na produção de pilhas secas e como pigmento em tinta de coloração branca. Foi descoberto pelo alemão Andreas Marggraf, em 1746.

Ligas metálicas de zinco foram utilizadas durante séculos, peças de latão datadas de 1000-1400 a.C. foram encontradas na Palestina, e outros objetos com até 87% de zinco foram achados na antiga região da Transilvânia. Devido ao seu baixo ponto de fusão e reatividade química, o metal tende a evaporar-se, motivo pelo qual a verdadeira natureza do zinco não foi compreendida pelos antigos. Na Antiguidade, já era conhecida a obtenção de "aurichalcum" (latão) pelo aquecimento num cadinho de uma mistura de calamina (qualquer minério de zinco) com cobre. O latão obtido era posteriormente fundido ou forjado para fabricar objetos. O procedimento da fusão e extração de zinco impuro foi descrito no ano 1000 na Índia, e posteriormente o procedimento foi levado para a China. Em 1597, o médico e químico alemão Andreas Libavius (1566-1616) descreveu uma peculiar classe de estanho que tinha recebido em pequenas quantidades de um amigo. O material tinha sido preparado na Índia; Libavius deduziu que se tratava do zinco, mesmo não chegando a reconhecê-lo como o metal procedente da calamina. No século XVI, já se conhecia a existência do metal. Em 1546, o médico alemão Georgius Agricola (1494-1555), considerado o pai da geologia, observou que, nas paredes dos fornos nos quais se fundiam minerais de zinco, formava-se um metal branco prateado condensado, adicionando em suas notas que um metal similar denominado "zincum" era produzido

Andreas Sigismund Marggraf

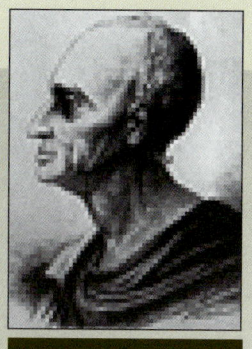

O químico alemão Marggraf foi um dos pioneiros da química analítica; isolou o zinco em 1746 aquecendo calamina e carbono. Embora não tenha sido o primeiro a realizá-lo, ele recebeu o crédito devido à descrição cuidadosa e pelo estabelecimento de sua teoria. Em 1747, Marggraf anunciou a descoberta do açúcar na beterraba e adiantou um método para extraí-lo com álcool.

Retirado de en.wikipedia.org/wiki/Andreas_ Sigismund_Marggraf

(1709-1782)

na Silésia. O médico, alquimista, físico e astrólogo suíço Paracelso, pseudônimo de Phillipus Aureolus Theophrastus Bombastus von Hohenheim (1493-1541), foi o primeiro a sugerir que o "zincum" era um novo metal e que suas propriedades diferiam dos metais conhecidos, sem dar nenhuma indicação sobre a sua origem. Em trabalhos posteriores, são frequentes as referências ao zinco, com diferentes nomes, se referindo geralmente ao mineral e não ao metal livre, e muitas vezes confundido com o bismuto. O químico, médico e metalúrgico alemão Georg Ernst Stahl (1659-1734), em 1702, relatou que, ao preparar o latão com o cobre e a calamina, esta última se reduz previamente em zinco livre, que foi isolado posteriormente pelo químico sueco Anton von Swab (1702-1768), em 1742, e por Andreas Marggraf, em 1746, cujo exaustivo e metódico trabalho "Sobre o método de extração do zinco de um mineral verdadeiro, a calamina" sedimentou a metalurgia do zinco e sua reputação como descobridor do metal. Em 1743, foi fundado em Bristol o primeiro estabelecimento para a fundição do metal em escala industrial; porém, o procedimento ficou em segredo. Cerca de setenta anos depois, o inventor e industrial belga Jean-Jacques Daniel Dony (1759-1819) desenvolveu um procedimento industrial para a extração do metal puro. Em 1806, Napoleão concedeu a Dony o monopólio para exploração das minas de zinco de Moresnet, hoje na província de Liège na Bélgica, onde ele construiu a primeira fábrica no continente europeu. Essas minas continuaram a operar até o fim do século XIX. Após o desenvolvimento da técnica de flotação do sulfeto de zinco, desprezou-se a calamina como fonte principal de obtenção do zinco. O método de flotação é empregado hoje para a obtenção de vários metais.

Em 1869, o microbiologista francês Jules Leonard Raulin (1836-1896), discípulo e assistente de Louis Pasteur, demonstrou que o zinco é essencial para o crescimento do fungo *Aspergillus niger*, inaugurando o campo dos elementos-traço na Nutrição. Em 1934, o bioquímico americano W.R. Todd e seus colegas, Conrad Arnold Elvehjem (1901-1962) e Edwin Bret Hart (1874-1952), demonstraram que o zinco era necessário para o crescimento de ratos: ratos com deficiência de zinco exibiam anorexia, retardo de crescimento, crescimento de pelos grossos e esparsos, linfocitopenia, atrofia testicular, acantose e paraqueratose na pele, esôfago e estômago. Foi somente em 1961 que a essencialidade do zinco

Georgius Agricola

(1494-1555)

Georg Bauer (Agricola é a forma latinizada para Bauer, que significa agricultor) foi um famoso médico, geólogo, alquimista e metalurgista alemão; autoridade em minerais e nas doenças provocadas nos mineradores. Na cidade de Joachimsthal, onde exerceu a Medicina, dedicou-se ao estudo dos minerais e às doenças provocadas nos mineradores, tendo publicado a obra Bermannus (1530), na forma de diálogo em latim, na qual expõe ideias de importância para a ciência mineira. Abandonou Joachimsthal e, até à sua morte, passou a viver em Chemnitz. Sua principal obra, considerada o primeiro tratado de mineralogia, foi "De re metallica" (1555), publicada quatro meses após sua morte. Baseada quase exclusivamente em suas próprias observações sobre minas e mineralogia, foi o ponto de partida para o desenvolvimento da área das drogas médicas e os fundamentos da moderna geologia e do estudo dos fósseis, com 292 xilogravuras. Por esse livro é conhecido como o pai da mineralogia. Publicou, no campo das ciências geológicas, diversos trabalhos nos quais versou matérias de estratigrafia, geologia dinâmica, mineralogia, mineração e metalurgia.

Retirado de en.wikipedia.org/wiki/Georgius_Bauer

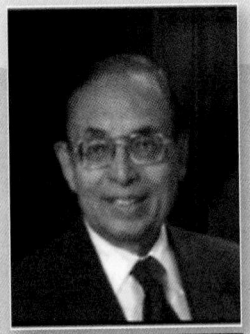

Ananda Shiv Prasad

(1928-)

Nascido na Índia mas morando nos EUA, Prasad é médico especializado em elementos-traço, sobretudo zinco, reconhecido por ele como um mineral essencial para o ser humano. Na Wayne State University, Detroit, Michigan desde 1963, iniciou como professor assistente de medicina e depois chefe do serviço de hematologia, posição que manteve até 1984, quando se tornou o diretor de pesquisas do Departamento de Medicina Interna. É considerado o pesquisador mais famoso no metabolismo do zinco e recebeu diversas homenagens, inclusive o título de grande-mestre da American College of Physicians–American Society of Internal Medicine.

Retirado de en.wikipedia.org/wiki/Ananda_Prasad

foi suspeitada no ser humano por pesquisadores liderados pelo médico indiano Ananda Shiv Prasad (1928-), hoje a maior autoridade no metabolismo do zinco. Esses pesquisadores observaram que algumas pessoas do Irã e Egito apresentavam manifestações clínicas que incluíam baixa estatura, hipogonadismo severo, hepatoesplenomegalia e anemia ferropriva; pessoas que eram alimentadas quase exclusivamente com pão feito de farinha de trigo e quantidade de proteínas animais desprezível. Após extensos estudos, Anad e cols. concluíram, em 1963, que esses indivíduos tinham deficiência de zinco e anemia ferropriva e, posteriormente demonstraram que os indivíduos que recebiam suplementação adicional de zinco se recuperavam mais rápido que aqueles tratados apenas com dieta e suplementação de ferro. O zinco intervém no metabolismo de proteínas e ácidos nucleicos, estimula a atividade de mais de 100 enzimas, colabora no bom funcionamento do sistema imunológico, é necessário para cicatrização dos ferimentos, nas percepções do sabor e olfato e na síntese do DNA. O mineral é encontrado na insulina, nas proteínas *zinc finger* e em diversas enzimas, como a superóxido dismutase. A enzima superóxido dismutase (SOD) catalisa a dismutação do superóxido em oxigênio e peróxido de hidrogênio. É uma importante defesa contra os radicais livres na maioria das células expostas ao oxigênio. Foram os bioquímicos norte-americanos Irwin Fridovich (1929-) e seu discípulo Joe Milton McCord (1945-) que estudaram, em 1969, a atividade da SOD. O zinco é encontrado em diversos alimentos, como nas ostras, carnes vermelhas, aves, alguns pescados, mariscos, favas e nozes. A ingestão diária recomendada de zinco é em torno de 10 mg, menor para bebês, crianças e adolescentes (devido ao menor peso corporal), e algo maior para as mulheres grávidas e durante o aleitamento. A deficiência de zinco pode produzir retardamento no crescimento, perda de cabelo, diarreias, impotência sexual e imaturidade sexual nos adolescentes, apatia, cansaço e depressão, lesões oculares e de pele, como acne, unhas quebradiças, amnésia, perda de apetite, perda de peso e problemas de crescimento, aumento do tempo de cicatrização de ferimentos e anomalias no sentido do olfato. As causas que podem provocar deficiência de zinco são a insuficiente quantidade na dieta e a dificuldade na absorção do mineral, que pode ocorrer em casos de alcoolismo, quando é eliminado pela urina ou, ainda, devido à excessiva eliminação por causa de desordens digestivas. O excesso de zinco tem-se associado a baixos níveis de cobre, alterações na função do ferro, diminuição da função imunológica e dos níveis do HDL-colesterol. Uma dieta rica em zinco diminui o risco de hemorragias e melhora a cicatrização das feridas. Na agricultura, o zinco é usado como suplemento nutritivo para promover o crescimento das plantas. Embora o elemento não seja considerado tóxico, existem certos sais de zinco cuja ingestão provoca náuseas e diarreia. A inalação de óxido de zinco pode provocar lesões nos pulmões e, de modo geral, em todo o sistema respiratório (Todd e cols., 1934; Prasad e cols., 1961; Prasad e cols, 1963; Prasad, 1969; McCord e Fridovich, 1969; MacDonald, 2000; Sandstead e Klevay,2000; Sandstead e cols.,2000; Kresge e cols., 2006; Hambridge e Krebs, 2007; Scerri, 2007; Ham, 2008; Belitz e cols., 2009; Klevay, 2000).

Leituras recomendadas

1. Abumrad NN. Molybdenum - is it an essential trace metal? Bull N Y Acad Med. 1984;60(2):163-71.
2. Abumrad NN, Schneider AJ, Steel D, Rogers LS. Amino acid intolerance during prolonged total parenteral nutrition reversed by molybdate therapy. Am J Clin Nutr. 1981;34(11):2551-9.

3. Agarwal P, Srivastava S, Srivastava MM, Prakash S, Ramanamurthy M, Shirisvastav R, et al. Studies on leaching of Cr and Ni from stainless steel utensils in certain acids and in some Indian drinks. Sci Total Environ. 1997;199(3):271-5.
4. Allan FN. Diabetes before and after insulin. Med Hist. 1972;16(3):266-73.
5. Alessio L, Campagna M, Lucchini R. From lead to manganese through mercury: mythology, science, and lessons for prevention. Am J Ind Med. 2007;50(11):779-87.
6. Anderson RA. Chromium metabolism and its role in disease processes in man. Clin Physiol Biochem. 1986;4(1):31-41.
7. Anderson JJ. Calcium, phosphorus and human bone development. J Nutr. 1996;126(4 Suppl):1153S-8S.
8. [No authors listed]. From the Centers for Disease Control and Prevention. Achievements in public health, 1900-1999: fluoridation of drinking water to prevent dental caries. JAMA. 2000;283(10):1283-6.
9. [No authors listed]. Vanadium/vanadyl sulfate. Monograph. Alt Med Rev. 2009;14:1.
10. Ashley K, Cordell D, Mavinic D. A brief history of phosphorus: from the phylosopher's stone to nutrient recovery and reuse. Chemosphere. 2011;84(6):737-46.
11. Aspin N, Sass-Kortsak A. Trace Minerals. In: Bronner F, Coburn JW. Disorders of Mineral Metabolism. New York: Academic Press, 1981. p.59-92.
12. Barbosa ER, Machado AAC, Cançado ELR, Deguti MM, Scaff M. Wilson's Disease: a case report and a historical review. Arq Neuropsiquiatr. 2009;67(2B):539-43.
13. Barceloux DG. Cobalt. J Toxicol Clin Toxicol. 1999;37(2):201-6.
14. Barceloux DG. Vanadium. J Toxicol Clin Toxicol. 1999;37(2):265-78.
15. Basketter DA, Angelini G, Ingber A, Kern PS, Menné T. Nickel, chromium and cobalt in consumer products: revisiting safe levels in the new millennium. Contact Dermatitis. 2003;49(1):1-7.
16. Beede DK. Mineral and water nutrition. Vet Clin North Am Food Anim Pract. 1991;7(2):373-90.
17. Belitz HD, Grosch W, Schieberle P. Minerals. In: Belitz HD, Grosch W, Schieberle P. Food chemistry. 4th ed. Berlin: Springer, 2009. p.403-28.
18. Beutler E. History of iron in medicine. Bloo Cells Mol Dis. 2002;29:287-308.
19. Bing FG. Vincent du Vigneaud (1901-1978): a biographical sketch. J Nutr. 1982;112(8):1463-73.
20. Boden G, Chen X, Ruiz J, van Rossum GD, Turco S. Effects of vanadyl sulfate on carbohydrate and lipid metabolism in patients with non-insulin-dependent diabetes mellitus. Metabolism. 1996;45(9):1130-5.
21. Bothwell TH, Charlton RW. Historical overview of hemochromatosis. Am N Y Acad Sci. 1988;526:1-10.
22. Boussingault JB. Recherches sur la cause qui produit le goître dans les Cordilieres de la Nouvelle-Grenade. Ann Chim Phys. 1833;48:41-69.
23. Bruchey S. Brimstone, The Stone That Burns: The Story of the Frasch Sulphur Industry by Williams Hayne. J Economic Hist. 1960;20:326-7.
24. Burch RE, Hahn HK, Sullivan JF. Newer aspects of the roles of zinc, manganese, and copper in human nutrition. Clin Chem. 1975;21(4):501-20.
25. Bürgi H. Establishing the iodine content of salt through trial and error: lessons from the 80 year-old Swiss iodized salt program. IDD Newsletter. 2005:11-4.
26. Burt BA. Influences for change in the dental health status of populations: an historical perspective. J Public Health Dent. 1978;38(4):272-88.
27. Calvert JB. Chromium and Manganese. [Internet] [Acesso em 28 set 2015]. Disponível em: www.du.edu/~jcalvert/phys/chromang.htm
28. Carpenter K. Basic issues of the history of nutrition. Med Hist. 1992;36:112-3.

29. Carpenter KJ. David Marine and the problem of goiter. J Nutr. 2005;135(4):675-80.
30. Chalmers RA, Szabadvàry F. Jöns Jacob Berzelius (1779-1848) and analytical chemistry. Talanta. 1980;27(12):1029-36.
31. Chatin A. Recherches sur l'iode des eaux douces; de la présence de ce corps dans les plantes at les animaux terrestes. C R Acad Sci Paris. 1851;31:280-3.
32. Chaves N. Estudo químico-fisiológico dos elementos minerais: macro e microelementos. In: Chaves N. Nutrição Básica e Aplicada. Rio de Janeiro: Guanabara Koogan, 1978. p.133-59.
33. Cheung T. Regulating agents, functional interactions, and stimulus-reaction-schemes: the concept of "organism" in the system theories of Stahl, Bordeu, and Berthes. Sci Contest. 2008;21(4):495-519.
34. Churchill HV. Occurrence of fluorides in some waters of the United States. J Ind Eng Chem. 1931;23:996-8.
35. Cintas P. The road to chemical names and eponyms: discovery, priority, and credit. Angew Chem Int Ed Engl. 2004;43(44):5888-94.
36. Coindet JF. Découverte d'un nouveau remède contre le goître. Ann Chim Phys. 1820;15(Ser 2):49-59.
37. Coindet JF. Nouvelles recherches sur les effets de l'iode et sur les précautions à suivre dans le traitement du goître par ce nouveau remède. Ann Chim Phys. 1821;16(Ser. 2):345-56.
38. Coley NG. George Firdyce M.D., F.R.S. (1736-1802): physician-chemist and eccentric. Notes Rec R Soc Lond. 2001;55(3):395-409.
39. Copp DH. Hormonal control of hypercalcemia. Historic development of the calcitonin concept. Am J Med. 1967;43(5):648-55.
40. Cotzias GC. Trace-elements: essential or detrimental to life. BNK, 828 (T-323). Tech Rep Brookhaven Natl Lab. 1964;26:1-14.
41. Cuthbertson WFJ, Page JE. Ernest Lester Smith (7 august 1894-6 november 1992). Biogr Mems Fell R Soc. 1994;40:348-65.
42. Das KK, Das SN, Dhundasi SA. Nickel, its adverse health effects & oxidative stress. Indian J Med Res. 2008;128(4):412-25.
43. Dean HT. Endemic fluorosis and its relation to dental caries. Public Health Rep. 1938;53:1443-52.
44. Dissanayake CB, Chandrajith R, Tobschall HJ. The iodine cycle in the tropical environment — implications on iodine deficiency disorders. Int J Environm Stud. 1999;46:357-72.
45. Dole VP. George Constantin Cotzias - June 16, 1918-June 13, 1977. Biogr Mem Natl Acad Sci. 1995;68:63-82.
46. Doisy Jr EA. Effects of deficiency in manganese upon plasma levels of clotting proteins and cholesterol in man. In: Hoekstra WG, Suttie J W, Ganther HE, Mertz W. Trace Element Metabolism in Animals. Baltimore: University Park Press, 1974. p.668-70.
47. Ekbom KA. Restless legs syndrome. Neurology. 1960;10:868-73.
48. Eklund JB, Davis AB. Joseph Blackmatriculates: medicina and magnesia alba. J Hist Med Allied Sci. 1972;27(4):396-417.
49. Elvehjem CA. Edwin Bret Hart: December 25, 1874–March 12. J Nutr. 1953;51:1-14.
50. Enoch HG, Lester RL. Effects of molybdate, tungstate, and selenium compounds on formate dehydrogenase and other enzyme systems in Escherichia coli. J Bacteriol. 1972;110(3):1032-40.
51. Filgueiras CAL. A espectriscopia e a química: da descoberta de novos elementos ao limiar da teoria quântica. Química Nova na Escola. 1996;3(5):22-5.
52. Fitzgerald GJ. Chemical warfare and medical response during World WaeI. Am J Public Health. 2008;98(4):611-25.

53. Flahaut J. Moissan discovered fluorine- how Henry Moissan discovered fluorine in 1836. Rev Hist Pharm (Paris). 2008;55(356):463-6.
54. Fleming CR. Trace element metabolism in adult patients requiring total parenteral nutrition. Am J Clin Nutr. 1989;49(3):573-9.
55. Foley Jr TP. The relationship between autoimmune thyroid disease and iodine intake: a review. Endokrynol Pol. 1992;43(Suppl 1):53-69.
56. Fors H. Stopping through science's door: C.W. Scheele, from pharmacist's apprentice to man of science. Ambix. 2008;55(1):29-49.
57. Forstrom JW, Zakowski JJ, Tappel AL. Identification of the catalytic site of rat liver glutathione peroxidase as selenocysteine. Biochemistry. 1978;17(13):2639-44.
58. Glebich G, Kraft R, Wagner C. Renal and extrarenal regulation of potassium. Kidney Int. 2007;72(4):397-410.
59. Günther T. Metabolism and action of intracellular magnesium. J Clin Chem Clin Biochem. 1977;15(8):438-44.
60. Gupta R, Kumar AN, Bandhu S, Gupta S. Skeletal fluorosis mimicking seronegative arthritis. Scand J Rheumatol. 2007;36(2):154-5.
61. Gusenius EM. Beginnings of greatness in Swedish chemistry: Georg Brandt (1694-1768). Trans Kans Acad Sci. 1967;70:413-25.
62. Guyton AC, Hall JE. Equilíbrio dietético; regulação da alimentação; obesidade e inanição; vitaminas e sais mierais. In: Guyton AC, Hall JE. Tratado de Fisiologia Humana. Rio de Janeiro: Guanabara Koogan, 1997. p.805-16.
63. Gysel C. Henry-Louis Duhamel du Manceau (1700-1782-1982), growth and osteogenic function in the periosteum. Orthod Fr. 1983;54(2):605-21.
64. Ham B. The history of the periodic table. In: Ham B. The periodic table. USA: Infobase Pub, 2008. p.5-17.
65. Hambridge KM, Krebs NF. Zinc deficiency: a special challenge. J Nutr. 2007;137(4):1101-5.
66. Hart EB, Steenbock H, Elvehjem CA, Waddell J. Iron in nutrition: 1- Nutritional anemia on whole milk diets and the utilization of inorganic iron in hemoglobin guilding. J Biol Chem. 1925;65:67-90.
67. Hegsted DM. From chick nutrition to nutrition policy. Am Rev Nutr. 2000;20:1-19.
68. Hegsted DM. Nutrition, bone, and calcified tissue. J Am Diet Assoc. 1967;50(2):105-11.
69. Hening WA. Current guidelines and standards of practice for restless legs syndrome. Am J Med. 2007;120(Suppl 1):S22-S27.
70. Henschen F. On the term diabetes in the work of Arathaeus and Galen. Med Hist. 1969;13(2):190-2.
71. Hetzel BS. Iodine and neuropsychological development. J Nutr. 2000;130(2 Suppl):489S-491S.
72. Hopkins Jr. LL, Mohr HE. Effect of vanadium deficiency on plasma cholesterol of chicks (abstr). Fed Proc. 1971;30:462.
73. Hopkins Jr LL, Mohr HE. Proceedings: Vanadium as an essential nutrient. Fed Proc. 1974;33(6):1773-5.
74. Hughes JPW, Baron R, Buckland DH, Cooke MA, Craig JD, Duffield DP, et al. Phosphorus necrosis of the jaw: a present day study with clinical and biochemical studies. Brit J Industr Med. 1962;19:83-99.
75. Inhoffen H, Buchler JW, Jagger P. [Chemistry of chlorine and porphyrins]. Fortschr Chem Org Natural. 1968;26:284-355.
76. Jaiswal JK. Calcium – how and why? J Biosci. 2001;26(3):357-63.
77. Jackson DE. The pharmacological action of vanadium. J Pharmacol. 1912;3:477-514.

78. Jeejeebhoy KN, Chu RC, Masliss EB, Greenberg GR, Bruce-Robertson A. Chromium deficiency, glucose intolerance, and neuropathy reversed by chromium supplementation in a patient receiving long-tern total parenteral nutrition. Am J Clin Nutr. 1977;30(4):531-8.
79. Jones ME. Albrecht Kossel, a biographical sketch. Yale J Biol Med. 1953;26(1):80-97.
80. Jones S, Burt BA, Peterson PE, Lennon MA. The effective use of flurides in public health. Bul World Health Organ. 2005;83(9):670-6.
81. Józsa LG. Goiter despicted in Byzantine artworks. Hormones (Athens). 2010;9(4):343-6.
82. Kaji M. Social background of the discovery and the reception of the periodic law of elements: recognizing the contributions of Dmitri Ivanovichi Mandeleev and Julius Lothar Mayer. Ann N York Acad Sci. 2003;988:302-6.
83. Kelly DP. The sulphur cycle: definitions, mechabisms and dynamics. Cyba Food Symp. 1979;72:3-18.
84. Kelly DP. Sulfur and its Doppelgänger. Arch Microbiol. 1995;163:157-8.
85. Klevay LM. Cardiovascular disease from copper deficiency—a history. J Nutr. 2000;130(2S Suppl):485S-488S.
86. Krafft F. Phosphorus: from elemental light to chemical element. Angew Chem Int Ed Engl. 1969;8(9):660-71.
87. Kresge N, Simoni RD, Hill RL. Forty years of superoxide dismutase research: the work of Irwin Fridovich. J Biol Chem. 2006;281:e17-e19.
88. Krishna G, Whitlock HW Jr, Feldbruegge DH, Porter JW. Enzymatic conversion of farnesyl pyrophosphate to squalene. Arch Biochem Biophys. 1966;114(1):200-15.
89. Kubena KS, Durlach J. Historical review of the marginal intake of magnesium in chronic experimental deficiency. Magnes Res. 1990;3(3):219-26.
90. Kyle RA, Shampo MA. Nicolas-Louis Vauquelin- discover of chromium. Mayo Clin Proc. 1989;64(6):643.
91. Lafont O. The scientific career of Scheele cannoy be reduced to chlorine discovery. Rev Hist Pharm (Paris). 2008;55(356):467-72.
92. Lee R, Weber TJ. Disorders of phosphorus homeostasis. Curr Opin Endocrinol Diabetes Obes. 2010;17(6):561-7.
93. Levander OA. The selenium-coxsackievirus connection: chronicle ofa collaboration. J Nutr. 2000;130(2S Suppl):481S-484S.
94. Lin AN, Reimer RJ, Carter DM. Sulfur revisited. J Am Acad Dermatol. 1988;18(3):553-8.
95. Lyonnet B, Martz X, Martin E. Therapeutic use of the derivatives of vanadium. Presse Med. 1899;1:191.
96. MacDonald RS. The role of zinc in growth and cell proliferation. J Nutr. 2000;130(5S Suppl):1500S-1508S.
97. Marine D, Kimball OP. The prevention of simple goiter in man. J Lab Clin Med. 1917;3:40-8.
98. McConnell KP. Metabolism of selenium in the mammalian organism. J Agr Food Chem. 1963;11:385-8.
99. McCord JM, Fridovich I. Superoxide dismutase. An enzymic function for erythrocuprein (hemocuprein). J Biol Chem. 1969;244(22):6049-55.
100. McKay FS. Relation of mottled enamel to caries. J Am Dent Assoc. 1928;15:1429-37.
101. McKay FS, Black GV. An investigation of mottled teeth: an endemic developmental imperfection of the enamel of the teeth, heretofore unknown in the literature of dentistry. Dental Cosmos. 1916;58:477-84.
102. Medeiros-Neto G. Iodine supplementation and thyroid autoimmunity. Clin Endocrinol (Oxf). 1994;40(3):435.

103. Mendel RR. Cell biology of molybdenum. Biofactors. 2009;35(5):429-34.
104. Mertz W. Chromium in human nutrition: a review. J Nutr. 1993;123(4):626-33.
105. Muñoz García M, Pérez Menéndez-Conde C, Bermejo Vicedo T. Advances in the knowledge of the use of micronutrients in artificial nutrition. Nutr Hosp. 2011;26(1):37-47.
106. Muthauf RP. A history of magnesia alba. Ann Sci. 1976;33(2):197-20.
107. Myers ML, McGlothlin JD. Matchmakers'"phossy jaw" eradicated. Am Ind Hyg Assoc J. 1996;57(4):330-2.
108. Newbrun E. Effectiveness of water fluoridation. J Public Health Dent. 1989;49(5 Sepc No):279-89.
109. Nielsen FH. Nutritional requirements for boron, silicon, vanadium, nickel, and arsenic: current knowledge and speculation. FASEB J. 1991;5(12):2661-7.
110. Nielsen FH, Sandstead HH. Are nickel, vanadium, silicon, fluorine, and tin essential for man? A review. Am J Clin Nutr. 1974;27(5):515-20.
111. Nielsen FH, Sauberlich HE. Evidence of a possible requirement for nickel by the chick. Proc Soc Exp Biol Med. 1970;134(3):845-9.
112. Okazoe T. Overview on the history of organofluorine chemistry from the viewpoint of material industry. Proc Jpn Acad Ser B Phys Biol Sci. 2009;85(8):276-80.
113. Olesen R. Methods of administering iodine for prophylaxis of endemic goiter. Pub Health Rep. 1924;2:45-55.
114. Painter EP. The chemistry and toxicity of selenium compounds, with special reference to the selenium problem. Chem Rev. 1941;28:179-213.
115. Pinsent J. The need for selenite and molybdate in the formation of formic dehydrogenase by members of the Coli aerogenes group of bacteria. Biochem J. 1954;57(1):10-6.
116. Prado ALC, Fonseca DBRH. Una recisão sobre a doença de Wilson. Relato de caso Saúde. 2004;30:69-75.
117. Prasad AS. A century of metabolic research on the metabolic role of zinc. J Clin Nutr. 1969;22(9):1215-21.
118. Prasad AS, Halsted JA, Nadimi M. Syndrome of iron deficiency anemia, hepatosplenomegaly, hypogonadism, dwarfism and geophagia. Am J Med. 1961;31:532-46.
119. Prasad AS, Miale Jr. A, Farid Z, Sandstead HH, Schulert AR. Zinc metabolism in patients with the syndrome of iron deficiency anemia, hepatosplenomegaly, dwarfism, and hypognadism. J Lab Clin Med. 1963;61:537-49.
120. Quintaes KD. Utensílios para alimentos e implicações nutricionais. Rev Nutr (Campinas). 2000;13:151-6.
121. Rancke-Madsen E. The discovery of an element. Centaurus. 1975;19:299-313.
122. Reddy DF. Neurology of endemic skeletal fluorosis. Neurol India. 2009;57(1):7-12.
123. Reilly C. Introduction. In: Reilly C. Selenium in Food and Health. London: Blackie Academic & Professional, 1996. p.338.
124. Reinholdt JG. Trace elements- a selective survey. Clin Chem. 1975;21(4):478-500.
125. Rezayat C, Widmann WD, Hardy MA. Henry Drysdale Dakin: more than his solution. Curr Surg. 2006;63(3):194-6.
126. Richmond VL. Thirthy years of fluoridation: a review. Am J Clin Nutr. 1985;41(1):120-38.
127. Riegels N, Richards MJ. Humpry Davy: his life, his works, and his contribution to anesthesiology. Anesthesiology. 2011;114(6):1282-8.
128. Ringelberg ML, Allen SJ, Brown LJ. Cost of fluoridation: 44 Florida communities. J Public Health Dent. 1992;52(2):75-80.

129. Robinson MF, Campbell DR, Steward RD, Rea HM, Thomson CD, Snow PG, et al. Efect of daily supplements of selenium on patients with muscular complaints in Otago and Canterbury. NZ Med J. 1981;93(683):289-92.
130. Rocha Filho RC, Chagas AP. Sobre os nomes dos elementos químicos, inclusive dos transférmios. Quím Nova. 1999;22(5):1.
131. Rotruck JT, Pope AL, Ganther HE, Swanson AB, Hafeman DG, Hoekstra WG. Selenium biochemical role as a component of glutathione peroxidase. Science. 1973;179(4073):588-90.
132. Rouvray DH. Elements in the history of the periodic table. Endeavour. 2004;28(2):69-74.
133. Sakula A. Doctor Nehemiah Grew (1641-1712) and the Epsom salts. Glio Med. 1984;19(1-2):1-21.
134. Sakula A. Paul Langerhans (1847-1888): a centenary tribute. J R Soc Med. 1988;81(7):414-5.
135. Sandstead HH. A brief history of the influence of trace elements on brain function. Am J Clin Nutr. 1986;43(2):293-8.
136. Sandstead H, Klevay LM. History of nutrition symposium: trace element nutrition and human. J Nutr. 2000;130(2S Suppl);463S-464S.
137. Sandstead HH, Frederickson CJ, Penland JG. History of zinc as related to brain function. J. Nutr. 2000;130(2S Suppl):492S-498S.
138. Sayre EV, Smith RW. Compositional categories of ancient glass. Science. 1961;133(3467):1824-6.
139. Scerri ER. The periodic system: an overview. In: Scerri ER. The periodic table: its story and its significance. New York: Oxforf University Press, 2007. p.3-27.
140. Schroeder HA. The role of chromium in mammalian nutrition. Am J Clin Nutr. 1968;21(3):239-44.
141. Schroeder HA. Find all citations by this author (default). Or filter your current search.
142. Balassa JJ. Find all citations by this author (default). Or filter your current search.
143. Schroeder HA, Balassa JJ, Tipton IH. Abnormal trace metals in man--chromium. J Chron Dis 1962;15:941-64.

Find all citations in this journal (default). Or filter your current search.

144. Schwarz K, Foltz CM. Selenium as an integral part of factor 3 against dietary necrotic liver degeneration. 1951. Nutrition. 1999;15(3):225.
145. Schwarz K, Mertz W. A glucose tolerance factor and its differentiation from factor 3. Arch Biochem Biophys. 1957;72(2):515-8.
146. Schwarz G, Mendel RR, Ribbe MW. Molybdenum cofactors, enzymes and pathways. Nature. 2009;460(7257):839-47.
147. Schwarz K, Mertz W. Chromium (III) and the glucose tolerance factor. Arch Biochem Biophys. 1959;85:292-5.
148. Shellis RP, Duckworth RM. Studies on the cariostatic mechanisms of fluoride. Int Dent J. 1994;44(3 suppl 1):263-73.
149. Shen J, Yuan L, Zhang J, Li H, Bai Z, Chen X, et al. Phosphorus dynamics: from soil to plant. Plant Physiol. 2011;156(3):997-1005.
150. Siegfried R. The discovery of potassium and sodium, and the problem of the chemical elements. Isis. 1963;54:247-58.
151. Silver S. BioMetals: a historical and personal perspective. BioMetals. 2011;24(3):379-90.
152. Simaan A. Grandeza e decadência de Fritz Haber. Bol SPQ. 2005;97:19-25.
153. Skou JC. The Influence of some cations on an adenosine triphosphatase from peripheral nerves. Biochim Biophysics Acta. 1957;23(2):394-401.
154. Skou JC. The identification of the sodium pump. Biosci Rep. 2004;24(4-5):436-51.
155. Smart GA, Sherlock JC. Nickel in foods and the diet. Food Addit Contam. 1987;4(1):61-71.
156. Smith AH. Lafayette Benedict Mendel. Yale J Biol Med. 1936;8(4):387-98.

157. Smith AH. Lafayette B. Mendel, companion in research. Am J Clin Nutr. 1963;12:261-3.
158. Smith EL. Presence of cobalt in the anti-pernicious anaemia factor. Nature. 1948;162(4108):144.
159. Smith Jr JC, Maret W. Walter Mertz (1923–2002). J Nutr. 2008;138(2):247-9.
160. Spears JW. Nickel as a "newer trace element" in the nutrition of domestic animals. J Anim Sci (Champaign). 1984;59(3):823-35.
161. Stockman R. Observations on the causes and treatment of chlorosis. Br Med J. 1895;2(1824):1473-6.
162. Stockman R. On the amount of iron in ordinary dietaries and in some articles of food. J Physiol. 1895;18(5-6):484-9.
163. Swain PA. Bernard Courtois (1777–1838) famed for discovering iodine (1811), and his life in Paris from 1798". Bull Hist Chem. 2005;30(2):103-11.
164. Takeda A. Manganese action in brain function. Brain Res Rev. 2003;41(1):79-87.
165. Telve HA, Munhoz RP, Barbosa ER. Professor Karl-Axel Ekbom and restless legs syndrome. Parksonism Relat Disord. 2009;15(4):254-7.
166. Teng W, Shan Z, Teng X, Guan H, Li Y, Teng D, et al. Effect of iodine intake on thyroid diseases in China. N Engl J Med. 2006;354(26):2783-93.
167. Thomas SJ, Edwards PP, Kuenetsov VL. Sir Humpry Davy: boundless chemist, physicist, poet and man of action. Chemphychem. 2008;9(1):59-66.
168. Todd WR, Elvehjem CA, Hart EB. Zinc in the nutrition of the rat. Am J Physiol. 1934;107:146-56.
169. Toledo P. The origen de cardioplegia. Surg Gynecol Obstet. 1986;163(2):183-90.
170. Towery BTY. The physiology of iodine. Bull Org Mond Santé. 1953;9(2):175-82.
171. Vickery HB. Thomas Burr Osborne. Yale J Biol Med. 1929;1(4):187.b1-191.
172. Vigneaud V, Ressler C, Swan JM, Roberts CW, Katsoyannis PG. The synthesis of oxytocin. J Am Chem Soc. 1954;76:3115-21.
173. Whitford GM. Intake and metabolism of fluoride. Adv Dent Res. 1994;8(1):5-14.
174. Wilber CG. Toxicology of selenium: a review. Clin Toxicol. 1980;17(2):171-230.
175. Yang GQ, Wang SZ, Zhou RH, Sun SZ. Endemic selenium intoxication of humans in China. Am J Clin Nutr. 1983;37(5):872-81.
176. Yunming Z. The History of science society: ancient Chinese sulfur manufacturing processes. Isis. 1986;77(288):487-97.

9

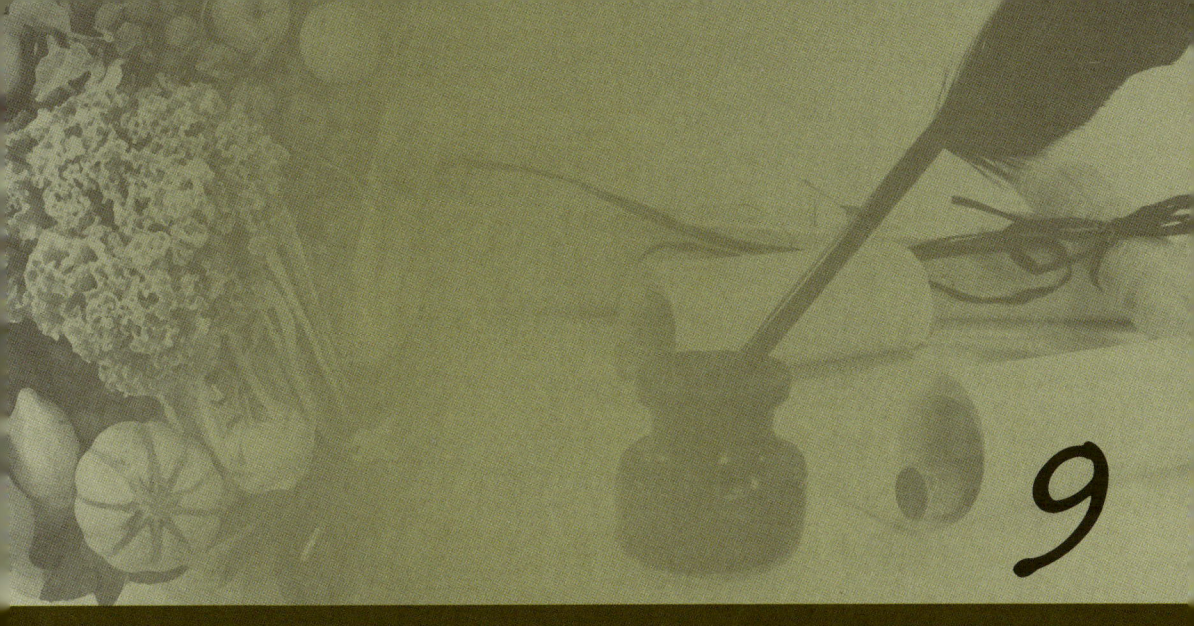

Angela Maggio da Fonseca
Georges Fassolas
José Maria Soares Júnior
Joserita Serrano de Assis

Importância das Vitaminas

A necessidade de certos alimentos para manter a saúde ou para evitar algumas doenças é conhecida há muito tempo. No entanto, antes do século XX, as causas de doenças, como cegueira noturna, beribéri, pelagra, escorbuto, raquitismo e anemia perniciosa, não eram conhecidas. Os médicos acreditavam que eram de natureza infecciosa, pois afetavam muitas pessoas de uma mesma comunidade, como, por exemplo, os marinheiros de navios por longo tempo no mar ou os habitantes pobres da Londres vitoriana, ou os confinados em presídios e asilos. Os tratamentos, portanto, eram inadequados e não curavam ninguém. No início do século XX, as vitaminas foram descobertas, abrindo um novo e importante capítulo na história da nutrição. As vitaminas são compostos orgânicos (necessariamente compostos contendo carbono), presentes em quantidades diminutas nos alimentos, que são essenciais (não podem ser sintetizados pelo ser humano) para o funcionamento normal do metabolismo e que, quando faltam, ou são deficientes ou causam doenças carenciais. As vitaminas são um grupo heterogêneo de compostos químicos não relacionados entre si, como as proteínas, os carboidratos e as gorduras. A diminuição de vitaminas no corpo é chamada de hipovitaminose e sua ausência, de avitaminose. Hoje, é reconhecido que os seres humanos necessitam de 13 vitaminas diferentes, e o nosso corpo só consegue produzir quantidades insuficientes de vitamina D. Uma maneira de classificar as vitaminas é pela sua estrutura química: vitaminas nitrogenadas, como os componentes do complexo B; a vitamina D deriva dos esteróis; a vitamina C, de certos açúcares; a vitamina A, dos carotenos, e as vitaminas K e E, das quinonas. No entanto, as vitaminas são mais comumente classificadas em dois grupos de acordo com sua solubilidade. Quando solúveis em gorduras, são vitaminas lipossolúveis e absorvidas junto às gorduras; podem acumular-se no organismo alcançando níveis tóxicos (hipervitaminoses): são as vitaminas A, D, E e K. As vitaminas solúveis em água são as hidrossolúveis – as vitaminas presentes no complexo B e na vitamina C. Elas não são acumuladas em grandes quantidades no organismo já que são eliminadas pela urina, e, portanto, as vitaminas hidrossolúveis necessitam de ingestão quase diária para a reposição. Algumas vitaminas do complexo B podem ser encontradas como cofatores de enzimas, desempenhando a função de coenzimas. Quando as vitaminas foram descobertas, eram isoladas de certos alimentos. Durante os primeiros anos da descoberta das vitaminas, não era possível denominá-las cientificamente, e optou-se por dar a cada vitamina uma letra, de A a U (pulando o jota). Todavia, algumas mostraram não ser vitaminas e outras mudaram de nome, como a vitamina B, que virou um complexo vitamínico (vitaminas B1, B2, B3, B5, B6, B7, B9 e B12), ou a vitamina M, atual vitamina B9. Embora precisem ser consumidas em pequenas quantidades, se houver deficiência de algumas vitaminas, provocam doenças específicas, como beribéri, escorbuto, raquitismo e xeroftalmia. As doenças causadas por deficiências vitamínicas são conhecidas desde os tempos dos egípcios. Sem o conhecimento de suas causas, vários tratamentos, alguns mais efetivos que outros, foram utilizados através dos tempos. As vitaminas incluem-se nos "*acessory food factors*", e, em 1906, na perspectiva do bioquímico inglês Frederick Gowland Hopkins (1861-1947), seriam essenciais para

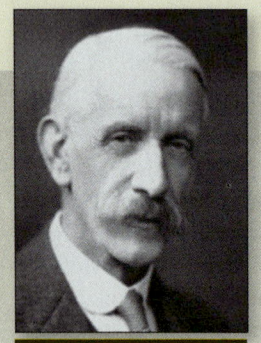

Sir Frederick Gowland Hopkins

(1861-1947)

Hopkins, bioquímico inglês, laureado com o Prêmio Nobel de Fisiologia/Medicina de 1929 com Christiaan Eijkman pela descoberta das vitaminas. Além disso, descobriu o aminoácido triptofano em 1901. Em 1912, Hopkins publicou o trabalho pelo qual é conhecido, demonstrando em uma série de experiências com alimentação de animais, que, alimentados com dietas com proteínas, carboidratos, gorduras, minerais e água, falhavam em seu crescimento. Isso o levou a sugerir a existência, em quantidades muito pequenas, de substâncias ainda não identificadas que seriam necessárias para o crescimento e sobrevivência dos animais. Ele chamou essas substâncias hipotéticas de "*accessory food factors*", depois renomeadas de vitaminas. Foi presidente da Royal Society de 1930 a 1935.

Retirado de en.wikipedia.org/wiki/Frederick_Gowland+Hopkins

a saúde e prevenção de doenças, como o beribéri, o escorbuto e a pelagra. Suas ideias evoluíram e, em 1912, Frederick Hopkins publicou seu trabalho clássico descrevendo a importante influência de certos constituintes da alimentação no processo de crescimento e nutrição. Denominou essas substâncias "*accessory factors of the diet*", essenciais para a saúde e prevenção de doenças, como o escorbuto, o beribéri e a pelagra.

Em 1912, o bioquímico polonês radicado nos EUA, Casimir Funk (1884-1967), após descrever o fator antiberibérico, que extraiu pelo polimento do arroz, considerou-o uma base orgânica que deveria conter um agrupamento amina. Ele sugeriu que a pelagra, o escorbuto e o raquitismo, já consideradas doenças causadas por deficiências dos "*accessory food factors*" ainda não identificados, e por considerar que esses fatores deveriam ter a mesma característica básica da substância por ele extraída, ou seja, que todos fossem "aminas vitais", cunhou o nome "vitamine". Parece que sentiu intuitivamente a similaridade química de maneira análoga aos componentes das proteínas que têm diferentes propriedades, embora todas sejam compostas de aminoácidos. Aquela expressão pretendia significar "vital amines", do latim "*vita*" (vida) e do termo químico "*amine*", cunhado para os compostos orgânicos com nitrogênio, com propriedades próprias das aminas e derivados da amônia ou amoníaco, cuja composição química (NH3) fora definida pelo médico e químico francês Claude Louis Berthollet (1748-1822), em 1785. Entendendo que o sufixo "amines" não se aplicava às características de todos os micronutrientes essenciais identificados, Jack Cecil Drumound (1891-1952), bioquímico inglês do "Institute of Physiology, University College", de Londres, propôs, em 1920, que o final fosse retirado para evitar confusões com os compostos "amines", e que cada uma das substâncias essenciais isolada e caracterizada até aquela data, ou identificadas no futuro, fosse denominada por uma letra do alfabeto latino por ordem de sequência. Em 6 de dezembro de 2004, a diretoria colegiada da Agência Nacional de Vigilância Sanitária (ANVISA), considerando a necessidade de constante

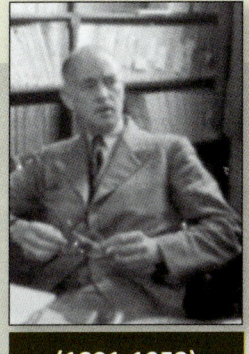

Jack Cecil Drummond

O bioquímico inglês Drummond, mais conhecido por ter sido assassinado com a mulher e a filha na França, que distinguiu-se por seu trabalho como nutricionista no racionamento durante a Segunda Guerra Mundial, cunhou a palavra "vitamin", opondo-se ao "vitamine" de Funck, e propôs a denominação alfabética das vitaminas.

Retirado de johnmadjackfuller.homestead.com

(1891-1952)

aperfeiçoamento de controle sanitário na área de alimentos, visando a proteção à saúde da população, publicou uma consulta pública para que fossem apresentadas críticas e sugestões relativas à proposta do "regulamento técnico sobre a ingestão diária recomendada (IDR) de proteína, vitaminas e minerais" (Hopkins, 1906; Hopkins, 1912; Funk, 1911 e 1912; Drummond, 1920; Olson, 2001; Rosenfeld, 1997; Mc Dowell, 2000; Carpenter, 2003a; Carpenter, 2003b; Carpenter, 2003c; Carpenter, 2004; Sizer e Whitney, 2003).

Embora o bioquímico inglês Frederick Gowland Hopkins (1861-1947) seja considerado pelos autores de língua inglesa o "pai das vitaminas, ele é anterior ao trabalho de Hopkins, em 1906. A hipótese de que alguns compostos orgânicos, em quantidades diminutas, seriam nutrientes necessários para a sobrevivência teria iniciado com Thomas Christie, médico da armada britânica trabalhando no Sri Lanka, que escreveu, em 1804: "The chief cause of beriberi is certainly a want of stimulating and nourishing diet. However, giving acid fruits, which I find of great value in scurvy has no effect in beriberi. I can suppose the difference to depend on some nice chemical combination". Em 1830, o médico inglês professor de princípios e prática de física da Universidade de Londres, John Elliotson (1791-1868), em conferência proferida em um hospital de Londres e transcrita na revista Lancet disse que "scurvy is a purely chemical disease... each part of the system is ready to perform all its functions, but one of the external things necessary for its doing so is taken away... the remedy for this state is fresh food". Em 1842, o professor de Medicina na "Kings College", o médico inglês George Budd (1808-1882), proferiu memorável conferência intitulada "Disorders resulting from defective nutrient", mais tarde transcrita na "London Medical Gazette", periódico que circulou de 1827 a 1851, e adicionou "Scurvy is only one of a number of diseases due to specific dietary deficiencies, another is rickets and a third is characterized by a peculiar ulceration of the cornea". Em 1880, o médico pediatra russo Nicolai Lunin (1853-1937) defendeu sua tese, desenvolvida quando ainda então estudante graduado no laboratório do médico, bioquímico e professor Gustav Piers Alexander von Bunge (1844-1920), famoso pelos estudos dos minerais na nutrição. Nessa época, von Bunge recebia estudantes graduados em seu laboratório para fazer experiências com dietas purificadas em pequenos animais, e Von Bunge orientou a tese defendida por Lunin. Nela, o pediatra russo demonstrou que camundongos morriam em 16 a 36 dias quando alimentados com leite artificial contendo apenas gorduras, proteínas, carboidratos e sais minerais, além de água. Lunin propôs que alimentos naturais como o leite continham pequenas quantidades das ainda "desconhecidas substâncias essenciais para a vida". Von Bunge, porém, não aceitou a hipótese dos fatores nutricionais desconhecidos porque acreditava que o ferro e o fósforo deviam estar presentes em combinações orgânicas pré-formadas, o que explicaria as mortes dos animais de laboratório alimentados com dietas purificadas. No entanto, o médico holandês Gerrit Grijins (1865-1944), em 1901, baseado em seus próprios trabalhos, demonstrou a existência de nutrientes orgânicos necessários em quantidades diminutas. Grijins, que substituiu Christian Eijkman (1859-1930), o oficial médico holandês que recebeu o Prêmio Nobel em 1929 por suas pesquisas sobre os efeitos do arroz polido nas pesquisas sobre beribéri na colônia holandesa Batavia (atual Jakarta). O primeiro trabalho de Grijins foi tentar fracionar o farelo de arroz e descobrir a natureza do material ativo que ele continha; num primeiro momento, ficou decepcionado ao descobrir que suas manipulações pareciam destruir a atividade antiberibéri. Então percebeu que essa observação lhe deu a oportunidade de testar a ideia de Eijkman de que o aparecimento da doença na galinha dependia da presença de amido. Ele autoclavou carne e alimentou oito galos exclusivamente com esse alimento, e todos morreram com exceção de um que apresentou a paralisia característica. As evidências de que era o amido o responsável por essa condição, provavelmente pela estimulação de uma fermentação tóxica, foram desacreditadas. Grijins também demonstrou que diversas variedades de feijão foram ainda mais eficazes que o farelo de arroz em suplementar a dieta de uma galinha com arroz polido, e terminou seu relatório em 1901, com a famosa frase: "There occur in natural foods, substances, which cannot be absent without serious injury to the peripheral nervous system. The distribution of these substances in different foodstuffs is very unequal... The separation of these substances meets with the difficulty that they are so easily disintegrated. They cannot be replaced by simple compounds". Em 1905, o holandês Cornelis Adrianus Pekelharing (1848-1922), professor de química fisiológica na Universidade de Utrecht, fez

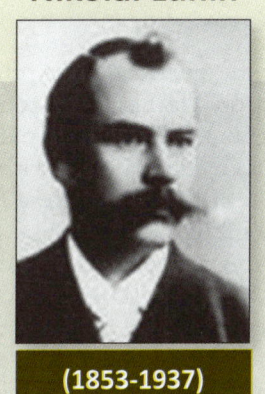

Nikolai Lunin (1853-1937) **Gerrit Grijns** (1882-1944) **Wilhelm Stepp** (1882-1964)

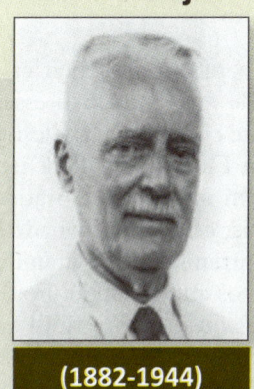

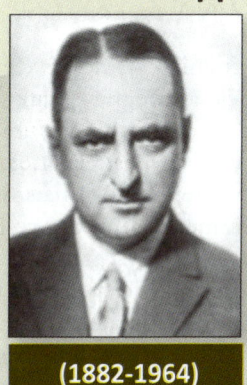

Três "pais da vitaminologia". O proeminente pediatra russo Nikolai Ivanovich Lunin publicou mais de 40 trabalhos científicos sobre doenças infantis. No entanto, seu trabalho mais importante foi realizado no laboratório do professor de medicina alemão Gustav Piers Alexander Bunge (1844-1920) em sua tese de doutorado. Em 1880, Lunin orientado pelo professor von Bunge, e em sua tese provou que para o funcionamento do organismo e vida normal os alimentos consumidos devem conter um certo grupo de compostos que ainda não tinham sido descobertos. O médico holandês Grijns foi assistente do nobelista Christian Eijkman (1859-1930). Depois de fracionar o farelo de arroz, Grijns descobriu que galinhas alimentadas com arroz polido morriam após apresentar a paralisia característica do beribéri. O professor de medicina interna Stepp é considerado o precursor da vitaminologia pelos alemães. Diferentemente dos outros pesquisadores de seu tempo, que alimentavam os animais com dietas deficientes e então adicionavam o nutriente essencial, Stepp nutria seus animais com dietas saudáveis das quais retirava a substância considerada essencial. Com seu método, escreveu uma dezena de artigos, descrevendo vitaminas solúveis em água e em gorduras.

Retirado de mega.chem.ut.ee/obki/.../TU1802_1919.htm de Kik, 1957 e de. Wolf & Carpenter, 1997Em cache - Similares

um comunicado apenas em holandês no encontro anual da Sociedade Médica da Holanda, que não se tornou conhecido no exterior, no qual declarou que animais alimentados com proteínas, carboidratos e gorduras purificadas, além de sais minerais e água, não sobreviviam se na dieta não fosse acrescida pequena quantidade de leite, e concluiu que o leite continha alguma substância desconhecida em diminuta quantidade necessária para o crescimento normal e sobrevivência dos animais. Em 1906, Hopkins publicou sua comunicação na revista Analyst, mas somente em 1912 publicou seu clássico trabalho com os resultados de suas pesquisas. Em 1911, o alemão Wilhelm Stepp (1882-1964), considerado o "pai das vitaminas" pelos alemães, demonstrou que dietas em que gorduras eram extraídas por solventes não podiam manter a vida de camundongos. Observa-se que, na realidade, não podemos creditar a descoberta das vitaminas a apenas uma pessoa (Voss, 1956; Erdman, 1964; Carpenter e Sutherland, 1995; Rosenfeld, 1997; Carpenter, 2003c; Wolf 1996 e 2002; Wolf e Carpenter, 1997; Arnold, 2010).

VITAMINA A

A vitamina A, nome científico retinol, recebeu esse nome por ter sido a primeira substância a integrar a categoria de fator orgânico essencial do organismo. O retinol é um álcool altamente insaturado que contém em sua estrutura um anel carboxílico de seis membros e uma cadeia lateral com 11 carbonos. Sua estrutura torna possível a formação de 16 isômeros, dos quais dois têm importância prática, o retinol trans, que é a forma biologicamente ativa e o retinol cis, que tem atividade biológica no ciclo visual (síntese da rodopsina). Na natureza encontram-se duas vitaminas A. A vitamina A1, obtida sobretudo do fígado de peixes e outros animais marinhos, e a A2, obtida do mesmo órgão, mas de peixes de água doce. A A2 ou deidrorretinol apresenta 40% da atividade biológica da A1, ambas também são encontradas em outros alimentos de origem animal que podem conter a vitamina ou nela ser transformada. Os vegetais não contém vitamina A, mas substâncias que podem ser transformadas nela. Essas substâncias, encontradas nas hortaliças, frutas de cor amarela, e nas folhas verdes apresentam três formas de caroteno (alfa, beta e gama) e a criptoxantina, um monoidroxi-beta-caroteno. A palavra caroteno deriva do francês *carotte* ou do inglês *carrot*, cenoura. A vitamina A e os carotenos são solúveis em óleo e não em água e sofrem destruição gradual quando aquecidos em presença de ar porque se oxidam. A vitamina A ingerida em excesso ou que se forma no organismo às expensas do caroteno acumula-se no fígado e o organismo recorre a esse depósito quando a ingestão é insuficiente. Importante função da vitamina A é como uma grande variedade de proteínas, chamadas rodopsinas; nos olhos reagem à luz e tornam a visão possível. No entanto, a maior parte das funções dessa vitamina é realizada por seus receptores, que são fatores de transcrição da família de receptores nucleares. Por esses receptores, o ácido retinoico pode afetar quase todas as funções na célula humana. Assim, é simples entender porque a vitamina A deve ser consumida em quantidades normais. A vitamina A tem função antioxidante, pois fixa-se aos chamados radicais-livres, oriundos da oxidação de diversos elementos e que aceleram o envelhecimento, com efeito nocivo para as células causando a aterosclerose, catarata, tumores, doenças da pele e doenças reumáticas. A dose diária recomendada é 1 mg ou 5.000 UI. Recomenda-se cautela no uso de vitamina A, pois em excesso é prejudicial ao organismo. A vitamina A pré-formada (retinol) é encontrada em alimentos de origem animal: vísceras, sobretudo fígado (cada

100 g de fígado contém 25 mg de vitamina A), gemas de ovos e leite integral e seus derivados (manteiga e queijo). Os vegetais são fontes de vitamina A sob a forma de carotenoides, precursores de vitamina, os quais, no organismo, se convertem em vitamina A. Em geral, frutas, e legumes amarelos e alaranjados, e vegetais verde-escuros são ricos em carotenoides: manga, mamão, cajá, caju maduro, goiaba vermelha, abóbora/jerimum, cenoura (cada 100 g de cenoura contém 1 mg de vitamina A), acelga, espinafre, chicória, couve, salsa etc. Alguns frutos de palmeira e seus óleos também são ricos em vitamina A: dendê, buriti, pequi, pupunha, tucumã. A intoxicação por vitamina A poder ser aguda ou crônica, e a ingestão prolongada de 30 mg/dia de retinol, durante seis meses ou mais, provoca intoxicações. Algumas pessoas mesmo com 10 mg/dia já apresentam sintomas. Em crianças, 7,5 a 15 mg/dia durante um mês produz manifestações de toxicidade. Para ocorrer intoxicação aguda são necessários, para um adulto, 500 mg; para um jovem, 100 mg; e para uma criança, 30 mg. Pela ingestão exagerada, podem surgir manifestações como pele seca, áspera e descamativa, fissuras nos lábios, ceratose folicular, dores ósseas e articulares, dores de cabeça, tonturas e náuseas, queda de cabelos, cãibras, lesões hepáticas e parada do crescimento. Podem surgir também falta de apetite, edema, cansaço,

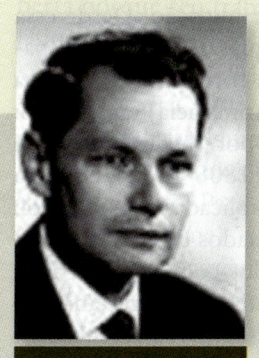

Josef Ferdinand ("Coco") Arens e a estrutura da vitamina A

(1914-2001)

Arens foi bioquímico holandês e professor de química orgânica da Universiteit Utrecht. Após seu doutoramento, empregou-se na Organon, em Oss. Devido à falta de vitamina C na guerra, ele começou a estudar a síntese dessa vitamina e conseguiu um método melhor do que o então empregado. Além disso, com a escassez da vitamina A, Arens iniciou, agora com David A. Van Dorp, um estudo para sintetizar vitamina A, tendo conseguido em 1943. Ele ganhou, junto com van Dorp, fama internacional com essa primeira síntese da vitamina A. Em 1947, foram capazes de sintetizar um aldeído da vitamina A. A via de síntese não teve sucesso na produção comercial, o que foi conseguido por pesquisadores da Hoffmann-La Roche, que publicaram, pouco tempo depois, uma via mais apropriada. Em 1948, Arens aceitou a cátedra de Química Orgânica na Technische Hogeschool (Universidade Técnica) de Bandung nas Índias Holandesas. Em 1953, Arens voltou para a Holanda e assumiu a cátedra de Química Orgânica, na Universiteit Groningen (Universidade de Groningen). Finalmente, em 1960, foi nomeado professor de Química Inorgânica da Universidade de Utrecht, sucedendo a Fritz Kögl (1897-1959).

Retirado de nl.wikipedia.org/wiki/Josef_Ferdinand_Arens

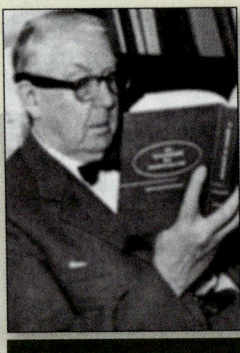

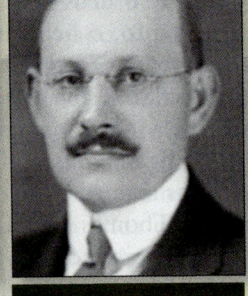

Elmer Verner McCollum e Lafayette Benedict Mendel

(1879-1967) (1872-1935)

McCollum foi um bioquímico americano conhecido por seu trabalho sobre a influência da dieta na saúde. Na Universidade de Wincosin, criou-se a primeira colônia de ratos brancos para experiências laboratoriais em nutrição. A princípio, ele propôs que as deficiências nutricionais de certas dietas eram devidas à falta de palatabilidade e que se a dieta fosse feita com bom sabor e os animais comessem grandes quantidades a dieta seria adequada. Essa hipótese e os dados que a sustentavam foram criticados por Osborne e Mendel, que demonstraram que dietas com proteínas vegetais eram inadequadas a menos que se adicionasse leite livre de proteínas como suplemento. McCollum reconheceu seu erro e se dedicou a analisar mais cuidadosamente, com sua assistente, a bioquímica Marguerite Davis, estudando os fatores promotores de crescimento presentes no leite livre de proteínas, que o conduziram a isolar a primeira vitamina lipossolúvel, mais tarde chamada vitamina A. Suas experiências com os ratos brancos fizeram com que descobrisse a primeira vitamina hidrossolúvel, a vitamina B. Mais tarde, demonstrou que a vitamina B não era um simples composto, mas um complexo. Atribuiu aos fatores nomes de letras porque suas estruturas ainda não haviam sido determinadas para que fossem dados nomes químicos. Ele demonstrou que a vitamina D prevenia o raquitismo. McCollum publicou mais de 150 trabalhos originais, versando sobre nutrição, vitaminas e outros micronutrientes, como alumínio, cálcio, cobalto, fósforo, manganês, sódio, estrôncio e zinco. Seu clássico livro "The Newer Knowledge of Nutrition" teve diversas edições e influenciou gerações de nutricionistas. O bioquímico americano Lafayette Mendel é conhecido por seus trabalhos em Nutrição, incluindo estudos sobre vitamina A, vitamina B, lisina e triptofano. Dois anos após se formar em Química, defendeu sua tese de doutorado sobre a síntese de proteínas derivada do cânhamo (*Cannabis genus*) Mendel escreveu mais de 100 trabalhos originais com seu colaborador Thomas Burr Osborne da "Connecticut Agricultural Experimental Station". O primeiro trabalho da dupla foi o estudo sobre o veneno proteico ricina extraído da mamona ("*castor bean*" ou *Ricinus communis*). No entanto, seus trabalhos mais importantes foram com ratos envolvendo a utilização de estudos cuidadosamente controlados para verificar os elementos necessários para uma dieta saudável. Em 1913, descobriram a vitamina A em gordura de manteiga (independentemente descoberto também por Elmer McCollum) assim como a vitamina B, hidrossolúvel no leite. Eles demonstraram que a falta de vitamina A pode causar xeroftalmia. Além disso, demonstraram a importância da lisina e do triptofano em uma dieta saudável. Mendel escreveu diversos artigos e publicou "Changes in the Food Supply and Their Relation to Nutrition", em 1916, e "Nutrition, the Chemistry of Life", em 1923.

Retirado de en.wikipedia.org/wiki/Elmer_McCollum e de en.wikipedia.org/wiki/Lafayette_Mendel

IMPORTÂNCIA DAS VITAMINAS

George Wald

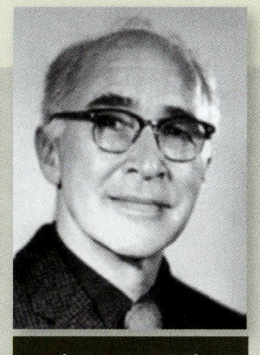

(1906-1997)

O bioquímico americano Wald foi agraciado com o Nobel de Fisiologia/Medicina de 1967 por descobrir a importância da vitamina A na pigmentação da retina e na manutenção da visão. Na década de 1950, pesquisadores comandados por Wald usaram métodos químicos para extrair pigmentos da retina. Em seguida, utilizando um espectrofotômetro, foram capazes de medir a absorvância de luz dos pigmentos. Uma vez que a absorção de luz pelos pigmentos da retina corresponde aos comprimentos de onda que melhor se ativam as células fotorreceptoras, tal experimento mostrou os comprimentos de onda que o olho pode detectar melhor. No entanto, uma vez que as células fotorreceptoras da retina compõem a maior parte da retina, o que Wald e os seus colegas fizeram especificamente foi medir a absorvância da rodopsina, o fotopigmento principal nas células fotorreceptoras da retina. Mais tarde, com uma técnica chamada microespectrofotometria, foi capaz de medir a absorvância diretamente a partir de células, em vez de um extrato dos pigmentos. Essa técnica tornou possível a Wald determinar a absorvância de pigmentos nas células fotorreceptoras responsáveis pela visão colorida.

Retirado de en.wikipedia.org/wiki/Georg_Wald

COMPLEXO B

As vitaminas do complexo B são um grupo de vitaminas hidrossolúveis que participam de importantes ações no metabolismo celular. Julgava-se que fosse uma única vitamina que era chamada de vitamina hidrossolúvel B. Estudos comprovaram que elas eram vitaminas quimicamente distintas quase sempre presentes em um mesmo alimento. Em comum, essas vitaminas possuem nitrogênio em sua estrutura, e cada uma das vitaminas é designada por um número, que em conjunto recebem o nome de complexo B. As vitaminas do complexo B são: vitamina B1 (tiamina), vitamina B2 (riboflavina), vitamina B3 (niacina), vitamina B5 (ácido pantotênico), vitamina B6 (piridoxina), vitamina B7 ou B8 (biotina), vitamina B9 (ácido fólico) e vitamina B12 (cobalamina). Existem substâncias que já foram reconhecidas como pertencentes ao complexo B, mas que agora apenas formam os intervalos existentes na lista das consideradas verdadeiras vitaminas B: a vitamina B4 ou adenina, uma base nucleica sintetizada pelo corpo humano; o monofosfato de adenosina ou vitamina I, também sintetizada pelo corpo humano; a vitamina B10 ou ácido para-aminobenzoico, a vitamina B11 ou ácido pteril-heptaglutâmico ou vitamina S essencial para aves com a mesma ação do ácido fólico em humanos; vitamina B13 ou ácido orótico não é vitamina; vitamina B14 ou fosfato de pterina, que seria essencial para o rato, porém não confirmado em humanos; vitamina B15 ou ácido pangâmico; vitamina B16 ou dimetilglicina; vitamina B17 ou amigdalina ou Laetrile; vitamina B18; vitamina B19: vitamina B20 ou carnitina; vitamina B21; vitamina B22, quase sempre descrita como um extrato da Aloe vera; vitamina BH ou biotina; vitamina BM ou inositol; vitamina BP ou colina, essencial para alguns roedores mutantes, normalmente é sintetizada *in vivo*; vitamina BT ou L-carnitina; vitamina BY; vitamina BW, um tipo de biotina; vitamina BX, novamente o ácido para-aminobenzoico. Muitas dessas substâncias ainda não tiveram sua estrutura química identificada e, embora não consideradas essenciais, são apregoadas por alguns naturopatas como fatores terapêuticos para os seres humanos, como as vitaminas B15 e B17, patenteadas pelo médico Ernst T. Krebs e seu filho, o bioquímico americano Ernst T. Krebs Jr. (1911-1966), em 1943, como ácido pangâmico e amigdalina, isolados de sementes de damasco. A patente da B15 a apregoava como "um preparado para imunização contra produtos tóxicos presentes no sistema animal ou humano... com a propriedade de desintoxicar os produtos tóxicos formados no sistema humano; essa invenção se relaciona como um preparado para aliviar e imunizar pessoas sofrendo de asma e doenças associadas como afecções da pele, trato respiratório, nervos e articulações dolorosos, proliferações celulares, eczema, artrites, neurites". Nenhum dado foi apresentado para a aplicação da patente dessa milagrosa panaceia. As vitaminas do complexo B começaram a ser descobertas pelo bioquímico polonês Casemir Funk, em 1912 (Funk, 1912; György, 1967; Bion e Teixeira, 1978; Herbert, 1979; Berkson e Berkson, 2006; Coelho e cols., 2007; Lanska, 2010; Arie e cols., 2011; Carpenter, 2000).

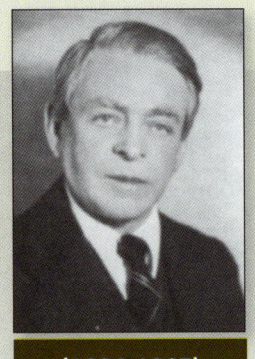

Casimir Funk

(1884-1967)

Kazimierz Funk, conhecido como Casimir Funk, foi um bioquímico polonês. Depois de ler um artigo do holandês Christiaan Eijkman (1859-1930) que mostrava que pessoas que comiam arroz integral eram menos vulneráveis ao beribéri que aqueles que comiam apenas o produto polido, Funk tentou isolar a substância responsável e, em 1912, conseguiu. Como essa substância continha um grupo amina, ele a chamou de vitamina. Mais tarde a substância ficou conhecida como vitamina B1 (tiamina). Ele postulou a existência de outros nutrientes essenciais, que ficaram conhecidos como B1, B2, C e D. Em 1936, determinou a estrutura molecular de tiamina, embora não tenha sido o primeiro a isolá-la, Funk foi o primeiro a isolar o ácido nicotínico (também chamado niacina ou vitamina B3). Além disso, realizou pesquisas em hormônios, diabetes, úlceras e na bioquímica de câncer.

Retirado de en.wikipedia.org/wiki/Casimir_Funk

Vitamina B1

A vitamina B1, tiamina, fator antiberibéri, aneurina, fator antineurítico e anteriormente conhecida também por vitamina F, é uma vitamina solúvel em água que tem funções importantes para o bom funcionamento do sistema nervoso, dos músculos e do coração, auxiliando as células no metabolismo da glicose e sua deficiência causa lesão cerebral potencialmente irreversível. A tiamina é essencial para o metabolismo dos hidratos de carbono por meio de suas funções como coenzimas. As coenzimas são moléculas auxiliares que ativam as enzimas, as proteínas que controlam os milhares de processos bioquímicos que ocorrem no corpo. A coenzima da tiamina, o pirofosfato de tiamina (PFT), é a chave para várias reações na decomposição da glicose em energia. O PFT atua como coenzima na descarboxilação oxidativa e nas reações de transcetolização. A tiamina também atua na condução dos impulsos nervosos e no metabolismo aeróbico. As principais fontes de tiamina são cereais em grãos, carnes (sobretudo de porco), vegetais e laticínios. Nos grãos de cereais, o farelo rico em tiamina é removido durante a moagem do trigo para produzir a farinha branca e durante o polimento do arroz integral para produzir o arroz branco. O homem e outros primatas dependem da sua ingestão de alimentos para cobrir as suas necessidades em vitamina B1. A vitamina B1 é instável ao calor, meios alcalinos, oxigênio e radiação. A hidrossolubilidade é também um fator de perda de tiamina a partir dos alimentos. Cerca de 25% da tiamina nos alimentos é perdida durante o processo de cozedura normal. Podem ser perdidas quantidades consideráveis na água de descongelação dos alimentos congelados ou na água utilizada para cozinhar carnes e vegetais. Para preservar a tiamina, os alimentos devem ser cozidos em recipiente coberto durante o mais curto de espaço de tempo possível e não devem ser mergulhados em água ou aquecidos durante muito tempo. Os sucos e a água utilizada para a cozedura devem ser reutilizados em guisados e molhos. Vários alimentos, como o café, chá, peixe cru, nozes de bétele e alguns cereais podem atuar como antagonistas. Os medicamentos que causam náusea e perda de apetite, aumento da função intestinal ou da excreção urinária diminuem a disponibilidade da tiamina. O envenenamento por arsênico ou outros metais pesados produz os sintomas neurológicos da deficiência de tiamina. Esses metais agem bloqueando um passo metabólico crucial envolvendo a tiamina na sua forma de coenzima, agem como sinergistas da tiamina as vitaminas B12, B6, niacina, ácido pantotênico. A tiamina está ligada à ingestão de energia por causa do seu papel no metabolismo dos hidratos de carbono. A dose diária recomendada para adultos é de 0,5 mg por 1.000 kcal, que significa uma quantidade de 1,0-1,1 mg por dia para mulheres e 1,2-1,5 mg para homens, baseadas na ingestão calórica média. Podem ser recomendados 0,4 a 0,5 mg adicionais por dia durante a gravidez e amamentação. As necessidades das crianças são inferiores: 0,3-0,4 mg/dia (bebês) e 0,7-1,0 mg/dia (crianças), dependendo da idade e ingestão calórica da criança. Em 2004, a ANVISA recomendou para adultos ingestão diária (IDR) de 1,2 mg. Alimentos que contém mais de 1 mg de vitamina B1 por 100 mg incluem levedo dietético, germe do trigo e fermento biológico; entre os que contém de 0,5 a 1 mg estão costeletas de porco, presunto cozido e flocos de aveia, enquanto arroz integral, pão integral, fígado de vitela, leite em pó integral, miolo de carneiro, alga seca (sargaço), massas com ovos, atum, uvas passas, ovo de galinha contêm entre 0,1 e 0,5 mg. A fórmula química da vitamina B1 é $C_{12}H_{17}N_4OS$ e, embora o fator antiberibéri tenha sido descrito por Casimir Funck, em 1911, sua estrutura química e denominação tiamina foi feita pelo químico americano Robert Runnels Williams (1886-1965) em 1936.

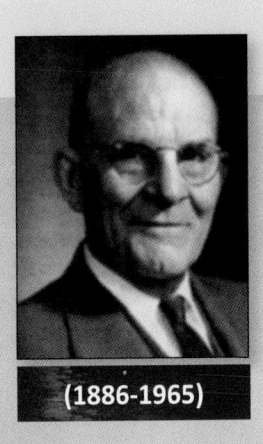

Robert Runnels Williams e a tiamina

(1886-1965)

Nascido na Índia, filho de missionários que retornaram aos EUA quando tinha dois anos de idade, o químico americano Robert Williams é conhecido por ter sido o primeiro a determinar a fórmula química e a síntese da vitamina B1.

Retirado de en.wikipedia.org/wiki/Robert_R_Williams

A carência da vitamina B1 na alimentação humana é comum, como vários inquéritos sobre nutrição mostraram que a tiamina é deficiente em número relativamente grande de pessoas e, por isso, a hipovitaminose B1 deve ser sempre considerada. A deficiência marginal de tiamina pode manifestar-se com sintomas tão vagos como fadiga, irritabilidade e falta de concentração. Situações frequentemente acompanhadas dessa deficiência e que necessitam de suplementação são: gravidez e amamentação, grandes esforços físicos, elevado consumo de álcool, elevada ingestão de hidratos de carbono, doenças como diarreia, câncer, náuseas/vômitos, doenças hepáticas, infecções e hipertireoidismo. A carência mais grave, denominada avitaminose, hoje é mais rara, e ocorre sobretudo em pacientes com dependência de álcool, desnutridos, com vômitos frequentes (como gestantes com hiperêmese gravídica) e após cirurgia bariátrica (gastroplastia redutora). A avitaminose também pode ocorrer nos indivíduos em uso de diuréticos de alça, por aumentar a excreção renal da tiamina e naqueles submetidos à diálise ou nutrição parenteral. Alto consumo de carboidratos, situações de estresse, como febre e infecções, podem agravar o quadro. A depleção total da tiamina corporal ocorre em cerca de três semanas sem suplementação. A deficiência de tiamina é hoje classificada como erro do metabolismo adquirido, resultando em disfunção do ciclo de Krebs, que levaria à depleção de ATP e vasodilatação com aumento na liberação de adenosina. Os dois quadros mais citados de carência da vitamina B1 são a síndrome de Wernicke-Korsakoff e o beribéri. A síndrome de Wernicke-Korsakoff é uma neuropatologia que associa a psicose de Korsakoff à encefalopatia de Wernicke. A encefalopatia de Wernicke, a manifestação neurológica aguda da carência de vitâmina B1 associada à ingesta de grandes quantidades de glicose, é caracterizada por ataxia, oftalmoplegia, confusão mental e prejuízo da memória de curto prazo. A primeira descrição da doença foi feita pelo neuropsiquiatra alemão Carl Wernicke (1848-1905), em 1881, que descreveu quadro de início súbito, com paralisia dos movimentos oculares, ataxia de marcha e confusão mental. Ele observou que de seus três pacientes dois eram alcoólatras e o outro era uma paciente com vômitos persistentes após a ingestão de ácido sulfúrico, que se apresentou com estupor progressivo e coma, progredindo até a morte. Wernicke descreveu hemorragias puntiformes que afetavam a massa cinzenta em torno dos terceiro e quarto ventrículos e aqueduto de Sylvius, e designou a patologia *"polioencephalitis hemorrhagica superioris"*. A síndrome de Korsakoff, manifestação neurológica crônica da deficiência de tiamina, é caracterizada por amnésia anterógrada, confabulação e desorientação temporoespacial. Acompanham esses sintomas severa apatia e desinteresse por parte do doente, que muitas vezes não é capaz de ter crítica sobre sua condição. A caracterização dessa psicose teve início em 1852, quando o médico da corte real sueca Magnus Huss (1807-1890), o mesmo que introduziu o termo alcoolismo como sinônimo de ebriedade em seu "Alcoholismus chronicus, or chronic alcohol Illness. A contribution to the study of dyscrasias based on my personal experience and the experience of others", publicado em sueco, em 1849, e traduzido mais tarde para o inglês e alemão, mencionou distúrbio de memória em alcoólatras. Esse quadro seria elucidado, entre 1887 e 1891, pelo neuropsiquiatra russo Sergei S. Korsakoff (1854-1900), que considerou que a polineuropatia e o transtorno da memória do transtorno representavam "duas facetas de uma mesma doença", que foi designada psicose polineurítica. Em 1897, postulou-se que uma única causa seria responsável pela doença de Wernicke e a psicose de Korsakoff, e então foi criado o epônimo síndrome de Wernicke-Korsakoff.

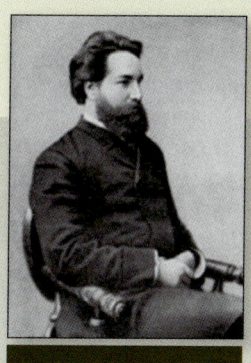

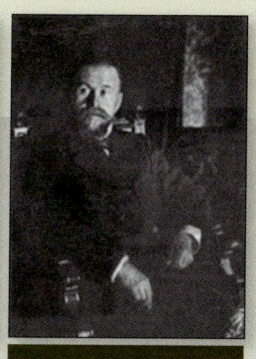

Sergei Sergeievich Korsakoff e Carl Wernicke

(1854-1900)   (1848-1905)

O médico russo Korsakoff foi um dos maiores neuropsiquiatras do século XIX e publicou numerosos trabalhos em neuropatologia, psiquiatria e medicina forense. Além de seus trabalhos sobre a psicose alcoólica, introduziu o conceito de paranoia e escreveu um excelente tratado de psiquiatria. Korsakoff estudou os efeitos do alcoolismo no sistema nervoso e caracterizou diversos casos de polineurite alcoólica com diferentes sintomas mentais. Como organizador eficiente, ele foi fundamental para a criação do "Moscow Society of Neuropathologists and Psychiatrists". O "Журнал невропатологии и психиатрии имени Корсакова" (Jornal de Neuropatologia e Psiqiatria de Korsakoff) foi chamado assim em sua homenagem. O médico neuropsiquiatra alemão Wernicke foi um estudioso em problemas de fala e linguagem. Wernicke relatou que nem todos os problemas da fala eram decorrentes de lesões na área de Broca. Ele demonstrou que lesões no giro superior do lobo temporal em sua porção osterolateral esquerda causariam deficiências na compreensão da linguagem. Essa região é hoje conhecida como área de Wernicke e a síndrome associada, de afasia de Wernicke.

Retirado de em.wikipedia.org/wiki/Sergei_ Sergeievich_Korsakoff e de en.wikipedia.org/wiki/Carl_Wernicke

Outra manifestação da deficiência da vitamina B1 é o beribéri. Segundo alguns autores, o nome da doença se refere às palavras "não posso, não posso", na língua de Sri Lanka, em referência à intensa fraqueza do doente. O beribéri mostra-se primariamente em desordens dos sistemas nervoso e cardiovascular. Existem três tipos de beribéri: o beribéri seco, uma polineuropatia com grave perda de massa muscular; o beribéri úmido com edema, anorexia, fraqueza muscular, confusão mental e finalmente falência cardíaca; e o beribéri infantil, no qual os sintomas de vômitos, convulsões, distensão abdominal e anorexia aparecem de repente e podem levar à morte por falência cardíaca. O beribéri foi, de tempos em tempos, endêmico em países onde o arroz polido constituía grande parte da dieta, sobretudo no sudeste asiático. Hoje, muitos países fortificam o arroz e outros grãos de cereais de forma a substituir os nutrientes perdidos durante o processamento. A história do beribéri é importante, pois por meio de suas pesquisas foi descoberto o fator antiberibéri que deu origem à palavra vitamina que continha em sua composição o grupo amina (NH2). Com isso foi criada a noção de que a ausência de uma substância nos alimentos podia causar uma doença, iniciando uma era revolucionária na nutrição no início dos anos 1900s. A pesquisa inicial da tiamina estabeleceu, assim, os fundamentos para toda a pesquisa sobre nutrição que se seguiu. No século VII, foi feita a primeira descrição clássica do beribéri no "Zhubing Yuanhou Zonglun" (tratado geral sobre a etiologia e sintomas das doenças), uma obra valorizada durante séculos pela medicina oriental tal a precisão dos dados feita por Chao Yuanfang (550-630 d.C.), médico imperial chinês durante a dinastia Sui. Em 1625, o médico holandês Jacob Bondt (1592-1631) chegou a Jacarta, na Indonésia, onde viveu até sua morte. Seu livro "Historiae naturalis et medicae Indiae orientalis" foi publicado em 1658, em Amsterdã. Nesse livro, observa que a palavra beribéri era derivada da palavra local, significando ovelha devido ao caminhar cambaleante das pessoas afetadas pela doença, observação que talvez derrube a teoria que beribéri signifique "não posso, não posso". No Japão, o arroz polido começou a ser consumido mais intensamente durante a era Tokugawa (1603-1867) e uma grande epidemia de "kakké" ou beribéri ocorreu em Edo, hoje Tóquio, em 1691. Na Ásia, o arroz branco era o alimento básico da classe média, e o beribéri, resultante da falta de vitamina B1, era endêmico. Em 1884, Takaki Kanehiro, um médico japonês da Marinha japonesa, rejeitou a teoria infecciosa do beribéri e sugeriu que a doença fosse causada por deficiência nutricional. Substituindo a dieta baseada unicamente em arroz polido por outra contendo carne, leite, pão e vegetais, ele praticamente eliminou o beribéri em uma viagem marítima de nove meses. No entanto, Takaki atribuiu os benefícios da dieta ao aumento da ingesta de proteínas, visto que as vitaminas ainda eram desconhecidas. No entanto, a Marinha não se convenceu da necessidade da expensiva dieta e muitos homens continuaram a morrer na guerra russo-japonesa de 1903 a 1905. Foi somente em 1905, quando o fator antiberibéri já tinha sido descoberto no farelo do arroz e no arroz integral, que a experiência de Takaki foi reconhecida e recompensada pelo sistema nobiliárquico do Japão com o título de barão, sendo então carinhosamente apelidado de "barão farelo". A conexão entre grãos de arroz e o beribéri foi sugerida em 1897 pelo médico militar holandês Christiaan Eijkman (1858-1930), que estava em Jacarta (Indonésia, então colônia da Holanda), nos fins do século 19, estudando o beribéri, quando ocorreu um surto dessa doença nas galinhas do hospital onde trabalhava. Eijkman tentou, em vão, isolar a bactéria que estava causando a paralisia nas galinhas, pois na época achava-se que esta doença era causada por germes. No entanto, logo após a contratação de um novo cozinheiro para o hospital, a doença desapareceu. Eijkman investigou o assunto e descobriu que o novo cozinheiro passou a alimentar as galinhas com arroz não beneficiado, ou seja, com cascas, pois achava que arroz polido não era bom para galinhas. Eijkman observou que aves alimentadas com uma dieta de arroz polido desenvolviam paralisia, que podia ser revertida pela suspensão do polimento do arroz. Eijkman atribuiu, equivocadamente, o beribéri a um tóxico para o nervo localizado no endosperma do grão do arroz e que as camadas exteriores do grão dariam proteção para o corpo. Seu assistente, Gerrit Grijns (1865-1944), também médico militar holandês, interpretaria corretamente a ligação entre o consumo excessivo de arroz polido e o beribéri, em 1901: Grijns concluiu que o arroz contém um nutriente essencial nas camadas externas do grão, que é removido por meio de polimento. Eijkman foi finalmente agraciado com o Prêmio Nobel, em 1929, porque as suas observações levaram à descoberta das vitaminas. Em 1911, Casimir Funk (1884-1967), trabalhando no Instituto Lister, em Londres, isolou a substância antiberibéri do farelo de arroz e, em 1912, chamou-a de "vitamina" (por conter um grupo amina). O nome foi logo aceito e ajudou a focar a atenção no novo conceito de doenças por deficiências nutricionais. Em 1915, os bioquímicos americanos Elmer Verner McCollum (1879-1967) e sua assistente Marguerite Davis (1887-1967) propõe o nome de vitamina hidrossolúvel B1 para o fator antiberibéri. Em 1926, nas Índias Holandesas, atual Indonésia, os bioquímicos holandeses, Barend Conraad Petrus Jansen (1884-1962) e seu colaborador Willem Frederik Donath (1889-1957), conseguiram isolar e cristalizar o agente ativo, que eles chamaram de "aneurina", a partir de farelo de arroz. Jansen e Donath estavam incorretos na fórmula deduzida para a vitamina, pois não consideraram o átomo de enxofre, fazendo com que a produção sintética fosse impossível. Em 1932, o bioquímico japonês Satoru Ohdake identificou átomos de enxofre na vitamina B, e então o nome de "tiamina" passou a ser usado para essa vitamina (o prefixo ti- vem do grego *tion*, que significa enxofre). A estrutura foi determinada em 1934 por Robert Runnels Williams (1886-1965), químico dos EUA, nascido na Índia, filho de pais missionários que retornaram aos EUA quando ele tinha dois anos. Depois de obter o título de Mestre em Química pela Universidade de Chicago, Williams, empenhado em descobrir a substância cuja carência causava o berbéri, retornou ao sudeste asiático e encontrou emprego no governo das Filipinas. Como não lhe foi possível determinar a substância que prevenia o beribéri, retornou aos EUA, mas não desistiu de sua pesquisa; em 1925, enquanto trabalhava na Bell Telephone Labs, começou a experimentar em sua garagem, usando a máquina de lavar roupa como uma centrífuga e seu próprio dinheiro para apoiar a sua pesquisa. O fator antiberibéri foi isolado e cristalizado em 1926 por Jansen e Donath, porém eles não conseguiram um método para a sua produção sintética. Williams continuou pesquisando a vitamina B1 e, no início dos anos 1930, se aproximou da Companhia Merck para obter financiamento e apoio em seu trabalho. A Merck concordou em fornecer a vitamina cristalina necessária e também forneceu um espaço em seu laboratório, assim como assistentes. O investimento deu certo, pois pouco tempo depois, em 1936, Williams fez a correta determinação estrutural da vitamina B1 e projetou a síntese para a Merck, chamando-a de vitamina B1 de "thiamin", e enviou o trabalho "New and Non--Official Remedies" para publicação na American Medical Association Journal. A American Chemical Society adicionou um e no final do nome para refletir a natureza amina da vitamina. Em 1947, Williams foi agraciado com a Medalha de Perkin pela Sociedade da Indústria Química que reconheceu a sua importância na determinação da estrutura da vitamina B1 e no desenvolvimento da síntese comercialmente viável para o composto. Williams doou todos os *royalties* de sua patente para a síntese da vitamina para a Fundação Williams-Waterman, entidade filantrópica dedicada a financiar a pesquisa científica e ativa na luta contra doenças nutricionais em países subdesenvolvidos. A comercialização da tiamina inicia-se em 1937 e, a partir dessa época, Williams começa a investigar a deficiência da vitamina B1 em diversas populações, motivando o governo dos EUA, em 1943, a criar o Comitê de Nutrição e Alimentação encarregada de estudar a suplementação da farinha de trigo com vitaminas e ferro. A tiamina é bem tolerada em pessoas saudáveis, mesmo com doses orais muito elevadas. A única reação encontrada nos seres humanos é do tipo hipersensitivo. Na grande maioria dos casos, essas reações de hipersensibilidade ocorreram após injeções com tiamina em pacientes com história de reações alérgicas. Na administração por via parenteral, a dose que produziu tais reações variou de 5 a 100 mg, a maioria das quais ocorreram em quantidades mais elevadas. Foram também relatados casos raros de reações de hipersensibilidade após doses orais extremamente elevadas (na casa dos 5 a 10 g). Todas essas reações foram transitórias e, desse modo, a margem de segurança para a administração oral é bastante ampla. (Williams, 1936 e 1954; Sipple, 1957; Györg, 1967; Watson, 1981; Semba, 1984; Guilland e Lequeu, 1995; Hardy, 1995; Zubaran e cols., 1997; Marques, 2001; Anvisa, 2004; Berkson e Berkson, 2006; Kopelman e cols., 2009; Lamska, 2010; Arie e cols., 2011).

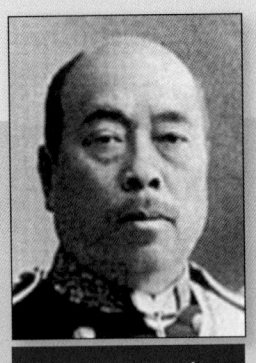

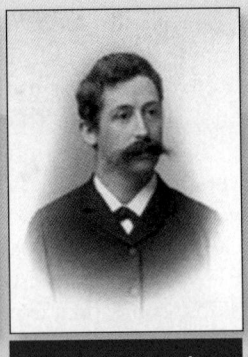

Takaki Kanehiro e Christiaan Eijkman

(1849-1920)

(1858-1930)

Em 1883, o médico japonês Takaki observou a altíssima incidência de beribéri entre os cadetes em missão de treinamento do Japão no Havaí, Nova Zelândia e América do Sul que durou nove meses. A bordo, 169 dos 376 desenvolveram a doença e 25 morreram. Takaki fez uma petição ao imperador Meiji para financiar uma experiência com dieta melhorada que incluía mais carne, leite, pães e vegetais, e teve sucesso na petição. Em 1884, outra missão teve a mesma rota, porém, dessa vez, foram registrados apenas 16 casos de beribéri entre os 444 marinheiros. Essa experiência convenceu a Marinha Imperial Japonesa que a dieta pobre era a causa primária do beribéri. O sucesso de Takaki ocorreu 10 anos antes do trabalho de Eijkmann, que foi laureado com o Nobel de 1929, pela descoberta que o beribéri era causado por deficiência da tiamina. O médico alemão Eijkman que demonstrou que o beribéri é causado por uma dieta pobre levou à descoberta das vitaminas. Juntamente com o bioquímico britânico Frederick Hopkins (1861-1947), recebeu o Prêmio Nobel de Medicina.

Retirado de en.wikipedia.org/wiki/Takaki_Kanehiro e de pt.wikipedia.org/wiki/Chritiaan_Eijkman

Vitamina B2

A riboflavina, lactoflavina ou vitamina B2 – designada no passado também por vitamina G – é um composto orgânico (flavina) da classe das vitaminas. No organismo humano, favorece o metabolismo das gorduras, açúcares e proteínas e é importante para a saúde dos olhos, pele, boca e cabelos. A riboflavina é utilizada como corante alimentar quando na forma fosfatada. A sua deficiência provoca rachaduras nos cantos da boca e nariz, estomatite, coceira e ardor nos olhos, inflamações das gengivas com sangramento, língua arroxeada, pele seca, depressão, catarata, letargia e histeria. A riboflavina é necessária na síntese do dinucleótido de flavina-adenina (FAD) e do mononucleótido de flavina (FMN), dois cofatores enzimáticos essenciais ao funcionamento de enzimas importantes em diversas vias metabólicas. Quanto à recomendação diária, crianças devem consumir cerca de 0,6 mg/dia, homens deveriam consumir 1,3 mg/dia, e as mulheres, 1,0 mg/dia. As principais fontes são de origem animal, entretanto, aqueles que possuem dieta vegetariana podem obtê-la também por meio de grãos. Essa vitamina é encontrada principalmente em leite e derivados, carnes, ovos e cereais enriquecidos. A ingestão diária recomendada pela ANVISA para adultos é de 1,3 mg. Entre os alimentos que contêm mais 1 mg/100 g estão levedo dietético, fígado de porco, fígado de vitela, fígado de frango, fermento biológico, rim de porco e leite integral em pó; alimentos com 0,5 e 1 mg/100 g de alimento: germe de trigo e queijo camembert; alimentos com 0,1 mg a 0,5 mg: clara de ovo, ovo de galinha, miolo de carneiro, sardinha, carne de carneiro, arenque, brócolis, costeleta de porco, leite de vaca, carbe de vaca (costela), atum, frango, pão integral, creme de leite a 30%, flocos de avelã, abacate e aspargos. A excreção se dá pela urina, em quantidade dependente da ingerida. É uma molécula fotossensível, degradando-se na presença de luz. A fórmula molecular da vitamina B2 é $C_{17}H_{20}N_4O_6$. A riboflavina foi descoberta em 1879 pelo químico britânico Alexander Wynter Blyth (1844-1921) enquanto fazia a análise dos componentes do leite de vaca, tendo denominado então esse composto lactocromo.

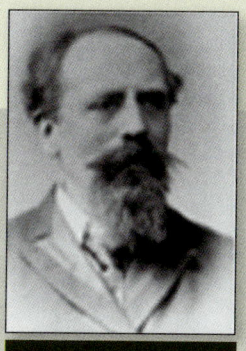

Alexander Wynter Blyth e a estrutura química da vitamina B2

(1844-1921)

Blyth foi um químico britânico conhecido por ter referido pela primeira vez a riboflavina em 1879, isolada a partir do leite de vaca, designando-a então de "lactocromo".

Retirado de en.wikipedia;.org/wiki/Alexander_Blyth e pt.wikipedia.org/wiki/Riboflavina

Outros nomes foram empregados para descrever a vitamina B2, como lactoflavina ou ovoflavina, dependendo do material de onde havia sido isolada. Também foram empregadas as designações hepatoflavina, verdoflavina, uroflavina e vitamina G. O nome atual, riboflavina, reflete a presença de uma cadeia lateral ribitilo e da cor amarela do grupo flavínico (do latim *flavus*, que significa amarelo). No final da década de 1920, foram isolados diversos pigmentos amarelos com fluorescência esverdeada, identificados como parte do complexo B, e identificada a estrutura da riboflavina pelo químico austríaco Richard Kuhn (1900-1967) e Paul Karrer (1889-1971), de forma independente. Mais tarde, o sueco Axel Hugo Theodor Theorell (1903-1982) médico agraciado com o Nobel de Fisiologia/Medicina de 1955 por estudos de processos de oxidação, da respiração celular e das enzimas, demonstrou que uma enzima de cor amarela, previamente identificada pelo fisiologista e bioquímico alemão Otto Heinrich Warburg (1883-1970), agraciado com o Nobel de Fisiologia/Medicina de 1931 pelas descobertas sobre as enzimas que têm participação no processo de oxidação e redução no organismo, e nas suas investigações sobre a fosforilação oxidativa, poderia ser separada em apoproteína numa fração solúvel amarela. Nenhuma das duas frações em separado era capaz de oxidar o NADPH, mas, ao fazer-se uma mistura de ambas, essa atividade catalítica reaparecia. Theorell tentou reconstituir a atividade da enzima juntando riboflavina à apoproteína, já que, espectroscopicamente, a fração amarela era muito semelhante à vitamina, mas não detectou catálise. Descobriu então que o cofator amarelo da enzima diferia da riboflavina pela presença de um grupo fosfato adicional na cadeia ribitilo. Theorell havia descoberto o FMN, o derivado direto da fosforilação da riboflavina. Anos mais tarde, o biólogo, médico e químico alemão Hans Adolf Krebs (1900-1981), que recebeu o Nobel de Fisiologia/Medicina de 1953, por seus trabalhos no ciclo do ácido cítrico, descobriu uma nova flavoenzima, cujo cofator foi identificado como um novo derivado da riboflavina, o FAD, por Warburg e Christian, em 1938. Na década de 1940, surgem os primeiros estudos sobre os efeitos da deficiência de riboflavina em humanos e, na segunda metade da década de 1950, foi identificada a primeira flavoproteína covalente, um componente da succinato-desidrogenase dos mamíferos iniciando nova etapa na enzimologia. O teste da atividade da glutationo-redutase para aferição dos níveis de riboflavina é proposto nos finais dos anos 1960, sendo utilizado até os dias atuais. A vitamina B2 não é armazenada em grande quantidade em nosso organismo, sendo assim, não são conhecidos níveis de toxicidade e/ou consequências do consumo excessivo dessa vitamina (Györg, 1967; Bion e Teixeira, 1978; Matsushita e Ameyama, 1982; Guilland e Legieu, 1995; Mewies e cols.,1998; Shampo e Kyle, 2000; Powers, 2003; Anvisa, 2004; Carpenter, 2004; Berkson e Berkson, 2006; Hoey e cols., 2009; Lanska, 2010; Shepherd e Fairchild, 2010).

Vitamina B3

A vitamina B3, niacina, ácido piridino-3-carboxílico, vitamina PP ou ácido nicotínico, é uma vitamina hidrossolúvel cujos derivados (NAD+, NADH, NADP+ e NADPH) desempenham importante papel no metabolismo energético celular e na reparação do DNA. A designação vitamina B3 também inclui a amida correspondente, a nicotinamida ou niacinamida. Outras funções da niacina incluem remover substâncias químicas tóxicas do corpo e auxiliar a produção de hormônios esteroides pelas glândulas suprarrenais, como os hormônios sexuais e os relacionados ao estresse. Em geral se define a atividade da niacina nos alimentos como concentração de ácido nicotínico formado pela conversão do triptofano, contido nos alimentos, em niacina. Essa é biologicamente precursora de duas coenzimas que intervêm em quase todas as reações de óxido-redução: a nicotinamida adenina dinu-

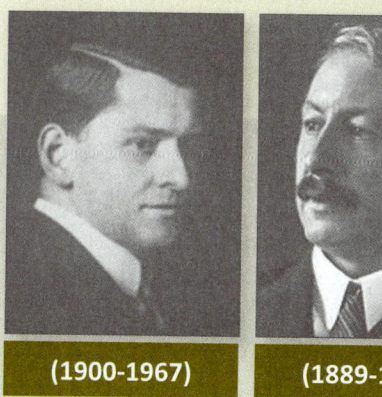

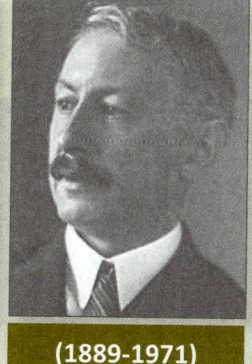

Richard Kuhn e Paul Karrer

(1900-1967) (1889-1971)

O químico austríaco Kuhn estudou na Universidade de Viena e na Universidade de Munique, onde obteve o doutorado em 1922, com a tese "sobre a especificidade das enzimas". A partir de 1925, lecionou na Universidade de Munique. Em 1930 foi nomeado chefe do departamento de química do Instituto de Investigação Médica Imperador Guilherme, da Universidade de Heidelberg, sendo diretor da mesma a partir de 1937. Durante anos colaborou com o Instituto Max Planck e a Universidade da Pensilvânia. Pesquisou sobre a constituição do caroteno, que lhe permitiu sintetizar a vitamina A. Pertenceu a um grupo de cientistas alemães que conseguiram isolar e posteriormente sintetizar a riboflavina. Foi agraciado com o Nobel de Química de 1938 por essas pesquisas. Recebeu o prêmio somente em 1949, pois o regime nacional socialista o impediu de recebê-lo na época. Começou a editar "Justus Liebigs Annalen der Chemie", em 1948. O químico Karrer nascido na Rússia, filho de cidadãos suíços, que em 1892 voltou com seus pais para a Suíça, onde educou-se em Wildegg e Lenzburg. Estudou química na Universidade de Zurique com o nobelista suíço Alfred Werner (1866-1919), o primeiro químico a receber o Nobel por trabalhos em química inorgânica em 1913. Depois de obter o doutorado, em 1911, passou alguns anos como assistente no Instituto Químico. Posteriormente obteve um posto no Instituto Quimioterápico George Speyer de Frankfurt, onde foi ajudante do bacteriologista alemão Paul Ehrlich (1854-1915), Nobel de Fisiologia ou Medicina de 1908 considerado o "pai da quimioterapia". Em 1918, voltou a Zurique como professor auxiliar de química orgânica, e em 1919 chegou a diretor do Instituto de Química da Universidade de Zurique. Suas pesquisas mais notáveis estiveram relacionadas com os carotenoides e com as flavinas, descobrindo que alguns deles, como o caroteno e a lactoflavina, atuam como pró-vitaminas A e B2, respectivamente. Em 1938, conseguiu sintetizar o composto denominado alfatocoferol, que corrige a esterilidade carencial de maneira análoga à da vitamina E. Foi-lhe outorgado o Nobel de Química de 1937, que compartilhou com Walter Norman Haworth. Publicou diversos trabalhos e recebeu muitas homenagens, além do Prêmio Nobel. Seu livro "Lehrbuch der Organischen Chemie" (Manual de Química Orgânica) foi publicado em 1927, alcançando trinta edições em sete idiomas diferentes.

Retirado de pt.wikipedia.org/wiki/Richard_Kuhn e de pt.wikipedia.org/wiki/Paul_Karrer

cleótido (NAD+) e a nicotinamida adenina dinucleótido fosfato (NADP+). A pelagra é a consequência de uma carência de vitamina B3 (conhecida como "PP" por ser a vitamina que "previne a pelagra") e de triptofano ou de seu metabolismo. As formas coenzimáticas da niacina participam das reações que produzem energia graças à oxidação bioquímica de carboidratos, lipídios e proteínas. NAD+ e NADP+ são fundamentais para se usar a energia metabólica dos alimentos. A niacina participa na síntese de alguns hormônios e é fundamental para o crescimento. Outra coenzima com função semelhante, mas estrutura diferente, é a ubiquinona. Segundo a ANVISA, em 2004, a ingestão diária recomendada (IDR) para um adulto é de 16 mg. Dentre os alimentos que contêm mais de 10 mg/100 g estão levedo dietético, amendoins torrados, fermento biológico, fígado de galinha e fígado de vitela; possuem 5 a 10 mg de niacina por 100 g: sardinha, atum, carne de carneiro, arroz integral e galinha; e entre 1 e 5 mg por 100 g: carne de vaca, costeleta de porco, amêndoa doce, pão integral, miolo de carneiro, arroz polido, cogumelos em lata, queijo camembert, flocos de aveia e salsa. A fórmula química da riboflavina é C6NH3O2. A primeira descrição da vitamina B3 foi feita em 1973 pelo químico sueco Hugo Weidel (1849-1899) em seus estudos com a nicotina.

Pode-se sintetizar niacina em pequena quantidade se na dieta houver boa quantidade do aminoácido triptofano, pois temos enzimas que podem, em uma série de reações, transformar o excesso de triptofano em niacina. O problema com o milho é que as proteínas que ele contém têm uma quantidade muito baixa de triptofano, não suficiente para se tornar uma segunda fonte da vitamina. O milho maduro, assim como grãos de outros cereais, contém a niacina, em sua maior parte ligada a outros compostos que a torna não digerível, já que as enzimas do tubo digestivo não quebram essas ligações. Na América Central e no México, onde o milho foi o cereal básico durante milênios, as populações aprenderam a amolecer os grãos, mergulhando-os em cal (hidróxido de cálcio) antes de triturá-los para formar uma pasta. Sabe-se hoje que, além da ação de amaciamento, o cal alcalino libera a niacina de suas ligações, tornando-a nutricionalmente disponível, reduzindo as chances

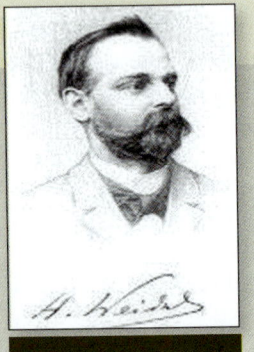

Hugo Weidel e a estrutura da vitamina B3

(1849-1899)

Weidel foi um químico austríaco conhecido pela invenção da reação de Weidel, reação química para detectar a presença de ácido úrico ou de xantina em uma substância, e por descrever a estrutura orgânica da niacina. Por suas realizações, recebeu o Prêmio Lieben, o Prêmio Nobel austríaco, em 1880.

Retirado de pt.wikipedia.org/wiki/Hugo_Weidel

desses povos de desenvolver a pelagra. Esse método tradicional de preparação do milho é chamado de nixtamalização. No entanto, quando o milho foi levado ao Velho Mundo e, gradualmente, passou a ser adotado como o alimento básico no sul da Europa, mas sem o uso do método tradicional de preparo com o cal, a pelagra tornou-se um problema sério. Ela foi descrita em camponeses da Espanha por Gaspar Roque Francisco Narciso Casal y Julian (1680-1759) em sua obra póstuma "Historia natural y médica del principado de Asturias de 1762". Gaspar Casal praticava medicina em Oviedo, Astúrias, e lá ele encontrou uma doença chamada localmente de mal de la rosa. A doença era caracterizada por uma descoloração vermelha da pele e logo acompanhada de diarreia e alterações mentais. A lesão dermatológica da pelagra, incluindo a erupção avermelhada em torno do pescoço que ficou conhecida como colar de Casal, foram ilustradas na obra de Casal. O médico francês, François Thiérry (1718-1792) visitou Gaspar Casal em Madri e publicou a primeira descrição da pelagra em 1755. Théophile Roussel (1816-1903) fez uma descrição mais detalhada da pelagra em camponeses da França que tinham no milho o principal alimento e Gaetano Strambio (1752-1831) descreveu a pelagra em camponeses que comiam polenta. O termo pelagra foi introduzido por Francesco Frapoli, na Itália, em 1771, das palavras italianas "pelle", pele e "agra", áspera. Embora muitos estudiosos atribuíssem um problema nutricional para a etiologia da pelagra, era crença comum que a pelagra pudesse ser causada por infecções ou toxinas desenvolvidas durante o armazenamento. No século XIX, essa crença ainda perdurava e, na França, seu uso como alimento tornou-se ilegal; na Itália foram construídos uma classe especial de "hospitais pelagra". No início dos anos 1900, a pelagra atingiu proporções epidêmicas no sul dos EUA. Ocorreram 1.306 mortes por pelagra na Carolina do Sul durante os dez primeiros meses de 1915, e 100.000 sulistas foram afetados em 1916. Não tinha havido nenhuma mudança óbvia nos hábitos alimentares para explicar o fato, mas agora sabe-se que haviam sido introduzidos os processadores de milho, um novo método de moagem de milho que separava o germe, reduzindo o teor de óleo da farinha de milho e aumentando a sua vida de armazenamento, mas reduzindo pela metade o teor de triptofano. Ainda que Casimir Funk tenha isolado a niacina em 1912, nessa época, ainda, a comunidade científica acreditava que a pelagra fosse causada por um microrganismo ou alguma toxina desconhecida presente no milho. O Spartanburg Pellagra Hospital em Spartanburg, Carolina do Sul, foi a primeira instituição do país dedicada a tratar e descobrir a causa da pelagra, criada em 1914 com dotação especial do Congresso para o Serviço de Saúde Pública dos EUA (PHS) e estabelecida principalmente para pesquisa. Em 1915, o médico e funcionário do governo Joseph Goldberger (1874-1929) foi designado pelo Surgeon General of the United States, uma espécie de secretário da Saúde Pública dos EUA para estudar a pelagra. Goldberger deveria encontrar a causa da pelagra e se ela estava ligada à dieta, tendo presos como voluntários e usando o Spartanburg Pellagra Hospital como sua clínica. Em 1926, Goldberger estabeleceu que uma dieta equilibrada ou uma pequena quantidade de levedura de cerveja impedia a pelagra. Goldberger realizou uma experiência utilizando 11 voluntários de uma prisão, dando-lhes roupas limpas e mantendo-os em uma casa que era limpa diariamente. Antes do experimento, os prisioneiros comiam frutas e vegetais do jardim da prisão, e no estudo Goldberger começou a alimentá-los apenas com milho. Em cerca de duas semanas, os presos reclamaram de dores de cabeça, confusão mental e perda de apetite. Na terceira semana, sete dos 11 apresentaram pelagra, e dois presos pediram a liberação. Goldberger curou todos os doentes alimentando-os com frutas e verduras novamente e deu-lhes liberdade. No entanto, ele não conseguiu identificar um elemento específico cuja ausência provocava a pelagra até sua morte. A extração da niacina foi conseguida pelo bioquímico americano Conrad A. Elvehjem (1901-1962), em 1937, que identificou o ingrediente ativo, referido como fator preventivo da pelagra ou fator "anti-blacktongue", pois a pelagra experimental em cães causava língua negra, e mostrou que a niacina curava a pelagra de cães. Mais tarde, estudos realizados por Tom Spies, Marion Blankenhorn e Clark Cooper demonstraram que a niacina também curava a pelagra em seres humanos. Em 1945, pesquisadores do departamento de medicina interna e do laboratório de nutrição do departamento de fisiologia da Yale University School of Medicine, liderados por Willard A. Krehl, descobriram que o aminoácido essencial triptofano pode ser transformado em niacina em tecidos de roedores. Em 1951, J. Laguna e KJ Carpenter, da Soweit Research Institute, Bucksburn, Aberdeenshire, Escócia, descobriram que a niacina presente no milho é biologicamente inativa e pode ser liberada somente em água com pH extremamente alcalino, como faziam os antigos agricultores do velho mundo que no preparo tradicional do milho mergulhavam-no em água com cal, no processo chamado nixtamalização. Talvez a mais importante descoberta para a indústria da vitamina B3 tenha ocorrido em 1955 quando uma equipe de cientistas da University of Saskatchewan, Saskatoon, Canadá, liderada por Rudolf Altschul descobriu que o ácido nicotínico em dose relativamente grande, cerca de 45 mg por kilo de peso diminuía o colesterol sérico em homens e coelhos e inibia a aterosclerose experimental em coelhos alimentados com colesterol. Desde então dezenas de trabalhos tem sido realizados nas mais diversas condições em que o risco da doença cardiovascular está aumentado (Funk, 1913; Spies, 1934; Krehl e cols., 1945; Laguna e Carpenter, 1951; Altschul e Hoffer, 1958; György, 1967; Bion e Teixeira, 1978; Krehl, 1981; Guilland e Lequeu, 1995; Rajakumarm 2000; Pieper, 2002; Carpenter, 2004; Pitche, 2005; Berkson e Berkson, 2006; Lanska, 2010; Lukasova e cols., 2011; Saggini e cols., 2011).

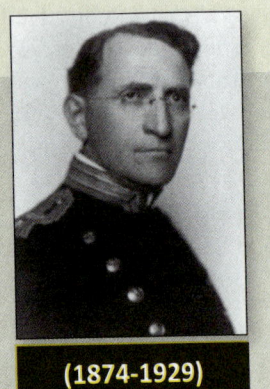

Joseph Goldberger

(1874-1929)

Goldberger József foi um médico e epidemiologista húngaro empregado na United States Public Health Service. Foi um advogado no reconhecimento científico e social da ligação entre a pobreza e a doença. Foi recomendado cinco vezes para o Prêmio Nobel por seu trabalho na etiologia da pelagra.

Retirado de en.wikipedia.org/wiki/Joseph_Goldberg

Vitamina B5

A vitamina B5 é hoje denominada de ácido pantotênico ou pantotenato (a união correspondente ao ácido pantotênico). Além da vitamina B5, outros nomes foram: vitamina antidermatose, fator antidermatite dos frangos e fator antipelagra dos frangos. O ácido pantotênico é uma vitamina hidrossolúvel que ajuda a controlar a capacidade de resposta do corpo ao estresse e no metabolismo das proteínas, gorduras e açúcares. O nome ácido pantotênico vem do grego e significa "de toda a parte". A forma que ocorre naturalmente é o ácido D-pantotênico, que tem distribuição generalizada nos alimentos, na maior parte incorporado na coenzima de acetilação, a coenzima A. É particularmente abundante na levedura e nas carnes de órgãos (fígado, rins, coração e cérebro), porém, ovos, leite, vegetais, legumes e grãos integrais de cereais são provavelmente as fontes mais comuns. Os alimentos processados contêm pequenas quantidades de vitamina B5 que no processamento podem ser repostas. O ácido pantotênico é sintetizado pelos microrganismos intestinais, mas a quantidade produzida e o seu papel na nutrição humana são desconhecidos. O ácido pantotênico é estável em condições neutras, mas é facilmente destruído em soluções alcalinas ou ácidas e pelo calor, podendo ser perdido até 50% no cozimento e até 80% no processamento e refinamento dos alimentos (enlatados, congelados, moídos etc.). A pasteurização do leite causa perdas mínimas. O ácido pantotênico, como um constituinte da coenzima A, tem papel-chave no metabolismo dos hidratos de carbono, proteínas e gorduras, sendo importante na manutenção e reparação das células e tecidos, além de estar envolvido nas reações que fornecem energia e na síntese de diversos compostos vitais. A ingestão diária recomendada (IDR) pela ANVISA para um adulto é 5 mg. São alimentos que contém acima de 2 mg por 100 g, fígado (de vitela, de vaca e de porco), miolo (de porco, de vaca e de carneiro), coração de vaca, leite em pó integral e língua de vaca, e os que contém entre 0,5 e 2 mg, arroz integral, ovo de galinha, patê de fígado, flocos de aveia, germe de trigo, nozes, queijo camembert, salmão, atum, arroz polido, bisteca de vaca e costeleta de porco. A fórmula química da vitamina B5 é $C_9H_{17}NO_5$, e foi descoberta pelo bioquímico americano Roger J. Williams (1893-1988), em 1919.

O início da história da vitamina B5 confunde-se com o início da carreira do bioquímico americano Roger John Williams (1893-1988). Em 1918, Roger era estudante graduado em química na Universidade de Chicago quando ganhou uma bolsa para estudar nutrição de leveduras na Companhia Fleishmman, cujo resultado foi sua tese de doutorado publicada em 1919 na revista "Journal of Biological Chemistry" sob o título "The vitamine requirements of yeasts. A simple biological test for vitaminae". Na conclusão do trabalho, ele afirmou que "uma substância de natureza desconhecida, que é constituinte da levedura, é necessária além dos nutrientes ordinários para a nutrição das células da levedura. Essa afirmação e a intuição de que essa substância desconhecida tivesse algo a ver com o crescimento de bebês humanos e de outros animais fizeram com que Roger John Williams iniciasse um caminho de 28 anos de pesquisas. Durante essa caminhada, em 1933, Williams e seus colegas da University of Oregon publicaram o artigo "Pantothenic Acid, a growth determinant of universal biological occurrence", que viria a ser citado como um clássico, em 1990. Nesse trabalho os autores, utilizando cepas Gerbrude Mayer de Saccharomyces cerevisae, demonstraram que uma única substância estimula o crescimento da levedura de maneira marcante e que essa substância ácida é encontrada de maneira generalizada, provavelmente em todos os seres vivos, e foi lhe dado o nome ácido pantotênico, do gre-

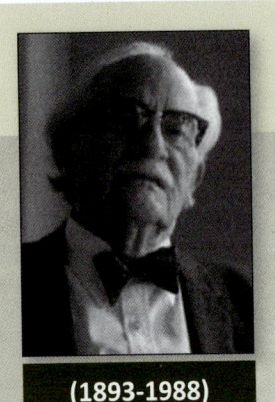

Roger John Williams e a estrutura da vitamina B5

(1893-1988)

Roger Williams foi um bioquímico americano que cunhou a palavra ácido fólico e descobriu o ácido pantotênico. Autor de diversos tratados de química orgânica e bioquímica, enquanto estava estudando a nutrição de células de leveduras, descobriu que a aneurina (vitamina B1) também promovia o crescimento das leveduras, o que abriu caminho para a utilização dos microrganismos (fungos e bactérias) nas pesquisas nutricionais. Posteriormente, ainda com leveduras, descobriu e isolou o ácido pantotênico e encontrou um método para sua síntese química. Foi membro da National Academy of Sciences e presidente da American Chemical Society.

Retirado de en.wikipedia.org/wiki/Roger_J_Williams

go "em todos os lugares". As pesquisas de Williams culminaram com a síntese do ácido pantotênico, em 1940, e sua aceitação como uma vitamina essencial, continuando com estudos sobre as funções metabólicas dessa substância de natureza desconhecida. O próximo personagem da história do ácido pantotênico foi o médico judeu alemão refugiado nos EUA, o nobelista Fritz Albert Lipmann (1899-1986), da Harvard Medical School, que graças a acidentes fortuitos encontrou um território metabólico específico para o ácido pantotênico. Em 1946, durante um estudo relativamente simples – a acetilação de aminas aromáticas em extratos de fígado –, a equipe de Lipmann observou a necessidade de um cofator estável ao calor que não coincidisse com qualquer outra coenzima conhecida. Em 1952, a equipe de Lipmann, durante o isolamento dessa nova coenzima, verificou que ela continha o ácido pantotênico. A descoberta do ácido pantotênico na coenzima, à qual Lipmann e seus colaboradores deram o nome "coenzima A" (CoA), foi facilitada pela ajuda do laboratório de Roger Williams, em particular pela Dra. Beverly Guirard, que analisou o material e detectou, por meio de suas observações, a presença do ácido pantotênico na coenzima. Essas observações iniciais possibilitaram ao grupo de Lipmann desenvolver um método para a liberação do ácido pantotênico da acetilcoenzima A através de duas reações enzimáticas, empregando fosfatase intestinal com uma enzima a princípio não identificada do fígado. A estabelecida conexão do ácido pantotênico e a reação de acetilação foi a indicação de que eles estavam trabalhando com um fenômeno metabólico de suma importância. Nessa época, estudos do bioquímico alemão Konrad Emil Block (1912-2000), nobelista de 1964, com radioisótopos demonstraram que a ainda misteriosa unidade metabólica chamada "acetato ativo" ou "resíduo-2-carbono ativo" era um intermediário que operava

IMPORTÂNCIA DAS VITAMINAS

Fritz Albert Lipmann

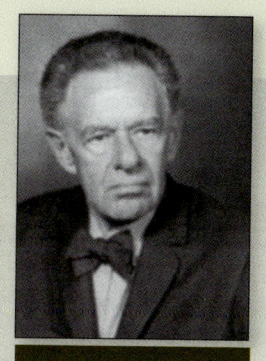

(1899-1986)

O bioquímico alemão Lipmann nasceu em Königsberg, Alemanha, em uma família de judeus. Estudou medicina nas Universidades de Königsberg, Berlim e Munique, graduando-se em Berlim, em 1924. Retornou a Königsberg para estudar química sob orientação do professor Hans Meerwein (1879-1965), famoso químico alemão cujo nome está ligado a inúmeros reagentes e reações químicas. Em 1926, juntou-se ao médico alemão Otto Fritz Meyerhof (1844-1921), Nobel de Fisiologia/Medicina de 1922, na Kaiser Wilhelm Institute em Berlim, para sua tese de doutorado. Depois, seguiu Meyerhof para Heidelberg para trabalhar na Kaiser Wilhelm Institute for Medical Research. A partir de 1939, viveu e trabalhou nos EUA. Foi um dos descobridores, em 1945, da coenzima A. Pelas pesquisas com a coenzima A, foi agraciado com o Prêmio Nobel de Fisiologia e Medicina de 1953, juntamente com Hans Adolf Krebs. De 1949 a 1957, foi professor de química biológica na Harvard Medical School. A partir de 1957, lecionou e conduziu pesquisas na Rockefeller University, New York City. Foi agraciado com a National Medal of Science em 1966.

Retirado de em.wikipedia.org/wiki/Fritz_E_Lipmann

em grande número de reações sintéticas. Quando, logo após a descoberta da CoA, uma grande variedade de reações de acetilação pareceu ser dependente da CoA, não foi muito difícil concluir que a coenzima que eles estavam estudando estava ligada com o sistema de transferência do misterioso "acetato ativo". Hoje, a formulação química exata da função transportadora da acetila na CoA já é conhecida e a essencialidade do ácido pantotênico, assim como a ingestão diária recomendada, estão bem estabelecidas. Em 1953, Lipmann recebeu o Nobel de Fisiologia e Medicina pela descoberta da coenzima A (Williams, 1919; Williams e Truesdail, 1931; Williams e cols., 1933; Williams e Major, 1940; Lipmann e Kaplan, 1946; Block, 1947; Lipmann e cols., 1950; Block, 1951; Lipmann, 1953; Györg, 1967; Bion e Teixeira, 1978; Guilland e Lequeu, 1995; Sizer e Whitney, 2003; Anvisa, 2004; Bontempo, 2005; Berkson e Berkson, 2006).

Vitamina B6

O termo vitamina B6 ou piridoxina é utilizado para um grupo de compostos que são metabolicamente intermutáveis, como o piridoxol álcool, piridoxal aldeído e a piridoxamina amina. A piridoxina favorece a respiração das células e ajuda no metabolismo das proteínas. A vitamina B6 liga-se principalmente às proteínas nos alimentos. O piridoxol encontra-se especialmente nas plantas, enquanto o piridoxal e a piridoxamina são encontradas sobretudo nos tecidos animais. As galinhas e o fígado de vaca, porco e vitela são excelentes fontes de piridoxina. As boas fontes incluem presunto e peixes, como atum, truta, halibute, arenque e salmão, nozes, como amendoins e avelãs, pão, milho e cereais de grão integral. Na maioria das vezes, os vegetais e as frutas são fontes pobres de vitamina B6, embora existam produtos nessas classes alimentares que contêm quantidades consideráveis de piridoxina, como os feijões, couve-flor, bananas e passas. É absorvida no intestino delgado, mas, diferentemente das outras vitaminas do complexo B, não é totalmente excretada pelos rins, ficando retida, principalmente, nos músculos. Essa vitamina ajuda no metabolismo dos aminoácidos, sendo importante para um crescimento normal, essencial para o metabolismo do triptofano e para a conversão deste em niacina. A deficiência dessa vitamina é relativamente rara, no entanto, alguns medicamentos, como a isoniazida, diminuem as concentrações plasmáticas da piridoxina. Pessoas com quadro de alcoolismo e mulheres grávidas que apresentam pré-eclâmpsia ou eclâmpsia podem apresentar deficiência dessa vitamina. Estudos feitos ainda não comprovaram totalmente sua eficiência na tensão pré-menstrual. Na falta da vitamina B6, podem ocorrer dermatite, anemia, gengivite, feridas na boca e na língua, náusea e nervosismo. A ingestão diária recomendada (IDR) pela ANVISA para um adulto sadio é de 1,3 mg/dia. Alimentos que contêm mais de 1 mg de vitamina por 100 mg são germe de trigo e fermento dietético, enquanto sardinha, fígado de vitela, fermento biológico, arroz integral, lentilhas, costeleta de porco, atum, chocolate ao leite, costeleta de vaca, couve-de-bruxelas, valeriana, leite integral em pó, flocos de aveia, repolho roxo e ovo de galinha contêm entre 0,1 e 1 mg/100 mg. A fórmula química da vitamina B6 é $C_8H_{11}NO$. Embora o médico húngaro Joseph Goldberger (1874-1929) e colegas estivessem pesquisando sobre o fator preventivo da pelagra (P-P factor) em ratos no final da década de 1920, foi o médico húngaro Paul György (1893-1976) e seus colegas da Universidade de Cambridge que descobriram, em 1934, o fator que prevenia a pelagra em ratos.

O isolamento da vitamina B6 é atribuído ao bioquímico japonês Sator Ohdake, cujas investigações ocorreram em 1931. No entanto, parece que ele não tinha recursos nem experiência para impedir que sua descoberta ficasse na escuridão por não publicar seu trabalho em uma revista internacional. Portanto, os cientistas continuaram a pesquisar sobre a chamada pelagra do rato, ignorando a descoberta de Ohdake. Na emaranhada literatura sobre as vitaminas da época, a vitamina B6 recebeu diversos nomes, como fator antiderma-

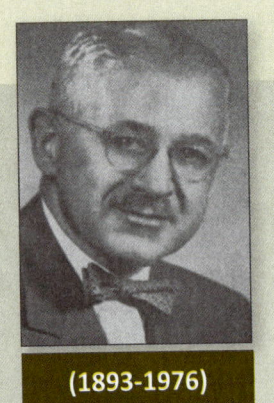

Paul György

(1893-1976)

O pediatra e nutricionista húngaro György foi destinatário da Medalha Nacional de Ciência dos EUA, sendo mais conhecido por sua descoberta de três vitaminas: riboflavina, vitamina B6 e biotina. Ao receber a medalha do presidente Gerald Ford, ouviu a seguinte citação: "Pela descoberta das três vitaminas e pesquisas relacionadas que melhoraram muito a nutrição humana". György foi Professor de Pediatria na University of Pennsylvania Medical School e chefe de Pediatria no Hospital da Universidade da Pensilvânia.

Retirado de en.wikipedia.org/wiki/Paul_György

tite de ratos, vitamina H, fator Y e fator 1. A história da vitamina B6 continua com a de Paul György, seu descobridor, o médico e nutricionista húngaro György nascido em Nagyvarad, em 7 de abril de 1893. Filho de um respeitado médico de sua cidade natal, quando criança era curioso extremado, ávido leitor e gostava de músicas. Inspirado pelos problemas médicos tratados por seu pai e incentivado por seus pais, György decidiu-se pela carreira médica. Frequentou a Faculdade de Medicina da Universidade de Budapeste, onde se graduou em 1915. Nos próximos cinco anos não está claro se exerceu a medicina; com o advento da Primeira Guerra Mundial, mas, em 1920, György se encontrava na Alemanha onde foi nomeado assistente do pediatra austríaco Ernest Moro (1874-1951), descobridor do reflexo de Moro, na Universidade de Heidelberg. Moro, tinha sido aluno do microbiologista austríaco Theodor Escherich (1857-1911), o descobridor da *Escherichia coli*, um dos fundadores da pediatria científica na Alemanha e um dos primeiros a reconhecer a predominância do bacilo bífido no trato intestinal de lactentes. A experiência, sem dúvida, influenciou os estudos posteriores de György sobre o leite humano. Ele progrediu rapidamente em suas investigações e, em 1927, com 34 anos, foi nomeado professor desta Universidade, na qual trabalhou entre 1927 e 1933 com o químico austríaco Richard Kuhn (1900-1967), Nobel de Química em 1938. No início dos anos 1930, sabia-se que haviam dois componentes separados de vitaminas do complexo B, um antineurítico, fator termolábil ou vitamina B1 ou F, a tiamina, e a vitamina B2 ou G, um fator mais estável ao calor, essencial para ratos na manutenção do crescimento e na prevenção de lesões características da pele. A equipe de Heidelberg, composta pelos dois cientistas e mais o químico suíço Theodor Wagner-Jauregg (1903-1992) concentrou-se no isolamento de vitamina B2, utilizando como ensaio a resposta de crescimento de ratos alimentados com dieta purificada contendo óleo de fígado de bacalhau como fonte das vitaminas A e D e de um extrato alcoólico de trigo como fonte da vitamina B1. O progresso inicial foi facilitado pela observação que a atividade de crescimento foi diretamente proporcional à de frações com intensidade fluorescente de cor amarelo-esverdeada. No entanto, em maior concentração do componente amarelo-esverdeado, a resposta biológica diminuía e foi apenas quando um extrato de levedura incolor foi combinado com o concentrado amarelo que a atividade foi restaurada, uma experiência que demonstrou que a vitamina B2 ou G não era uma entidade única. A riboflavina foi isolada pela equipe da Heidelberg, em 1933, primeiro a partir de clara de ovo (ovoflavina) e, mais tarde, a partir de soro de leite (lactoflavina). Nesse mesmo ano de 1933, por causa da instabilidade política na Alemanha, György mudou-se para a Inglaterra onde começou a trabalhar no laboratório de nutrição da Universidade de Cambridge. De sua experiência em Heidelberg ele sabia que ratos alimentados com dieta purificada suplementada com as duas vitaminas B isoladas, tiamina e lactoflavina, não se desenvolviam adequadamente e desenvolviam dermatite nas extremidades, mais tarde chamada acrodinia. O fator antiacrodinia foi investigado em colaboração com Thomas William Birch, e descobriram que as propriedades químicas de concentrados com esse fator o diferenciava do fator antilíngua preta e do fator antipelagra de Goldberger. György denominou esse fator vitamina B6 a fim de evitar confusão com os ainda incompletamente caracterizados fatores B3, B4 e B5. Em 1935, foi convidado para ser professor auxiliar de pediatria na Western Reserve University, em Cleveland, nos EUA, e ele como judeu rapidamente aceitou. Em 1937, foi nomeado para o cargo de professor associado naquela escola médica. Os estudos para o isolamento e caracterização da vitamina B6 por György começaram em Cambridge e foram continuados em Cleveland. Em 1938, relatou o isolamento da vitamina logo após um anúncio similar que tinha sido publicado por Lepkovsky. Depois que a estrutura química foi determinada, György propôs o nome de piridoxina. A próxima contribuição de György, em relação ao complexo B, foi com a vitamina B7 ou biotina. Em 1944, tornou-se professor pesquisador associado de pediatria da Pennsylvania School of Medicine, e promovido a professor em 1946. Além disso, foi chefe de Pediatria no Hospital da Universidade de Pensilvânia, de 1950-1957, e chefe de pediatria no hospital geral da Filadélfia, de 1957 a 1963. Tornou-se professor emérito da Universidade da Pensilvânia em 1963, mas continuou a trabalhar ainda por 13 anos até sua morte em 1° de março de 1976. Paul György foi autor ou coautor de 13 livros e publicou mais de 450 artigos científicos. Recebeu muitos prêmios e homenagens por suas realizações científicas/humanísticas no campo da nutrição e do aleitamento humano, e talvez a mais importante tenha sido a última, a "The National Medal of Science", que foi apresentada pelo americano Gerald Rudolph Ford, Jr. (1913-2006), trigésimo-oitavo (1974-1977) presidente dos EUA, em 1975, e recebido pela viúva de György, em 1976. Ao anunciar o isolamento da vitamina B6, o bioquímico polonês naturalizado norte-americano Samuel Lepkovsky (1901-1984), do departamento de Ciências Nutricionais da Universidade da Califórnia em Berkerley, venceu a corrida que tinha como concorrentes, entre outros, os laboratórios Merck, o grupo de Elvehjem na Universidade de Wincosin e também György e Kuhn, na Alemanha. A grande corrida tinha iniciado com o objetivo de conquistar o grande prêmio que era a identificação do fator PP (preventivo da pelagra), sob investigação por diversos grupos, como o de William Henry Sobrell Jr. (1903-1992), nos laboratórios da National Institutes of Health e dos laboratórios de pesquisas da Lilly, com Paul Fouts e Oscar Helmer; porém, em 1937, a corrida teve um vencedor, o bioquímico americano Conrad A. Elvehjem (1901-1962), que identificou a niacina como o ingrediente ativo, então referido como fator preventivo da pelagra ou fator antiblacktongue, pois a pelagra experimental em cães deixava a língua negra, mostrando que a niacina curava a pelagra de cães. No mesmo ano de 1938, um pouco mais tarde, os grupos de pesquisadores Keresztesy e Stevens; György, Kuhn e Wendt; Ichiba e Michi relataram também o isolamento da vitamina B6 cristalizada a partir de arroz polido. Em 1939, Harris e Folkers determinam a estrutura da piridoxina e foram capazes de sintetizar a vitamina. Karl August Folkers (1906-1997), bioquímico americano estava associado à Companhia Merck, em Nova Jersey, desde os anos 1930, uma década de intensa atividade em pesquisas científicas, em todo o mundo, devotadas ao isolamento e identificação de fatores de crescimento, muitos dos quais foram reconhecidos como vitaminas. O laboratório de Folker se tornou um centro de purificação, determinação da estrutura e síntese de numerosos desses fatores. Seus assistentes, entre os quais Stanton AveryHarris, foram responsáveis por diversas descobertas no campo das vitaminas. Em 1945, Snell demonstra que a piridoxina pode existir em duas outras formas naturais da vitamina, o piridoxal e a piridoxamina. A descoberta de Esmond Emerson Snell (1914-2003), professor de bioquímica da Universidade da Califórnia em Berkeley, levou à compreensão das reações químicas da vitamina B6 e aos mecanismos catalíticos das enzimas dependentes da vitamina B6. Com a descoberta, isolamento e produção da vitamina B6, o próximo passo seria verificar sua essencialidade e as consequências de sua deficiência no ser humano. Em 1939, o médico americano Tom Douglas Spies (1902-1960) e seus colegas da Cincinatti College of Medicine relataram que algumas manifestações em doentes de pelagra que não respondiam à niacina, tiamina ou riboflavina foram curadas com a vitamina B6. Não obstante esses achados sugestivos, ainda não havia uma evidência direta da essencialidade da vitamina B6. Em 1948, numa tentativa de corrigir essa situação, Winthrop Wesley Hawkins, que viria a ser presidente da Sociedade de Nutrição do Canadá, do Departamento de Bioquímica da University of Saskatchewan, Canadá, resolveu submeter-se a uma dieta purificada contendo todas as vitaminas conhecidas, com exceção da vitamina B6. A natureza sintética da dieta fica clara pelo comentário de Hawkins que "a não palatilidade da mistura dificulta suprir as necessidades de um homem moderadamente ativo". Após 55 dias nessa dieta, Hawkins perdeu 9 libras sobrando 129 libras de peso. Em adição, houve um modesto grau de anemia e sua pressão arterial teve discreta queda. Mas não houve nenhum efeito que "pudesse ser inequivocadamente considerado resultante da falta da vitamina B6. Próximo ao fim dos 55 dias, ele notou "um grau não usual de depressão e confusão mental" e sugeriu que as futuras investigações deveriam considerar as alterações mentais mais cuidadosamente. A próxima tentativa de produzir deficiência de vitamina B6 foi feita pela médica Selma Syderman e seus colegas do Departamento de Pediatria da New York University School of Medicine no inverno de 1948-1949. Eles alimentaram duas crianças mentalmente deficientes, uma com dois meses de idade e a outra com oito meses com dieta sem vitamina B6. Após 76 dias com essa dieta, a criança menor começou a apresentar convulsões; quatro dias depois, foi dada vitamina B6 e as convulsões cederam. Logo no início da experiência, a criança maior mostrou sinais de anemia, mas permaneceu na dieta por 130 dias sem apresentar convulsões. As duas crianças eram magras no início da experiência, pesando juntas menos de 9 kg. Nenhuma delas teve ganho de peso apreciável durante o ensaio. Syderman e cols. concluíram que a vitamina B6 é essencial para o crescimento normal, para a formação das células sanguíneas e para a atividade elétrica apropriada no cérebro. Esse trabalho que hoje não passaria em nenhuma comissão de ética foi na época duramente criticado. Em 1951, a American Medical Association revisou todas as evidências sobre a vitamina B6 e concluiu que a vitamina é essencial para cães, galinhas, porcos e bezerros, e que, de fato, existe necessidade humana dessa vitamina. Sem a avaliação da necessidade diária recomendada, os médicos, nutricionistas e leigos não perceberam a importância real da vitamina B6. A partir do início dos anos 1950, surgiu uma desordem convulsiva peculiar em crianças de vários pontos dos EUA, que não se tratava de epilepsia ou outra causa conhecida. As crianças nasciam saudáveis e assim permaneciam até que surgiam as convulsões que cediam com anticonvulsivantes convencionais. A solução do problema apareceu quando dois artigos na revista "Journal of American Medical Association", de 30 de janeiro de 1954, dos médicos Clement J. Molony e A. H. Parmalee de Los Angeles e David B. Coursin, médico de Lancaster, descreveram 60 bebês que apresentavam dois fatos em comum: todas sofreram convulsões inexplicadas e todas foram alimentadas com a fórmula infantil chamada SMA. A Whyet Laboratories de Filadélfia começou, em 1951, a esterilizar seus produtos, e no afã de matar bactérias destruía praticamente toda a vitamina B6 da fórmula infantil. Portanto, as crianças alimentadas com o SMA demonstraram de forma cabal a essencialidade da vitamina B6. Provada a essencialidade da vitamina B6, a mesma Selma Snyderman, publicou em 1955, a primeira recomendação da vitamina para crianças (György, 1938; Bion e Teixeira, 1978; Harris e Folkers, 1939; Harris e cols., 1939; Hawkins e Barsky, 1948; Snyderman e cols., 1953; Snyderman, 1955; György, 1967; Jukes, 1972; Barness e Tonarelli, 1979; Jukes, 1986; Winter, 1991 a, b, c; Guilland e Lequeu, 1995; Olson, 2001; Sizer e Whitney, 2003; Anvisa, 2004; Miles e Metzler, 2004; Bontempo, 2005; Berkson e Berkson, 2006; Nicolaou e Montagnon, 2008; Lanska, 2010; Arie e cols., 2011).

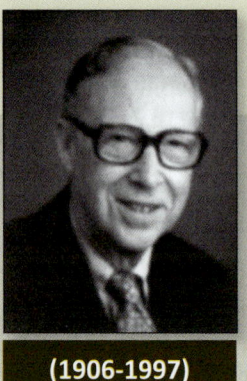

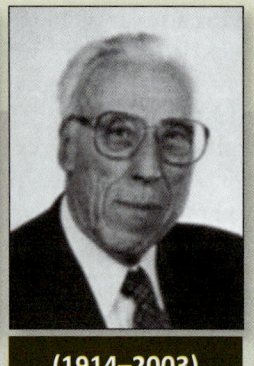

Karl August Folkers e Esmond Emerson Snell

(1906-1997) (1914–2003)

Bioquímico norte-americano Karl August Folkers realizou a maioria de seus trabalhos científicos na Merck Company em Rahway, New Jersey. O laboratório de Folkers era um centro para a purificação, determinação estrutural e síntese de uma grande quantidade de vitaminas, entre as quais a vitamina B6 (piridoxina, piridoxal e piridoxamina), ácido pantotênico, biotina e vitamina B12. Folkers foi admitido para o American Institute of Nutrition em 1954 e eleito como membro em 1982. Esmond Snell foi pioneiro e um gigante nas pesquisas nutricionais e bioquímicas. Seus antigos trabalhos sobre as necessidades nutricionais das bactérias acidoláticas resultaram no desenvolvimento dos ensaios microbiológicos e levaram à descoberta e análises de grande número de vitaminas, antivitaminas e fatores de crescimento. Sua descoberta de duas formas novas da vitamina B6, piridoxina e piridoxamina, levou à compreensão das reações químicas da vitamina B6 e aos mecanismos catalíticos das enzimas dependentes da vitamina B6. Ele foi professor de bioquímica da University of Wisconsin (1945–1951), professor de química da University of Texas (1951-1956 e 1976-1990) e professor de bioquímica da University of California, Berkeley (1956-1976). Durante sua longa e produtiva carreira, treinou mais de 30 estudantes de pós-graduação, teve mais de 40 assistentes com pós-doutorado e associados sêniores. Publicou cerca de 400 trabalhos científicos e revisões, que sempre foram escritos clara, cuidadosa e acuradamente. Recebeu diversos prêmios e homenagens. Foi eleito para a National Academy of Sciences em 1955 e como membro da American Institute of Nutrition em 1982. Serviu em numerosos comitês governamentais e conselhos editoriais. Foi editor da "Annual Review of Biochemistry", de 1968 a 1983.

Retirado de Olson, 2001 e de Miles e Metzler, 2004

Vitamina B7

A vitamina B7 ou biotina, também conhecida como vitamina H, ou vitamina B8, é uma molécula da classe das vitaminas que funciona como cofator enzimático no metabolismo das proteínas e dos carboidratos. Ela age diretamente na formação da pele e indiretamente na utilização dos hidratos de carbono (açúcares e amido) e das proteínas. Tem como principal função neutralizar o colesterol. Vitamina hidrossolúvel, a biotina tem a fórmula química $C_{10}H_{16}O_3N_2S$, podendo ser encontrada na levedura de cerveja, arroz integral, frutas, nozes, ovos, carnes, leite. Além disso, é produzida por bactérias do intestino. A sua carência causa furunculose, seborreia do couro cabeludo e eczema. A biotina é o cofator da enzima piruvato carboxilase, uma molécula especializada no transporte de dióxido de carbono (CO_2). Na reação catalisada pela piruvato carboxilase, a biotina capta uma molécula de CO_2 e transfere-a para uma molécula de piruvato, formando oxaloacetato, no processo de gliconeogênese. Essa transferência é possível graças à flexibilidade da porção linear da estrutura da biotina, que possibilita o movimento da parte da molécula envolvida no transporte do CO_2. A proteína avidina, presente numa forma ativa em ovos crus, inibe a ação da biotina ao ligar-se a esta, evitando sua absorção normal no intestino. Uma dieta rica em ovos crus pode levar a uma deficiência em biotina. Essa propriedade é, no entanto, explorada em âmbito laboratorial: é possível adicionar moléculas de biotina a determinadas proteínas (processo denominado biotinização); proteínas marcadas desse modo podem ser facilmente purificadas por meio de cromatografia de afinidade, usando uma matriz contendo avidina covalentemente ligada, que por sua vez capta os grupos biotina (e, portanto, as proteínas a si ligadas). A proteína marcada pode então ser eluída (separada da matriz) usando um excesso molar de biotina livre, que compete com a biotina ligada à proteína e força-a a desligar da matriz cromatográfica. A fórmula da vitamina B7 é C10H16N2O3S e foi isolada pelo químico alemão Fritz Kögl (1897-1959) em 1936.

A vitamina B7 ou biotina tem uma história interessante não familiar para a maioria dos cientistas que agora fazem uso dela. Essa vitamina é amplamente utilizada juntamente com a avidina, a proteína específica de ligação da biotina na clara de ovo, para pesquisar fenômenos bioquímicos. A "biotinização" de proteínas e nucleotídeos e a utilização da avidina para "pescar" ou detectar essas moléculas a partir de misturas complexas tem encontrado grande utilidade. É curioso que a natureza tenha reunido dentro do ovo da galinha a mais rica fonte de biotina, na gema e na clara, um fator tóxico, a avidina, que quando administra-

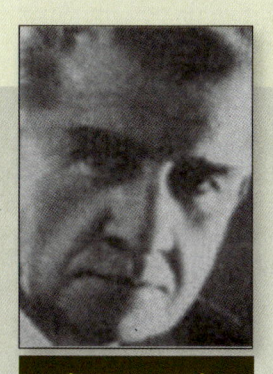

Fritz Kögl e estrutura química da vitamina B7

(1897-1959)

O químico e professor universitário Kögl estudou química na TH München (Universidade Técnica de Munique). Foi professor de química orgânica da Universidade Técnica de Munique e da Universität Göttingen (Universidade de Goettingen) e, mais tarde, de química orgânica e bioquímica da Universität Utrecht (Universidade de Utrecht). Junto com seu aluno de doutorado Benno Tönnis, Kögl isolou pela primeira vez a biotina na sua forma pura.

Retirado de de.wikipedia.org/wiki/Fritz_Kögl

da aos animais provoca deficiência de biotina. O início da história da biotina começa com a frase "Em 1898, Steinitz relatou que a ingestão de clara de ovo cru por cães era seguida de náuseas e vômitos. Essa interessante observação parece ter passado desapercebida, embora nenhuma outra proteína natural seja conhecida por provocar tais sintomas digestivos", com tais palavras, o bioquímico William George Bateman, do laboratório de química fisiológica de Sheffield na Yale University, New Haven, em 1916, iniciou seu clássico trabalho "Digestibility and utilization of egg protein", no qual observou que ratos alimentados com clara de ovo como única fonte de proteínas desenvolviam desordens neuromusculares, dermatite e perda de pelos. Esta síndrome poderia ser prevenida caso se cozinhasse a clara ou se fosse acrescentado fígado ou levedura à dieta. O trabalho de Bateman, fruto de "The digestibility and utilization of egg proteins: the use of raw eggs in practical dietetics", submetido para o grau de doutor na Philosophy Yale University, em 1916, tem sido considerado como o início da descoberta da vitamina B7; no entanto, esse início poderia ser rastreado, segundo o próprio Bateman a Steinitz, em 1898, ou a Wildiers, em 1901. Wildiers, que trabalhava no laboratório de química biológica da Université Catholique de Louvain na Bélgica, descobriu, em 1901, que as leveduras da cerveja necessitam de um fator de crescimento especial ao qual deu o nome "Bios". Após 30 anos, é provado que o Bios é uma mistura de fatores essenciais, um dos quais, Bios IIB, é a biotina. Em 1922, Margaret Averil Boas, assistente de pesquisas na Lister Institute em Londres, estudou os papéis do cálcio e do fósforo na dieta dos ratos. Para minimizar aqueles minerais, ela alimentou os ratos com clara seca de ovo como única fonte de proteínas. Depois de três semanas, os animais começaram a perder pelos, suas peles começaram a ficar ásperas e inflamadas e alguns morriam. Seguindo essas observações, que Bateman já havia relatado anteriormente, Boas conduziu uma série de experiências, e descobriu que alguns alimentos continham uma substância capaz de proteger contra os danos da clara de ovo, que chamou de fator protetor X. A substância era hidrossolúvel e, em muitos aspectos, assemelhava-se à vitamina B do bioquímico americano Elmer Verner McCollum (1879-1967). No entanto, um exame mais detalhado revelou que o fator protetor X era diferente dos fatores antiberibéri e preventivo da pelagra. Após a publicação de Boas, em 1927, muitos autores começaram a pesquisar sobre a identidade do fator X, entre os quais o médico húngaro Paul György (1893-1976), que, em 1931, purificou o fator X e ficou tão confiante de que realmente se tratava de uma vitamina até então desconhecida que propôs o nome vitamina H. Embora alguns autores tenham dito que H deriva da palavra alemã "haut", que significa pele, György que era húngaro cunhou esta letra simplesmente porque H era a próxima letra disponível, já que dois anos antes os americanos homenagearam Goldberger chamando o fator preventivo da pelagra de vitamina G. Em 1936, o químico e professor universitário Fritz Kögl (1897-1959) e seu aluno de pós-graduação Benno Tönnis isolaram 1,1 mg de biotina a partir de mais de 500 libras de gema de ovo. Kögl, que em 1935 anunciara o isolamento, a partir da gema do ovo, uma pequena quantidade de um composto cristalino que possuía a maior parte da atividade no crescimento das leveduras do Bios de Wildier, chamou a substância de biotina. Em 1940, György e cols. reconheceram que a distribuição, o comportamento no fracionamento, e as propriedades químicas dos fatores presentes na gema do ovo, o fator de crescimento das leveduras de Kögl, e o fator protetor X de Boas (chamado então vitamina H) eram semelhantes. György e cols. isolaram a biotina do fígado e demonstraram que animais podiam ser alimentados com claras de ovo cru por longos períodos sem danos desde que houvesse suficiente vitamina H na dieta. Em 1941, o grupo do bioquímico americano Robert Eakin (1916-1979), da University of Texas, que já tinha verificado que porcos alimentados com clara de ovo seco tinham muito menos biotina em seus tecidos apesar de quantidade adequada em suas dietas, concluiu que havia alguma substância na clara de ovo que fazia a biotina não disponível para uso e demonstraram que essa substância era uma proteína que foi chamada de avidina. Previsivelmente, a avidina é inativada pelo calor, razão de o ovo cozido não causar a deficiência de biotina. Em 1942, bioquímicos da Cornell University Medical College, liderados por Vincent Du Vigneaud, determinaram a estrutura da biotina; apesar de no mesmo ano, Kögl e cols. também terem determinado a estrutura da vitamina, a primazia da descoberta foi atribuída a du Vigneaud, que em 1955 receberia o Prêmio Nobel pela síntese da ocitocina. A primeira evidência clínica de que a biotina é essencial para o homem surgiu com a descrição de um caso clínico apresentado por Robert Williams, médico do Boston City Hospital, em 1941, de um criador de galinhas que tomava vinho com dois ovos crus quatro vezes por dia: esse criador de galinhas, além de outras manifestações, apresentava coloração avermelhada incandescente no rosto e mais da metade do corpo. A maior evidência de que a biotina é essencial para humanos foi apresentada pela equipe do médico Virgil Preston Sydenstricker (1889-1964), da University of Georgia School of Medicine: quatro voluntários foram postos em uma dieta pobre em biotina, porém com todos os outros nutrientes essenciais, e para reduzir ainda mais a biotina foram administrados 200 mg de avidina na dieta. Durante as onze semanas de experiência, apareceram vários sinais e sintomas. Todos desenvolveram pele escamosa e seca. De modo marcante, todos desenvolveram alterações mentais de depressão leve na 5ª semana, seguida de insônia, falta de energia e ansiedade; a experiência foi encerrada quando um dos pacientes perdeu a vontade

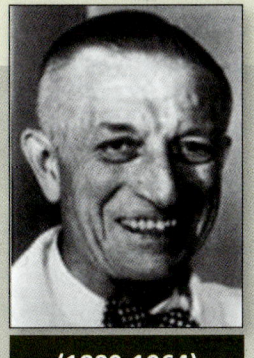

Virgil Preston Sydenstricker

(1889-1964)

O médico Sydenstricker, em 1920, se tornou médico e iniciou sua prática privada em Augusta. Tornou-se professor de medicina da atual Medical School of Georgia, em 1922, e foi titular do departamento de medicina de 1922 até sua aposentadoria compulsória, em 1957, quando se tornou professor emérito de medicina e chefe de clínica da VA Hospital, em Augusta, até sua morte. Sydenstricker adquiriu reconhecimento nacional e Internacional em hematologia e nutrição. Publicou 113 artigos científicos, "abstracts" e "biographical sketches" em revistas conceituadas e seis capítulos de tratados de medicina e patologia. Seu trabalho inicial em hematologia tratou de métodos inovativos na transfusão sanguínea e descrição da anemia falciforme. Nos anos 1930, começou pesquisas na nutrição discutindo problemas das doenças causadas pelas hipovitaminoses e desnutrição, e descreveu experiências com ratos em artigos cobrindo fatores nutricionais. Discutiu as deficiências de aminoácidos e as doenças causadas por nutrição em tempos de guerra.

Retirado de Feldman, 2001.

de comer. A adição de 150 mg de biotina rapidamente fez os sintomas desaparecerem. O trabalho da equipe da Georgia foi publicado na revista Journal of the American Medical Association, em 13 de fevereiro de 1942.

Em 1943, Stanton Avery Harris e colegas da Companhia Merck da cidade de Rahway, em New Jersey, nos EUA, conseguem a síntese total da biotina, porém a produção industrial foi iniciada após o desenvolvimento da técnica descrita pelos químicos judeus, o estoniano Moses Wolf Goldberg (1905-1964) e o polonês Leo Henryk Sternbach (1908-2005), também descobridores dos benzodiazepínicos, em 1949, quando trabalhavam na companhia Hoffmann-La Roche na cidade de Nutley, New Jersey. A determinação da estrutura da biotina e de sua maior disponibilidade abriu o caminho para melhor estudar o papel da biotina no âmbito molecular. Por volta de 1950, a biotina tinha sido relacionada com processos enzimáticos, elucidados por diversos bioquímicos notáveis, como o espanhol Severo Ochoa (1905-1993), o alemão Feodor Lynen (1911-1974), que receberia o Prêmio Nobel (com Konrad Bloch) de Fisiologia/Medicina por seu trabalho no mecanismo e regulação do metabolismo do colesterol e ácidos graxos, e os americanos Harland Wood (1907-1991) e Malcolm Daniel Lane (1930-2014), professores eméritos da Johns Hopkins University School of Medicine. Em 1959, o grupo de Lynen descreve a função biológica da biotina e abre o caminho para estudos posteriores das carboxilases. D. Gombetz, da Royal Postgraduate Medical School de Londres, e cols. descreveram em 1971 o caso de uma criança de cinco meses que apresentava cetoacidose metabólica associada com β-metilcrotonilglicinúria e β-hydroxisovalericacidúria. Presumiu-se que houvesse uma alteração de β-metilcrotonil CoA-carboxilase; a criança foi tratada com biotina – a coenzima dessa carboxilase – melhorou imediatamente e os metabólitos urinários desapareceram. Gompetz e cols. concluíram que a criança poderia representar uma nova doença metabólica hereditária responsiva à biotina. Tal suposição se confirmou e novos casos foram registrados, bem como novas doenças similares vem sendo descritas. (Bateman, 1916; Boas, 1927; Kögl e Tönis, 1936; György e cols., 1940; Eakin e cols., 1941; Du Vigneaud e cols., 1942; Melville e cols., 1942; Harris e cols., 1943; Melville, 1944; György, 1967; Gompetz e cols.,

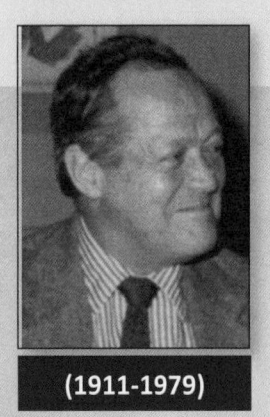

Feodor Felix Konrad Lynen

O químico alemão Lynen recebeu o Prêmio Nobel de Medicina e Fisiologia de 1964, junto com Konrada Block, pelo descobrimento do mecanismo e regulação do colesterol e dos ácidos graxos.

Retirado de en.wikipedia.org/wiki/Feodor_Felix_Konrad_Lynen

(1911-1979)

1971; Bion e Teixeira, 1978; Winter,1991 a, b, c; Guilland e Lequeu, 1995; Feldman, 2001; Sizer e Whitney, 2003; Anvisa, 2004; Lane, 2004; Bontempo, 2005; Berkson e Berkson, 2006; Lanska, 2010; Arie e cols., 2011).

Vitamina B9

A vitamina B9 ou ácido fólico, folacina ou ácido pteroil-L-glutâmico, também conhecido como vitamina M, vitamina BC e fator do *Lactobacillus casei* é uma vitamina hidrossolúvel pertencente ao complexo B. O termo "folatos" é utilizado para designar todos os membros da mesma família de compostos nos quais o ácido pteroico se liga a uma ou mais moléculas de L-glutamato necessária para a formação de proteínas estruturais e hemoglobina. Os folatos são encontrados numa grande variedade de alimentos. As fontes mais ricas são o fígado, vegetais de folha verde escura, feijões, germe de trigo e levedura. Outras fontes são a gema de ovo, linhaça, sumo de laranja e pão de trigo integral. A maioria dos folatos da dieta está sob a forma de poliglutamato, o qual é convertido na parede do intestino grosso para monoglutamato antes de ser absorvido na corrente sanguínea. Apenas metade do folato ingerido na dieta é de fato absorvido. Em circunstâncias normais, os folatos sintetizados pelas bactérias do intestino não contribuem significativamente para a nutrição de folatos nos seres humanos, pois a síntese do folato bacteriano é normalmente restringida pelo intestino delgado, enquanto a absorção ocorre sobretudo no jejuno. Ele se perde nos alimentos conservados em temperatura ambiente e durante o cozimento. Ao contrário de outras vitaminas hidrossolúveis, é armazenado no fígado e sua ingestão diária não é necessária. Sua insuficiência nos seres humanos é muito rara. No Brasil, há uma lei que determina que a farinha de trigo (e produtos derivados, como o pão) seja enriquecida com ferro e ácido fólico para diminuir a ocorrência de anemia, principalmente em crianças. A mulher com ácido fólico suficiente durante a gravidez pode prevenir defeitos congênitos no cérebro e na coluna vertebral do recém-nascido, como a espinha bífida, pois o ácido fólico participa na formação do tubo neural. O ácido tetra-hidrofólico, que é a forma ativa dos folatos no organismo, atua como coenzima em numerosas reações metabólicas essenciais. Tem papel importante no metabolismo dos aminoácidos e está envolvido na síntese dos ácidos nucleicos, bem como na formação das células sanguíneas e de alguns dos constituintes do tecido nervoso. O ácido fólico é assim essencial para o crescimento correto e para o funcionamento adequado do sistema nervoso e da medula óssea. A deficiência de folatos é uma das deficiências vitamínicas mais comuns. Pode ser o resultado da ingestão inadequada, absorção deficiente, metabolismo anormal ou necessidades maiores. O diagnóstico de deficiência subclínica depende da demonstração de níveis reduzidos de tecido ou de outras provas bioquímicas, já que as manifestações hematológicas são normalmente ausentes. Um estado de deficiência de folatos pode surgir em uma a quatro semanas, dependendo dos hábitos de dieta e das reservas de vitamina no organismo. Os sintomas iniciais da deficiência não são específicos e podem incluir cansaço, irritabilidade e perda de apetite. A deficiência grave de folatos leva quase sempre, em curto espaço de tempo, à anemia megaloblástica. Os sintomas clínicos variam e estão relacionados com a gravidade da anemia e com a agudicidade da sua manifestação. Se não tratada, a anemia megaloblástica pode ser fatal. Na deficiência aguda (p. ex., após administração dos antagonistas dos folatos), pode haver perda de apetite, dores abdominais, enjoo e diarreia. Pode também originar úlceras dolorosas na boca e faringe; alterações de pele e perda de cabelo. Os sintomas comuns da deficiência crônica de folato são cansaço, perda de energia e de vontade, sensação de boca e língua doloridas. A deficiência durante a gravidez pode resultar em parto prematuro e/ou malformação do feto, sobretudo do tubo neural. Nas crianças, o crescimento pode ser retardado e a puberdade, atrasada. A deficiência de folatos está também associada a problemas neurológicos, como demência e depressão. A ANVISA recomenda ingestão diária (IDR) de 400 mcg para um adulto normal. Os alimentos que contêm mais de 100 mcg de vitamina B9 por 100 g são fermento fisiológico, fígado de vitela e funcho; enquanto a beterraba roxa, repolho branco, couve-de-bruxelas, ovo de galinha, repolho verde, queijo camembert, couve-flor e chicória contêm entre 50 e 100 mcg por 100 g. A fórmula química da vitamina B9 é $C_{19}H_{19}N_7O_6$, e a primeira evidência de sua existência foi dada pela hematologista inglesa Lucy Wills (1888-1964), em 1931 (Bastian, 2008).

Lucy Wills foi uma das mulheres da geração pioneira na medicina e nas pesquisas médicas da Inglaterra. Depois de dupla licenciatura em botânica e geologia na Newnham College, Cambridge, em 1911, viajou para a África do Sul, onde trabalhou como enfermeira durante a Primeira Guerra Mundial. Wills, em seguida, obteve diploma de médica na London School of Medicine for Women (hoje, Royal Free Hospital School of Medicine), em 1920. Ao final dos anos 1920 tinha desenvolvido interesse em hematologia e começou a viajar para a Índia para investigar a anemia perniciosa, doença descrita pelo médico inglês Thomas Addison (1793-1860) em mulheres grávidas. Nos anos 1920, muitos cientistas acreditavam que a anemia megaloblástica fosse uma doença de etiologia infecciosa. Na Ín-

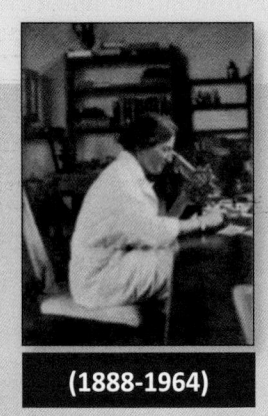

Lucy Wills e a estrutura da vitamina B9

(1888-1964)

Lucy Wills foi uma hematologista inglesa que realizou um trabalho na Índia no final dos anos 1920 e início dos 1930 sobre a anemia macrocítica da gravidez. Suas observações levaram à descoberta de um fator nutricional na levedura, que tanto previne como cura essa doença. A anemia macrocítica é caracterizada por glóbulos vermelhos aumentados e é uma ameaça à vida. Mulheres grávidas pobres dos trópicos com dietas inadequadas são particularmente susceptíveis. O fator nutricional identificado por Lucy Wills (o "fator de Wills") foi subsequentemente demonstrado ser o folato, a forma de ocorrência natural do ácido fólico.

Retirado de en.wikipedia.org/Lucy_Willis.

dia, Willis logo percebeu que a anemia megaloblástica que acometia as mulheres nativas era diferente da anemia perniciosa, pois estas não tinham as lesões gástricas descritas pelo médico americano Austin Flint (1812-1886), em 1869. Depois de procurar, sem sucesso, por um possível microrganismo e acreditando em possível causa nutricional, Wills iniciou um trabalho controlado em mulheres grávidas utilizando suplementação de ferro ou placebo de rotina durante a Segunda Guerra Mundial, prejudicada, mas não interrompida, por um bombardeio. A partir desse trabalho, em 1931, ela demonstrou que fígado ou a levedura da cerveja, por conter uma substância muitas vezes chamada de fator de Willis, eram capazes de reverter a anemia megaloblástica da gravidez. Depois das pesquisas de Willis, a doença começou a ser chamada de anemia perniciosa tropical, anemia megaloblástica da gravidez ou simplesmente doença de Willis. Em 1938, o médico americano William C. Langston e seus colegas da School of Medicine, University of Arkansas, Little Bock demonstraram que macacos jovens da espécie *Macaca mulatta* somente sobreviviam a uma dieta experimental, que causava pancitopenia e morte, se fossem suplementados com levedura de cerveja ou com extrato de fígado. Como esses suplementos são ricos em niacina, tiamina e riboflavina, vitaminas do complexo B então conhecidas, que isoladas ou em associações não curaram os macacos, eles concluíram que os suplementos continham uma vitamina ainda desconhecida, à qual deram o nome de vitamina M. Em 1940, Snell e Peterson, dois microbiologistas descobriram a existência de um fator hidrossolúvel necessário para o crescimento dos *Lactobacillus casei*, que se tornou conhecido como fator *L. casei*, que estava presente no fígado e na levedura de cerveja. Em 1941, Mitchell e cols. relatam o isolamento do ácido fólico. Herschel Kenworth Mitchell (1913-2000) graduou-se em química em 1836 pela Pomona College, Clarenont na Califórnia. Em 1938, obteve seu título de mestre pela Oregon State College e, em 1941, o de doutor pela University of Texas. Durante sua estadia no estado de Oregon, trabalhou com os bioquímicos Esmond Emerson Snell (1914-2003) e Roger J. Williams, e os acompanha quando eles se mudam para a University of Texas, em 1940. Suas pesquisas mais significantes nesses anos foram em relação ao ácido fólico e ao ácido pantotênico. Ele foi o descobridor do ácido fólico e o primeiro a isolar essa vitamina a partir de quatro toneladas de espinafre. Os autores deram o nome ácido fólico da palavra latina *folium* para folha, por ter isolado a vitamina das folhas do espinafre. Em 1943, Bob Stokaad isolou a vitamina B9 na forma cristalina e foi capaz de determinar a sua estrutura química. E. L. Robert Stokstad (1913-1995) nasceu na China, filho de pais missionários que retornaram aos EUA quando ele tinha quatro anos de idade. Em 1921, a família se firmou em Petaluma, Califórnia, onde iniciaram a criação de aves. Formou-se em 1934 pela University of California em Berkeley, onde obteve o título de doutor em nutrição animal sob a orientação do professor Herman James Almquist (1903-1994). Junto com seu mentor, estudou a doença hemorrágica da galinha causada por deficiência nutricional, a substância ausente seria demonstrada por Almquist como sendo a vitamina K. Bob então retornou para Petaluma, no "staff" da Western Condensing Company, que manufaturava caseína e laticínios usados como suplementos dietéticos para aves. Seu principal trabalho era analisar as necessidades de riboflavina pelas galinhas. No entanto, ele também estudou a dieta que causava a doença hemorrágica nas galinhas utilizada por Almquist, e demonstrou, em 1938, que a levedura da cerveja nessa dieta supria um fator de crescimento que ele denominou fator U. O valor nutricional da levedura da cerveja já tinha sido demonstrado por Lucy Willis em 1932. Em 1940, Stokstad foi para a California Institute of Technology, para estágio de um ano como assistente pós-doutorado, com o objetivo de aprender sobre a utilização das técnicas microbiológicas desenvolvidas por Esmond Snell, que tinha descrito o ácido fólico. Em 1941, foi para Nova Iorque para trabalhar na Caltech, e então na Lederle Laboratories (American Cyanamid Co.) em Pearl River, New York. Nesses locais Stokasdt continuou a estudar o ácido fólico, que por coincidência provou ser o mesmo fator U que tinha descrito em galinhas. Por fim, em 1943, isolou o ácido fólico em sua forma cristalina e trabalhou com colegas para determinar suas características clínicas. A quantidade de ácido fólico obtida do levedo da cerveja era muito pequena, mas outros trabalhadores da Lederle descobriram um microrganismo que produzia grande quantidade de ácido fólico fermentado (ácido pteroiltriglutâmico), e essa descoberta possibilitou-o a estudar a degradação que revelou a estrutura da molécula e como seus vários componentes se juntam uns aos outros. O histórico projeto de pesquisa da obtenção do ácido fólico foi feito por uma equipe chamada de "meninos do ácido fólico", sob a supervisão do diretor de pesquisas do laboratório Lederle, o bioquímico indiano Yellapragada Subbarao (1895-1948). Essa pesquisa posteriormente levou à síntese da aminopterina, a primeira droga efetiva contra o câncer. Em 1945, Angier e cols. sintetizam o ácido fólico e o denominam ácido pteroilglutâmico.

Em 1962, Victor Herbert (1927-2002) consome uma dieta deficiente em folatos durante vários meses e registra o desenvolvimento dos sintomas da deficiência da vitamina. As suas descobertas estabelecem os critérios para o diagnóstico da deficiência da vitamina B9. No mesmo ano, Herbert estima as necessidades da vitamina para adultos, base para muitos guias nutricionais. Em 1964, o tocoginecologista britânico Brian Hibbard demonstrou que a deficiência de vitamina B9 está associada a maior incidência de defeitos do tubo

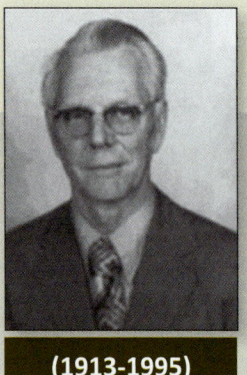

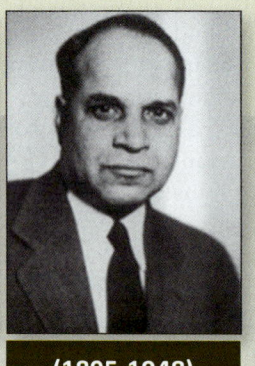

E. L. Robert Stokstad e Yellapragada Subbarao

(1913-1995)   (1895-1948)

O chinês Bob Stokstad, filho de pais missionários que retornaram aos EUA quando ele tinha quatro anos de idade, foi um especialista em nutrição animal. Estudou diversas vitaminas, tendo isolado e determinado a estrutura química do ácido fólico. Esteve envolvido com a descoberta de diversos antibióticos e foi fundamental no desenvolvimento do primeiro antineoplásico, a aminopterina. Yellapragada Subbarao (1895-1948) foi um bioquímico indiano que descobriu a função do trifosfato de adenosina como a fonte de energia na célula e desenvolveu o metotrexato para tratamento do câncer. Embora tenha dedicado a maior parte de sua carreira nos EUA e algumas das mais importantes pesquisas médicas durante a Segunda Guerra Mundial terem sido por ele orientadas, Subbarao nunca conseguiu a naturalização.

Retirado de Shane e Carpenter, 1997 e de en.wikipedia.org/wiki/Yellapragada_Subbarao

neural. Essa associação foi confirmada por outros autores, entre os quais o grupo da toco-ginecologista britânica Smithells, que mostraram que a anemia megaloblástica da gravidez está associada à alta incidência de defeitos do tubo neural. Tanto Hibbard como Smithells trabalhavam com a comunidade pobre de Liverpool. Foram os primeiros a sugerir que a deficiência de folato poderia causar outras complicações na gravidez além da anemia megaloblástica, dentre as quais o descolamento prematuro da placenta e outras hemorragias anteparto e prematuridade, assim como os defeitos do tubo neural (anencefalia, encefalocele e espinha bífida). Os benefícios da suplementação com ácido fólico foram demonstrados por um ensaio randomizado, duplo-cego e placebo-controlado conduzido pelo geneticista e professor de pediatria K. M. Laurence do Department of Child Health, Welsh National School of Medicine, Cardiff, em 1981. A prova final do valor da suplementação da vitamina B9 na prevenção foi dada pela Medical Research Council que promoveu o ensaio *MRC Vitamin Study Research Group* em 1991. Este ensaio, cujos resultados foram publicados na revista Lancet pela equipe do epidemiologista Nicholas Wald, diretor do Wolfson Institute of Preventive Medicine na University of London, estabeleceu que a suplementação de 4 mg/dia de ácido fólico no período periconcepcional proporcionava cerca de 75% de proteção na grávida que já tivera um bebê com defeito de tubo neural. Em 1992, o geneticista Andrew E. Czeizel e I. Dudás, do Departamento de Genética Humana e Teratologia do National Institute of Higyene, WHO Collaborative Center for the Community Control of Hereditary Diseases, Budapest, Hungary, provaram que a suplementação periconcepcional com folatos previne a ocorrência de uma primeira criança com defeito do tubo neural. Hoje, a suplementação com folatos vem sendo preconizada para a prevenção de diversas doenças (Willis, 1931; Langston e cols., 1938; Snell e Peterson, 1940; Mitchell e cols., 1941; Herbert 1962a; Herbert 1962b; Hibbard, 1964; Bion e Teixeira, 1978; Roe, 1978; Laurence e cols., 1981; Czeizel e Dudás, 1992; Guilland e Lequeu, 1995; Shane e Carpenter, 1997; Hoffbrand e Weir, 2001; Wald e cols., 1991; Halsted, 2003; Sizer e Whitney, 2003; Anvisa, 2004; Bontempo, 2005; Berkson e Berkson, 2006; Lanska, 2010; Arie e cols., 2011).

Nicholas John Wald

O epidemiologista Sir Nicholas Wald, diretor do Wolfson Institute of Preventive Medicine na University of London, é hoje cavaleiro da coroa britânica. Seus principais trabalhos foram com o diagnóstico intrauterino da síndrome de Down pela elaboração do teste triplo, em 1988, e com os defeitos do tubo neural, tendo desenvolvido, em 1974, um teste sanguíneo, dosagem da alfa-feto proteína, na mãe para o diagnóstico precoce, e em 1991 demonstrou que a suplementação de ácido fólico diminui em 75% a recorrência de tais defeitos.

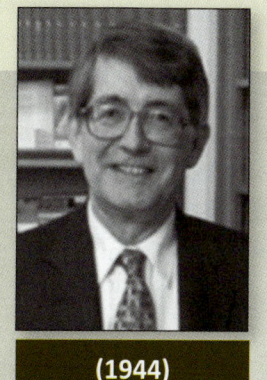

(1944)

Retirado de news.bbc.co.uk

Vitamina B12

A vitamina B12, que recebe também o nome de cobalamina ou cianocobalamina, faz parte das vitaminas do complexo B. A vitamina B12 possui papel fundamental no processo de eritropoiese, do metabolismo dos aminoácidos e dos ácidos nucleicos, é indispensável na formação sanguínea e é necessária para boa manutenção do sistema nervoso. Suas fontes são de origem animal: fígado, carnes vermelhas, ovos, leite e peixes, sendo sua carência rara em indivíduos omnívoros. Normalmente acontece devido aos problemas na sua absorção, quando há produção insuficiente de enzimas digestivas, ácido estomacal e fatores intrínsecos que, por sua vez, estão envolvidos no transporte dessa vitamina até o jejuno, onde será absorvida. Quando ocorre, pode causar anemia perniciosa, cujos sintomas são dano irreversível na parede gástrica, alterações neurológicas, fraqueza, convulsões progressivas e mortais, quando o tratamento adequado não é realizado. Como essa vitamina é obtida apenas de fontes animais, indivíduos estritamente vegetarianos devem receber suplementação de vitamina B12 através de cápsulas ou por via injetável. Alguns estudos sugerem que humanos possuem as bactérias que sintetizam a vitamina B12 (assim como os animais possuem), porém, elas estão presentes após a área de absorção. A ingestão diária recomendada

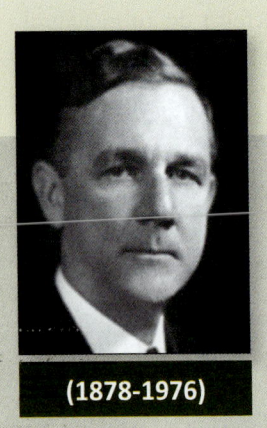

George Hoyt Whipple e a estrutura química da vitamina B12

(1878-1976)

Whipple foi um médico, patologista, pesquisador e professor de medicina americano, que descreveu, em 1907, uma doença desconhecida que ele denominou "lipodistrofia intestinalis" e também apontou corretamente sua causa bacteriana. Em 1934, dividiu o Prêmio Nobel de Fisiologia e Medicina com George Richards Minot e William Parry Murphy por suas descobertas em relação ao tratamento da anemia com fígado.

Retirado de en.wikipedia.org/wiki/George_Hoyt_Wipple.

(IDR) pela ANVISA de vitamina B12, para um adulto sadio, é de 2,4 mcg, e alimentos que contém mais de 50 mcg por 100 g são o fígado de carneiro e o fígado de vitela, enquanto rim de vaca, rim de vitela, fígado de galinha, rim de porco, ostra, coração de vitela, arenque, miolo de carneiro e miolo de vitela possuem de 5 a 50 mcg de vitamina B12 por 100 g. A fórmula química da vitamina B12 é C63H88CoN14O14P e sua descoberta é atribuída ao médico americano George Hoyt Whipple (1878-1976).

A história da vitamina B12 confunde-se com a história da anemia perniciosa. A deficiência de vitamina B12 causa a anemia perniciosa, doença descrita pelo médico londrino Thomas Addison (1793-1860), em 1849, que a relatou como uma forma letal (perniciosa) de anemia que poderia estar relacionada com alterações da mucosa gástrica associadas com ausência de ácido clorídrico no estômago. O tratamento e a vitamina B12 foram descobertos por feliz coincidência. George Whipple e sua assistente de laboratório Frieda S. Robsheit-Robbins, do Departamento de Patologia da University of Rochester School of Medicine and Dentistry, Rochester, vinham fazendo experimentos em que induziam anemia em cães por sangramento, e, em seguida, os alimentavam com vários tipos de dietas para observar qual a que permitia a mais rápida recuperação da anemia produzida. No processo, descobriram que a ingestão de grandes quantidades de fígado pareceu curar mais rapidamente a anemia hemorrágica. Eles então aventaram a hipótese de que a ingestão de fígado pudesse tratar também a anemia perniciosa, e relataram alguns sinais de sucesso em 1920. Após uma série de estudos clínicos, os médicos americanos George Richards Minot (1885-1950) e William Parry Murphy (1892-1987), do Boston´s Huntington Memorial Hospital, tentaram isolar a substância no fígado, que curava a anemia hemorrágica dos cães de Whipple, e descobriram que ela era o ferro. Eles descobriram também que outra substância do fígado curava a anemia perniciosa em seres humanos, que não teve efeito sobre os cães submetidos à hemorragia. O fator específico para o tratamento da anemia perniciosa encontrado no sumo de fígado tinha sido descoberto por essa feliz coincidência. Minot e Murphy relataram essas experiências em 1926. Pelo pioneirismo dos trabalhos em apontar o caminho para um tratamento eficaz da anemia perniciosa, Whipple, Minot e Murphy compartilharam o Prêmio Nobel de Fisiologia/Medicina de 1934. A descoberta desse fator específico foi o primeiro progresso real com essa doença. Ainda assim, durante vários anos os pacientes foram obrigados a ingerir grandes quantidades de fígado cru ou beber quantidades consideráveis de sumo de fígado. Em 1928, o químico americano Edwin Joseph Cohn (1892-1953) preparou um extrato de fígado 50 a 100 vezes mais potente do que os produtos de fígado naturais. O extrato foi o primeiro tratamento viável para a doença (Raju, 1999).

Em dezembro de 1929, William Castle, médico residente do Thorndike Memorial Laboratory of the Boston City Hospital relatou no trabalho "The effect of the administration to patients with pernicious anemia of the contents of the normal stomach recovered after the ingestion of beef muscle". O próprio Castle forneceu o estômago normal – após ingerir uma porção de carne magra moída ele esvaziava seu estômago depois de uma hora. O material recobrado era incubado em estado de líquido e oferecido em um tubo para os pacientes com anemia falciforme. Ingerindo diariamente esse líquido, os pacientes tiveram melhora marcante: pareciam e se sentiam melhores, houve aumento das hemácias e da hemoglobina. Nem o suco gástrico humano normal nem a carne digerida na ausência de suco gástrico tiveram efeitos benéficos. Castle concluiu que "alguma interação desconhecida, mas essencial" deve ocorrer entre a carne, o fator extrínseco e o suco gástrico, o fator intrínseco. A procura pelo

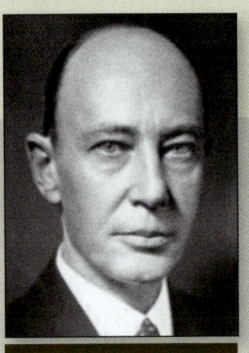

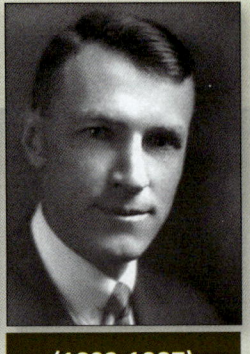

George Richards Minot e William Parry Murphy

Os médicos americanos que dividiram com George Hoyt Whipple o Prêmio Nobel de Fisiologia ou Medicina, em 1934, por terem encontrado a cura da anemia perniciosa.

Retirado de en.wikipwdia.org/wiki/George_ Minot e de enwikipwdia.org/wiki/ William_ Murphy

(1885-1950) (1892-1987)

fator extrínseco levou à descoberta da vitamina solúvel, chamada de vitamina B12, no sumo do fígado. A vitamina em extratos de fígado somente foi isolada em 1948 pelas contribuições dos cientistas americanos Mary Shaw Shorb (1907-1990) e Karl August Folkers (1906-1997) da Merck & Company e o bioquímico escocês Alexander Robertus Todd (1907-1997), Nobel de Química de 1957. Em 1947, enquanto trabalhava para o Departamento de Ciências Avícolas da Maryland University, Mary Shaw Shorb, em um projeto colaborativo com Folkers e a Merck, foi agraciada com uma bolsa de US$ 400 para desenvolver o ensaio LLD, de "Lactobacillus lactis Dorn", que possibilitou a Shorb descobrir que o crescimento daquela bactéria depende do fator encontrado no fígado. A bactéria poderia preencher as necessidades do fator extrínseco dos portadores da anemia perniciosa.

Com a técnica desenvolvida por Shorb, um grupo de químicos liderados por Edward Rickes, incluindo Folkers nos laboratórios de pesquisas da Merck, fez um rápido progresso para o isolamento, purificação e caracterização da vitamina B12. O nome vitamina B12 foi dado pelo grupo de Rickes, em 1948, como o fator antianemia perniciosa que eles tinham isolado na forma cristalina. O nome vitamina B12 era o próximo na lista das hoje desacreditadas vitamina B10 e vitamina B11, que eram provavelmente o ácido fólico. A estrutura química da molécula da vitamina B12 somente foi elucidada em 1956 pelo grupo da química inglesa Dorothy Crowfoot Hodgkin baseada em dados cristalográficos. Com a produção em grandes quantidades da vitamina B12, a partir de culturas de bactérias, adentramos na moderna forma de tratamento da anemia perniciosa (Castle, 1929; Shorby, 1947; Bion e Teixeira, 1978; Winter, 1991 a,b,c; Warthin, 1992; Ahrens, 1993; Guilland e Lequeu, 1995; Raju, 1999; Kyle e Shampo, 2002; Ortiz-Hidalgo, 2002; Sizer e Whitney, 2003; Anvisa, 2004; Bontempo, 2005; Berkson e Berkson, 2006; Lanska, 2010; Arie e cols., 2011).

IMPORTÂNCIA DAS VITAMINAS

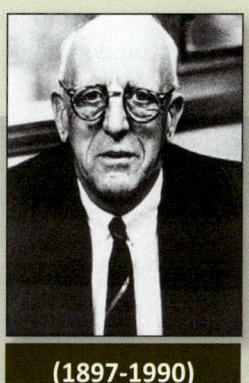

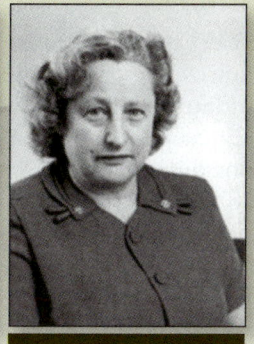

William Bosworth Castle e Mary Shaw Shorb

(1897-1990)   (1907-1990)

Castle foi um eminente médico e fisiologista americano que transformou a hematologia de "uma arte descritiva a uma ciência multidisciplinar dinâmica". Descobriu o fator intrínseco, cuja ausência causa a anemia perniciosa. Mostrou que o espru tropical é causado pela impermeabilidade intestinal a diversos fatores de crescimento presentes nos alimentos. Definiu a necessidade de ferro para que a medula óssea produza hemoglobina, caracterizou os defeitos nas hemácias responsáveis pela hemoglobinúria paroxística noturna e esferocitose hereditária e fez importantes pesquisas na anemia falciforme. A cientista americana Shorb é conhecida por ter desenvolvido um método bacteriológico para quantificar a atividade de várias frações da vitamina B12 em cerca de 24 horas. Trabalhou com os químicos de pesquisa da Merck Company, elogiando a sua experiência química com suas próprias habilidades no campo bacteriológico, que resultou na identificação e cristalização da vitamina B12, que foi um avanço científico nas áreas de medicina humana e nutrição animal. A descoberta da vitamina B12 indiretamente conduziu a uma redução no custo de produção de produtos de origem animal para consumo humano.

Retirado de en.wikipedia.org/William_Bosworth_Castle e de Ahrens, 1993

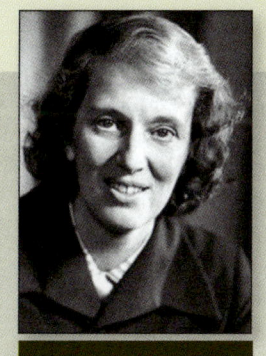

Dorothy Mary Hodgkin

(1910-1994)

Hodgkin, nascida Crowfoot, foi uma química britânica nascida no Egito, filha de um arqueologista a quem é creditado o desenvolvimento da cristalografia proteica. Ela aperfeiçoou a cristalografia por raios X, método para determinar as estruturas tridimensionais de biomoléculas. Entre suas descobertas estão a confirmação da estrutura da penicilina e a estrutura da vitamina B12, pela qual foi agraciada com o Prêmio Nobel de Química, em 1964.

Retirado de en.wikipedia.org/wiki/Dorothy_Hodgkin

VITAMINA C

A vitamina C ou ácido ascórbico é um sólido cristalino de cor branca, inodoro, hidrossolúvel e pouco solúvel em solventes orgânicos, e está presente em frutas e legumes, sendo destruída por temperaturas altas por período prolongado. Também, sofre oxidação irreversível, perdendo sua atividade biológica em alimentos frescos guardados por longos períodos. A vitamina C é uma molécula usada na hidroxilação de várias outras em reações bioquímicas nas células. A sua principal função é a hidroxilação do colágeno, a proteína fibrilar que dá resistência aos ossos, dentes, tendões e paredes dos vasos sanguíneos. É um poderoso antioxidante e usada para transformar os radicais livres de oxigênio em formas inertes. Além disso, é utilizada na síntese de algumas moléculas que servem como hormônios ou neurotransmissores. Para adultos sadios, a ANVISA recomenda a ingestão diária (IDR) de 45 mg de vitamina C, e alimentos que contêm mais de 100 mg de vitamina C por 100 g são bago de rosa silvestre, goiaba, groselha, páprica, rábano, couve-de-buxelas, brócolis e repolho verde, enquanto funcho, brócolis cozido, mamão papaia, couve-flor, kiwi, morango, couve-rábano, suco de laranja, limão, agrião, repolho roxo e laranja contêm entre 50 e 100 mg. A fórmula química da vitamina C é $C_6H_8O_6$ e foi descoberta, em 1907, pelo médico e professor de Higiene norueguês Axel Hoist (1860-1931) e seu colega, o pediatra Theodor Frölich. A carência dessa vitamina provoca a avitaminose designada como escorbuto.

A história da vitamina C confunde-se com a do escorbuto. O escorbuto é uma doença que tem como primeiros sintomas hemorragias e tumefação purulenta das gengivas, dores

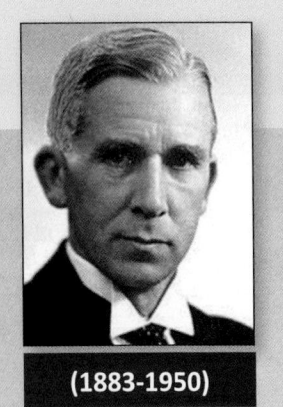

Walter Norman Haworth e a estrutura química da vitamina C

(1883-1950)

Químico britânico conhecido pelo seu trabalho com a vitamina C enquanto trabalhava na University of Birmingham. Haworth recebeu o Prêmio Nobel de Química de 1937 por suas investigações sobre carboidratos e vitamina C. O prêmio foi compartilhado com o químico suíço Paul Karrer por seu trabalho com outras vitaminas. Haworth determinou a estrutura correta de grande número de açúcares, e é conhecido entre os químicos orgânicos pelo desenvolvimento da Haworth Projection, que traduz as estruturas tridimensionais de açúcares para formas gráficas bidimensionais mais convenientes.

Retirado de en.wikipedia.org/wiki/Norman_Hawort

nas articulações, feridas que não cicatrizam e desestabilização dos dentes. O primeiro caso documentado de escorbuto é de Hipócrates (460-377 a.C.), o pai da Medicina, que descreveu a doença 400 a.C. A necessidade de incluir vegetais frescos ou carne crua de animais na dieta para prevenir a doença era conhecida desde os tempos antigos, e os povos primitivos que viviam em áreas marginais incorporaram essa noção em sua sabedoria medicinal. Por exemplo, os ramos de pinheiros foram utilizados em infusões nas zonas temperadas, ou as folhas de espécies de árvores resistentes à seca em áreas desérticas. Em 1536, o explorador francês Jacques Cartier (1491-1557), quando explorava o rio St. Lawrence, no Canadá, utilizou os conhecimentos dos nativos locais para salvar seus homens que estavam morrendo de escorbuto. Ferveu as agulhas da árvore "arborvitae", uma árvore conífera semelhante ao cedro, para fazer um líquido, que mais tarde mostrou conter 50 mg de vitamina C por 100 gr. O escorbuto foi a principal causa de morte de marinheiros durante as longas viagens marítimas. Ao longo da história, os benefícios de alimentos vegetais para sobreviver nas longas viagens marítimas foram ocasionalmente recomendados pelas autoridades. Em 1617, John Woodall (1570-1643), primeiro cirurgião nomeado para a British East India Company, recomendou o uso preventivo e curativo de suco de limão em seu livro, "The Surgeon´s Mate", o texto padrão para orientar cirurgiões navais enquanto no mar, em tratamentos médicos, e contém uma visão avançada sobre o tratamento do escorbuto. Em 1734, o escritor, cientista e teólogo holandês de origem polonesa Johann Friedrich Bachstrom (1688-1742), deu a opinião de que "o escorbuto é unicamente devido à abstinência total de alimentos vegetais frescos e verdes, que é a única e principal causa da doença. Na segunda metade do século XVIII, o explorador, cartógrafo e navegador inglês capitão James Cook (1728-1779), na primeira (1768-1771) de suas viagens, demonstrou e comprovou as vantagens de se levar "krout sour", repolho em conserva a bordo, tendo levado seus tripulantes para além das ilhas havaianas sem perder nenhum deles por escorbuto, e por essa façanha o almirantado britânico concedeu-lhe uma medalha. Por volta de 1750, os médicos já sabiam que frutas cítricas preveniam ou curavam o escorbuto, mas nem laranjas e limões, nem o sumo dessas frutas podiam ser armazenados em longas viagens porque mofavam. Nessa época, o College of Physicians em Londres argumentava que outros ácidos poderiam atuar como substitutos, já que se pensava que o escorbuto era uma doença por podridão, e tecidos de animais que ficam podres tornam-se alcalinos. Parecia, por conseguinte, que sumos de frutas cítricas agiam como o resultado da sua acidez, e que os outros ácidos mais estáveis, como o ácido sulfúrico diluído ou o vinagre, poderiam ser utilizados com resultados semelhantes. Como consequência, durante muitos anos, os cirurgiões dos navios eram abastecidos com ácido sulfúrico, na forma de vitríolo, para o tratamento do escorbuto sem que o seu valor real tivesse sido submetido a um teste crítico. A primeira tentativa de dar base científica para a causa dessa doença foi realizada pelo cirurgião escocês James Lind (1716-1794) de um navio da British Royal Navy. Enquanto no mar, em maio de 1747, Lind providenciou para alguns membros da tripulação duas laranjas e um limão por dia, além de rações normais, enquanto outros utilizaram sidra, vinagre, ácido sulfúrico ou água do mar, juntamente com as suas rações normais. Na história da ciência, essa experiência foi considerada o primeiro ensaio controlado. Os resultados mostraram que as frutas cítricas impediram a doença. Lind conseguiu a qualificação de médico, já que cirurgiões não eram considerados médicos, em 1753, quando publicou seu trabalho no "Treatise on the Scurvy". O trabalho de Lind demorou para ser aceito, em parte porque foi publicado apenas seis anos após seu estudo, e também porque ele sugeriu que o suco das frutas pudesse ser lentamente concentrado em taças rasas de água fervente até que ele se tornasse condensado em um xarope espesso. A fruta fresca era muito cara para manter a bordo, enquanto ferver o suco possibilitava o armazenamento fácil, mas destruía a vitamina, especialmente se fervida em panelas de cobre. Os capitães de navios concluíram erroneamente que essa ou as outras sugestões de Lind eram ineficazes porque o xarope não prevenia ou curava o escorbuto. Foi somente em 1795 que a marinha britânica adotou limões ou limas como padrão dietético no mar. As limas eram mais populares, pois elas podiam ser encontradas nas colônias inglesas das Índias Ocidentais, ao contrário dos limões, que não eram encontrados nos domínios britânicos, e, portanto, mais caros. Essa prática levou ao uso americano do apelido "limas" para se referir aos marinheiros britânicos.

A palavra antiescorbuto foi usada nos séculos XVIII e XIX como um termo genérico para os alimentos conhecidos para prevenir o escorbuto, embora não se soubesse a razão para isso; dentre esses alimentos estavam incluídos, mas não limitados a, limões, limas e laranjas, couve, repolho e malte. Mesmo antes que as substâncias antiescorbúticas tivessem sido identificadas, havia indícios de que eles estavam presentes em quantidades suficientes para prevenir o escorbuto em quase todos os alimentos frescos, crus e não cozidos, como alimentos crus de origem animal. Lind acreditava que o verdadeiro valor das frutas cítricas era que elas tinham virtude saponácea, ou seja, uma ação detergente atenuada que auxiliava a transpiração livre nos poros da pele que se tornavam obstruídos pelo ar do mar, impedindo que os venenos acumulados fossem capazes de escapar. Ele acreditava que a doença não ocorria em terra, de modo que os moradores da terra não requeriam um antiescorbútico como os marinheiros. Mas isso não era verdade, como ficou claro em 1843 quando ocorreram, ao longo do tempo, pelo menos 20 surtos de escorbuto em prisões britânicas. O quadro clínico apresentado pelos presos era exatamente igual ao visto nos marinheiros. O único fator comum encontrado para explicar esses surtos foi que, durante algum tempo anterior aos surtos, as batatas tinham sido omitidas da dieta, e quando foram reintroduzidas a doença desapareceu. A importância da batata como antiescorbúrtico foi confirmada no

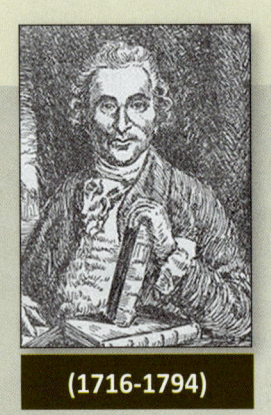

James Lind

(1716-1794)

O médico escocês Lind foi um pioneiro na higiene naval na Marinha real britânica. Ao conduzir o primeiro ensaio clínico da história, desenvolveu a teoria que as frutas cítricas curam o escorbuto. Ele argumentou sobre os efeitos benéficos da ventilação a bordo dos barcos de guerra, da melhor limpeza corporal dos marinheiros e da fumigação do vestuário, roupa de cama e dormitórios dos marinheiros com enxofre e arsênico, e também propôs que a água fresca poderia ser obtida pela destilação da água do mar. Sua obra avançou a prática da medicina preventiva e da nutrição.

Retirado de en.wikipedia.org/wiki/James_Lind

período de 1845 a 1848, quando sucessivas colheitas de batatas europeias foram perdidas devido a infestações por fungos. Na Irlanda, onde a batata tinha-se tornado a principal fonte de energia para a maior parte da população, houve inanição desastrosa, com a esperada explosão do escorbuto. Na Inglaterra, outros tipos de grãos eram cultivados não houve a escassez global de energia, no entanto, o principal efeito foi mais uma vez uma série de surtos de escorbuto, desta vez na população geral, bem como nas prisões. O surto grave em uma prisão escocesa foi discutido em relação à crença dos discípulos do grande químico alemão Justus von Liebig (1803-1873) de que a proteína era o "único nutriente verdadeiro" e, portanto, se uma dieta fosse inadequada em termos de qualidade, a deficiência deveria ser na oferta de proteína. Na prática, vegetais verdes foram a alternativa encontrada como o antiescorbútico eficaz, já que nem as batatas nem as frutas cítricas, pelo preço, eram disponíveis para a população. À medida que o século XIX avançava, as viagens de navio tornaram-se mais rápidas, de modo que as longas viagens sem a oportunidade de coletar alimentos frescos em portos de escala tornaram-se mais raras, assim como o escorbuto dos marinheiros. No entanto, a exploração ártica provou ser exceção a essa generalização, pois, em 1928, o antropólogo canadense Vilhjalmur Stefansson (1879-1962), um explorador do Ártico, tentou provar sua teoria de que os esquimós são capazes de evitar o escorbuto, com quase nenhum alimento vegetal em sua dieta, apesar da doença ser bastante comum entre os exploradores europeus do Ártico que viviam em condições semelhantes com muita carne cozida nas dietas. Stefansson teorizou que os nativos obtinham a sua vitamina C a partir de carne fresca, que era minimamente cozida. A partir de fevereiro de 1928, durante um ano, ele e um colega viveram com dieta exclusiva de carne minimamente cozida, com supervisão médica, e permaneceram saudáveis. Estudos posteriores realizados depois que a vitamina C pudesse ser quantificada com as dietas alimentares tradicionais dos yukons, inuits e métis do norte do Canadá mostraram que a ingestão diária de vitamina C estava, em média, entre 52 e 62 mg/dia, num total aproximado ao da ingestão diária recomendada, mesmo em épocas do ano quando alimentos à base de plantas eram pouco ingeridos.

Axel Holst (1860-1931), professor norueguês de bacteriologia e higiene, que havia se preocupado com a aparência que tinham os tripulantes de veleiros noruegueses diagnosticados como portadores de beribéri, aproveitou, em 1902, a oportunidade para visitar o médico holandês Gerrit Grijns (1865-1944) na Batávia e ver seu trabalho com a polineurite da galinha. No seu regresso a Oslo, tentou obter um modelo experimental para o beribéri dos marinheiros usando um mamífero e escolheu a cobaia como espécie experimental. Ele alimentou as cobaias com sua dieta teste de grãos e farinha, que já havia produzido beribéri em seus pombos, e verificou que todos os animais morriam em cerca de 30 dias. Quando as carcaças foram abertas ele viu "hemorragias acentuadas" e frouxidão dos dentes molares. Theodor Frölich (1870-1947), pediatra com experiência em escorbuto infantil, confirmou que a condição parecia ser o escorbuto, sem evidência de qualquer tipo de polineurite. Os dois médicos então descobriram que a doença não era produzida por inanição, e que podia ser evitada dando dois antiescorbúticos tradicionais, suco de limão e couve fresca. Eles também confirmaram que o leite de vaca perdia a maior parte da sua atividade antiescorbútica quando era autoclavado para esterilização. Essas descobertas foram casuais pela escolha da cobaia como modelo experimental, pois até essa altura o escorbuto não havia sido observado em qualquer outro tipo de organismo, a não ser o homem, e por isso era considerada uma doença que afetava somente o ser humano. O trabalho publicado em 1907 foi importante porque introduziu um modelo animal para o escorbuto, análogo ao

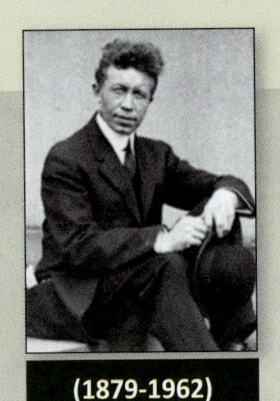

Vilhjalmur Stefansson

(1879-1962)

Stefansson foi um antropólogo canadense, filho de emigrantes finlandeses que se formou em antropologia pela Harvard University, onde por dois anos foi instrutor. Entre 1904 e 1905 fez estudos arqueológicos na Islândia. Participou da expedição polar anglo-americana para explorar o Delta Mackenzie durante o inverno de 1906-1907. Sob os auspícios do American Museum of Natural History, New York, realizou um ensaio etnológico nas margens do Ártico Central da costa da América do Norte, de 1908 a 1912. Em 1910, descobriu um grupo desconhecido de esquimós, os esquimós loiros, que nunca tinham visto um homem branco. As descobertas de Stefansson incluem novas terras, como Brock, Mackenzie King, Borden, Meighen e Lougheed Islands e da borda da plataforma continental do Ártico. Suas viagens e sucessos estão entre as maravilhas da exploração do Ártico. Ele estendeu as descobertas do famoso explorador irlandês Francis Leopold McClintock (1819-1907), que descobriu o Canadian Arctic Archipelago. De abril de 1914 a junho de 1915, morou no imenso bloco de gelo. Stefansson continuou suas explorações saindo da Ilha Herschel em 23 de agosto de 1915. Além disso, ele é uma figura de considerável interesse nos círculos alimentares, especialmente aqueles com interesse em dietas baixas em carboidratos, e documentou o fato de que a dieta dos inuit consistia de cerca de 90% de carne e peixe; muitas vezes ficando de seis a nove meses por ano sem comer nada mais que carne e peixe, essencialmente uma dieta sem carboidratos. Demonstrou que ele ou qualquer explorador de descendência europeia também poderiam permanecer perfeitamente saudáveis com esse tipo de dieta.

Retirado de en.wikipedia.org/wiki/Vilhjalmur-Stefansson

da polineurite da galinha para o beribéri, e demonstrou que a doença era causada por uma deficiência alimentar e não por algum tipo de infecção ou intoxicação. O nome vitamina C foi proposto, a princípio, pelo bioquímico britânico Jack Cecil Drummond (1891-1952), em 1919, quando sua estrutura química ainda era desconhecida.

De 1928 a 1932, a equipe de pesquisa do húngaro Albert Szent-Györgyi (1885-1962) e Joseph L. Svirbely, bem como a equipe americana liderada por Charles Glen King (1896-1988), em Pittsburgh, identificaram o fator antiescorbútico. A equipe de Szent-Györgyi, no laboratório de Hopkins na Cambridge University, Inglaterra, tinha isolado o ácido hexurônico de glândulas suprarrenais de animais na clínica Mayo, e suspeitou que ele fosse o fator antiescorbútico, mas não conseguiu prová-lo sem um ensaio biológico. Ao mesmo tempo, durante cinco anos, o laboratório de King, na University of Pittsburgh, tinha tentado isolar o fator antiescorbútico em sumo de limão, utilizando o modelo original das cobaias escorbúticas de Axel. Eles também tinham encontrado o ácido hexurônico, que fora descartado quando um colega de trabalho fez a categórica e equivocada afirmação de

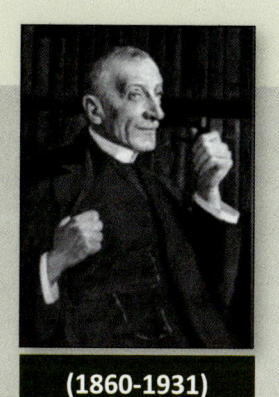

Axel Holst

Bacteriologista e professor de Higiene norueguês, Holst é conhecido por suas contribuições ao estudo do beribéri e do escorbuto.

Retirado de en.wikipedia.org/wiki/Axel_Holst

(1860-1931)

que essa substância não era a substância antiescorbútica. No final de 1931, Szent-Györgyi deu a Joseph Louis Svirbely, químico que já trabalhara no laboratório de King, a última porção do ácido hexurônico, com a sugestão de que poderia ser o fator antiescorbútico. Na primavera de 1932, a equipe do laboratório de King provou esse achado, mas publicou o resultado sem dividir com Szent-Györgyi os créditos pela descoberta, levando a uma disputa amarga sobre as reivindicações da primazia, quando, na realidade, ela foi um esforço das duas equipes pois Szent-Györgyi não estava disposto a fazer os estudos com animais. Enquanto isso, em 1932, Szent-Györgyi mudou-se para a Hungria e seu grupo descobriu que a páprica, um tempero comum na dieta húngara, era uma rica fonte de ácido hexurônico, o fator antiescorbútico. Com a nova e abundante fonte da vitamina, Szent-Györgyi enviou uma amostra para o químico britânico Walter Norman Haworth (1883-1950) professor titular de química da Universidade de Birmingham, que começou a trabalhar com uma equipe liderada pelo então diretor-assistente de pesquisas Edmund Hirst (1898-1975), tendo devidamente deduzido a estrutura óptico-isomérica e a natureza correta da vitamina C e comprovou a identificação por sua síntese, em 1933. Haworth e Szent-Györgyi propuseram que a substância fosse chamada de ácido ascórbico e quimicamente denominada ácido L-ascórbico, em razão de sua atividade contra o escorbuto. O ácido ascórbico acabou mostrando não ser uma amina e nem mesmo possuir qualquer molécula de nitrogênio. Em parte, em reconhecimento por sua realização com a vitamina C, Szent-Györgyi foi agraciado com o Prêmio Nobel de Medicina de 1937; Haworth compartilhou o Prêmio Nobel de Química, daquele ano, também por seu trabalho na síntese da vitamina C.

Haworth e seu assistente Hirst haviam sintetizado a vitamina C, mas não foram os únicos; de forma independente, o químico polonês Tadeusz Reichstein (1897-1996), Nobel de Fisiologia/Medicina de 1950, conseguiu sintetizar a vitamina C, em 1933, quando trabalhava em Zurique na Suíça, no hoje chamado processo de Reichstein, que possibilitou a produção barata e em grande quantidade da vitamina C semissintética. Apenas Haworth foi premiado com o Prêmio Nobel de Química de 1937, em parte pela síntese do ácido ascórbico, mas o processo Reichstein, combinação de processos químicos com fermentação

Albert Szent-Györgyi de Nagyrápolt e Charles Glen King

(1893-1986)

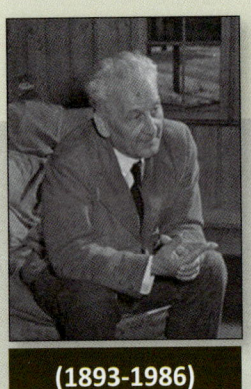

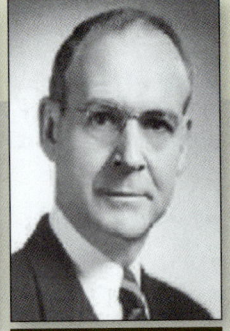

(1896-1988)

Szent-Györgyi foi um fisiologista húngaro que recebeu o Prêmio Nobel de Fisiologia/Medicina de 1937. A ele é creditada a descoberta da vitamina C e de componentes e reações do ciclo do ácido cítrico. Foi um ativo membro da resistência húngara durante a Segunda Guerra Mundial e político influente após a guerra. Charles King foi um bioquímico americano, pioneiro no campo das pesquisas nutricionais, que isolou a vitamina C ao mesmo tempo que Albert Szent-Györgyi. Um biógrafo de King afirmou que "muitos pensam que ele merece o crédito em igualdade com Szent-Györgyi pela descoberta dessa vitamina".

Retirado de en.wikipedia.org/wiki/Albert_Szent-Györgyi e de en.wikipedia.org/wiki/Charles_Glen_King

bacteriana, ainda hoje é utilizado para produzir a vitamina. Em 1934, a Hoffmann-La Roche comprou a patente do processo Reichstein e se tornou a primeira empresa farmacêutica a produzir em massa e comercializar a vitamina C sintética com a marca comercial de Redoxon®. Em 1935, o bioquímico americano Irwin Stone (1907-1984) descobriu, enquanto trabalhava como diretor do laboratório de pesquisas sobre enzimas e fermentação da Wallerstein Company, que poderia utilizar a vitamina C para manter alimentos frescos por evitar a exposição ao ar e à oxidação. Ele patenteou a aplicação industrial das propriedades conservantes de alimentos da vitamina C nesse ano. Mais tarde, desenvolveu a teoria de que os seres humanos possuem uma forma mutante do gene da oxidase L-gulonolactone. Em 1956, Burns e Evans, pesquisadores do Laboratory of Chemical Pharmacology, National Heart Institute, National Institutes of Health, Bethesda, Maryland, mostraram que roedores são susceptíveis ao escorbuto devido à incapacidade do fígado para produzir a enzima L-gulonolactona-oxidase, que é a última da cadeia de quatro enzimas que sintetizam a vitamina C. Em 1966, o cientista americano Linus Carl Pauling (1901-1994), laureado duas vezes com o Prêmio Nobel, foi introduzido pela primeira vez ao conceito de altas doses de vitamina C pelo bioquímico Irwin Stone, em 1966. Depois de se convencer do seu valor, Pauling começou a ingerir 3 gramas de vitamina C por dia para prevenir resfriados. Entusiasmado com os seus próprios resultados, ele pesquisou a literatura clínica e, em 1970, publicou o livro "Vitamin C, the Common Cold & the Flu" pela Breakthrough Publication. Seu livro provocou controvérsias na comunidade médica, pois os médicos acreditavam que as vitaminas eram necessárias apenas em quantidades mínimas e fornecidas para o indivíduo saudável por dieta equilibrada. Em 1961, ele começou uma longa colaboração com o cirurgião escocês Ewan Cameron (1901-1967), e escreveram muitos trabalhos técnicos e

IMPORTÂNCIA DAS VITAMINAS

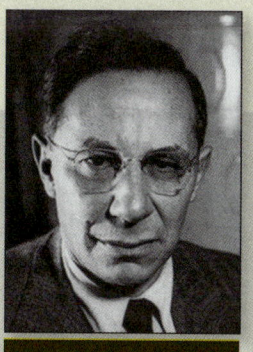

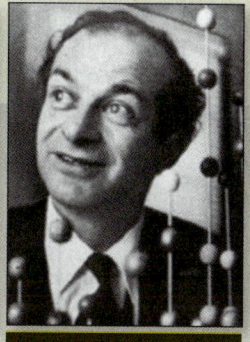

Tadeus Reichstein e Linus Carl Pauling

(1897-1996) (1901-1994)

Tadeus Reichstein foi um químico polonês agraciado com o Nobel. Nascido numa família judia na Polônia, passou sua infância na Ucrânia e iniciou seus estudos na Alemanha. Em 1933, trabalhando em Zürich, Suíça, Reichstein conseguiu, independentemente de Sir Norman Haworth e seus colaboradores no Reino Unido, sintetizar a vitamina C, no agora chamado processo de Reichstein. Partilhando com E. C. Kendall e P. S. Hench, ele foi agraciado com o Prêmio Nobel de Fisiologia/Medicina de 1950 por seus trabalhos com hormônios do córtex adrenal que culminaram com o isolamento da cortisona. Linus Pauling foi um cientista e ativista político americano e um dos mais influentes químicos do século XX. Foi um dos primeiros cientistas a trabalhar nos campos da química quântica e na biologia molecular. Ao receber o Nobel de Química em 1954 e o da Paz em 1962, Pauling se tornou uma das quatro pessoas que receberam mais de um Prêmio Nobel, uma das duas a receber o prêmio em duas áreas diferentes; a outra foi Marie Curie que o recebeu em química e física e a única a recebê-lo não compartilhado duas vezes.

Retirado de en.wikipedia.org/wiki/Tadeus_Reichstein e de en.wikipedia.org/wiki/Linus_Carl_Pauling

um livro popular, "Cancer and Vitamin C", no qual discutiram suas observações. Pauling popularizou a vitamina C e ainda publicou dois estudos com um grupo de cem pacientes terminais que supostamente tiveram a sobrevida aumentada em até quatro vezes em comparação com pacientes não tratados. Uma reavaliação dos trabalhos, em 1982, descobriu que os grupos de pacientes não eram comparáveis. No entanto, Pauling continuou a promover a vitamina C e, em 1973, ajudou a fundar o Institute of Orthomolecular Medicine em Menlo Park, California, que logo foi renomeado de Linus Pauling Institute of Science and Medicine (Holst e Frölich, 1907; Drummond, 1919; Burns e Evans, 1956; Bion e Teixeira, 1978; Cameron e Pauling, 1979; Rosenfeld, 1997; Stare e Stare, 1988; Horgan, 1993; Guilland e Lequeu, 1995; Dunitz, 1996; Hemilä, 1997; Kyle e Shampo, 2000; Padayatty e cols., 2003; Sizer e Whitney, 2003; Anvisa, 2004; Bontempo, 2005; Berkson e Berkson, 2006; Lanska, 2010; Arie e cols., 2011).

VITAMINA D

A vitamina D ou calciferol não é uma vitamina em sua definição estrita porque pode ser produzida pela exposição da pele à luz solar. Como tal, animais e seres humanos não têm necessidade de vitamina D se a disponibilidade de luz solar for suficiente. No entanto, a vitamina D da nutrição se torna essencial se a luz solar for insuficiente para preencher as necessidades diárias. Isto se torna particularmente relevante nos centros urbanos onde as pessoas não são expostas adequadamente à luz solar. Hoje está ocorrendo um renovado interesse no metabolismo e na fisiopatologia da vitamina D devido à recente descrição dessa vitamina como precursora de um hormônio com impacto na saúde global e não somente como um hormônio ósseo. É uma vitamina lipossolúvel obtida a partir do colesterol como precursor metabólico através da luz do sol e de fontes dietéticas. Funcionalmente, a vitamina D atua como um hormônio que mantém as concentrações de cálcio e fósforo no sangue pelo aumento ou diminuição da absorção desses minerais no intestino delgado. A vitamina D também regula o metabolismo ósseo e a deposição de cálcio nos ossos. Ela pode ser encontrada sob duas formas: o ergocalciferol (vitamina D2) e o colecalciferol (vitamina D3). O ergocalciferol é produzido comercialmente a partir do ergosterol encontrado em vegetais e leveduras, através de irradiação com luz ultravioleta e é utilizado como suplemento alimentar para enriquecimento de alimentos como o leite. O colecalciferol é transformado pela ação dos raios solares a partir da provitamina D3 (7-deidrocolesterol) encontrada na pele humana. Ambas as formas, D2 e D3, são hidroxiladas no fígado e convertidas em uma forma que pode ser transportada pelo sangue, o 25-hidroxicalciferol, que então nos rins é modificada para produzir a forma biologicamente ativa, o 1,25-di-hidroxicalciferol ou calcitriol, que atua como um hormônio na regulação da absorção de cálcio no intestino e regulação dos níveis de cálcio em tecidos ósseos e renais. Na deficiência de vitamina D, as concentrações de cálcio e de fosfato no sangue diminuem, provocando uma doença óssea porque não existe quantidade suficiente de cálcio disponível para manter os ossos saudáveis. Esse distúrbio é denominado raquitismo nas crianças – uma doença que se manifesta com atraso no fechamento da moleira nos recém-nascidos (importante na calota craniana), desmineralização óssea, as pernas tortas e outros sinais relacionados com estrutura óssea. É denominado osteomalácia nos adultos, com o desenvolvimento de ossos fracos e moles. A deficiência de vitamina D é causada sobretudo pela falta de exposição à luz solar, e não tanto com vitamina D na dieta, como demonstram novos estudos independentes. Essa deficiência pode ocorrer em indivíduos idosos porque a pele produz menos vitamina D, mesmo quando exposta à luz solar. A deficiência de vitamina D durante a gravidez pode causar osteomalácia na mulher e raquitismo no feto. A ANVISA recomenda a ingestão de 5 mcg de vitamina D por dia para um adulto saudável. Cada 100 g de óleo de fígado de bacalhau contém 210 mcg de vitamina D, enquanto o arenque, a enguia e o salmão contém entre 10 e 100 mcg da vitamina. Boas fontes, contendo entre 1 e 10 mcg da vitamina são a sardinha, caviar, atum, linguado, cogumelos, margarina, cogumelo amarelo, ovos de galinha, manteiga, bacalhau fresco, creme de leite e cavala. A vitamina D tem poucas possibilidades de se tornar tóxica no corpo, pois a pele transforma o excesso de vitamina D em uma forma inativa. A fórmula química da vitamina D é para o colecalciferol $C_{27}H_{43}O$, e para o ergocalciferol, $C_{28}H_{44}O$, e sua existência foi demonstrada pela primeira vez pelo médico inglês Edward Mellamby (1884-1955), em 1919. A avitaminose D causa, no adulto, a osteomalácia e, na criança, o raquitismo.

    O raquitismo tem uma história mais longa do que a da vitamina D; as primeiras referências da doença remontam ao século I e II d.C., quando o médico romano de origem grega Soranus de Efesus (98-138 d.C.) observou deformações ósseas sugestivas do raquitismo em crianças de Roma, cuja causa atribuiu à falta de higiene e carências alimentares. Soranus, num dos capítulos do tratado que escreveu sobre doenças ginecológicas, questiona o mo-

IMPORTÂNCIA DAS VITAMINAS

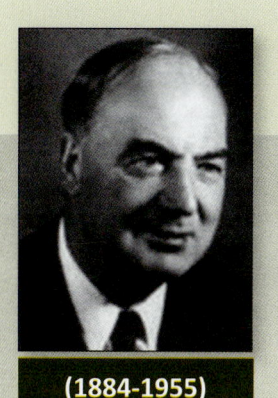

Sir Edward Mellanby e estrutura da vitamina D3

(1884-1955)

Após se tornar médico em 1913, o inglês Mellanby trabalhou no King's College for Women em Londres de 1913 a 1920, período em que foi motivado a investigar a causa do raquitismo. Ele descobriu que cães enjaulados alimentados com mingau desenvolviam raquitismo e podiam ser curados com óleo de fígado de bacalhau, e concluiu que o raquitismo era causado por um fator nutricional. Mais tarde foi descoberto que o raquitismo é causado pela deficiência de vitamina D devido à falta de luz solar que pode ser prevenido ou curado pela ingestão de alimentos ricos em vitamina D. Em 1920, Mellanby foi indicado para o cargo de professor de farmacologia na University of Sheffield, e médico consultor da Royal Infirmary naquela cidade. Depois serviu como secretário da Medical Research Council, de 1933 a 1949. Foi eleito membro da Royal Society em 1925, e homenageado com a Royal Medal, em 1932, e com a Buchanan Medal, em 1947. Foi condecorado como cavaleiro de Bath, em 1946, e do Império Britânico, em 1948.

Retirado de em.wikipedia.org/Edward_Mellanby

tivo de numerosas crianças de Roma serem "tortas". O surto de raquitismo verificado no século XVII, na Inglaterra, fez com que a situação fosse conhecida na época por "doença inglesa". Em 1650, o médico e anatomista inglês Francis Glisson (1599-1677) publica em latim o livro "De Rachitide", ainda hoje um clássico com a primeira descrição pormenorizada da doença. O agravamento da incidência do raquitismo com a Revolução Industrial acentuou as especulações sobre a sua origem e tratamento. Não houve nenhum avanço nos dois séculos seguintes à era de Glisson. Na virada do século XX, o raquitismo era comum em crianças desprivilegiadas que moravam em cidades industrializadas do norte dos EUA e de diversas cidades poluídas da Europa. Em 1909, entre 221 crianças que morreram antes dos 18 meses, o patologista alemão Christian Georg Schmorl (1861-1932) encontrou nas autópsias evidências histológicas da doença em 214 (96%), realçando a natureza penetrante do raquitismo naquela época. Não obstante sua ocorrência comum, a etiologia exata do raquitismo permanecia uma incógnita. Dieta deficiente, falta de higiene, falta de ar fresco e sol, e a falta de exercícios foram todos implicados na sua etiologia. Experiências alimentares com animais, valorização do folclore defendendo as propriedades antirraquíticas do óleo de fígado de bacalhau e entendimento epidemiológico da associação geográfica do raquitismo com a falta de sol eram todos relevantes para a solução do problema do raquitismo. O final do século XIX e início do século XX testemunharam expansão fenomenal no conhecimento do raquitismo como doença, pela melhor compreensão da histopatologia do raquitismo, avanços nos testes bioquímicos e radiológicos, e características antirraquíticas do óleo de fígado de bacalhau e da luz ultravioleta. O médico americano Alfred Fabian Hess (1875-1933), famoso por seus trabalhos sobre raquitismo, refere-se a essa época como "o segundo grande capítulo" do "renascimento" na história do raquitismo.

O renascimento do raquitismo no fim do século XIX se deve a trabalhos de diversos cientistas, como o do físico alemão Wilhelm Conrad Röntgen (1845-1923), laureado com o Nobel de Física de 1901, que, ao descobrir os raios X, possibilitou o diagnóstico mais acurado da doença; ao médico dinamarquês Niels Ryberg Finsen (1860-1904), Nobel de Medicina e Fisiologia de 1903, que caracterizou o espectro luminoso da luz solar e conduziu à identificação dos efeitos biológicos da radiação ultravioleta e ao descobrimento da fototerapia como processo terapêutico alternativo à irradiação solar; e além disso, ao próprio Schmorl, com seus estudos histopatológicos dos ossos. A caracterização clínica do raquitismo evoluíra e, nessa época, um tratado de medicina definia o raquitismo como uma "disfunção metabólica e nutricional que repercute em todo o organismo; podendo ser detectado no início por sintomatologia própria e não necessariamente por alterações do esqueleto, embora estas estejam sempre presentes". Embora houvesse forte evidência de que a exposição solar poderia evitar e curar o raquitismo, é fato que aquela possibilidade terapêutica era admitida com relutância pela maioria dos clínicos da época. A posição médica somente começou a mudar quando o pediatra alemão Kurt Huldschinsky (1883-1941), em 1919, demonstrou que crianças com raquitismo melhoravam depois de expostas à luz solar, e também à iluminação artificial, a qual reproduzia a luz ultravioleta através de lâmpadas de quartzo-mercúrio. O tratamento com lâmpadas de quartzo ou de arco de carbono, constituído por sessões de fototerapia, com duração de uma hora, três vezes por semana,

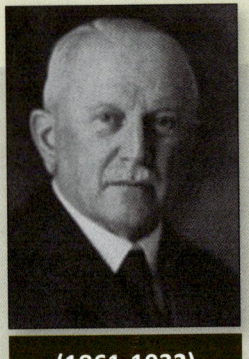

Christian Georg Schmorl

(1861-1932)

O patologista alemão Schmorl é lembrado por seu trabalho em histologia e seus estudos sobre o esqueleto humano. Criou uma coloração histológica especialmente concebida para mostrar os canalículos e lamelas em seções de osso. Além disso, descreveu saliências do disco intervertebral para dentro do corpo vertebral. Essas protusões são agora conhecidas como nódulos de Schmorl. Pouco antes de sua morte, publicou "Die Schmorl Gesunde und Kranke Wirbelsäule" (Espinhas saudáveis e doentes). Em 1904, cunhou o termo "kernicterus" para descrever a icterícia do recém-nascido, condição anteriormente identificada em 1875 pelo patologista Johannes Orth (1847-1923).

Retirado de en.wikipedia.org/wiki/Christian_Georg_Schmorl

durante dois meses, conduzia às grandes melhorias na mineralização do esqueleto, em particular na extremidade dos ossos longos, comprovada por exame radiológico. Ao contrário, nos grupos-controle, representado por crianças que não haviam recebido fototerapia, não se notava qualquer melhora mas somente sinais discretos de recuperação de modo que, na opinião de Huldschinsky, a irradiação ultravioleta seria um remédio "infalível" em todos os tipos de raquitismo infantil. O estudo de Viena indicara que as crianças eram particularmente susceptíveis ao raquitismo durante os primeiros seis meses de vida. Três anos mais tarde, Harriette Chick, que havia sido enviada pelo "Lister Institute" de Londres depois da Primeira Guerra Mundial para liderar a investigação do raquitismo em crianças de Viena com acentuados sinais de desnutrição, demonstrou que aquela doença podia ser curada pela exposição progressiva à luz solar ou pela adição de suplementos alimentares contendo óleo de fígado de bacalhau ou leite integral.

Em 1917, o famoso médico e nutricionista norte-americano Alfred Fabian Hess (1875-1933) juntamente com Lester Unger demonstraram que o óleo de fígado de bacalhau na dose de 1/2 – 6 colheres de chá diárias – evitava que bebês da comunidade negra residente em Nova York, susceptíveis ao raquitismo, desenvolvessem a doença. Na sequência desse sucesso, Hess tentou convencer as autoridades sanitárias da cidade a fornecerem gratuitamente aquele óleo às crianças da mesma faixa etária. A proposta foi recusada, com a justificativa de que a eficácia do óleo de fígado de bacalhau derivava do seu conteúdo em gordura, dando-se preferência ao leite. Em resposta, Hess informou que o leite (humano ou de vaca) não tinha propriedades antirraquíticas, e a dieta normal também não. Em 1922, Hess e Lundagemn demonstraram que o conteúdo em fósforo do leite de vaca era cerca de cinco vezes inferior ao humano, o que explicaria a ocorrência muito mais elevada de raquitismo em crianças alimentadas em mamadeira: 98 dos 250 bebês que haviam sido observa-

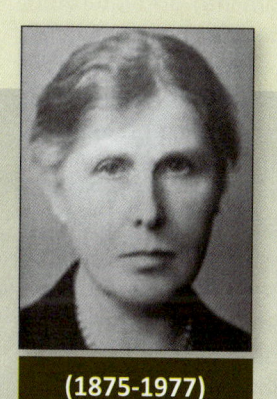

Dame Harriette Chick

(1875-1977)

Nutricionista britânica, secretária do comitê sobre as bases fisiológicas de saúde na seção de nutrição da Liga das Nações de 1934 a 1937. Em 1941, foi membro fundador da Sociedade de Nutrição, na qual serviu como presidente, de 1956 a 1959. Ela descobriu que o processo de desnaturação das proteínas era distinta da coagulação das proteínas, começando a compreensão moderna do enovelamento de proteínas. Demonstrou que a eficiência de um desinfetante em matar microrganismos depende do tempo de contato entre eles. Testou a antitoxina tetânica para o exército britânico. Em 1922, provou que o raquitismo é causado por deficiência nutricional e que a vitamina lipossolúvel presente no óleo de fígado de bacalhau ou a exposição aos raios-ultravioleta previnem o raquitismo em crianças. Chick trabalhou no Lister Institute por mais de cinquenta anos e isolou a vitamina C em várias frutas e vegetais.

Retirado de em,Wikipédia.org/Harriette_Chick

dos durante quatro anos, todos os que haviam sido alimentados com mamadeira com leite de vaca tinham sofrido raquitismo; Hess afirmou ainda que a incidência da doença aumentava do verão até a primavera seguinte, o que sucedia também em bebês alimentados ao peito. Diversos outros estudos confirmaram, nos anos seguintes, que o raquitismo poderia ocorrer em bebês alimentados ao peito, o que de certo modo sugeria a influência das carências dietéticas como causa do raquitismo. Entretanto, Hess e Unger informaram que sete crianças com raquitismo haviam sido curadas (com demonstração radiológica de epífises calcificadas) pela exposição diária à luz solar durante períodos variáveis no telhado de um hospital de Nova York. Na década de 1920, muitos pediatras conceituados ainda não consideravam que o óleo de fígado de bacalhau tivesse efeitos antirraquíticos superiores ao de outros lípides. Todavia, nessa mesma década, as propriedades antirraquíticas e a eficácia do óleo de fígado de bacalhau seriam finalmente demonstradas. A situação complicou-se alguns anos mais tarde, quando um artigo publicado numa revista científica revelou que cerca de 98% das 36 crianças às quais foi administrado óleo de fígado de bacalhau apresentaram sinais de raquitismo. Essa observação causou grande perplexidade até ser esclarecido, entre as possíveis causas, que o produto que estava sendo administrado continha pouca ou nenhuma potência antirraquítica. O sucedido acentuou a necessidade de se promover a caracterização do(s) fator(es) antirraquítico(s) e a definição das doses terapêuticas efetivas. Nessa época, já haviam sido dados os primeiros passos no desenvolvimento do raquitismo experimental, por manipulação do conteúdo em cálcio e fósforo. Na primeira década do século XX, o bioquímico inglês Sir Frederick Gowland Hopkins (1861-1947), Nobel de Fisiologia ou Medicina de 1929, que analisara aspectos químicos e fisiológicos da alimentação, postulou que o raquitismo seria devido à deficiência de algum nutriente ainda desconhecido. O primeiro estudo experimental sobre o assunto, em confirmação com o que Hopkins havia presumido 12 anos antes, veio a ser realizado somente em 1919 pelo médico e nutricionista inglês Edward Mellanby (1884-1955) que realizou o estudo experimental definitivo para explorar o papel da dieta na etiologia e no tratamento do raquitismo: filhotes de cães entre cinco e oito semanas de idade foram expostos a uma de quatro dietas, todas à base de papas de aveia, eram raquitogênicas após período variável de exposição. Vários alimentos foram adicionados às dietas raquitogênicas e seus efeitos sobre o desenvolvimento de raquitismo foram estudados. Nem a levedura de cerveja, vitamina antineurítica, nem suco de laranja, vitamina antiescorbútica impediram o desenvolvimento do raquitismo. No entanto, se as dietas fossem enriquecidas com manteiga, leite integral ou, preferencialmente, com óleo de fígado de bacalhau, o raquitismo era evitado. Sabendo que esses suplementos alimentares tinham elevado conteúdo em vitamina A, Mellanby admitiu que a doença seria devido à carência desta vitamina nas dietas indutoras de raquitismo, embora deixasse em aberto a possibilidade de outra substância lipossolúvel do nutriente ainda desconhecido. "Assim parece provável que a causa do raquitismo é a diminuída ingestão de um fator antirraquítico lipossolúvel, ou algo que tenha a mesma distribuição da vitamina A". Porém, além de Mellanby ter mantido os animais com privação da luz solar, o que seria uma segunda causa potencial do raquitismo, também utilizara dietas relativamente deficientes em cálcio. O influente bioquímico americano Elmer Verner McCollum (1879-1967), que havia descoberto em 1913 o fator lipossolúvel ("lipin"), depois designado por vitamina A, estava também envolvido nessa época com a investigação do raquitismo, em colaboração com colegas pediatras e especialistas em histopatologia óssea do Johns Hopkins University. McCollum adquirira experiência em estudos de nutrição animal enquanto docente da Universidade de Wisconsin. Dos primeiros estudos em que participara (em que grupos de novilhos eram alimentados com rações diferentes), McCollum concluiu que o problema mais importante era descobrir o que faltava em cada dieta. Para dar seguimento à ideia, McCollum deu preferência a estudos com animais menores e com menor longevidade. Os primeiros trabalhos foram realizados em ratos selvagens que ele capturava, mas, devido aos resultados inconclusivos, foi autorizado a adquirir, a expensas próprias, 12 ratos albinos para experimentação. Desse modo, McCollum foi pioneiro nas experiências de nutrição em ratos, nos quais, em colaboração com sua assistente Margueritte Davis (1887-1967), procurou estabelecer um modelo de estudo aplicável ao ser humano. Em 1917, ao aceitar o convite para professor e diretor do Departamento de Química Higiênica da recém-criada "School of Hygiene and Public Health" da "Johns Hopkins University", ele já era um respeitado investigador no campo da nutrição e dos seus fatores essenciais, em que se destacava a descoberta da vitamina A. Na sua nova posição, McCollum desenvolveu diversos estudos de desnutrição em ratos, variando a composição das respectivas rações. Quando John Howland, então diretor do serviço de pediatria da mesma universidade, perguntou-lhe, em 1918, se seria possível desenvolver o raquitismo em ratos, McCollum mostrou-lhe alguns dos animais das suas experiências, nos quais eram visíveis a deformação torácica e a nodulação do gradil costal, junto com outros que, tendo recebido dietas idênticas porém com determinados suplementos, não evidenciavam quaisquer daquelas alterações interpretadas como sinais de raquitismo. A colaboração interdisciplinar que daí resultou (entre o grupo de bioquímicos de McCollum e o de pediatras liderados por John Howland) conferiu impulso extraordinário aos estudos subsequentes sobre a etiologia do raquitismo e à influência que a composição da dieta exerce no desenvolvimento ósseo; adicionalmente, aqueles estudos foram acompanhados pela observação radiológica das lesões ósseas do raquitismo e das suas modificações com a variação da composição dietética. Em 1921, o grupo de McCollum obteve lesões consistentes em ratos, semelhantes às observadas em crianças afetadas com raquitismo, quando utilizavam rações alimentares deficientes em vitamina A e cálcio. Então admitiram, como sucedera a Mellanby, que a causa da doença poderia ser deficiência em vitamina A ou de cálcio na alimentação, ou a consequência de alteração do respectivo metabolismo. A adição de óleo de fígado de bacalhau à dieta induzia, em poucos dias, sinais de regeneração (óssea e cartilaginosa) proporcional à duração do tratamento. Por ação daquele suplemento, assistia-se à deposição do cálcio em camadas lineares, particularmente nas cartilagens. Essa característica da calcificação passou a ser utilizada como marcador biológico (designado *"line test"*) da quantidade de substâncias antirraquíticas nos alimentos. McCollum presumiu que o fator antirraquitismo seria distinto da vitamina A. Para demonstrar essa hipótese procedeu à inativação (por oxidação por aquecimento prolongado a 100 °C) da vitamina A existente no óleo de fígado de bacalhau. Aquele óleo (bem como outros óleos de peixe, óleos vegetais e manteiga oxidada) perdera as propriedades antixeroftálmicas depois da oxidação, mas mantivera as propriedades antirraquíticas, pelo que estimulava seletivamente a deposição de cálcio nos ossos. McCollum e seu grupo concluíram que o fator antirraquítico seria uma quarta vitamina, substância lipofílica diferente da vitamina A, presente na fração termoestável, e cuja propriedade específica seria de regular o metabolismo ósseo. A partir de 1920, começou a se acreditar que a carência de vitamina D na alimentação estaria na origem do raquitismo. Verificou-se também que aquela substância estava identificada de modo equívoco como vitamina: enquanto as vitaminas já conhecidas eram compostas essencialmente de origem exógena, fornecidas na alimentação, a vitamina D poderia ser formada pelo próprio organismo a partir de um intermediário da biossíntese do colesterol, por exposição da pele à luz solar. Em 1921, Shiphey e cols. haviam confirmado a eficácia do óleo de fígado de bacalhau e da luz ultravioleta no tratamento do raquitismo experimental induzido em ratos. Dois anos mais tarde, Harry Golblatt e Katherine Soames demonstraram que ratos em que havia sido induzido raquitismo ficavam curados quando ingeriam, na ração, fígado de outros ratos previamente irradiados com luz ultravioleta. Na sequência desses estudos foi admitido que o fígado (de rato irradiado) tinha a capacidade de promover o crescimento, o que não sucedia com o de animais não irradiados. Foi então constatado por Harry Steenbock que amostras de tecido muscular extraídas de rato e rapidamente sujeitas à irradiação ultravioleta também evidenciavam propriedades antirraquíticas e induziam o crescimento dos animais, sendo o mesmo efeito referido para as rações alimentares depois de irradiadas.

Em 1923, duas investigadoras de Londres, Eleanor Hume e Hannah Smith, comunicaram que ratos com raquitismo induzido por dietas hipofosfatadas melhoravam não somente depois de expostos à radiação ultravioleta mas também depois dos recipientes em que se encontravam (jarras de vidro cilíndricas, de que haviam sido removidos e depois realojados) serem irradiados. O presumível efeito do "ar irradiado" (atribuído à ionização do ar pela radiação ultravioleta) seria apoiado pela observação de que, depois de o substituírem imediatamente por atmosfera comum, antes de reinstalarem os animais, estes não evidenciam nenhuma melhoria do raquitismo depois de recolocados nas respectivas jarras. Posteriormente, Hume e Smith esclareceram que o efeito antirraquitismo do "ar irradiado" derivara da irradiação das rações que haviam ficado nas gaiolas e haviam sido depois consumidas pelos animais. Numa outra série de experiências, realizadas na mesma época, Steenbock e cols. haviam observado um efeito estranho: ratos irradiados misturados na mesma gaiola com ratos não irradiados induziam o crescimento destes últimos. Porém, quando os ratos com raquitismo, que não haviam sido irradiados, eram mantidos separados em gaiolas diferentes dos irradiados, não evidenciavam qualquer melhora. Para confirmar aqueles resultados, o

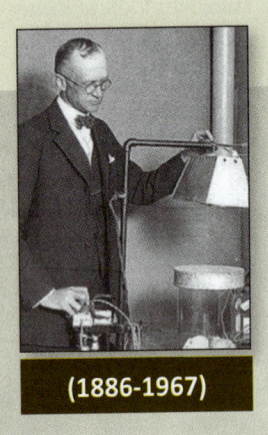

Harry Steenbock

(1886-1967)

O bioquímico americano Steenbock foi professor de bioquímica da University of Wisconsin-Madison. Em 1923, demonstrou que a irradiação por luz ultravioleta aumenta o teor de vitamina D de alimentos e outros materiais orgânicos. Depois de irradiação de alimentos de roedores, Steenbock descobriu que os roedores foram curados de raquitismo. Sabe-se agora que a deficiência de vitamina D é uma causa de raquitismo. Usando US$ 300 de seu próprio dinheiro patenteou sua invenção. A técnica de irradiação de Steenbock foi usada para alimentos, sobretudo o leite. Quando a patente expirou, em 1945, o raquitismo estava praticamente eliminado.

Retirado de en.wikipedia.org/wik/Harry_Steenbock

grupo de Steenbock repetiu as experiências de Hume e Smith, porém com o cuidado de instalar os ratos em jarras com uma rede inferior, por meio da qual passavam as fezes dos animais. Tal como nas experiências anteriores, os ratos com raquitismo que não haviam sido irradiados, depois de instalados numa daquelas jarras, começavam a melhorar; porém, se a rede fosse substituída por uma nova, os animais não evidenciavam qualquer alteração. Aparentemente, a melhora dos animais com raquitismo que não haviam sido irradiados era pelo contato com substâncias produzidas pelos ratos irradiados (excreções, secreções aderentes nos filtros ou do próprio pelo). Esse assunto foi esclarecido por Steenbock e cols., numa experiência em que utilizaram pares de gaiolas sobrepostas, de modo que as fezes das que ficavam por cima caíam na gaiola inferior. Quando os ratos com raquitismo que haviam sido irradiados ficavam na gaiola superior, os animais da inferior registravam também melhoria; quando as posições eram trocadas, os animais não irradiados na gaiola de cima não evidenciavam qualquer melhoria. Desses resultados, foi concluído que os animais irradiados produziam substâncias com efeitos antirraquitismo; por outro lado, foi excluída a hipótese de os efeitos da irradiação pudessem ser transmitidos somente pelo ar. Admitindo ainda que a melhoria do raquitismo dos ratos não irradiados pudesse estar relacionada com os resíduos de rações irradiadas que os animais tivessem ingerido, Steenbock e cols. promoveram outras experiências em que lotes de animais com raquitismo tinham acesso a rações cujos constituintes purificados haviam sido previamente irradiados. Os animais alimentados com esse tipo de ração evidenciaram crescimento superior comparativamente aos que haviam ingerido rações não irradiadas. Concluiu-se do exposto que as rações indutoras de raquitismo no rato adquiriam propriedades antirraquitismo depois de expostas à luz ultravioleta. O mesmo sucederia com a irradiação de lipídios incluídos na ração, com propriedades antirraquíticas anteriormente inexistentes. Dessa sequência de estudos foi concebida a possibilidade de erradicar o raquitismo humano através do consumo de alimentos previamente irradiados. Era conhecido que outros alimentos ou gorduras animais (manteiga e óleos de peixe) não precisavam ser irradiados para causar idênticos resultados. Igualmente, era certo que a irradiação contínua melhorava ou curava o raquitismo humano ou experimental. Porém, ambas as questões eram difíceis de conciliar pelos conhecimentos da época. De fato, o óleo de fígado de bacalhau (utilizado como suplemento alimentar), e o consumo de rações pré-irradiadas ou irradiação direta dos animais, produziam efeitos antirraquíticos equivalentes. Utilizando uma banda mais estreita do espectro ultravioleta inferior a 314 nm, Alfred Hess e Mildred Weinstock demonstraram, em ratos alimentados com ração indutora de raquitismo, que a irradiação por luz solar evitava o desenvolvimento da doença. Adicionalmente, Hess e cols. comprovaram que os constituintes alimentares que eram ativados pela luz ultravioleta (nos quais se incluíam gorduras animais e óleos vegetais) tinham a constituição de esteróis. Foi então aceito que os esteróis de qualquer origem (animal, vegetal ou de fungos) constituiriam uma proteção antirraquitismo após serem irradiados por luz ultravioleta com comprimento de onda de 253 a 302 nm. A adição de fitosterol (isolado do óleo da semente de algodão) ou colesterol (isolado do cérebro de rato e recristalizado), depois de irradiados, às rações indutoras de raquitismo, protegia os animais de desenvolvimento da doença. Foi sugerido que, pelo fato de existir nas camadas profundas da epiderme em quantidades relevantes, o colesterol (que depois se verificou ser o seu precursor 7-deidrocolesterol) poderia ser um agente natural nos mecanismos antirraquitismo, uma vez ativado pela irradiação ultravioleta ou radiação semelhante; os ésteres de colesterol acetato evidenciaram propriedades idênticas. Pouco depois, dois outros grupos de investigadores isolaram uma substância com ação antirraquítica a partir da ativação do ergosterol ou do colesterol, e foi sugerido que o precursor da vitamina D não seria o colesterol, por si, mas uma substância associada, indetectável pelos processos habituais de purificação química. A identificação química daquele eventual contaminante (e potencial pré-vitamina) produziu a colaboração internacional entre os laboratórios de Hess (em Nova Iorque), Windaus (em Gottinger) e de Rosenheim (em Londres). O colesterol (purificado com brometo e recristalizado) não evidenciava propriedades antirraquíticas depois de irradiado por luz ultravioleta, o que foi confirmado por Windaus e Hess, que também isolaram um contaminante do colesterol não purificado. Essa substância contaminante, que se verificou ser quimicamente relacionada com o ergosterol, apresentava grande atividade antirraquítica em soluções muito diluídas. Após analisarem cerca de três dezenas de esteroides extraídos de várias fontes vegetais, Windaus e Hess concluíram que o ergosterol era a substância contaminante (presente em fungos) das amostras de colesterol que conferia potência antirraquitismo aos alimentos irradiados com luz ultravioleta. A revelação por Heilbron e cols., em 1927, de que o espectro de absorção do "colesterol" apresentava picos que não correspondiam aos daquele composto, confirmou as suspeitas sobre a existência de uma substância desconhecida que estaria associada a contaminante de que resultava o efeito antirraquítico.

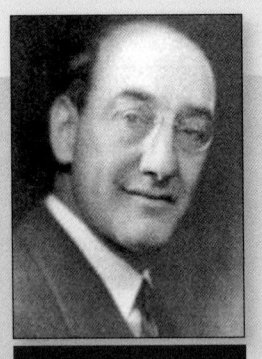

Alfred Fabian Hess

(1875-1933)

O médico americano Hess é conhecido por seus trabalhos sobre os papéis nutricionais no escorbuto e raquitismo e também pelo epônimo teste de Hess, o teste do torniquete, para verificar a fragilidade capilar. No escorbuto, ele mostrou que o fator carente está presente nas frutas cítricas, no tomate e no leite em pó, e demonstrou que a pasteurização reduzia os efeitos do leite fresco. Esses trabalhos contribuíram para que a indústria de alimentos os manufaturassem objetivando preservar o valor nutricional do alimento fresco. A fim de elucidar a etiologia do escorbuto, privou crianças institucionalizadas de vitamina C até que elas apresentassem quadro hemorrágico. Fez experiência semelhante no raquitismo e reafirmou que essa doença poderia ser evitada com óleo de fígado de bacalhau e exposição aos raios ultravioleta. Além disso, demonstrou que certos alimentos poderiam ser usados para tratar o raquitismo após exposição aos raios ultravioleta e que o colesterol ou uma substância intimamente relacionada poderia agir da mesma maneira. Trabalhou com Adolf Otto Reinhold Windaus e publicou com este bioquímico alemão, em 1827, o trabalho "Development of marked activity in ergosterol following ultraviolet irradiations", mostrando que o raquitismo poderia ser evitado em ratos com ergosterol irradiado. Windaus foi agraciado com o Prêmio Nobel de Química de 1928 por esse trabalho e creditou a Hess sua participação, dividindo o dinheiro do prêmio com ele.

Retirado de en.wikipedia.org/wiki/Alfred_Fabian_Hess

Adolf Otto Reinhold Windaus, em 1927, sintetizou a vitamina D, pelo qual recebeu o Prêmio Nobel de Química de 1928, e em 1931 isolou, purificou, cristalizou, identificou e deduziu a estrutura do ergosterol irradiado, depois denominada vitamina D2, ou ergocalciferol, cuja estrutura veio a ser estabelecida por Windaus e Thiele, em 1936. Na sequência da observação por Steenbock de que as rações para rato, irradiadas pela luz solar ou ultravioleta, evitavam o desenvolvimento do raquitismo ou induziam a melhoria nos animais afetados, veio a ter grande repercussão clínica nas décadas seguintes. A suplementação dietética com o ergosterol irradiado ou a sua incorporação em alguns alimentos (cereais e pão) era fácil, econômica e, como tal, tornou-se prática corrente no final da década de 1920 e contribuiu para a acentuada redução no raquitismo infantil. A descoberta dos efeitos antirraquíticos do ergosterol irradiado obteve larga aceitação na época, sendo aquela substância patenteada sob a designação comercial de Viosterol® e, como tal, utilizada frequentemente na clínica. Essa opção foi facilitada pelos potenciais inconvenientes da utilização terapêutica da radiação ultravioleta, como seus efeitos carcinogênicos, além da impraticabilidade e elevado custo econômico. Em 1932, o leite começou a ser fortificado com Viosterol após uma campanha de prevenção equivalente à de qualquer produto farmacêutico. Entretanto, foram verificadas diferenças nos resultados obtidos com o Viosterol relativamente aos óleos de peixe, sugerindo que o fator antirraquítico não era idêntico em ambos os meios; adicionalmente, quer os óleos de peixe, quer a irradiação direta corporal por luz ultravioleta eram muito mais eficazes do que o Viosterol no tratamento do raquitismo. O reputado pediatra norte-americano Philip Charles Jeans (1883-1952) postulou que o leite irradiado tinha propriedades antirraquíticas superiores às do óleo de fígado de bacalhau e também do Viosterol. Os primeiros estudos em crianças com raquitismo em que essas terapêuticas foram comparadas confirmaram as diferenças referidas. A maior eficácia do óleo de fígado de bacalhau relativamente ao ergosterol irradiado seria, na opinião de Rudolf Schoenheimer, devida à diminuta absorção intestinal de esteróis de origem vegetal. Adicionalmente, o óleo de fígado de bacalhau era preferido por muitos clínicos por conter também concentrações elevadas de vitamina A. Merecem referência as dificuldades que os investigadores enfrentavam naquela época quanto à diferenciação da potência antirraquítica dos meios utilizados. O efeito antirraquítico era avaliado pela capacidade de recalcificação da epífise tibial de ratos (referenciada como índice *"rat units"*), induzida pelos compostos administrados ou pela exposição à luz solar, o que explica a confusão entre os resultados de sucessivos estudos e a polêmica suscitada na respectiva interpretação. Hess e cols. estabeleceram que uma unidade de óleo de fígado de bacalhau equivalia, em eficácia antirraquitismo, a quatro unidades (*"rat units"*) de Viosterol. O fator antirraquítico do colesterol irradiado tinha potência equivalente à do óleo de fígado de bacalhau, concluindo que a provitamina constituinte daquele esterol seria uma substância diferente de ergosterol. Portanto, haveria dois tipos de fatores antirraquíticos com atividade de provitamina D. A síntese do 7-deidrocolesterol foi concretizada por Windaus e cols. em 1935, o isolamento e identificação desse composto na pele dos bovinos, ratos, homem e, também, nos alimentos de origem animal que, depois de irradiados, exibem efeitos antirraquíticos resolveu a questão dos benefícios terapêuticos da luz ultravioleta. O produto resultante do 7-deidrocolesterol recebeu a designação de vitamina D3 (ou colecalciferol), e sua estrutura também definida por Windaus e cols. em 1936. Na mesma data, foi esclarecido que o constituinte do óleo de fígado de peixes que lhe confere propriedades antirraquíticas é estruturalmente idêntico à vitamina D3. A elucidação do mecanismo de formação da vitamina D3 a partir da irradiação do 7-deidrocolesterol existente na pele ocorreria somente três décadas mais tarde. No final da década de 40, foi proposto que a vitamina D seria formada na epiderme por fotólise do deidrocolesterol, de que resultaria a provitamina D, com subsequente isomerização em vitamina D3. Hector F. DeLuca elucidou a situação em 1966, ao demonstrar que a vitamina D3 é um pró-hormônio inativo, desprovido virtualmente de todas as características comuns às outras vitaminas conhecidas. Em 1969, De Luca foi o primeiro a sugerir que a vitamina D3 fosse convertida em metabólitos biologicamente ativos dentro do organismo, que teriam ação no núcleo da célula em quantidades muito pequenas, e que ela teria ação direta nos ossos e possivelmente nos músculos. É conhecido que há um intervalo entre o momento que a vitamina D é dada para um animal raquítico e a resposta fisiológica mensurável. Esse intervalo é devido a dois fatores principais: 1- ao tempo necessário para a conversão da vitamina D em seus metabólitos biologicamente ativos, dos quais a 25-hidroxicalciferol parece ser um dos mais importantes; e 2- o tempo dispendido para tais metabólitos iniciarem a síntese das proteínas ligadoras do cálcio. Lawson e cols., em 1969, demonstraram a presença de metabólitos da vitamina D dentro dos núcleos de células intestinais, porém, suspeitaram que outro metabólito, que não a 25-hidroxivitamina D, era responsável pela ação da vitamina D. A determinação dos níveis circulantes da 25-hidroxivitamina começou em 1971, quando Haddad e Chuy introduziram o método de ligação proteica competitiva "competitive protein-binding assay-CPBA". Desde aquela época, os exames foram progredindo com os radioimunoensaio, cromatografia líquida de alta performance e cromatografia líquida associada com espectometria de massa. Em 1997, a "Food and Nutrition Board, Institute of Medicine" dos EUA aceitou as concentrações séricas da 25-hidroxivitamina D como

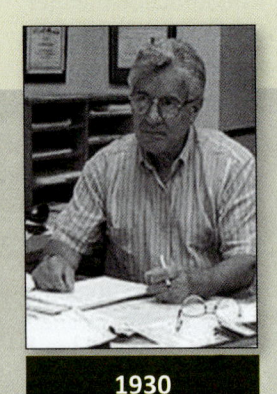

Hector F. DeLuca

1930

O professor Hector F. DeLuca tem se dedicado à compreensão do metabolismo e mecanismo de ação das vitaminas A e D. A princípio, seu trabalho foi centrado em descrever quais as formas de vitamina D e vitamina A são ativas na correção de doença carencial. Em particular na década de 1960, por meio de isolamento, identificação química e síntese química, ele e seus colaboradores demonstraram que a vitamina D em si é biologicamente inativa e tem de ser modificada pelo fígado e rim para preparar o hormônio derivado da vitamina D, ou seja, a 1,25-dihidroxivitamina D3. Não só a forma hormonal mas muitos dos seus análogos foram sintetizados quimicamente por ele e seu grupo de pesquisas e desenvolvidos para o tratamento de uma variedade de doenças, como osteoporose, raquitismo dependente da vitamina D e doença óssea da insuficiência renal. Mais recentemente, DeLuca tem dedicado seus esforços para compreender como funciona a 1,25-dihidroxivitamina D3 nos tecidos-alvo, já tendo demonstrado um receptor que reconhece esse hormônio em núcleos de células dos tecidos-alvo.

Retirado de www.biochem.wisc.edu/deluca/Em cache. Postado em 7/09/2011. Consulta em 29/04/2012.

indicador funcional do estado de suplência da vitamina D, mas os dados eram insuficientes para caracterizar totalmente as variações fisiológicas normais desse indicador e muitos laboratórios citavam os limites inferiores variando de 15 a 20 ng/mL, que eram empiricamente baseados em determinações de indivíduos supostamente normais (Hess, 1922; Bion e Teixeira, 1978; Wiedeman, 1993; Guilland e Lequeu, 1995; Rajakumar, 2003; Anvisa, 2004; Wolf, 2004; Martins e Silva, 2007; Carpenter, 2008; Epke, 2009; Hawgood, 2010; Arie e cols., 2011).

VITAMINA E

O tocoferol é uma vitamina lipossolúvel da família da vitamina E. Ela previne o dano celular ao inibir a peroxidação lipídica, a formação de radicais livres e as doenças cardiovasculares. Melhora a circulação sanguínea, regenera tecidos e é útil no tratamento da doença fibrocística das mamas, tensão pré-menstrual e claudicação intermitente. É possível obter dos alimentos as doses de vitamina E que combatem doenças cardíacas e o câncer, além de aumentar a resistência imunológica, segundo uma pesquisa feita em 2000 pelo Instituto de Medicina (IOM) dos EUA. O IOM relatou que a maioria dos americanos consegue o suprimento necessário da vitamina E pela alimentação diária. Além de alertar sobre dietas que restrinjam o consumo de gorduras, tendo essas pessoas que complementarem com suplementos (lembrando que o tocoferol é uma vitamina lipossolúvel, portanto cumulativo no organismo, podendo produzir a hipervitaminose). Pode aliviar situações de estresse, particularmente as causadas pelo oxigênio. É antioxidante e atua por meio do bloqueio das moléculas instáveis de radicais livres. A vitamina E previne a oxidação espontânea dos elementos poliinsaturados e protege, em termos funcionais, estruturas celulares importantes dos tecidos, supostamente por meio da inibição da peroxidação lipídica. É essencial para o bom funcionamento do tecido muscular; necessária para a formação das células sexuais e é vital para o sangue. A falta dessa vitamina na alimentação pode levar à hipovitaminose, cuja principal manifestação é a esterilidade. Recentemente foi constatado que a dieta rica em vitamina E pode proteger contra o mal de Parkinson, de acordo com estudo da Universidade de Queen, no Canadá, publicado na revista Lancet Neurology. O estudo, feito com base em oito trabalhos científicos publicados entre 1966 e 2005 e que investigaram os efeitos das vitaminas E e C e do nutriente betacaroteno, concluiu que pessoas que consomem verduras, nozes e óleos vegetais têm probabilidade muito menor de desenvolver o mal de Parkinson. Constatou-se que o mesmo efeito não foi verificado em relação à vitamina C e ao betacaroteno. A ingestão de vitamina E pode ajudar a prevenir o câncer de próstata, segundo pesquisa do Instituto Nacional do Câncer dos EUA. Os cientistas descobriram que os homens com altos níveis de α-tocoferol, a forma natural da vitamina E, tinham possibilidades 53% menores de desenvolver câncer de próstata. O estudo percebeu ainda que os efeitos da γ-tocoferol, outro tipo de vitamina E, também diminuía os riscos de contrair a doença, mas com menor eficácia, 39%. Para adultos saudáveis, a ANVISA recomenda a ingestão diária de 10 mg. O óleo de gergelim e o de girassol contêm mais de 50 mg de α-tocoferol por 100 g, enquanto o óleo de milho, azeite de dendê, óleo de amendoim, óleo de soja, azeite de oliva e margarina contêm entre 10 e 50 mg da vitamina por 100 g; o repolho, banha de porco, espinafre e ovo de galinha contêm entre 1 e 10 mg da mesma. A fórmula química da vitamina E é $C_{29}H_{8}O_{2}$ e foi descoberta pelos anatomistas e embriologistas americanos Herbert McLean Evans (1882-1971) e Katharine J. Scott Bishop (1889-1976) em 1922.

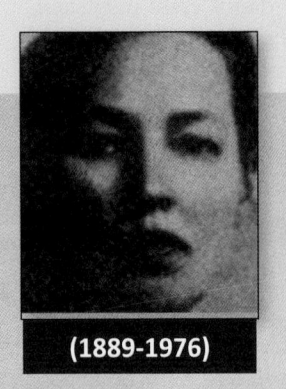

Katharine J. Scott Bishop

(1889-1976)

A anatomista americana Katharine Bishop, após graduar-se pela Johns Hopkins University School of Medicine em 1915, começou a trabalhar com Herbert M. Evans e juntos descobriram a importância da vitamina E.

Embora a descoberta da vitamina E seja creditada a Evans e Bishop, que em 1922 publicaram um artigo sobre um fator nutricional até então desconhecido essencial para a reprodução na revista Science, os bioquímicos americanos Thomas Burr Osborne (1859-1929) e Lafayette Benedict Mendel (1872-1935), já haviam observado, em 1919, que ratos albinos alimentados com dieta (leite) suficiente em vitaminas A, B, C e D tinham diminuição da fertilidade. Evans e Bishop induziram esterilidade em ratos, alimentando-os com caseína, amido de milho, banha, nata, sal e fermento, e conseguiam restaurar a fertilidade dos animais com alface ou gérmen de trigo, mas não com óleo de fígado de bacalhau. Concluíram que um fator X, ou antiesterilidade, presente em alguns óleos vegetais, era um nutriente essencial. O bioquímico americano, nascido na Lituânia, Barnett Sure (1891-1960) foi o primeiro a sugerir, em 1924, o nome vitamina E, que logo foi adotado por Evans e Bishop e outros. Em 1931, H.S. Olcott e Henry Albright Martill (1883-1953), do laboratório de bioquímica da State University of Iowa, Iowa City, foram os primeiros a descrever a função antioxidante da vitamina E, propriedade que posteriormente seria reconhecida como sua função biológica mais importante. Ainda em 1931, Alvin M. Pappenheimer e Marianne Goetsch, do Departamento de Patologia e Química Biológica da Columbia University, New York, relataram a ocorrência de encefalomálacia em galinhas alimentadas com dietas deficientes em vitamina E e distrofia muscular nutricional em cobaias e coelhos imaturos alimentados em dietas similares. A falta de uma fonte importante de vitamina E causava muitas dificuldades nos primeiros anos de pesquisas sobre a vitamina. Foi somente em 1936 que uma equipe de pesquisadores da California University, liderada pelo próprio Evans, isolou no óleo de germe de trigo um álcool com grande atividade de vitamina E, o α-tocoferol. A fórmula química desse álcool foi resumida como $C_{29}H_{50}O_2$ e o nome tocoferol foi sugerido a Evans pelo professor de grego da universidade George M. Calhoun. A palavra foi construída das palavras gregas *tokos*, que significa prole, e *phero*, suportar ou manter, e o *ol* final denotando tratar-se de um álcool.

Em 1938, o químico alemão Erhard Fernholz (1903-1940) descreveu a estrutura química do α-tocoferol e, no mesmo ano, o grupo liderado pelo químico suíço Paul Karrer

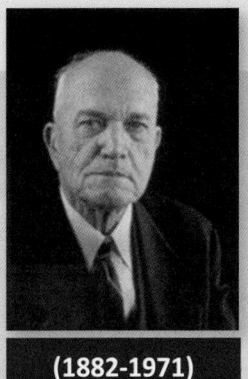

Herbert McLean Evans

(1882-1971)

Evans foi um anatomista e embriologista americano. Pesquisou problemas relacionados com nutrição humana, endocrinologia, embriologia e histologia. Em 1918, sua pesquisa sobre o número de cromossomos humanos o levou a acreditar que o número fosse de 48, quando a maioria dos cientistas assumia um número muito maior. Hoje, sabe-se que o valor correto é 46. Evans teve sucesso maior com hormônios extraídos do lobo anterior da glândula pituitária. Ele isolou o hormônio de crescimento humano, que é essencial para o crescimento e desenvolvimento. Em 1922, juntamente com Katharine Scott Bishop, durante experimentos nutricionais com ratos, descobriram a vitamina E. Em 1931, Evans tornou-se diretor do Instituto de Biologia Experimental, Berkeley, onde continuou suas pesquisas sobre a vitamina E e foi capaz de isolar o composto puro de germes de trigo, em 1937. Além disso, determinou a fórmula $C_{29}H_{50}O_2$ e participou no desenvolvimento de pesquisas de sistemas reprodutivos, estudando o ciclo do estro de ratos. Evans também desenvolveu o azul de Evans, um método para determinar volume de sangue em humanos e animais.

Retirado de en.wikipedia.org/Herbert_McLean_Evans

(1889-1971), Prêmio Nobel de Química de 1937, foi o primeiro a sintetizar o α-tocoferol. Ainda em 1938, F. Widenbauer utilizou suplemento de óleo de germe trigo em 17 recém-nascidos prematuros que apresentavam insuficiência de crescimento: 11 dos 17 bebês se recuperaram e foram capazes de retomar taxas de crescimento normais. Em 1946, os pesquisadores Llyoid E. Filer Jr. e Karl E. Mason, do laboratório de anatomia da University of Rochester School of Medicine and Dentistry, Rochester, New York, demonstraram o importante papel da vitamina E em proteger os ácidos graxos insaturados da oxidação *in vivo*. Esses investigadores também estudaram as manifestações da deficiência de vitamina E em macacos rhesus. Mais tarde, em 1948, durante a realização de experimentos sobre os efeitos do aloxano em ratos, Catherine S. Rose e Paul Györg observaram que os ratos que receberam suplementos de tocoferol sofreram menos hemólise do que aqueles que não receberam tocoferol. Em 1949, o médico húngaro F. Gerloczy administrou o α-tocoferol para prevenir e curar o escleredema e verificou que quando a administração foi por via oral os pacientes apresentaram resposta positiva, o que não ocorreu quando a administração foi por via intramuscular. Esse trabalho inicial de investigação sobre os benefícios da suplementação de vitamina E foi o início do processo para curar a deficiência de vitamina, causa da anemia hemolítica descrita durante os anos 1960. Desde então, a suplementação de fórmulas infantis com vitamina E erradicou a deficiência dessa vitamina como uma causa para a anemia hemolítica. A vitamina E tornou-se um tratamento popular, baseado em relatos de casos de sucessos para inúmeras condições, como abortamentos, impotência e várias formas de distrofias musculares, porém esses tratamentos não resistiram ao crivo de ensaios controlados (Evans, 1962; Saunders, 1972; Bion e Teixeira, 1978; Bell, 1987; Guilland e Lequeu, 1995; Carpenter, 2003d; Anvisa, 2004; Wolf, 2005; Arie e cols., 2011).

VITAMINA K

O termo vitamina K refere-se a um grupo de vitaminas lipossolúveis estruturalmente semelhantes, essenciais para a modificação pós-traducional de certas proteínas necessárias para a coagulação do sangue e em vias metabólicas de osso e outros tecidos. Eles são 3 – derivados da 2-metil-1,4-naftoquinona, que inclui duas vitaminas naturais: vitamina K1 e vitamina K2. A vitamina K1 também conhecida como filoquinona, fitomenadiona ou fitonadiona. A vitamina K1 é necessária para a coagulação, sintetizada pelas plantas e encontrada em verduras e no óleo de soja. A vitamina K2, menaquinona ou menatetrenona é produzida normalmente pelas bactérias dos intestinos, e a sua deficiência na dieta é extremamente rara, a menos que os intestinos estejam muito doentes. Não se conhecem efeitos tóxicos causados pela vitamina K natural, porém a sintética pode causar efeitos tóxicos. Para um adulto normal, a ANVISA recomenda ingestão diária (IDR) de 80 mcg. O chucrute e o repolho roxo contêm mais de 1.000 mcg de vitamina K por 100 g; a couve-de-bruxelas, espinafre, couve-flor, alface, farinha de soja, brócolis, repolho branco e o aipo-rábano contêm entre 100 e 1.000 mcg por 100 g; já a manteiga, aveia (grãos inteiros), batata, ovo de galinha, fígado de vaca, milho (grão inteiro), fígado de porco, mel, ervilhas, carne de vaca,

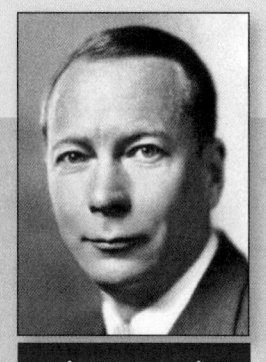

Carl Peter Henrik Dam e estrutura da vitamina K2 (metaquinona)

(1895-1976)

Henrik Dam foi um bioquímico e fisiologista dinamarquês laureado com o Prêmio Nobel de Medicina compartilhado com Edward Doisy por seus trabalhos na descoberta da vitamina K e seu papel na fisiologia humana. A experiência primordial de Dam envolveu a alimentação de galinhas com uma dieta com ausência de colesterol. As galinhas em poucas semanas começavam a apresentar um quadro hemorrágico incontrolável. Dam isolou a substância necessária para a coagulação e a denominou vitamina da coagulação ou "Koagulations-Vitamin", em alemão e se tornou a vitamina K, pulando a letra J no sistema alfabético de nomeação das vitaminas.

Retirado de en.wikipedia.org/wiki/Henrik_Dam

carne de porco e morango contêm 10 a 100 mcg da vitamina por 100 g. A vitamina K foi descoberta pelo bioquímico dinamarquês Carl Peter Henrik Dam (1895-1976), em 1929, e a fórmula química da vitamina K1 é $C_{31}H_{46}O_2$ e a da vitamina K2, $C_{46}H_{84}O_2$.

Sintomas hemorrágicos são encontrados em crianças, e pacientes com icterícia obstrutiva, em animais de experiência e no gado que ingere feno de trevo doce contaminado com mofo. Sabemos hoje que a conexão dessas condições é a vitamina K e que o mofo contém um antagonista da vitamina K chamado dicumarina. Em 1929, Henrik Dam investigava o papel do colesterol por meio da alimentação de frangos com dieta pobre em colesterol. Depois de várias semanas, os animais desenvolveram hemorragias e começaram a sangrar. Esses defeitos não puderam ser revertidos com a adição de colesterol purificado à dieta. Verificou-se que, juntamente com o colesterol, um segundo composto tinha sido extraído a partir dos alimentos; este composto foi chamado de vitamina da coagulação. A nova vitamina recebeu a letra K porque as descobertas iniciais foram relatadas em um jornal alemão, em que foi denominada "Koagulationsvitamin". A próxima vitamina no sistema alfabético deveria ser vitamina J que foi pulada e não existe nesse sistema de nomeação das vitaminas. Herman James Almquist (1903-1994) e seus colegas do College of Agriculture da University of California poderiam ter publicado a descoberta da vitamina K antes de Dam, mas tiveram de retardar a publicação até que uma controvérsia no campus sobre a causa da doença da galinha fosse resolvida, e assim perderam o Prêmio Nobel. O bioquímico americano Edward Adelbert Doisy (1893-1986), da Saint Louis University, fez grande parte das investigações que levaram à descoberta da natureza, estrutura química e da síntese da vitamina K que ocorreu em 1939. Dam e Doisy dividiram o Prêmio Nobel de 1943 de Medicina por seus trabalhos com a vitamina K.

Por várias décadas, o modelo com pintos vitamina K-deficientes era o único método de quantificação da vitamina K nos alimentos: os pintos eram criados vitamina K-deficientes e alimentados com quantidades conhecidas do alimento, e seu conteúdo em vitamina K

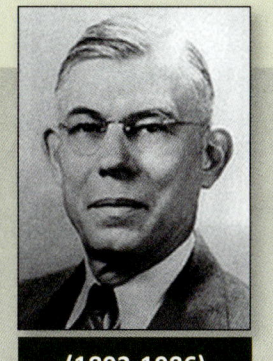

Edward Adelbert Doisy

(1893-1986)

Doisy foi um bioquímico americano que recebeu o Prêmio Nobel de Fisiologia/Medicina de 1943 compartilhado com Henrik Dam pela descoberta da vitamina K e de sua estrutura química. Atuou desde 1923 na St. Louis University como professor titular do departamento de bioquímica até sua aposentadoria em 1965. A St. Louis University renomeou aquele departamento como E. A. Doisy Department of Biochemistry em sua homenagem. Além disso, ele também competiu com Adolf Butenandt pela descoberta da estrona em 1930. Ambos descobriram a substância independentemente, mas somente Butenand foi laureado com o Nobel de Química em 1939.

Retirado de en.wikipedia.org/wiki/Edward_Adelbert_Doisy

calculado pela capacidade da coagulação do sangue ser restaurada. Três grupos de médicos independentemente encontraram uma medida para quantificar melhor o conteúdo de vitamina K nos alimentos: o grupo do Biochemical Institute, University of Copenhagen

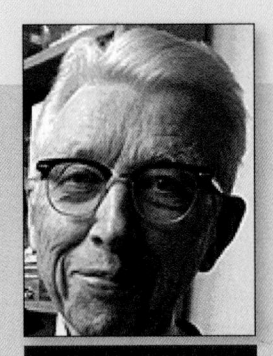

Kenneth Merle Brinkhous

(1908–2000)

O médico Brinkhous (1908-2000) foi professor-titular do Departamento de Patologia e Medicina Laboratorial na University of North Carolina em Chapel Hill. Ele permaneceu ativo na investigação até pouco antes de sua morte. Formou-se médico na University of Iowa Medical School, em 1932, e lá se especializou em patologia, tendo como mentor o Dr. Harry P. Smith, que tinha um programa de treinamento que combinava aspectos clínicos com patologia e laboratório de pesquisa, este último enfocando aspectos da coagulação sanguínea. Em Iowa Brinkhous realizou uma pesquisa sobre hemofilia que incluía vários outros médicos interessados em coagulação. Realizou também a descoberta seminal do fator anti-hemofílico (fator VIII). Suas pesquisas em Iowa foram interrompidas pela Segunda Guerra Mundial. Durante esse conflito, Brinkhous dirigiu um laboratório do Exército, na Austrália, que serviu como serviço de referência para as forças militares americanas no Pacífico sul. Após a guerra, voltou para Iowa, em 1946, e aceitou a chefia do Departamento de Patologia da University of North Carolina (UNC); manteve essa posição até 1973. Durante seu mandato, o departamento evoluiu de uma seção de duas faculdades, sem presença forte em investigações, para um departamento de pesquisas amplamente reconhecido. Além disso, desenvolveu elevada qualidade de ensino e atendimento clínico. Teve papel preponderante no planejamento e implementação do laboratório de patologia do North Carolina Memorial Hospital inaugurado em 1952. Sua filosofia era que a excelência no ensino e na assistência médica eram necessárias para programas de pesquisa de alta qualidade. Brinkhous desenvolveu um programa de pesquisas em coagulação da UNC, que salientou os esforços da equipe entre os pesquisadores que trabalharam em conjunto, mas a partir de perspectivas diferentes. Ao longo de sua carreira, Brinkhous recrutou estudantes locais para a pesquisa, muitos dos quais tornaram-se cientistas de renome por seus próprios méritos. Ele era um mentor excelente, que combinava amizade e preocupação pessoal com uma demanda de esforço persistente, intensa. Contribuições feitas por estudiosos em coagulação na UNC incluem a demonstração de que a hemofilia pode ser controlada por meio da administração de plasma contendo Fator VIII, e no desenvolvimento de métodos para purificar e concentrar o Fator VIII para utilização como agente terapêutico. O teste de tromboplastina parcial também foi desenvolvido como agora utilizado em laboratórios de todo o mundo. A equipe também investigou a doença de Von Willebrand e estudou os efeitos do veneno de cobra na coagulação do sangue. Esse trabalho levou à utilização de proteases no tratamento de vítimas de trombose vascular.

Retirado de en.wikipedia.org/wiki/Kenneth_Brinkhous Em cache - Similares

liderado por Dam; o do Departamento de Patologia da State University of Iowa College Medicine, do pesquisador Kenneth Merle Brinkhous (1908-2000); e da Mayo Clinic, do médico americano Hugh Roland Butt (1910-2008). Em 1938, ocorreu o primeiro relato sobre o tratamento com êxito da vitamina K em um paciente ictérico com hemorragia grave e que tinha deficiência da protrombina, publicado por um grupo de cientistas do Departamento de Patologia da State University of Iowa College Medicine, que tinha, entre outros, o pesquisador Kenneth Merle Brinkhous. A função anti-hemorrágica da vitamina K foi elucidada em 1974 quando foi descoberto o modo de ação da protrombina por cientistas do Departamento de Biologia Molecular da Universidade de Aarhus, na Dinamarca, liderados por Staffan Magnusson (1933-1990). A protrombina é a precursora da trombina, cuja existência tinha sido sugerida pelo fisiologista estoniano Alexander Smith (1831-1894) e que seria a enzima responsável pela conversão do fibrinogênio em fibrina quando descreveu essas duas proteínas em 1872. A equipe de Magnusson estudou vacas que receberam uma dose elevada de warfarina, antagonista da vitamina K, e demonstrou que, enquanto as vacas tratadas com warfarina tinham uma forma de protrombina que continha 10 resíduos de aminoácidos de glutamato próximo ao terminal amino da proteína, nas vacas não tratadas a protrombina continha 10 resíduos incomuns que foram identificados quimicamente como carboxiglutamato, ou Gla. O grupo carboxilo adicional em Gla deixou claro que a vitamina K tem atuação na reação de carboxilação, durante a qual o Glu é convertido em Gla. A bioquímica de como a vitamina K é usada para converter Glu para Gla foi elucidada nos últimos trinta anos em diversos laboratórios acadêmicos (Dam, 1946; Almiquist, 1975; Bion e Teixeira, 1978; Jukes, 1987; Wakker, 1989; Guilland e Lequeu, 1995; Anvisa, 2004; Zetterström, 2006; Arie e cols., 2011).

Leituras recomendadas

1. Ahrens RA. Mary Shaw Shorb (1907-1990). J Nutr. 1993;123(5):791-6.
2. Almiquist HJ. The early history of vitamin K. Am J Clin Nutr. 1975;28(6):656-9.
3. Anvisa (Agência Nacional de Vigilância Sanitária). O regulamento técnico sobre ingestão diária recomendada para proteínas, vitaminas e minerais. [Internet] [Acesso em 28 set 2015]. Disponível em: http://portal.anvisa.gov.br/wps/wcm/connect/1884970047457811857dd53fbc4c6735/RDC_269_2005.pdf?MOD=AJPERES
4. Altschul R, Hoffer A. Effects of salts of nicotinic acid on serum cholesterol. Br Med J. 1958;2(5098):713-4.
5. Arens JF, van Dorp DA. Synthesis of some compounds possessing vitamin A activity. Nature. 1946;157:190-1.
6. Arie WMY, Fonseca AM, Bagnoli VR, Arie MHA, Pinotti JA. Nutrição na gravidez. In: Guariento A. Obstetrícia Normal de Raul Briquet. São Paulo: Manole, 2011. p.305-24.
7. Arnold D. British India and the "Beriberi Problem", 1798-1942. Med Hist. 2010;54(3):295-314.
8. Barness LA, Tonarelli RM. Paul Gyorgy (1893-1976). A biographical sketch. J Nutr. 1979;109(1):19-23.
9. Bastian H. Lucy Wills (1888-1964): the life and research of an adventurous independent woman. J R Coll Phys Edinb. 2008;38(1):89-91.
10. Bateman WG. Digestibility and utilization of egg protein. J Biol Chem. 1916;26:263-91.
11. Bell EF. History of vitamin E in infant nutrition. Am J Clin Nutr. 1987;46(1 Suppl):183-6.

12. Berkson B, Berkson AJ. The extraordinary B vitamins. In: Berkson B, Berkson AJ. Basic Health Publications User's Guide to the B-complex Vitamins. California: Basic Health Oublications Inc, 2006. p.5-12.
13. Bion FM, Teixeira SMFG. Estudo químico-físico das vitaminas. In: Chaves N. Nutrição básica e aplicada. Rio de Janeiro: Guanabara-Koogan, 1978. p.95-126.
14. Bitot P. Mémoire sur une lésion conjunctivale non encore decrive coincidant avec héméralopie. Gaz Hebd Med Chir. 1863;10:284-6.
15. Bloch CE. Clinical investigation of Xerophtalmia and dystrophy in infants and young children (xerophtalmia et dystrophia alipogenetic). J Hyg (Lond). 1921;19(3):304-5.
16. Bloch K. The metabolism of acetic acid in animal tissues. Physiol Rev. 1947;27(4):574-620.
17. Bloch K. The biological synthesis of cholesterol. II. The use of isotopes in hormone problems. Proc Laurentian Hormone Conf. 1951;6:111-29.
18. Boas MA. The effect of desiccation upon the nutritive properties of egg-white. Biochem J. 1927;21(3):712-24.
19. Bontempo A. Alimentação. In: Bontempo A. O que você precisa saber sobre nutrição. São Paulo: Editora Ground, 2005. p.15-92.
20. Budd G. Lectures on the disorders resulting from defective nutriment. Lond Med Gaz. 1842;2:743-9.
21. Burns JJ, EvansC. The synthesis of L-ascorbic acid in the rat from D-glucuronolactone and L--gulonolactone. J Biol Chem. 1956;223(2):897-905.
22. Cameron E, Pauling L. Supplemental ascorbate in the supportive treatment of cancer: Prolongation of survival times in terminal human cancer. Proc Natl Acad Sci U S A. 1979;73(10):3685-9.
23. Carpenter KJ. The national disease if Japan (1875-1885). In: Carpenter KJ. Beriberi, white rice, and vitamin B: a disease, a cause, and a cure. Berkeley: University of California Press, 2000. p.1-14.
24. Carpenter KJ. A short history of nutritional science: part 1 (1785-1855). J Nutr. 2003;133(3): 638-45.
25. Carpenter KJ. A short history of nutritional science: part 2 (1885-1912). J Nutr. 2003;133(4): 975-84.
26. Carpenter KJ. A short history of nutritional science: part 3 (1912-1944). J Nutr. 2003;133(10): 3023-32.
27. Carpenter KJ. A short history of nutritional science: part 4 (1944-1985). J Nutr. 2003;133(11): 3331-42.
28. Carpenter KJ. The Nobel Prize and discovery of vitamins. [Internet] [Acesso em 28 set 2015]. Disponível em: http://www.nobelprize.org/nobel_prizes/themes/medicine/carpenter/
29. Carpenter KJ. Harriette Chick and the Problem of Rickets. J Nutr. 2008;138(5):927-832.
30. Carpenter KJ, Sutherland B. Eijkman's contribution to the discovery of vitamins. J Nutr. 1995;125(2):155-63.
31. Castle WB. The aetiological relationship of achylia gastrica to pernicious anaemia. Proc R Soc Med. 1929;22(9):1214-6.
32. Coelho LS, Hueb JC, Minicucci MF, Azevedo PS, Paiva SAR, Zornoff LAM. Deficiência de Tiamina como Causa de Cor Pulmonale Reversível. Arq Bras Cardiol. 2007;91:e7-e9.
33. Czeizel AE, Dudás I. Prevention of the first occurrence of neural-tube defects by periconceptional vitamin supplementation. N Engl J Med. 1992;327(26):1832-5.
34. Dam H. The discovery of vitamin K, its biological functions and therapeutical application. Nobel Prize lecture, 1946.
35. Dowling JE. George Wald, 18 November 1906 - 12 April 1997.Proc Am Philos Soc. 2002;146(4):431-9.

36. Drummond JC. Note on the role of the anti-scorbutic factor in nutrition. Biochem J. 1919;13(1):77-80.
37. Drummond JC. The nomenclature of the so-called accessory food factors (vitamins). Biochem J. 1920;14(5):660.
38. Dunitz JD. Linus Carl Pauling, 28 February 1901-19 August 1994. Biogr Mems Fell R Soc. 1996;42:316-38.
39. Du Vigneaud V, Hofman K, Melville DB. On the structure of biotin. J Am Chem Soc. 1942;64:188-9.
40. Eakin RE, Snell EE, Williams RJ. The concentration and assay of avidin, the injury-producing protein in raw egg white. J Biol Chem. 1941;140:535-43.
41. Ekpe J. The chemistry of light: the life and work of Theobald Adrian Palm (1848-1928). J Med Biogr. 2009;17(3):155-60.
42. Erdman AM. Cornelis Adrianus Pekelharing- A biographical sketch (july 19,1848 - September 18,1922). J Nutr. 1964;83:3-9.
43. Evans HM. The pioneer history of vitamin E. In: Harris RG, Wool IG. Vitamins and Hormones: Volume 20. New York: Academic Press, 1962. p.379-88.
44. Feldman EB. Virgil P. Sydenstricker (1889–1964). J. Nutr. 2001;131(9):2231-4.
45. Frankenburg FR. Rats that don´t grow and have sore eyes: vitamin A (retinol), the anti-night blindness vitamin. In: Frankenburg FR. Vitamin Discoveries and Disasters - History, Science and Controversies. ABC Clio, LLC. California, 2009. p.1-14.
46. Funk C. On the chemical nature of the substance which cures polyneuritis in birds induced by a diet of polished rice. J Physiol. 1911;43(5):395-400.
47. Funk C. The etiology of the deficiency diseases. Beri-beri, polyneuritis in birds, epidemic dropsy, scurvy, experimental scurvy in animals, infantile scurvy, ship beri-beri, pellagra. J State Med (London). 1912;20:341-68.
48. Funk C. Studies on beri-beri: further facts concerning the chemistry of the vitamine-fraction from yeast. Br Med J. 1913;1(2729):814-41.
49. Gompertz D, Draffan GH, Watts JL, Hull D. Biotin-responsive β-methilcrotonnylglycinuria. Lancet. 1971;2(7714):22-4.
50. Guilland JC, Lequeu B. As vitaminas: do Nutriente ao Medicamento. São Paulo: Santos Livraria Editora, 1995. p.357.
51. Györg P. Crystalline vitamin B-6. J Am Chem Soc. 1938;60:983-4.
52. Györg P. Reminiscences on the discovery and significance of some of the B vitamins. J Nutr. 1967;91(Suppl 1):5-9.
53. György P, Rose CS, Hofmann K, Melville DB, Du Vigneaud V. Further note on the identity of bitamin H with biotin. Science. 1940;92(2400):609.
54. Halsted CH. Victor Herbert, MD, 1927-2002. Am J Clin Nutr. 2003;77(4):757-9.
55. Hardy A. Beriberi, vitamin B1 and world food policy, 1925-1970. Med Hist. 1995;39(1):61-77.
56. Harris SA, Folkers K. Synthesis of vitamin B6. J Am Chem Soc. 1939;61:1245-9.
57. Harris SA, Stiller ET, Folkers K. The structure of vitamin B6. J Am Chem Soc. 1939;61:1242-4.
58. Harris SA, Wolf DE, Mozingo R, Folkers K. Synthetic biotin. Science. 1943;97(2524):447-8.
59. Hawgood BJ. Sir Edward Mellanby (1884-1955) GBE KCB FRCP FRS: nutrition scientist and medical research mandarin. J Med Biogr. 2010;18(3):150-7.
60. Hawkins WW, Barsky J. An Experiment on Human Vitamin B6 Deprivation. Science. 1948;108(2802):284-6.
61. Hemilä H. Vitamin C supplementation and the common cold--was Linus Pauling right or wrong? Int J Vitam Nutr Res. 1997;67(5):329-35.

10

Maria de Fátima Nunes Marucci

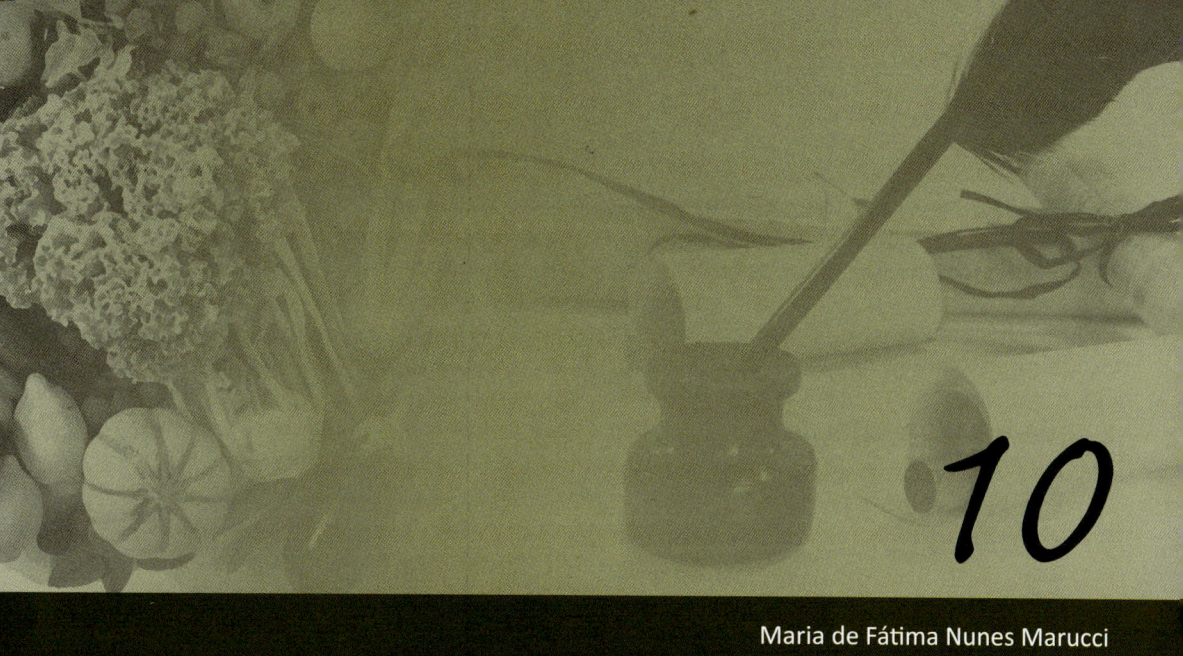

Alimentação Saudável

Introdução

O entendimento e a compreensão do conceito de alimentação saudável prescindem do conhecimento dos conceitos de nutrição e alimentação.

Nutrição e alimentação são duas palavras muito utilizadas, tanto na área científica, quanto "popular", como se fossem sinônimas. No entanto, são conceitos diferentes, conforme descrito a seguir.

Nutrição é a ciência que estuda os alimentos quanto à sua composição química, suas propriedades e funções no organismo humano, e sua relação com a saúde ou a doença. Refere-se ao processo pelo qual o organismo humano ingere e digere os alimentos, absorve os nutrientes que serão metabolizados para exercer funções específicas. Por fim, nosso organismo excreta a quantidade que foi ingerida em excesso, ou seja, aquela que ele não conseguiu processar totalmente e, também, os resíduos ou substâncias resultantes do metabolismo.

Considerando esses conceitos, a nutrição, enquanto processo, é constituída por três fases: alimentação, metabolismo e excreção.

Nutrição

Nutrição é a condição de saúde relacionada ao estado nutricional. Estado nutricional é o resultado da ingestão de alimentos, o gasto energético e o metabolismo das substâncias alimentares denominadas nutrientes. Ele estará adequado quando houver equilíbrio entre essas funções orgânicas.

O que é a alimentação?

- É um instinto animal para a preservação da vida?
- É a necessidade de satisfazer a fome?
- É um hábito adquirido desde a infância?
- É uma atividade cultural?
- É o recurso para manter o organismo funcionando?
- É o mesmo que nutrição?
- É sinônimo de dieta?
- É o ato de comer (de ingerir alimentos)?
- É o conjunto de ações que envolvem o ato de comer?
- Todas as alternativas estão corretas?

Nesse livro, o sociólogo Barry Glassner propõe uma revisão crítica sobre o que hoje se acredita ser uma boa alimentação (Glassner, 2007).

De maneira provocativa, conversa com *chefs*, químicos, nutricionistas, psicólogos e críticos de restaurantes para desvendar mitos sobre o que chama de *evangelho da carência*, ou seja: "a crença que uma refeição vale pelo que não tem: afinal, quanto menos açúcar, sal, gordura, calorias, carboidratos, conservantes ou qualquer outra substância suspeita, melhor a alimentação".

A conotação que esse autor atribui à alimentação é bastante intrigante e nos remete ao conceito de **dieta**.

- *Antigamente*, **dieta**, palavra de origem grega, era entendida como o modo de viver, agir e pensar. Era o regime de vida.
- *Recentemente*, **dieta** é entendida como restrição de alimentos e/ou de preparações culinárias.
- *Popularmente*, **dieta** representa abstinência de determinados alimentos, como por exemplo, dieta para pacientes com diabete melito ou obesidade.
- *Tecnicamente*, **dieta** é o conjunto de alimentos, líquidos ou sólidos, ingeridos por uma pessoa, em um período de tempo determinado, que pode ser um dia, uma semana, um mês ou mais, dependendo das condições do indivíduo. Ou seja, é a própria alimentação.

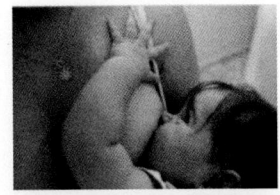

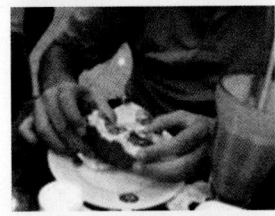

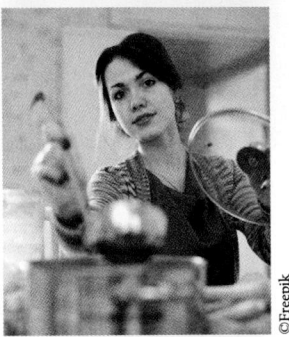

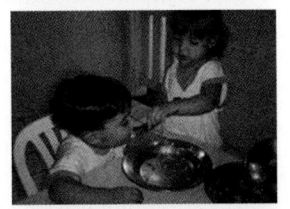

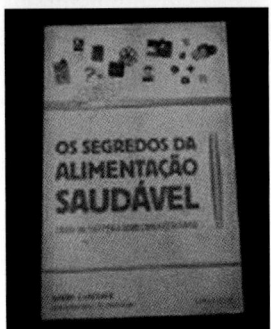

A **alimentação,** por sua vez, pode ser conceituada como "o modo de pensar, sentir e agir do ser humano, em relação ao ato de comer, ou seja, de ingerir alimentos ou preparações alimentares, e, como tal, é influenciada por inúmeras variáveis: físicas, fisiológicas, familiares, religiosas, culturais, comportamentais, psíquicas, socioeconômicas, intelectuais, entre outras" (Marucci & Fernandes, 2011).

Nota-se, assim, que dieta e alimentação representam o mesmo conceito, do ponto de vista técnico.

A alimentação está presente na vida das pessoas desde o nascimento, mas adquire dimensões diferentes ao longo da vida.

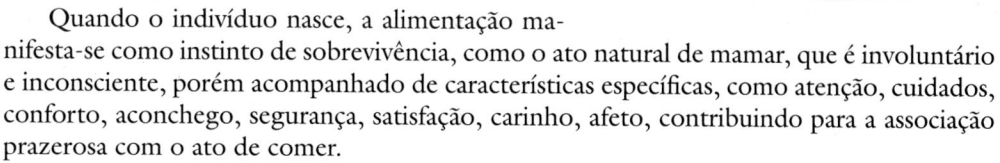

Quando o indivíduo nasce, a alimentação manifesta-se como instinto de sobrevivência, como o ato natural de mamar, que é involuntário e inconsciente, porém acompanhado de características específicas, como atenção, cuidados, conforto, aconchego, segurança, satisfação, carinho, afeto, contribuindo para a associação prazerosa com o ato de comer.

Em nossa sociedade, a alimentação está associada com o prazer de comer, que pode ser alcançado de diferentes maneiras, como participar de uma refeição em conjunto com a família, com os amigos, com uma companhia agradável ou desejada. Ou, ainda, participar de refeições em comemorações de eventos sociais ou familiares, como aniversários, casamentos, festas de Páscoa, Natal e final de ano, com "comidas" preparadas especialmente para essas ocasiões. O prazer de comer pode, também, estar associado à sensação de saborear novos alimentos ou preparações diferentes, ou apenas para saciar a fome (necessidade fisiológica) ou o apetite (vontade de comer).

Assim, a alimentação não está relacionada à saúde, como pretendem os profissionais de saúde e, em particular, os nutricionistas.

Em nossa cultura, os medicamentos é que estão associados à saúde. Assim, por exemplo, um indivíduo doente (com infecção) pode ser "curado" com a utilização de antibiótico, quando as recomendações para dosagem, frequência e tempo de uso são cumpridas. Após o tratamento medicamentoso, ele "volta a ter saúde".

Depois, na infância e na adolescência, a alimentação adquire outras características: passa a ser ato voluntário e consciente, cujas escolhas e preferências alimentares são determinadas pelo ambiente familiar, escolar e social. É nessa fase que os hábitos alimentares começam a consolidar-se, quando há maior possibilidade de modificações na alimentação, se necessário.

Na idade adulta, na fase do climatério e na velhice, o comportamento e as práticas alimentares estão praticamente estabelecidos, dificultando alterações.

Assim, a alimentação é um processo que não se restringe à ingestão de alimentos ou de nutrientes, com o único objetivo de nutrir o organismo humano, mantendo-o vivo e preservando sua capacidade funcional. Ela extrapola o atendimento às necessidades físicas ou fisiológicas. Ao longo da vida, a alimentação adquire dimensões afetivas, emocionais e sociais, tornando-se, portanto, parte integrante do indivíduo, assumindo características próprias, muito particulares, pessoais e únicas, diferentes de outros indivíduos.

Assim, ao planejar a alimentação de uma pessoa, é fundamental, em primeiro lugar, conhecê-la em suas várias dimensões:

- **Pessoais:** Nome, sexo, idade, escolaridade, ocupação, religião, estado civil;

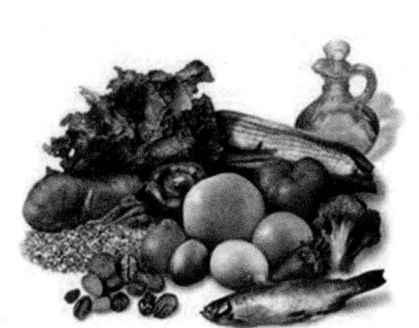

- **Alimentares:** Dieta/alimentação habitual, presença de alergias ou intolerâncias alimentares; preferências ou aversões; hábitos e comportamentos alimentares; e/ou restrições alimentares; hábitos intestinais (frequência, consistência);
- **Nutricionais:** Considerando o estado nutricional, que pode ser avaliado de acordo com diversos métodos como: **antropometria** (peso, estatura, dobras cutâneas, circunferências e outras); **exames bioquímicos** (hemograma completo, proteínas totais, albumina, pré-albumina, hormônios tireoidianos, dosagens de cálcio e fósforo, ureia e creatinina plasmática); perfil lipídico (colesterol total, lipoproteína de alta densidade – HDL, lipoproteína de baixa densidade – LDL e outras); perfil glicêmico (hemoglobina glicosilada, glicemia de jejum, resistência à insulina); enzimas hepáticas (fosfatase alcalina total, TGO – transaminase glutâmico – oxalacética, transaminase glutâmico-pirúvica – TGP) e outros, além de indicadores nutricionais (índice de massa corporal – IMC = peso [kg]/estatura^2 [m]; estimativa de massa muscular utilizando o cálculo da circunferência e área musculares do braço; estimativa de massa gordurosa, por meio da mensuração das dobras cutâneas e pelo cálculo da área gordurosa do braço; relação cintura/quadril, para identificar riscos de doenças cardiovasculares e diabete melito).
- **Clínicas:** Por meio da anamnese, para detectar a presença de doenças agudas e/ou crônicas, queixas, sinais e sintomas; antecedentes pessoais e familiares de diagnósticos clínicos (diabete melito, hipertensão arterial, depressão, doença renal, hepática, pancreática, cardíaca e outras), e uso de medicamentos.
- **Sociais ou estilo de vida:** Sedentarismo; tabagismo; etilismo; residência unipessoal (morador único), ou acompanhada (marido, filhos, netos e/ou outros – agregados); participação em reuniões familiares ou com amigos/colegas; realização das refeições com companhia.
- **Financeiras:** Renda familiar ou individual, suficiente para atender às diferentes necessidades: despesas obrigatórias (contas de água, luz, impostos, compra de alimentos...), disponibilidade de equipamentos domésticos (geladeira, liquidificador, fogão, forno (a gás, elétrico e/ou de micro-ondas); telefone (fixo e/ou móvel), veículo automotor.

De posse do conhecimento dessas várias dimensões, pode-se orientar a alimentação denominada saudável e, para que seja assim, deve contemplar as quatro **Leis da Alimentação**, definidas por Pedro Escudero (1934).

- 1ª **Lei da Quantidade:** A alimentação deve fornecer todos os nutrientes necessários, em quantidade suficiente, para garantir o fornecimento de energia e o bom funcionamento do organismo. Nutrientes são substâncias/compostos químicos essenciais à vida, ou seja, não podem faltar na alimentação das pessoas, sob risco de doença ou morte.
- 2ª **Lei da Qualidade:** A alimentação deve ser variada, ou seja, incluir alimentos de vários tipos, pois cada um apresenta composição química diferente, fornecendo, portanto, nutrientes diferentes. Apenas o leite materno contém todos os nutrientes que o organismo necessita, e nas quantidades recomendadas, até seis meses de idade.
- 3ª **Lei da Harmonia:** A alimentação deve ser composta por vários alimentos, de diferentes grupos alimentares, que ingeridos simultaneamente, podem garantir a har-

monia entre os nutrientes, com o objetivo de manter o equilíbrio do organismo. Assim, por exemplo, a ingestão de leite fornece cálcio, que é nutriente essencial, para manutenção da integridade óssea. No entanto, para que esse mineral seja absorvido, e sua função efetivada, há necessidade da presença de vitamina D, lactose e outros minerais (como o magnésio, fundamental para a absorção do cálcio). Já os alimentos ricos em fibras alimentares, ou em ácido oxálico (espinafre, batata doce, aspargo) ou ácido fítico (cereais integrais, farelos de trigo e de aveia), reduzem a absorção de cálcio. Outro exemplo, refere-se à da absorção de ferro alimentar de origem vegetal (leguminosas: feijões, grão de bico, soja, ervilha seca/partida, lentilha), que é otimizada quando, na mesma refeição, estão presentes alimentos ricos em vitamina C (laranja, limão, acerola, goiaba, ou sucos dessas frutas).

O cálcio pode ser pouco absorvido na presença de alimentos ricos em oxalato (espinafre, batata-doce e aspargo); ou ricos em fitato (farelo de trigo). A presença de magnésio, além de outros minerais, é fundamental para a absorção do cálcio.

4ª **Lei da Adequação:** A alimentação deve contemplar todas as características do indivíduo: sexo, idade, estados físico, fisiológico e patológico (presença de doenças, como obesidade, diabete melito, hipertensão arterial sistêmica, osteopenia, osteoporose e outras), condições clínicas, situação financeira, estado nutricional, hábitos, escolhas e preferências alimentares.

Leis: Como o próprio nome diz, devem ser cumpridas.

Em um primeiro momento, pode-se supor que essas leis estão desatualizadas, porque foram estabelecidas no início do século XX, na década de 1930. No entanto, elas perduram até hoje, embora, às vezes, fiquem no esquecimento.

A alimentação saudável, conforme apresentada, favorece a promoção da saúde e também a prevenção de doenças. Para que seja efetivada, ela deve atender aos seguintes objetivos:

- Suprir as necessidades energéticas;
- Prevenir doenças de carências alimentares (subnutrição, osteopenia, osteoporose e outras) e de excesso de ingestão alimentar (obesidade, intolerância à glicose, risco para diabete melito e doenças cardiovasculares e outras);
- Aumentar a resistência orgânica e, consequentemente, a imunidade;
- Retardar a perda de vigor;
- Evitar a aceleração do processo de envelhecimento;
- Promover/preservar a saúde;
- Recuperar ou manter a condição física, psíquica e social.

A alimentação saudável e a manutenção de um estilo de vida adequado, como a prática regular de exercícios físicos, abstinência ou quantidade estabelecida de bebidas alcoólicas, isenção de tabagismo, são os principais fatores para promover a saúde e a melhor qualidade de vida. A alimentação saudável inclui refeições preparadas com grande variedade de alimentos, com tipos e quantidades adequadas a cada fase do curso da vida, pratos coloridos e saborosos que incluem nutrientes de origem vegetal e animal. A alimentação saudável deve ser realizada por meio de várias refeições ao dia (café da manhã, almoço e jantar, além de pequenos lanches intercalados entre essas refeições).

Na fase adulta e na velhice, a base da alimentação saudável segue as recomendações estabelecidas no Guia Alimentar para a População Brasileira (BRASIL, 2014), que também disponibiliza os Dez Passos para uma Alimentação Saudável, direcionados a todos os brasileiros saudáveis. No caso de doenças ou outros agravos à saúde (fraturas, queimaduras, intolerâncias e alergias alimentares) há necessidade de encaminhamento do paciente para um nutricionista.

Leituras recomendadas

1. BRASIL. Ministério da Saúde. Secretaria de Atenção à Saúde. Departamento de Atenção Básica. Guia alimentar para a população brasileira / Ministério da Saúde, Secretaria de Atenção à Saúde, Departamento de Atenção Básica. – 2ª Edição, 1ª reimpr. – Brasília : Ministério da Saúde, 2014. 156 p.
2. Glassner B – Os Segredos da Alimentação Saudável. Editora Larousse Brasil, 2007. 160 p.
3. Marucci MFN, Fernandes EA. Nutrição e alimentação em cuidados paliativos. In: Santos FS. (Editor). Cuidados paliativos: diretrizes, humanização e alívio de sintomas. São Paulo, Editora Atheneu, 2011. p.299-305.

11

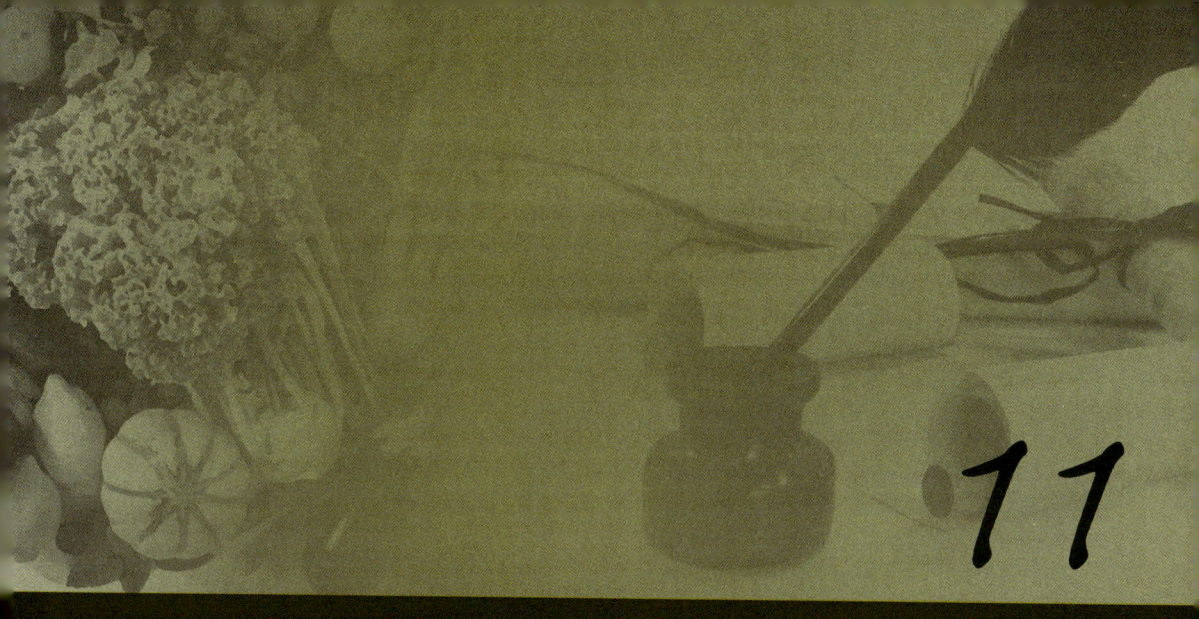

Maria de Fátima Nunes Marucci

Recomendações Dietéticas na Fase do Climatério

Introdução

Este capítulo visa oferecer orientações alimentares para mulheres no climatério/menopausa, para que essa população tenha uma alimentação saudável, conforme já apresentado no capítulo anterior, colaborando para a boa qualidade de vida (Marucci & Fernandes, 2011).

Para a apresentação das recomendações dietéticas, utilizaram-se publicações do Ministério de Saúde do Brasil: Manual de Atenção à Mulher no Climatério/Menopausa (Brasil – Ministério da Saúde, 2008) e Guia Alimentar para a População Brasileira (Brasil – Ministério da Saúde, 2014).

Atenção à mulher no climatério

O **Manual de Atenção à Mulher no Climatério/Menopausa** foi divulgado em 2008, pela Secretaria de Atenção à Saúde, do Departamento de Ações Programáticas Estratégicas, do Ministério da Saúde do Brasil e no qual são apresentados os **Dez Passos para uma Alimentação Saudável**, relacionados a seguir, com alterações e adaptações.

Dez Passos para uma Alimentação Saudável

Os **Dez Passos para uma Alimentação Saudável** foram elaborados para orientar as pessoas a adotarem uma alimentação adequada e está direcionado a todos os indivíduos com mais de 2 anos de idade.

1. Fazer pelo menos três refeições (café da manhã, almoço e jantar) e dois lanches saudáveis por dia. Não omita refeições.

Realizar todas as refeições, com alimentos selecionados, em horários regulares, evita que o estômago fique vazio por muito tempo, diminuindo o risco de desenvolver doenças como, por exemplo, a gastrite, e evita a sensação de muita fome que estimula o indivíduo a exagerar na quantidade de ingestão alimentar, quando for comer. É importante vencer o hábito de "beliscar" (se for o caso), que pode ajudar no controle do peso.

Escolher alimentos saudáveis, saborear e apreciar as refeições, comer devagar e mastigar bem os alimentos são aspectos que colaboram para que a alimentação seja um ato prazeroso.

E o que são alimentos saudáveis?

São aqueles que não apresentam qualquer tipo de contaminação: microbiológica, química ou radioativa. Também são chamados de alimentos seguros.

Para conservar a segurança desses alimentos é importante ler as informações e a composição nutricional nos seus rótulos e praticar as normas básicas de higiene no momento da compra, da preparação, da conservação e da ingestão de alimentos. A higiene é essencial para a redução dos riscos de doenças transmitidas por alguns alimentos, incluindo a água.

2. Incluir diariamente seis porções do grupo dos cereais, raízes e tubérculos.

Usar cereais como arroz, milho, trigo, aveia, centeio, cevada, quinoa e seus derivados (farinhas), e os produtos que os utilizam como pães e massas. As raízes como a mandioca/macaxeira/aipim, cará e inhame e os tubérculos como as batatas, são ricos em amido, e, portanto, em carboidratos, nutrientes cuja função principal é fornecer energia para o organismo humano. É importante utilizar alimentos na sua forma mais natural (*in natura*) e mais completa (integrais).

Se utilizar esses alimentos de forma mais processada/industrializada, ler atentamente os rótulos e escolher os tipos e as marcas com menores quantidades de gordura total, gordura saturada, gordura *trans* e sódio.

3. Comer diariamente pelo menos três porções de legumes e verduras como parte das refeições e três porções ou mais de frutas no café da manhã, nas sobremesas e lanches.

Frutas, legumes e verduras são ricos em vitaminas, minerais e fibras, e devem estar presentes diariamente nas refeições, pois contribuem para a proteção da saúde e diminuição do risco de desenvolvimento de várias doenças.

Variar o tipo de frutas, legumes e verduras durante a semana. Comprar alimentos da época (estação/safra), porque são mais baratos e de melhor qualidade, observando com atenção seu estado de apresentação e de conservação.

Para alcançar o número de porções recomendadas é necessário que esses alimentos estejam presentes em todas as refeições e lanches do dia, dando preferência a verduras e legumes crus.

Procure combinar verduras e legumes de maneira que o prato fique colorido, garantindo, assim, diferentes nutrientes. Sucos naturais de fruta feitos na hora são os melhores; a polpa congelada perde alguns nutrientes, mas ainda é uma opção melhor do que os sucos artificiais, em pó ou em caixinha.

4. Comer feijão com arroz todos os dias ou, pelo menos, cinco vezes por semana. Esse prato brasileiro é uma combinação completa de proteínas e excelente para a saúde.

Misture uma parte de feijão para duas partes de arroz, cozidos. Varie os tipos de feijões usados (preto, da colônia, manteiguinha, carioquinha, verde, de corda, branco e outros) e as formas de preparo. Os feijões são leguminosas secas que podem ser substituídos por soja, grão-de-bico, ervilha seca/partida, lentilha, fava.

As sementes (de girassol, gergelim, abóbora) e as castanhas (do Brasil, de caju, nozes, noz-pecã, amêndoas, amendoim, avelã) são ricas em proteínas e gorduras.

5. Consumir diariamente três porções de leite e derivados e uma porção de carnes, aves, peixes ou ovos.

Laticínios como leite, queijo, iogurte, coalhada, ricota são as principais fontes de cálcio na alimentação, com exceção da manteiga e do creme de leite, ricos em gorduras. Recomenda-se que os adultos utilizem laticínios com menores quantidades de gorduras (desnatados ou semidesnatados).

Carnes, aves, peixes e ovos são alimentos ricos em proteínas, vitaminas e minerais e ajudam a compor as refeições, tornando-as mais nutritivas. Retirar a gordura aparente das carnes e a pele das aves antes da preparação para tornar esses alimentos mais saudáveis.

Comer, pelo menos uma vez por semana, vísceras e miúdos, como fígado bovino, moela, coração de galinha, entre outros. Esses alimentos são excelentes fontes de ferro, nutriente essencial para evitar anemia.

6. Consumir, no máximo, uma porção por dia de óleos vegetais, azeite, manteiga ou margarina.

A ingestão de alimentos gordurosos, como carnes com gordura aparente, embutidos (salsicha, linguiça, salame, presunto, mortadela), queijos amarelos, frituras e salgadinhos, deve ser evitada.

Usar pequenas quantidades de óleo vegetal para cozinhar (algodão, canola, girassol, milho e soja), azeite de oliva para temperar as saladas e evitar margarina, gordura vegetal ou manteiga no preparo dos alimentos. Preferir os alimentos como assados, cozidos, ensopados e grelhados.

Na hora da compra, dar preferência a margarinas sem gorduras *trans* ou a marcas com menores quantidades desse ingrediente (procure no rótulo essa informação).

7. Evitar refrigerantes e sucos industrializados, bolos, biscoitos doces e recheados, sobremesas doces e outras guloseimas como regra da alimentação. Comer, no máximo, duas vezes por semana.

Consumir no máximo uma porção do grupo dos açúcares e doces por dia. Valorizar o sabor natural dos alimentos, evitando ou reduzindo a quantidade de açúcar adicionado a eles. Evitar o consumo de refrigerantes e de sucos industrializados; a maioria dessas bebidas contém corantes, aromatizantes, açúcar ou adoçantes artificiais.

Preferir bolos, pães e biscoitos doces preparados em casa, com pouca quantidade de gordura e açúcar, sem cobertura ou recheio.

8. Diminuir a quantidade de sal na comida e retirar o saleiro da mesa.

A quantidade de sal por dia deve ser, no máximo, uma colher de chá rasa, por pessoa, distribuída em todas as refeições do dia.

Utilizar somente sal iodado e não usar sal destinado ao consumo de animais, pois é prejudicial à saúde humana.

Evitar consumir alimentos industrializados com muito sal (sódio) como hambúrguer, charque e embutidos (salsicha, linguiça, salame, presunto, mortadela), salgadinhos e outros produtos, como conservas de vegetais, sopas, molhos e temperos prontos. Ler o rótulo dos alimentos e preferir aqueles com menor quantidade de sódio. A ingestão excessiva de sódio aumenta o risco de hipertensão arterial e doenças do coração e rins.

Utilizar temperos como cheiro verde (salsinha e cebolinha), alho, cebola e ervas frescas e secas ou suco de frutas, como limão, para temperar e valorizar o sabor natural dos alimentos.

9. Beber pelo menos dois litros (seis a oito copos) de água por dia. Dar preferência ao consumo de água nos intervalos das refeições.

A água é muito importante para o bom funcionamento do organismo das pessoas em todas as idades. O intestino funciona melhor, a boca se mantém úmida e o corpo hidratado.

Usar água tratada, fervida ou filtrada, para beber e preparar refeições e sucos.

Oferecer água para crianças e idosos ao longo de todo o dia. Eles precisam ser estimulados ativamente a ingerir água.

Bebidas açucaradas como refrigerantes e sucos industrializados não devem substituir a água.

10. Tornar a vida mais saudável. Praticar pelo menos 30 minutos de atividade física todos os dias e evitar as bebidas alcoólicas e o fumo.

Além da alimentação saudável, a atividade física regular é importante para manter um peso adequado.

Escolher um tipo de atividade física que agrade: dançar, andar de bicicleta, jogar bola e/ou brincar com crianças, aproveitando espaços disponíveis, como praças e parques públicos, de preferência com companhia, como vizinhos e amigos.

Incentivar as crianças a realizarem brincadeiras mais ativas como aquelas que eram realizadas na infância e ao ar-livre: pular corda, correr, pular amarelinha, esconde-esconde, pega-pega, andar de bicicleta e outras.

Evitar o fumo e o consumo frequente de bebidas alcoólicas ajuda a diminuir o risco de doenças graves, como câncer e cirrose, e pode contribuir para melhorar a qualidade de vida.

Observando os **Dez Passos para a Alimentação Saudável**, publicados em 2006, pode-se perceber que eles não se restringem à alimentação, mas ao estilo de vida saudável, incluindo a alimentação (Brasil – Ministério da Saúde, 2006).

Também a forma (porções) como são apresentadas as quantidades de alimentos sugeridas, não é de fácil compreensão, pois as pessoas não têm conhecimento suficiente e específico para saber a quantidade de alimento que uma porção representa.

Assim, a fim de atualizar o Guia Alimentar e os **Dez Passos para a Alimentação Saudável**, o Ministério da Saúde do Brasil, por meio da Secretaria de Atenção à Saúde, do Departamento de Atenção Básica e da Coordenação Geral de Alimentação e Nutrição, divulgou, em 2014, o novo Guia Alimentar para a População Brasileira, em substituição àquele publicado em 2006, o mesmo apresentado no Manual de Atenção da Mulher no Climatério/Menopausa, divulgado anteriormente (Brasil – Ministério da Saúde, 2014).

O novo Guia Alimentar, assim como o anterior, apresenta recomendações de alimentação saudável para a população brasileira, que objetivam promover a saúde e prevenir doenças, tanto de deficiências nutricionais, quanto de excessos alimentares, como a obesidade e suas consequências.

Recomendações do Guia Alimentar para a População Brasileira

Dez passos para uma alimentação saudável

1. **Fazer de alimentos a base da alimentação**

    A base da alimentação deve ser constituída por alimentos (exemplos: trigo e milho) – e, não, por seus produtos derivados (exemplos: farinha de trigo, farinha de milho ou fubá).

| Feijão | Aveia | Pipoca | Quinoa |

| Batata doce | Banana | Pão integral | Abóbora |

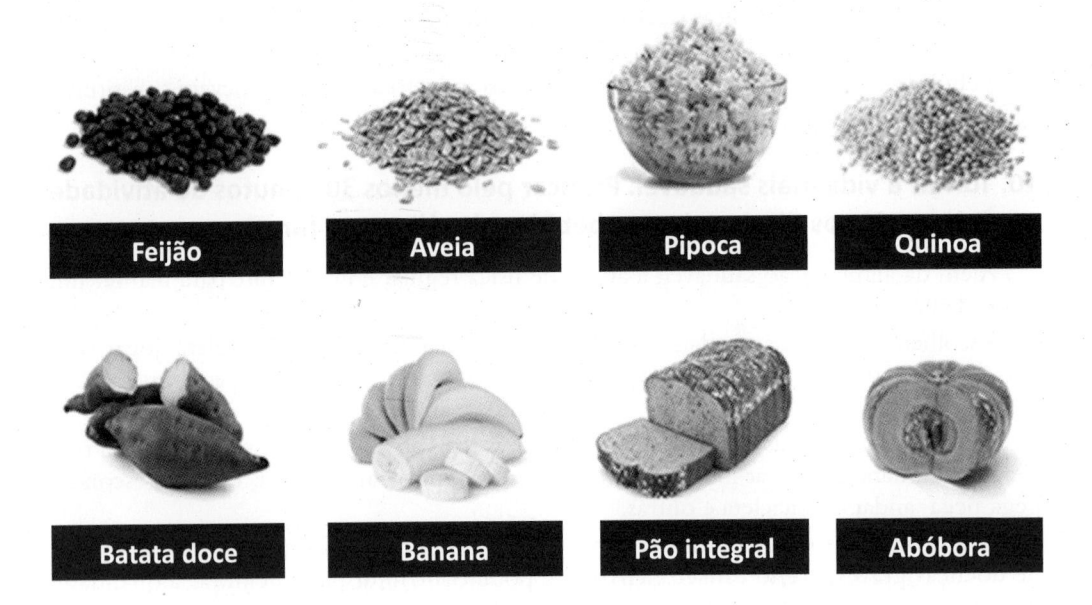

A alimentação saudável e saborosa deve ser composta por grande variedade de alimentos de todos os tipos e, também, dentro de cada tipo.

Apresentam-se, a seguir, exemplos da variedade de alimentos de todos os tipos e variedades dentro de cada tipo:

- **Grãos:** cereais (arroz, aveia, centeio, cevada, milho, trigo) e leguminosas (ervilha seca/partida, feijões, grão-de-bico, lentilha, soja);
- **Raízes:** batata doce, cará, inhame, mandioca, mandioquinha (batata baroa);
- **Tubérculos:** batata inglesa;
- **Legumes:** abóbora, abobrinha, berinjela, beterraba, cenoura, chuchu, jiló, pepino, tomate, quiabo;
- **Verduras:** acelga, alface, almeirão, agrião, couve, repolho, rúcula;
- **Frutas:** abacate, acerola, banana, caqui, kiwi, laranja, maçã, mamão, melancia, pera, uva;
- **Castanhas e similares:** amêndoa, avelã, castanha do Brasil, castanha de caju, castanha portuguesa, nozes, noz pecã;
- **Laticínios:** leite, queijo, coalhada, iogurte;
- **Ovos:** de galinha, de codorna, de pata e outros;
- **Carnes:** bovina-vermelha, caprina, frango, suína, pescados e outras.

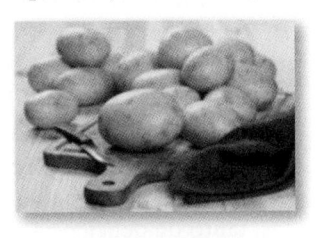

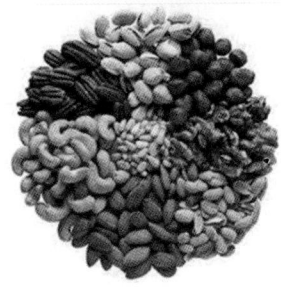

2. **Usar óleos, gorduras, sal e açúcar com moderação**

   Esses alimentos devem ser usados com moderação para temperar e cozinhar alimentos e para convertê-los em preparações culinárias variadas e saborosas.

3. **Limitar o uso de produtos prontos para consumo**

   É importante conhecer e selecionar os produtos prontos para comer. Assim, aqueles elaborados de forma artesanal, como pães e queijos "caseiros", podem fazer parte de uma alimentação saudável quando ingeridos em pequenas quantidades, com o objetivo de complementar a alimentação, mas não substituir os alimentos.

   Outros produtos, elaborados de forma industrializada, como pães de forma, pães doces, biscoitos recheados, guloseimas (balas, pirulitos, gomas de mascar), salgadinhos (batata chips, amendoim e castanha de caju torrados e salgados), refrigerantes, bebidas adoçadas em geral (néctar de fruta, caldo de cana), sopa e macarrão instantâneos, tempero pronto industrializado (em pó, granulado, tabletes, molho para saladas, ketchup, mostarda, maionese, shoyu, molho inglês), embutidos (linguiça, mortadela, salame, salsicha), pratos prontos que necessitam apenas de aquecimento (lasanha, frango xadrez, feijoada, pizza), devem ser evitados ou ingeridos apenas ocasionalmente.

4. **Comer com regularidade e com atenção e em ambientes apropriados**

   É importante realizar as refeições em horários regulares todos os dias, incluindo café da manhã, almoço e jantar, e também, dois lanches (matutino – entre café da manhã e almoço, e vespertino ou da tarde – entre almoço e jantar), evitando comer nos intervalos entre as refeições. Comer devagar, em locais limpos, ambiente confortável, sem ruídos ou barulhos estressantes e, também, em lugares onde não há estímulo à ingestão de quantidades ilimitadas de alimentos.

5. **Comer em companhia**

   Sempre que possível, comer na companhia de familiares, amigos ou colegas de trabalho ou escola. Esse comportamento pode favorecer a regularidade dos horários das refeições e a satisfação com a alimentação.

6. **Fazer compras de alimentos em locais que ofereçam variedade de alimentos frescos e evitar aqueles que só vendem produtos prontos para consumo**

   Em supermercados e outros estabelecimentos, evitar comprar mais que o necessário ou aproveitar ofertas de grandes embalagens de produtos industrializados, prontos para utilizar ou que distribuam brindes para crianças. É recomendável variar o local de compras de alimentos, utilizando mercados, feiras livres, "sacolões" ou "varejões", preferindo sempre alimentos frescos que estão na safra e produtores locais, porque são mais baratos e apresentam maior valor nutritivo.

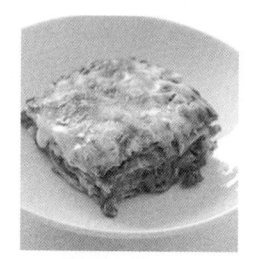

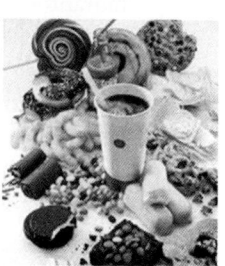

7. **Desenvolver, exercitar e partilhar habilidades culinárias**

    As habilidades culinárias podem ser desenvolvidas por homens e mulheres e compartilhadas com crianças e jovens, sem distinção de gênero.

    A troca de receitas culinárias entre familiares, amigos, colegas e vizinhos favorece a aquisição dessas habilidades, e torna prazerosa a atividade de cozinhar, principalmente para as ocasiões em que recebemos visitas ou organizamos festas/reuniões, valorizando assim as habilidades culinárias de cada um. A leitura de livros, as consultas à internet ou a frequência em cursos específicos também contribuem para esse desenvolvimento.

8. **Planejar o uso do tempo para dar à alimentação o espaço que ela merece**

    Planejar as compras de alimentos, organizar o local de armazenamento e definir o cardápio da semana com antecedência, além de envolver os familiares no preparo das refeições e na rotina do trabalho doméstico, são fatos que propiciam momentos de convivência e prazer, e mais tempo para ser dedicado ao horário da refeição, privilegiando a companhia.

9. **Dar preferência, quando fora de casa, a locais que servem refeições feitas na hora e evitar redes de *fast food***

    No dia a dia, procurar locais que servem comida caseira e a preço justo. Restaurantes que oferecem comida vendida por peso e "pratos feitos" podem ser boas opções, assim como refeitórios que servem comida caseira em escolas ou no local de trabalho.

10. **Ser crítico quanto a informações, orientações e mensagens sobre alimentação veiculadas em propagandas comerciais**

    As propagandas comerciais têm como meta principal aumentar as vendas e obter lucros, sem a preocupação de educar as pessoas quanto à alimentação saudável. É importante ler, ver e ouvir essas propagandas com senso crítico e incentivar outras pessoas, principalmente crianças e jovens, a fazerem o mesmo.

A alimentação saudável deve fornecer todos os nutrientes (macronutrientes: carboidratos, gorduras e proteínas; e micronutrientes: minerais e vitaminas) necessários ao bom funcionamento do organismo, em quantidades recomendadas, para promover o crescimento, desenvolvimento e manutenção do organismo humano, e para prevenir doenças.

Atualmente, tem-se utilizado as recomendações do *Institute of Medicine*, da *National Academy Press* que, desde 1997, tem publicado os relatórios referentes às quantidades diárias, indicadas para cada nutriente, segundo sexo e grupo etário/estágio de vida. Essas recomendações foram denominadas *Dietary Reference Intakes*, e apresentam quatro valores de referência, cada qual com objetivos específicos:

- *Estimated Average Requirement* (**EAR**): Necessidade Média Estimada – É a quantidade média estimada de nutrientes que deve ser ingerida para atender às necessidades de metade (50%) dos indivíduos saudáveis de um determinado grupo do mesmo sexo e estágio da vida. É apropriada, tanto para planejamento, quanto para a avaliação da ingestão alimentar de pessoas ou grupos.
- *Recommended Dietary Allowance* (**RDA**): Literalmente, Permissões Dietéticas Recomendadas, mas usualmente, traduzidas como Quantidades/Cotas Dietéticas Recomendadas – É a quantidade de nutrientes, que deve ser ingerida para atender

às necessidades de praticamente toda a população (97% a 98%) de indivíduos saudáveis de um determinado grupo do mesmo sexo e estágio da vida. São adotadas como meta para ingestão individual e não para populações.

- *Adequate Intake* (**AI**): Ingestão Adequada – É a quantidade de nutrientes que deve ser ingerida quando não há valores disponíveis de EAR/RDA. Está baseada em observações da alimentação das pessoas, ou determinada experimentalmente por estimativa de ingestão de nutrientes por um grupo de pessoas saudáveis.
- *Tolerable Upper Intake Level* (**UL**): Nível Máximo de Tolerância de Ingestão – É a quantidade máxima diária de nutrientes que pode ser ingerida, sem causar efeitos adversos à saúde, para quase todos os indivíduos do mesmo sexo e estágio de vida de uma determinada população.

Todos os nutrientes são indispensáveis para garantir a saúde dos indivíduos, mas cada um tem função específica no organismo, que os necessita em quantidades diferentes segundo sexo e estágio de vida.

No caso das mulheres, dois nutrientes são particularmente indispensáveis: o mineral cálcio e a vitamina D, mas ainda há que se considerar outros oligoelementos essenciais para a síntese óssea como o magnésio, manganês, zinco, boro, vitamina K e vitamina C, que devem ser consumidos diariamente.

O cálcio é o mineral fundamental para manter a integridade óssea e sua deficiência pode colaborar para o desenvolvimento de osteoporose, doença bastante prevalente nas mulheres. Além disso, a absorção de cálcio pode ser reduzida devido ao excesso de proteína e à deficiência de vitamina D.

As recomendações do *Institute of Medicine* (IOM) de ingestão diária de cálcio e de vitamina D, para mulheres em diferentes estágios de vida/grupos etários (Gallon & Wender, 2012), está apresentada no Quadro 11.1.

Quadro 11.1 Quantidades de cálcio (mg/dia) e de vitamina D (µg/dia) recomendadas para mulheres, em diferentes estágios de vida/grupos etários (*Institute of Medicine*, 2011).

Grupos etários (anos)	Cálcio (mg/dia)		Vitamina D (µg/dia)	
	RDA/AI	UL	RDA/AI	UL
9-13	1.300	3.000	15	100
14-18	1.300	3.000	15	100
19-30	1.000	2.500	15	100
31-50	1.000	2.500	15	100
50-70	1.200	2.000	15	100
>70	1.200	2.000	20	100

Fonte: Gallon & Wender, 2012.
RDA = *Recommended Dietary Allowances*; AI = *Adequate Intake*; UL = *Tolerable Upper Intake Level*.

Para melhor compreensão desses valores, apresentamos, no Quadro 11.2, sugestão de refeições para um dia, de modo a contemplar a quantidade de cálcio recomendada.

Quadro 11.2 Sugestão para a inclusão de laticínios nas refeições, visando atingir a quantidade recomendada.

Refeição	Alimentos	Quantidade	Cálcio (mg)
Café da manhã	Leite	1 copo	246
	Queijo	2 fatias	252
Lanche da manhã	Iogurte	1 pote (200 mL)	240
Lanche da tarde	Queijo	2 fatias	252
Lanche da noite	Leite	1 copo	246
		TOTAL	1.236

Estudos realizados com mulheres no climatério/menopausa mostram que essas orientações sobre alimentação saudável e adequada nem sempre são cumpridas.

Gallon e Wender, em 2012, avaliaram um grupo de 200 mulheres, de 40 a 65 anos (média de 52,8 anos), atendidas no Ambulatório Multidisciplinar de Atenção ao Climatério da Universidade de Caxias do Sul (UCS) – Ambulatório Central, em 2007, e constataram que a alimentação apresentou inadequação de vários nutrientes, entre os quais, o cálcio, cujo valor estimado pelo inquérito alimentar foi de cerca de 600 mg, enquanto a recomendação é de 1.200 mg (Gallon & Wender, 2012; *Institute of Medicine*, 2011). O mesmo foi constatado em relação à proteína, cuja recomendação é de 46 g, e o resultado foi de 63 g. A média de vitamina D foi de 3,19 µg, quando o recomendado é de 5-10 µg por dia.

Esses resultados são preocupantes, porque a prevalência de osteoporose tem aumentado, e suas principais consequências são as fraturas, em particular do colo de fêmur, que causa piora significativa da qualidade de vida e pode antecipar o óbito.

As recomendações ou orientações científicas devem ser "traduzidas" para a prática das pessoas e é por isso que são utilizados o Manual de Atenção à Mulher no Climatério/Menopausa e o Guia Alimentar para a População Brasileira.

A título de melhor compreensão, apresenta-se um exemplo de cardápio (Quadro 11.3), que contempla os nutrientes recomendados, em especial o cálcio e a vitamina D, cuja produção é estimulada pela exposição solar, além da ingestão de alimentos ricos em vitamina D.

Quadro 11.3 Sugestão de cardápio.

Refeição/Horários	Alimentos/preparações	Substituições
Café da manhã 7:00 – 8:00 h	◀ 1 xícara (chá) ou um copo de leite desnatado ou semidesnatado ◀ Café, quantidade suficiente para adicionar ao leite, ou 1 xícara de café ◀ 2 fatias de pão integral com uma ponta de faca de margarina sem sal, em cada fatia ◀ 2 fatias finas de queijo "light" (desnatado ou branco) ◀ 1 fatia de mamão formosa ◀ 1 castanha do Brasil (castanha do Pará)	◀ Iogurte desnatado ou semidesnatado ◀ Bolachas ou torradas integrais (4 unidades) ◀ Manteiga sem sal ou geleia "diet" ◀ Requeijão "light" ◀ Melão, melancia, abacaxi, papaia, ou outra fruta (a escolher)
Lanche da manhã 09:30 – 10:00 h	◀ 1 iogurte desnatado ou semidesnatado (natural com adoçante, ou com polpa de frutas "light") ◀ 3 bolachas integrais com geleia "diet", ou com margarina sem sal	◀ Vitamina com leite desnatado ou semidesnatado, com frutas (a escolher) e aveia (farinha ou em flocos) ◀ Torradas integrais ◀ Manteiga sem sal
Almoço 12:00 – 13:00 h	◀ 3 colheres (de sopa) de arroz integral ◀ 2 colheres (de sopa) de feijão ◀ 1 bife (filé mignon ou alcatra) sem gordura, grelhado ◀ Salada de alface (lisa 4-5 folhas inteiras ou picadas) com tomate (1/2 unidade em fatias ou cubos) ◀ Abobrinha refogada ◀ Sobremesa: 1 "pote/taça" de salada de frutas picadas, ao natural	◀ Macarrão integral, ao alho e óleo ou com molho ao sugo ou à bolonhesa, com pouco óleo. ◀ Grão-de-bico, lentilha, ervilha seca/partida ◀ Filé de frango ou filé de peixe grelhado. Ou: posta de peixe cozido, ou sobrecoxa de frango assada ◀ Alface crespa ou americana ou melindrosa, rúcula, almeirão, acelga, ou outra verdura (a escolher)

(Continua)

MENOPAUSA – ALIMENTAÇÃO SAUDÁVEL

Quadro 11.3 Sugestão de cardápio. *(Continuação)*

Refeição/Horários	Alimentos/preparações	Substituições
Almoço 12:00 – 13:00 h		◄ Pepino, cenoura ralada, beterraba crua ralada, beterraba cozida em rodelas ou cubos, ou outros legumes (a escolher) ◄ Vagem, jiló, berinjela, chuchu, quiabo, ou outros legumes (a escolher) ◄ Mexerica, laranja, morango, kiwi, mamão, pera, maçã, caqui, abacate, banana, manga
Lanche da tarde 15:00 – 15:30 h	◄ 1 copo de limonada, com adoçante ◄ 1 barra de cereais integrais "light"	◄ Suco de maracujá ◄ Bolachas ou torradas integrais, com geleia "diet"
Jantar 19:00 -19:30 h	◄ 2 colheres (de sopa) de arroz integral ◄ 2 colheres (de sopa) de feijão ◄ 1 bife (filé mignon ou alcatra) grelhado ◄ Salada de rúcula com cenoura ralada e tomate cereja e pedaços de muçarela de búfala ◄ Sobremesa: 1 fatia de melão, ou 1 pote/taça de gelatina "diet"	◄ Macarrão integral ◄ Grão-de-bico, lentilha, ervilha seca/partida, soja ◄ Almôndegas ao sugo ◄ Alface, almeirão, acelga com beterraba crua ralada e iogurte natural ◄ Mamão ou pudim, mousse ou sorvete "diet"
Lanche noturno 21:00 – 21:30 h	◄ 1 iogurte desnatado ou semidesnatado ◄ 4 bolachas integrais, com margarina sem sal	◄ Leite desnatado ou semidesnatado ◄ Torradas integrais com manteiga sem sal ou geleia "diet"

    Os **alimentos-fonte** de cálcio são os laticínios (leite, queijo, iogurte, ricota, coalhada). Denomina-se **alimento-fonte** aquele que, ingerido de forma frequente e na quantidade habitual, fornece pelo menos 10% das recomendações para o nutriente em questão. Assim, se considerarmos meio copo de leite (100 mL) por dia, como hábito alimentar, podemos denominá-lo alimento-fonte, porque essa quantidade fornece 135 mg de cálcio, que é um valor superior a 10% da recomendação (1.200 mg).

Outros alimentos que usualmente são citados como fonte de cálcio: brócolis, repolho, couve, tofu (queijo de soja), castanhas, peixes e frutos do mar, na realidade, não são fontes desse mineral, porque a quantidade e a frequência em que são ingeridos não atende, no mínimo, os 10% dos valores recomendados. Eles até podem apresentar grande quantidade de cálcio, mas são chamados de **alimentos ricos** desse nutriente, porém não apresentam a característica referida de 10%. Ainda, o cálcio provindo de origem animal é melhor aproveitado pelo organismo, enquanto os alimentos de origem vegetal não apresentam a mesma biodisponibilidade e, ainda, podem apresentar ácido oxálico (verduras de modo geral, chocolate), ou ácido fítico (cereais integrais), que se complexam com o cálcio, no nível intestinal, formando oxalatos e/ou fitatos de cálcio e, nessa forma, não são absorvidos, mas, sim, excretados. Também é importante lembrar que grande quantidade de fibras alimentares, principalmente insolúveis (ex. celulose), dificultam a absorção do cálcio, e esse nutriente está presente nos cereais integrais e nas hortaliças (verduras e legumes).

Informações importantes

1. **Aveia** (farinha ou flocos) e **Feijões** (quaisquer: preto, branco, carioquinha, jalo e outros) são alimentos que contêm **Fibras solúveis**, as quais contribuem para reduzir a absorção de glicose e de colesterol, no nível intestinal, e, portanto, são indicados para pessoas com diabetes e/ou colesterol sanguíneo elevado. Sempre que possível, utilizar esses alimentos nas refeições, da maneira que preferir, desde que em preparações, com pouca ou nenhuma gordura ou óleo.

   No cardápio apresentado, foi sugerida a utilização da aveia no preparo de vitamina com leite, mas pode ser utilizada em outras preparações, conforme o hábito e a preferência (sucos de frutas, banana amassada, mingau, bolinho ou bolo, biscoitos).

2. Alguns alimentos contêm **Substâncias** denominadas **Bioativas**, que auxiliam no combate à inflamação e à infecção, normalmente presentes em mulheres com excesso de peso e com diabetes, e por isso foram incluídas no cardápio sugerido.

Exemplos:

- **Selênio:** mineral presente na castanha do Brasil. Sugere-se ingerir uma unidade por dia;
- **Carotenoides:** presentes na cenoura, abóbora, mamão, manga (principalmente nos alimentos de cor alaranjada);
- **Vitamina C (ácido ascórbico):** presente em várias frutas (laranja, mexerica, abacaxi, limão, maracujá, acerola, goiaba) e em várias verduras e legumes crus.

Orientações e recomendações

1. UTILIZAR CEREAIS (arroz, aveia, milho, trigo, centeio, cevada, quinoa) INTEGRAIS e seus produtos derivados (macarrão, pães), também integrais, porque são mais nutritivos e possuem FIBRAS INSOLÚVEIS, que auxiliam o bom funcionamento intestinal. No entanto, a ingestão desses cereais deve ser realizada em refeições que não contemplam a presença de alimentos-fonte de cálcio, porque a grande quantidade dessas fibras reduz a absorção do cálcio no nível intestinal.
2. UTILIZAR HORTALIÇAS (VERDURAS E LEGUMES), principalmente CRUAS, porque também possuem FIBRAS INSOLÚVEIS que, como os cereais integrais, favorecem o bom funcionamento intestinal.
3. UTILIZAR FRUTAS, principalmente, CRUAS E COM CASCA (quando possível, como maçã, pera, caqui, pêssego), porque também são alimentos que possuem FIBRAS INSOLÚVEIS, com as mesmas vantagens mencionadas anteriormente para os cereais integrais e para as hortaliças. A maçã, além das FIBRAS INSOLÚVEIS, presentes principalmente na casca, também contém FIBRA SOLÚVEL na polpa, chamada pectina que, como no caso da aveia e dos feijões, é importante para reduzir a absorção da glicose e do colesterol no nível intestinal, recomendando-se, portanto, o seu uso em vitaminas, sucos mistos (exemplo: suco de laranja, banana e maçã; ou suco de laranja, mamão e maçã) ou saladas de frutas, ou sozinha, consumida como sobremesa.
4. EVITAR A INGESTÃO DE BEBIDAS ALCOÓLICAS (fermentadas: cerveja, vinho e destiladas: pinga, uísque, gim, vodca, e outras, como licores diversos).
5. EVITAR A INGESTÃO DE GORDURA: retirar a gordura aparente das carnes, como por exemplo, dos bifes de contrafilé ou outros tipos de carnes, e retirar a pele das carnes de frango, evitando usar produtos cuja gordura seja difícil de ser retirada por estar permeada, como por exemplo, cupim. Utilizar pouca gordura no preparo dos alimentos.
6. EVITAR O USO DE TEMPEROS E MOLHOS INDUSTRIALIZADOS como caldos (em tabletes, granulados ou em pó) de carne ou de legumes; mostarda, ketchup, maionese, molhos prontos para saladas.
7. UTILIZAR TEMPEROS NATURAIS como salsinha, cebolinha, alho, cebola, orégano, sálvia, louro, coentro, ou outros, de acordo com o hábito e a preferência.
8. UTILIZAR AZEITE EXTRAVIRGEM, com acidez, no máximo de 0,5, mas preferencialmente inferior, para temperar as saladas, sempre em pequena quantidade.
9. EVITAR O USO DE SAL À MESA.
10. No caso de alimentos industrializados, conservados em salmoura, como azeitonas, palmito, ervilha, milho, cogumelos, tremoços, aspargos, recomenda-se desprezar a água em que estão contidos e passá-los por água natural, para remover o sal, antes de usá-los.

Quadro 11.4 Alimentos ricos em cálcio.

Alimento	Quantidade em 100 mL ou 100 g	Origem
Caruru, folhas	455	Vegetal
Peixe – pescadinha*	332	Animal
Queijo pasteurizado	323	Animal
Ricota	253	Animal
Farinha de soja	206	Vegetal
Iogurte desnatado	157	Animal
Peixe – sardinha*	167	Animal
Noz	146	Vegetal
Taioba, folhas	141	Vegetal
Castanha do Brasil	105	Vegetal
Agrião	133	Vegetal
Leite desnatado	134	Animal
Couve	135	Vegetal
Guandu	129	Vegetal
Feijão tipo carioca cru	123	Vegetal
Grão-de-bico	114	Vegetal
Espinafre	98	Vegetal
Brócolis	86	Vegetal

*Peixes só são ricos em cálcio quando são consumidos com as espinhas.

Fonte: Unicamp. Tabela Brasileira de Composição de Alimentos Unicamp. 206 Versão II. Campinas: Nepa--Unicamp, 2006. Tabela de Composição de Alimentos /Anvisa.

A partir dessas orientações, ocorre a promoção da saúde de forma geral e a diminuição do número de medicamentos a serem utilizados, o que reduz os custos para o sistema de saúde, além de minimizar a ocorrência de complicações e efeitos colaterais. Ao se identificar determinadas necessidades nutricionais por meio dos problemas inerentes à condição de saúde de cada pessoa, é possível recomendar individualmente a complementação alimentar dos seguintes nutrientes, conforme Quadro 11.5, a seguir:

Quadro 11.5 Oligoelementos, funções e alimentos.

Nutriente	Função	Alimentos
Manganês (mg)	◄ É essencial para o bom funcionamento do tecido nervoso, muscular e ósseo ◄ A deficiência pode estimular o aumento da pressão, arritmias, fadiga	◄ Tofu (queijo de soja) ◄ Gérmen de trigo ◄ Frutas secas ◄ Cereais integrais (arroz, aveia), lentilha, ervilha, amêndoas, espinafre, abobrinha, verduras
Boro (mg)	◄ Reduz a perda de Ca e Mg, aumentando sua fixação no tecido ósseo. Potencializa a atividade do estradiol e vitamina D, sendo importante também na formação de DHEA	◄ Alimentos frescos, como frutas, verduras e legumes, evitando alimentos processados
Magnésio (mg)	◄ Sensibiliza as membranas dos osteoblastos e estimula a produção de mucopolissacarídeos, reforçando o tecido conjuntivo e a estrutura. É cofator para diversas reações enzimáticas. Estabiliza a produção do hormônio tireoidiano, sendo importante na regulação da função da tireoide, sistema reprodutor e nervoso	◄ Cereais integrais (aveia), vegetais verdes, levedura, gema de ovo, abacate
Zinco (mg)	◄ Age no crescimento ósseo e protege contra a perda de massa óssea, sendo também importante para a função neuronal e cutânea. É essencial para a digestão e absorção de nutrientes no trato digestivo, modula a ação de vários hormônios no organismo, inclusive estrogênio e tem papel ativo na produção celular leucocitária para reação imunológica	◄ Farelo de trigo, carne vermelha, peixes, mariscos, gema de ovo, cereais integrais, espinafre, nozes, semente de girassol
Selênio (mg)	◄ Evita arteriosclerose e produção de tecido neoplásico, sendo importante como cofator para antioxidantes. Auxilia na produção de anticorpos e na ação dos esteroides sexuais	◄ Castanha-do-pará (Brasil), milho, truta, escarola e cogumelos

(Continua)

Quadro 11.5 Oligoelementos, funções e alimentos. (Continuação)

Nutriente	Função	Alimentos
Vitamina K (mg)	◄ Importante para a ação da osteocalcina e ácido gama-carboxiglutâmico, ambos necessários para a produção dos ossos. Também é essencial para produção dos fatores de coagulação	◄ Verduras em geral. Pequenas quantidades em cereais, frutas e carnes
Vitamina D (mg)	◄ Regula o metabolismo do cálcio e a calcificação óssea normal. É também cofator para o crescimento e a atividade neuronal. A complementação deve ser feita principalmente nas mulheres que não se expõem de forma adequada à luz do sol	◄ Carne vermelha, frango, peixe, queijos, leite, manteiga, ovos
Vitamina C (mg)	◄ Manutenção do colágeno e tecido conjuntivo (ossos, cartilagem, pele, dentes). Auxilia na formação de neurotransmissores, estabilizando ações do tecido nervoso. Participa do metabolismo do colesterol e diminui a oxidação da LDL. Estimula o sistema imune por meio de sua ação antioxidante, prevenindo infecções. É o principal antioxidante do citoplasma, atuando como anti-inflamatório por sua ação estimulante no citocromo P-450	◄ Acerola, caju, goiaba, kiwi, laranja, pimentão, verduras em geral
Vitaminas do complexo B (mg)		
Funcionam como coenzimas em inúmeras reações bioquímicas, atuando na diminuição da ansiedade, depressão e fogachos. São necessárias para o bom funcionamento do sistema nervoso, ósseo e tecido conectivo, aumentando a formação de osteocalcina. Diminuem a formação de placas de ateroma, auxiliam a produção de ácidos graxos e esteroides, e são essenciais na composição das células vermelhas.		
B_1 (mg)	◄ Levedura de cerveja, sementes de girassol, feijão, aveia, fígado, arroz integral e pescados	
B_2 (mg)	◄ Fígado, brócolis, leite, amêndoas, iogurte, ovos, gérmen de trigo, aves	

(Continua)

Quadro 11.5 Oligoelementos, funções e alimentos. *(Continuação)*

B_3 (mg)	◁ Peixe (atum), frango, brócolis, sementes de girassol, requeijão
B_6 (mg)	◁ Arroz integral, peixe (atum), frango, fígado, uvas, repolho, gérmen de trigo
B_{12} (mg)	◁ Carnes, ovos e laticínios
Ácido pantotênico	◁ Fígado, feijão, semente de girassol, ovo, repolho, brócolis

Nutriente	Função	Alimentos
Cobre	◁ Atua na prevenção da anemia e fadiga, na sustentação da pele, na composição e qualidade das cartilagens	◁ Grão-de-bico, feijão branco, lentilha
Ácidos graxos insaturados	◁ Agem na manutenção da atividade neuronal, diminuindo ansiedade e fogachos. Diminuem ateromatose por diminuição da peroxidação lipídica e o aumento do HDL. Regulam a produção e ação tecidual dos esteroides, melhorando o trofismo da pele e da vagina. Reduzem a velocidade de crescimento tumoral (mama, endométrio)	◁ Semente de linhaça, azeite de oliva
Cromo (mg)	◁ É essencial para a função da insulina e o metabolismo dos lipídios	◁ Kiwi e outras frutas, vegetais, carnes, aves, peixes, leite e queijos, batata com casca, grãos integrais

Considerando os quadros que apresentam os nutrientes, suas funções e alimentos ricos nesses compostos, é possível verificar como a alimentação adequada necessita de muitos e variados nutrientes, com suas respectivas quantidades, para garantir a boa qualidade da alimentação, de acordo com sexo e estágio de vida.

A saúde da mulher no climatério/menopausa requer cuidados específicos dos profissionais de saúde, mas também necessita que as mulheres recebam educação continuada para atualizarem o conhecimento e a compreensão da importância da alimentação.

Leituras recomendadas

1. BRASIL. Ministério da Saúde. Secretaria de Atenção à Saúde. Departamento de Atenção Básica. Guia alimentar para a população brasileira/Ministério da Saúde, Secretaria de Atenção à Saúde, Departamento de Atenção Básica. – 1ª Edição – Brasília: Ministério da Saúde, 2006. 140 p.
2. BRASIL. Ministério da Saúde. Secretaria de Atenção à Saúde. Departamento de Ações Programáticas Estratégicas. Manual de Atenção à Mulher no Climatério/Menopausa / Ministério da Saúde, Secretaria de Atenção à Saúde, Departamento de Ações Programáticas Estratégicas. – Brasília : Editora do Ministério da Saúde, 2008. 192 p. – (Série A. Normas e Manuais Técnicos) (Série Direitos Sexuais e Direitos Reprodutivos – Caderno, n.9).
3. BRASIL. Ministério da Saúde. Secretaria de Atenção à Saúde. Departamento de Atenção Básica. Guia alimentar para a população brasileira / Ministério da Saúde, Secretaria de Atenção à Saúde, Departamento de Atenção Básica. – 2ª Edição – 1ª Reimpr. – Brasília : Ministério da Saúde, 2014. 156 p.
4. Gallon CW, Wender MCO. Estado nutricional e qualidade de vida da mulher climatérica. Rev Bras Ginecol Obstet. 2012; 34(4):175-83.
5. INSTITUTE OF MEDICINE, Food and Nutrition Board, National Academy of Sciences (US). Dietary Reference Intakes for Calcium and Vitamin D. Committee to Review Dietary Reference Intakes for Vitamin D and Calcium Food and Nutrition Board A. Catharine Ross, Christine L. Taylor, Ann L. Yaktine, and Heather B. Del Valle, Editors, 2011.
6. Marucci MFN, Fernandes EA. Nutrição e alimentação em cuidados paliativos. In: Santos FS. (Editor). Cuidados paliativos: diretrizes, humanização e alívio de sintomas. São Paulo, Editora Atheneu, 2011. p.299-305.

Índice Remissivo

1,25-hidroxivitamina D3, 278

A

Abiogênese, 94
Abridor de latas caseiro, inventor do, 85
Absorvedor de umidade, 88
Abumrad, Naji, 198
Ação catalítica, conceito de, 138
Acessory food factors, 216
Acetilcoenzima A, 125
Acetona para fabrico de munições, 82
Achard, Franz Karl, 36
Ácido(s)
    acetilsalicílico, 34
    ascórbico, 260, 311
    clanídrico, 134
    fluorídrico, 183
    fólico, 225, 251
    fosfórico, 155
    graxos
        essenciais, benefícios dos, 66
        insaturados
            alimentos que contêm, 316
            função, 316
    hidroclorídrico, 94
    nicotínico, 234
    nitroso, 41
    nucleicos, composição química dos, 195
    óxido-muriático, 162
    pantotenato, 239
    pantotênico, 225, 239
        síntese do, 240
    piridino-3-carboxílico, 234
    pteroil-L-glutâmico, 251
    sulfúrico de gelatina, 46
    úrico, 37
Acrodinia, 243
Açúcar
    da cana-de-açúcar, 36
    de beterraba, 205
Addison, Thomas, 171
Adler, Alfred, 2
Afasia de Wernicke, 229
Aglutinação dos glóbulos, 32
Agricola, Georgius, 206
Agricultura, desenvolvimento da, 9
Água
    carbonatada, 109
    de Javel, 44
    Dia Mundial da, 70
    potável, 70
AI (*Adequate Intake*), 307
Albumina, 135
Álcool
    abuso do, 123
    função do, 37
Alcoolismo, 121, 123
Aldeído da vitamina A, 221

α-tocoferol, 280
Alimentação
  leis da, 296
  o que é?, 294
  papel na prevenção de doenças, 9
  saudável
    conceito, 293
    dez passos para uma, 300
    nutrição, 294
Alimento(s)
  absorção dos, 43
  adição de vitaminas e minerais nos, 64
  aspectos relevantes na história dos, 23
  com altas concentrações de nitrogênio, 138
  digestão dos, 91
  fortificar, 65
  necessidades diárias, primeira tabela, 53
  o ser humano e os, 7-21
  processamento dos, 75-89
Alimentos-fonte, 310
Almeida Melo, Americo Brasiliense de, 13
Amido, 219
Aminoácido(s)
  essenciais, importância dos, 148
  isolamento dos, 142
  processo para isolar, 46
  química dos, 80
  sulfatados, 156
Amoníaco, 163
  síntese do, 164
Análise química, 143
Anaxágoras, 25
Anemia
  macrocítica da gravidez, 252
  perniciosa, 171
    cura da, 258
  tratamento com fígado, 256
Aneurina, 227, 231
Anichkov, Nikolai Nikoloevich, 57

Anidridos ácidos, 34
"Animalização" do vegetal, 133
Antibióticos, 82
Anticorpo, 32
Antiescorbuto, 262
Antioxidantes, 88
Apepsia, 104
Appert, Nicolas, 83
Aqua vitae, técnica de criar, 120
Aqueduto de Sylvius, 95
Ar
  de fogo, 133
  deflogisticado, 109
  fixo, 166
  inflamável, 42
  inútil, 133
  irradiado, efeito do, 274
Arens, Josef Ferdinand, 221
Areteu da Capadócia, 58
Arginase, 194
Arginina, 194
Aristóteles, 92
Aroma, liberadores de, 88
Aspergillus niger, 168
Atividade física, 4
Atomismo químico, 143
ATP (trifosfato de adenosina), 126
Atwater, Wilbur Oli, 53
Aubaniac, Robert, 33
Aveia, 311
Avicena, 59
Avitaminose, 228
  D, 268
Azeite extravirgem, 312
Azul de Límulos, 173

B

Bacteriófago, 101
Bário, 134
Barker, David James Purslove, 67
Barros, Ademar Pereira de, 18

ÍNDICE REMISSIVO

Beaumont, William, 99
Bebidas alcoólicas, indústrias de, 121
Beccari, Jacopo Bartolomeo, 135
Bergman, Torbern Olof, 112
Beribéri, 19, 139, 230
   história do, 230
Bernard, Claude, 100
Berthollet, Claude Louis, 44
Bertrand, Gabriel, 56
Berzelius, Jöns Jacob, 138
Beterraba, açúcar da, 36
Bico de Bunsen, 151
Bile
   amarela, 103
   negra, 103
Biomoléculas, estruturas tridimensionais de, 259
Bioquímica, 142
   fundador da, 93
Biotina, 246
   carência de, 247
   história, 248
Biotinização, 247
Birdseye, Clarence, 86
Bishop, Katharine J. Scott, 280
Bismuto, 170
Black, Joseph, 166
Blyth, Alexander Wynter, 233
Bócio
   endêmico, 191
   tratamento do, 190
Bomba de sódio, 161
Borelli, Giovanni Alfonso, 95
Boro
   alimentos que contêm, 314
   função, 314
Boussingault, Jean-Baptiste Joseph Dieudonne, 137
Boyle, Robert, 110
Braconnot, Henri, 45
Brand, Henning, 152

Brandt, George, 170
Brinkhous, Kenneth Merle, 284
Bronze, 172
Brunner, Johann Conrad, 60
Büchner, Eduard, 79
Bunse, Robert Wilhelm Eberhard von, 151
Buonaparte, Napoleone di, 83
Bussy, Antoine Alexandre Brutus, 167

C

Cabral, Pedro Álvares, 121
Cadeira-balança, 107
Cafeína, 37
Cal alcalino, 236
Calciferol, 267
Cálcio, 150
   alimentos ricos em, 313
   deficiência de, 151
   quantidade recomendada para mulheres, 307
Calor do estômago, 93
Caloria, 113
"Calorimeter", 113
Calorímetro, 53
   de Atwater, 118
   de gelo, utilização do, 112
   portátil, 114
Calorique, 113
Carboidratos
   ingestão de, 37
   primórdios do estudo dos, 36
   química dos, 80
Carbono, massa atômica do, 37
Carboxiglutamato, 285
Cardápio, sugestões de, 309, 310
Carência
   de biotina, 247
   de vitamina B1, 228
   proteica, 139
Cargas elétricas, atração e repulsão de, 41,

84
Cárie dentária, 184
Carne de sol, 77
Carotenoides, 311
Carotenos, 220
Carrel, Alexis, 32
Carvalho, Arnaldo Augusto Vieira de, 14
Casa de Arnaldo, 14
Caseína, 135
Castle, William Bosworth, 259
Castro, Josué Apolônio de, 20
Catabolismo, 107
Cátion sódio, 160
Cátions, 112
Cavendish, Henry, 42
Cegueira noturna, 222
Célula(s)
    ameboides, importância das, 182
    da pele da epiderme, 62
    de Anichkov, 57
    de Leclanché, 193
    de Schwann, 98
    fotorreceptoras, 225
Cereais integrais e seus derivados, 312
Cério, 138
Chaleur, 113
Chevreul, Michel Eugène, 34
Chick, Dame Harriette, 271
Chittenden, Russell Henry, 142
Christison, Sir Robert, 140
Chumbo vermelho, 175
Cianocobalamina, 256
Ciclo
    de Krebs, 125, 228
    do ácido cítrico, 125, 266
Circulação sistêmica, 95
Cisteína, 46
Clément, Nicolas, 114
Climatério, 3
    atenção à mulher no, 300
    declínio natural de estrogênio e, 3
    recomendações dietéticas na fase do atenção à mulher no climatério, 300
    recomendações do guia alimentar da população brasileira, 303
    sintomas, 5
Clisteres, 104
Cloro, 134, 162
Clorose, 180
Co-60, 169
Cobaias escorbúticas de Axel, 264
Cobalamina, 170, 225, 256
Cobalto, 169
    deficiência de, 171
Cobre, 171
    alimentos que contêm, 316
    branco, 199
    excesso de, 174
    função, 316
Cocarboxilase, 126
Código genético, 105
Coenzima, 78
    A, 241
Coindet, Jean-François, 191
Colesterol, 56
Complexo B, 225
    vitaminas do, 225
Compostos organometálicos, 116
Conferência de Alimentação de Hot Spring, 19
Conservante, 85
Constelação de anomalias, 28, 125
Cortisona, isolamento da, 267
Cotzias, George Constantin, 169
Courtois, Bernard, 188
Criança, metabolismo energético da, 117
Cristal de molibdenita, 197
Cristalização, 120
Cristalografia, 42
    proteica, 259
Cromo, 174, 176

alimentos que contêm, 316
função, 316
Cronômetro marítimo, 110
princípio do, 32
Cronstedt, Axel Fredrik, 199
Cumming Rose, William, 46

D

Da Vinci, Leonardo di Ser Piero, 27
Dalton, John, 47
Dan, Carl Peter Henrik, 282
Daniel, o profeta, pintura de, 25
Darby I, Abraham, 178
Darling, Samuel Taylor, 15
Davy, Sir Humphry, 41, 84
Dean, Henry Trendley, 187
Deficiência
de cálcio, 151
de elemento-traço, 169
de estrogênios, 4
de molibdênio, 197
de riboflavina, 233
de tiamina, 227
de vitamina A, 223
de vitamina B1, 230
de zinco, 205
Degeneração lenticular progressiva, 175
DeLuca, Hector, 278
Destilação, 120
Destilados, 121
Dez passos para uma alimentação saudável, 300
Dia Mundial da Água, 70
Diabetes
insípido, 61
melito, 61, 176
tipo 2 na obesidade mórbida, reversão do, 198
Dieta, 4
com alto conteúdo de níquel, 200
conceito, 294
de frutas e verduras aliada a enemas de café, tratamento baseado em, 66
de leite coalhado, 38
de esportistas, 141
hipofosfatadas, 274
hipocalóricas, 5
indutoras de raquitismo, 272
influência na saúde, 66, 224
necrogênica, 176
para prevenir doenças, 261
rica em alimentos processados, 38
rica em zinco, 207
satisfatória, 44
vegetariana, 233
Dietética, 140
Digestão
ácida, 94
dos alimentos, 91
gástrica, 92
processo de, 91
Dióxido de carbono, 79
formação do, 111
Discrasia, 104
DNA (ácido desoxirribonucleico) 105
quatro bases que integram o, 106
Doença
congênita galatoctosemia, 80
de Addison, 171
de Von Willebrand, 284
de Willis, 60
de Wilson, 175
vascular aterosclerótica, 2
verde, 180
Doisy, Edward Adelbert, 283
Dor de cabeça, 160
Drosophila, macromutação da, 159
Drummond, Jack Cecil, 217
Dudrick, Stanley J, 33
Dumas, Jean-Baptiste, 37

E

EAR (*Estimated Average Requirement*), 306

Ebers, Georg Moritz, 58
Eiffel, Alexandre Gustave, 180
Eijkman, Christiaan, 232
Elemento(s)
  peso atômico dos, 148
  químico, 147
Elementos-traço, 168
  conceito de, 56
  na nutrição, 55
Embalagem, adequação ao alimento, 82
Embriaguez
  estágios da, 120
  de Noé, 118
Eméticos, 104
Enchimento a vácuo, primeira técnica de, 82
Energia e os alimentos, 103-131
Enxofre, 150, 155
  deficiência de, 157
Enzimas, química das, 80
Equilíbrio líquido-vapor de misturas, 120
Era do bronze, 172
Ergocalciferol, 268
Ergosterol, 276
Escherichia coli, descobridor da, 243
Escorbuto, 19, 260
Escudero, Pedro, 11
Espírito vital, 94
Espru tropical, 259
Esquema de Helmont, 95
Estilo de vida, 1
  mudança de, 5
Estrela binária, 42
Estresse oxidativo, 4
Estrogênio
  carência fisiológica de, 3
  deficiência de, 3
Estrona, 283
Éteres, composição dos, 37
Eucariontes, 158

Eucrasia, 104
Eurípedes, 119
Evangelho da carência, 294
Evans, Herbert McLean, 281
Evolução do homem, 8
Excesso calórico, 4
Extrapiramidal, 175

F

Faculdade de Saúde Pública da USP, 13
Família Quaker, 178
Farga catalana, 179
Fator(es)
  alimentares acessórios, 143
  "anti-blacktongue", 238
  de tolerância à glicose, 176
  de Wills, 252
  VIII, 284
Feijão(ões), 311
  seco, 138
Fenômenos biotínicos, 247
Fermentação, 76, 78
  alcoólica, 79
  industrial, 82
  tipos de, 80
Fermentos, 126, 167
Ferro, 177
Fertilização *in vitro*, 97
Fertilizantes, 156
Fibra(s)
  dietética, 37
  insolúveis, 312
  solúveis, 311
Fibrina, 135
Fick, Adolf Eugen, 115
Fígado, função glicogênica do, 100
Fisher, Hermann Emil, 37
Fisiologia gástrica, 99
Fisostigmina, efeitos da, 140
Flavina, 233
Fleming, Sir Alexander, 81

Fleuma, 103, 104
Flogisto, teoria do, 108
Flúor, 182
   de Moissan, 183
   isolamento, 183
Fluoretação da água, 187
Fluoreto de hidrogênio, 183
Fluorose, 185
   dentária, 187
   óssea, 187
Fogo, domínio do, 9
Folículo de Graaf, 96
Folacina, 251
Folatos, 251
   estado de falência de, 251
Folkers, Karl August, 246
Força vital, 97, 107
Forno de micro-ondas, 87
Fosfatos, 154
Fosfina, 110
Fosfogênio, 163
Fosforescência dos corpos, 135
Fósforo, 150, 152
Fotoquímica, 80
Fourcroy, Antoine François de, 135
Frank, Johann Peter, 61
Frasch, Hermann, 156
Frutas, 312
Frutose, estrutura molecular da, 37
Funk, Casimir, 226

G

Gahn, Johan Gottlieb, 155
Gahnite, 155
Galeno, Cláudio, 25, 27
Gás(es), 109
   hilariante, 41
Gasto energético, 107, 127
Gene White, 159
Genética, 195
Gerhardt, Charles Frédéric, 34

Gerontologia, 38
Gerson Max, 66
Glauber, Johann Rudolf, 194
Glicerídeo, 35
Glicerol, 79
Glicólise, 127
   importância na economia energética, 113
   mecanismo da, 80
Glicose
   estrutura molecular da, 37
   no sangue, 113
   síntese da, 37
Glicosúria, 60
Glúten, 135
Gmelin, Leopold, 39
Gordura, 312
   efeitos na dieta, 4
   influência sobre a doença cardiovascular, 66
   na dieta, 35
Graaf, Regnier, 96
Gravidez, anemia macrocítica da, 252
Grijns, Gerrit, 219
Guia alimentar para a população brasileira, recomendações do, 303
Guy-Lussac, Louis Joseph, 189
György, Paul, 242

H

Haber, Fritz, 164
Halogênio, conceito de, 138
Harden, Sir Arthur, 79
Harpey-Schafer, Sir Edward Albert, 63
Hart, Edwin Bret, 174
Harvey, William, 30
Hayyan, Abu Musa Jabir Ibn, 120
Helmont, Jean Baptiste van, 94
Hess, Alfred Fabian, 276
Hexaclorobenzeno, 163
Hexafluoreto de urânio, 184

Hidrato de carbono, 36
Hiperalimentação intravenosa, 33
Hipermetionemia, 197
Hiperpotassemia, 159
Hipervitaminose, 216
Hipócrates, 25, 26
Hipopotassemia, manifestações clínicas, 159
Hipótese
  de Baker, 67
  de Liebig, 115
  de Prout, 98
Hipotireoidismo, 191
Hipourecemia, 197
Hipouricosúria, 197
Hipovitaminose, 216
Hjelm, Peter Jacob, 197
Hodgkin, Dorothy Mary, 259
Hohenheim, Philippus Aureolus Theophrastus Bombastus von, 93
Holst, Axel, 265
Homem, evolução do, 8
Homeostase, 100
Hooke, Robert, 110
Hooke, Robert, 42
Hopkins, Frederick Gowland, 55
Hopkins, Sir Frederick Gowlabd, 216
Hortaliças, 312
Howorth, Walter Norman, 260
Huandgi, o imperador amarelo, 54
Humanismo, 118
Humor(es), 103
  conceito de, 103
  desarmonia dos, 104
  melancólico, 104
Hunt, Caroline, 68
Huss, Magnus, 123

I

Icterícia do recém-nascido, 270
Idade
  da Pedra, 172
  do Bronze, 172
  do Cobre, 172
  do Ferro, 178
Ilhota de Langerhans, 62
Inanição humana, estudo sobre, 65
Índice
  de massa corpórea, 28
  de Quételet, 28, 29
Inflamação, 4
Inseminação artificial, 97
Instituto
  de Higiene de São Paulo, 15
  Vaccinogênico, 14
Insulina, 63
  insensibilidade à, 57
Intoxicação
  pelo ferro, 181
  por vitamina A, 221
Iodo, 114, 188
  excesso de, 191
IOM (*Institute of Medicine*), recomendações do, 307
IRD (Ingetão diária recomendada), 218
Irradiação de Steenbock, 274
Isolamento do flúor, 183
Isometria, conceito de, 138

J

Jorge III, 83
Joule, James, 114

K

Kalium, 157
Kanehiro, Takaki, 232
Karrer, Paul, 235
Kekulé, Friedrich August, 39
Kernicterus, 270
Keys, Ancel Benjamin, 66
Kilocaorie, 113

King, Charles Glen King, 266
Kirchhoff, Gustav Robert, 161
Klaproth, Martin Heinrich, 202
Kögl, Fritz, 247
Korsakoff, Sergei Sergeievich, 229
Kossel, Ludwig Karl Martin Leonhard Albrecht, 195
Krebs, Hans Adolf, 125
Kuhn, Richard, 235
Kwashiorkor, 143, 144

L

Lactocromo, 233
Lactoflavina, 233, 234
Lâmpada de Davy, 84
Landsteiner, Karl, 32
Langerhans, Paul, 62
Laticínios nas refeições, sugestão para inclusão, 308
Lavoisier, Antoine-Laurent de, 10
 e seu laboratório, 40
L-Dopa, tratamento com, 169
Leeuwenhoek, Antonie Philips van, 35, 77
Lehmann, Johann Gottlieb, 175
Lei
 da adequação da alimentação, 297
 da harmonia da alimentação, 296
 da qualidade da alimentação, 296
 da quantidade da alimentação, 296
 de Fick, 115
 do mínimo, 147
 dos gases, 110
 seca, 122
 volumétrica, 189
Leite materno, substituto do, 51
Leloir, Luis Federico, 80
Lesão na área de Broca, 229
Leucina, 100
Levedura de cerveja, valor nutricional da, 253
Liebig, Justus von, 48

Lifson, Nathan, 127
Ligas metálicas de zinco, 204
Lind, James, 35, 262
Linfoma de Burkitt, 38
Linnaeus, Carl Nilsson, 173
Lipmann, Albert, 125
Lipmann, Fritz Albert, 241
Lipodistrofia intestinalis, 256
Líquido de Raulin, 168
Lisina, 224
Lisozima, 81
Lohmann, Hans Karl Heinrich Adolf, 126
Louyet, Paulin-Laurent-Charles-Évaléry, 184
Lucifers, 153
Lunin, Nikolai, 219
Lyman, William Worcester, 86
Lynen, Feodor Felix Konrad, 250

M

MacLeod, John Jamaes Rickard, 58
Macroelementos, 149, 150
Macrófagos, 182
Magendie, François, 43
Magnésia negra, 166
Magnésio, 150, 165
 alimentos que contêm, 314
 carência, 167
 função, 314
 necessidades de, 167
 origem, 166
Mamona, 224
Manganês, 134, 192
 ação em sinapses, 196
 alimentos que contêm, 314
 envenenamento por, 196
 função, 314
 sobrecarga acidental de, 196
Marggraf, Andreas Sigismund, 36, 205
Marquês de Laplace, 111
Massa atômica, 165

do carbono, 37
Mau humor, expressão, 105
McCay, Clive Maine, 63
McCollum, Elmer Verner, 224
Mechnikov, Ilya Ilyich, 38
Medeiros Neto, Geraldo Antonio de, 192
Medicina preventiva, 35
Médicos dietólogos, 11
Mellanby, Sir Edwarad, 269
Mendel, Lafayette Benedict, 224
Mendeleev, Dmitri Ivanovich, 148
Mering, Joseph von, 62
Mertz, Walter, 203
Metabolismo, 98
   celular, 78
   humano, 67
Metal
   processo de douramento de, 184
   puro, 151
Metaquinona, 282
Método de Schafer de respiração artificial, 63
Meyerhof, Otto Fritz, 80
Microbiologia, 108
Microelementos, 168
   essenciais, 149
Microespectrofotometria, 225
Micro-organismos, 77
Miller, Willoughby Dayton, 186
Minerais e os alimentos, 147-214
Minot, George Richards, 258
Mistura de gelo e sal, 87
Mofo negro, 168
Moissan, Ferdinand Frederick Henri, 183
Mola de balanço, 42
Molhos industrializados, 312
Molibdênio, 134
Monarcas iluminados, 83
Monofosfato de adenosina, 225
Morgan, Thomas Hunt, 159

Morveau, Louis-Bernard Guyton de, 41
Mosqueamento dos dentes, 185
Múmia do Similaun, 172
Murphy, William Parry, 258
Músculos esqueléticos, mecânica dos, 115
MyPlate, 69
MyPyramid, 69, 128

N

Nagyrápolt, Albert Szent-Györgi de, 266
Necessidade Média Estimada, 306
Neoplantonismo, 118
Nestlé, Henri, 52
Neuberg, Carl Alexander, 80
Neurofibratose de von Recklinghausen, 182
Niacina, 225, 234
Niacinamida, 234
Nicotinamida, 234
Nielsen, Forrest H., 201
Níquel, 199
   dieta com alto conteúdo de, 200
   essencialidade do, 200
Nitrato
   de potássio, 188
   de sódio, 164
Nitrogênio para a vida, papel do, 43
Nixon, John Davison Rockefeller, 17
Nixtamalização, 238
Nobel, Alfred Bernhard, 53
Nódulo de Schmorl, 270
Nomenclatura química, 136
Nons, 25
Northrop, John Howard, 101
Nurses' Health Study, 2, 3
Nutrição, 293, 294
   como ciência, 10
      biológica, 21
   elementos-traço na, 55
   enteral, 30
   história da, 23

oligoelementos na, 55
parenteral, 30, 31
  total, 33
Nutricionista, profissão de, 11
Nutriente(s)
  ingestão insuficiente de, 19
  no corpo, funções dos, 138
Nutrologia, 12
Nutrólogo, 12

O

Óleo de fígado de bacalhau, 223, 243, 271
Oligoelementos, 314
  na nutrição, 55
Oliveira, Armando de Sales, 17
Osborne, Thomas Burr, 148
Osler, Sir William, 181
Osteomalácia, 268
Ötzi, reconstituição de, 172
Ovoflavina, 234
Oxidase, 56
Óxido nitroso, 84
Óxido-muriática ácida, 84

P

Pâncreas no diabetes, papel do, 62
Pão de Cornell, 63
Papiro Ebers, 58
Paracelso, 93
Para-diclorodifeniltricloroetano, 163
Paradoxo hidrostático, 110
Paraquat, 203
Pasteur, Louis, 78
Pasteurização, 51, 78, 86
Pattenkofer, Max Joseph von, 52
Pauling, Linus Carl, 267
Pearson, George, 43
Pecuária, desenvolvimento da, 9
Pelagra, 19, 237
  do rato, 242

Penicilina, 81
Pepsia, 104
Pepsina, 98, 99
Pera Manca, 121
Perspiração insensível, 107
Pesticida, 162
Pigmento da retina, absorção de luz pelos, 225
Pílula de Blaud, 180
Pirâmide alimentar, 67, 69
Piridoxal, 241
Piridoxina, 225, 241
Pirofosfato de tiamina, 227
Plantas
  alimentícias, 48
  aquáticas, 190
  comestíveis, 9
  crucíferas, 135
  leguminosas, 137
  que contêm manganês, 194
  raízes das, 154
  venenosas, 9
Polígono de Willis, 60
Polineurite alcoólica, 229
Poliúria, 177
Polo, Marco, 204
Poloidipsia, 177
Porfiria, 83
Potássio, 150, 157
  alimentos ricos em, 159
  hidrogenado, 183
Povos pré-históricos de Paraty, 76
Prasad, Ananda Shiv, 206
Prescrição dietética, 12
Preservação de animais abatidos, com sal, 76
Priestley, Joseph, 109
Primeira lei da termodinâmica, 49
Princípio ativo, 94
Procariontes, 158
Processo

de douramento de metais, 184
industrial na produção de glicerol, 80
Produtos
   alimentares, primeira classificação dos, 44, 113
   químicos nitrogenados, 164
Programa de nutrição do Departamento de Agricultura dos EUA, 124
Proteína
   e os alimentos, 133-146
   efeitos na dieta, 4
   hidrólise de, 37
Protóxido de azoto, 41, 84
Protrombina, 285
Proust, Joseph Louis, 143
Prout, William, 98
Psicose de Karsokoff, 229
Pulsilogium, 107
Purgativos, 104
Purina, fórmulas dos derivados da, 37

Q

Quatro elementos, 104, 106
Quatro humores, 103, 104
Quatro temperamentos, 106
Queimador de Bunsen, 151
Queratomalácia, 222
Quételet, Adolphe Jacques, 28, 29
Quimioterapia, 235

R

Radiação do corpo negro, 161
Radical orgânico, conceito de, 138
Radioisótopo Co-60, 169
Raquitismo, 19, 268
   renascimento do, 270
Raulin, Jules Leonard, 168
RDA (*Recommended Dietary Allowances*), 64, 125, 306
Reação(ões)
   de Lohmann, 126
   de Weidel, 236

pirogênicas nas soluções endovenosas, 34
Réaumur, René Antoine Ferchault, 96
Recklinghausen, Friedrich Daniel von, 182
Reflexologia, 181
Reichstein, Tadeus, 267
Retinol, 220
Revolução química, 39
Riboflavina, 227
   deficiência de, 233
   recomendação diária, 233
Ricina, 224
Ringer, Sydney, 31
Roosevelt, Franklin Delano, 19
Rotbleierz, 175
Rubner, Max, 117
Rush, Benjamin, 122

S

Sachês absorventes, 88
Sal
   à mesa, 312
   de cozinha, 160
Salgação, 76
Salitre, 188
Samos, Pitágoras de, 104
Sangrias, 104
Sangue, 103
Santorio Santorio, 28, 107
Scheele, Carl Wilhelm, 134
Schmorl, Christian Georg, 270
Schwann, Theodor, 98
Secagem, 76
Segunda Guerra Mundial, 64
   importância na história da nutrição, 64
Seibert, Florence Barbara, 33
Selênio, 138, 201, 311
   alimentos que contêm, 314
   função, 314
Ser omnívoro, 9
Shorb, Mary Shaw, 259

Sílico, 138
Simon, Pierre, 111
Simoni, Michelangelo di Lodovico Buonarroti, 118
Síndrome
  das pernas inquietas, 196
  de Down, diagnóstico intrauterino da, 255
  de Karsokoff, 229
  de Wernicke-Korsakoff, 228
  metabólica X, 28
Síntese
  de ureia, 140
  do amoníaco, 154
Sistema
  completo de Política Médica, 61
  de nomenclatura química, 41
  locomotor das *Equinodermatas*, 96
Skou, Jens Chistian, 162
Smith, Edward, 114
Snell, Esmond Emerson, 246
Sociedade de Arcueil, 44
Soda, 160
Sódio, 150, 161
Sørensen, Søren Peter Lauritz, 165
Souza, Geraldo Horácio de Paula, 16
Spallanzani, Lazzaro, 97
Spencer, Percy Lebaron, 87
Steenbock, Harry, 274
Stefansson, Vilhjalmur, 264
Stepp, Whilhelm, 219
Sthal, Georg Ernst, 108
Stiebeling, Hazel Katherine, 124
Stokstad, E. L., 254
Subbarao, Yellapragada, 254
Substância(s)
  animal, 134
  bioativas, 311
  elementar, 147
Suco pancreático, 95
Sushruta Samhita, 59

Sylvius, Franciscus, 95

T

Tabagismo, 4
Tabela periódica, 149, 150
  primeira versão, 148
Técnica
  da triangulação, 31
  de alimentação venosa central, 33
  de criar a "*Aqua vitae*", 120
Telescópio gregoriano, 110
  reflector do telescópio, 42
Telúrio, 202
Temperança, 122
Temperos
  industrializados, 312
  naturais, 312
Teoria
  celular, 108
  da elasticidade, 161
  da fermentação alcoólica da glicose, 80
  da perspiração insensível, 28
  da valência, 116
  do flogisto, 108
  do índice de sobrevida, 117
  do vitalismo, 107
  microbiológica da doença, 78
Terapia de Gerson, 66
Termômetro
  de escala, 96
  de Galileu, 110
  de Réaumur, 96
Tetrafluoreto de urânio, 184
Tiamina, 225, 226, 227
  corporal, depleção total, da, 228
  Robert Runnels Williams e a, 228
Tireoidite autoimune, 191
Tirosina, 100
Tocoferol, 279
Tório, 138, 5
Torre Eiffel, 180

Toxofano, 163
Transformações
    elétricas, 84
    químicas, 84
Transfusões sanguíneas, 33
Transição menopausal, 3
Transporte celular, 80
Transtorno congênito da hormoniogênese da glândula tireoide, 192
Treonina, 143
Trifosfato de adenosina, 126, 162
Triptofano, 143
Tromboembolismo, mecanismo do, 105
Tubo digestivo, 91
Tungstênio, 134

U

UL (*Tolerable Upper Intake Level*), 307
Úlcera de córnea, 222
Underwood, William, 85
Ureia, síntese de, 140

V

Vacina contra raiva, 78
Vague, Jean, 29
Vasopressina, 161
Vauquelin, Louis Nicolas, 176
Via glicolítica, 78
Vigneaud, Vincent du, 157
Viosterol®, 277
Virchow, Rudolf Ludwig Karl, 105
Vitamina(s)
    A, 220
        carência de, 222
        deficiência de, 223
        estrutura da, 221
    B1, 227
        carência de, 228
        fórmula química e síntese da, 228
    B12, 256
        estrutura química da, 256
        fontes, 256
        história da, 257
    B2, 233
        estrutura química da, 233
    B3, 234, 236
    B5, 225, 239
        estrutura da, 240
        história, 239
    B6, 241
    B7, 246
        estrutura química da, 247
    B9, 251
        estrutura da, 252
    BC, 251
    C, 260, 311
        alimentos que contêm, 315
        estrutura química da, 260
        função, 315
        história da, 260
    D, 267
        alimentos que contêm, 315
        deficiência de, 269
        função, 315
        quantidade recomendada para mulheres, 307
    D3, 269, 277
    denominação alfabética das, 217
    do complexo B, 315
    E, 279
    estudo científico das, 54
    G, 233
    H, 248
    importância das, 215
    K, 282
        alimentos que contêm, 315
        função, 315
    K2, estrutura, 282
    M, 251
    PP, 234
    princípio da história das, 35

Vitaminologia, 219
Voit, Carl von, 50

W

Wald, George, 225
Wald, Nicholas John, 255
Walker, John, 153
Weidel, Hugo, 236
Wernicke, Carl, 229
Whipple, George Hoyt, 256
Widdowson, Elsie Mae, 65
Williams, Cicely D., 144
Williams, Robert Runnels, 228
Williams, Roger John, 240
Willis, Thomas, 60
Wills, Lucy, 252
Wilson, Samuel Alexander Kinnier, 175
Wislicenus, Johannes Adolf, 141
Wöhler, Friedrich, 141
Wollaston, William Hyde, 45

Wren, Sir Christopher, 31

X

Xarope de violeta, 110
Xeroftalmia, 222

Y

Yperite, 163

Z

Zimase, 78, 79, 126
Zimologia, 77
Zinco, 204
    alimentos que contêm, 314
    deficiência de, 205, 207
    dieta rica em, 207
    função, 314
    metabolismo do, 206
Zircônio, 138